中国科学院教材建设专家委员会规划教材
全国高等医药院校规划教材

供临床、基础、口腔、麻醉、影像、药学、检验、护理等专业使用

案例版™

预 防 医 学

第 2 版

主　　编　曲　巍　唐　军
副 主 编　郝丽萍　王　萍　赵拥军　董兆举
编　　委　（按姓氏笔画排序）

王　萍　河南科技大学
牛丕业　首都医科大学
巴　月　郑州大学
曲　巍　滨州医学院
吕姝焱　河南科技大学
衣卫杰　滨州医学院
张爱红　同济大学医学院
赵　峰　首都医科大学
赵拥军　滨州医学院
郝丽萍　华中科技大学同济医学院
郭怀兰　湖北医药学院
唐　军　滨州医学院
董兆举　滨州医学院
韩　娟　华中科技大学同济医学院

秘　书　衣卫杰　滨州医学院

科 学 出 版 社
北 京

郑 重 声 明

　　为顺应教育部教学改革潮流和改进现有的教学模式,适应目前高等医学院校的教育现状,提高医学教学质量,培养具有创新精神和创新能力的医学人才,科学出版社在充分调研的基础上,引进国外先进的教学模式,独创案例与教学内容相结合的编写形式,组织编写了国内首套引领医学教育发展趋势的案例版教材。案例教学在医学教育中,是培养高素质、创新型和实用型医学人才的有效途径。

　　案例版教材版权所有,其内容和引用案例的编写模式受法律保护,一切抄袭、模仿和盗版等侵权行为及不正当竞争行为,将被追究法律责任。

图书在版编目(CIP)数据

预防医学 / 曲巍,唐军主编. —2 版. —北京:科学出版社,2014. 1
中国科学院教材建设专家委员会规划教材·全国高等医药院校规划教材
ISBN 978-7-03-039296-1

Ⅰ. ①预… Ⅱ. ①曲… ②唐… Ⅲ. ①预防医学-医学院校-教材 Ⅳ. ①R1

中国版本图书馆 CIP 数据核字(2013)第 297731 号

责任编辑:胡治国 / 责任校对:钟　洋
责任印制:赵　博 / 封面设计:范璧合

科学出版社 出版
北京东黄城根北街 16 号
邮政编码:100717
http://www.sciencep.com

三河市骏杰印刷有限公司印刷
科学出版社发行　各地新华书店经销
*
2007 年 8 月第　一　版　　开本:850×1160　1/16
2014 年 1 月第　二　版　　印张:19 1/2
2016 年 7 月第九次印刷　　字数:646 000
定价:49. 80 元
(如有印装质量问题,我社负责调换)

第2版前言

本书是中国科学院教材建设专家委员会规划教材、全国高等医药院校规划教材,供临床、基础、口腔、麻醉、影像、药学、检验、护理等专业使用。

创新精神和能力培养是医学教育的灵魂和目标,而案例教学在医学教育中是培养高素质、创新型和实用型医学人才的有效途径。为适应高等医学院校的教育现状,以提高医学教学质量,培养具有创新精神和创新能力的医学人才为目的,滨州医学院唐军教授于2007年主编了《预防医学》(案例版)第1版教材,教材在使用过程中取得了良好的教学效果。本次教材修订在保留第1版教材特色的基础上,对教材的编写框架和内容进行了改动。在修订过程中,我们主要关注以下几点:①注重构建预防医学体系,确保教材框架的合理性;②在保证"三基"(基本理论、基本知识和基本技能),"五性"(思想性、科学性、先进性、启发性和适用性)基本原则的同时,将成熟的新知识、新理论编入教材;③根据学科发展的实际情况,更新相应的公共卫生政策、法规及标准;④注重案例的可操作性。

本教材除绪论外,共设两篇七章内容。主要内容包括:预防医学的研究对象和研究内容、疾病预防保健策略、健康促进与健康教育、环境与健康、生活环境与健康、食物与健康、职业环境与健康、社会因素与健康等。本次修订主要变动内容如下:①"疾病预防保健策略"一章,增加"突发公共卫生事件的应对与控制策略"一节、"灾害及其应对"一节;②"人类与环境"一章中,增加"目前主要的环境污染现象"一节、"环境污染及其对健康的影响"等内容;③"生活环境与健康"一章中,将"空气与健康"修订为"大气环境与健康"、增加"大气质量标准和室内空气卫生标准"、"藻类及其毒素污染"、"饮水内分泌干扰物与健康危害"等内容,增加"家用化学品与健康"一节,更新《生活饮用水卫生标准》;④"食物与健康"一章,修订了DRIs的内容,增加"营养状况的调查与评价"一节、"食物中非营养素活性成分"、"孕期营养不良对胎儿的影响"、"营养与甲状腺功能亢进症"、"营养与痛风"、"营养风险筛查"等内容,针对不同疾病增加了饮食方案举例,医院膳食中新增各类膳食适用范围及膳食原则,删除了"特殊作业人群营养"、"营养与恶性肿瘤"、"营养与动脉粥样硬化"等内容;⑤"职业环境与健康"一章,增加"职业性传染病"一节、"苯的氨基与硝基化合物"等内容,更新相应的卫生标准;⑥增加第七章"社会因素与健康"一章;⑦经调查,目前多数医学院校的非预防医学专业已将流行病学和医学统计学从预防医学中分离出来,设置为独立课程。因此,为方便授课,避免内容重复,本次修订删除了第1版的第三篇"流行病学理论与方法"。

在修订过程中,本教材借鉴了其他教材的编写经验、引用了有关教材和专著的部分资料,在此表示感谢!向所有支持、帮助本教材编写及出版工作的领导、同行和编委们致谢!

鉴于时间仓促以及编者水平有限,书中难免存在内容不当或错误之处,敬请广大读者批评指正,多多提出宝贵意见,以便在今后的教材修订中,使之日臻完善。

曲 巍 唐 军
2013年8月

第1版前言

最近教育部启动了"高等学校本科教学质量与教学改革工程"和"万种新教材建设项目",科学出版社审时度势,顺应了教育部提出的深化教学改革、积极推进创新教育、加强教材建设的要求,组织出版了这一套案例版教材。本教材根据科学出版社的统一部署,借鉴国外 PBL 教学模式,融典型案例于教材中,案例引导教学,突出其新颖、准确和精练的特色,有较强的针对性和趣味性。本教材共设计了三篇11章,主要内容包括:预防医学的研究对象和研究内容、疾病预防保健策略、健康促进与健康教育、社区卫生服务、环境与健康、生活环境与健康、食物与健康、职业环境与健康及流行病学理论与方法等。

本教材的特点是:

(1)在继承和发扬我国预防医这学科体系的前提下,引进国外先进的教学模式,独创案例与教学内容相结合的编写模式,丰富了教学内容,提高了学习效率。

(2)在编写过程中,编者树立精品意识,力求突出"三基"(基本理论、基本知识和基本技能),体现"五性"(思想性、科学性、先进性、启发性、适用性)的基本要求,教材知识点明确,使学生在尽可能短的时间内掌握所学课程的内容。

(3)按先易后难、循序渐进的原则,注重构建预防医学科学体系,加强基础医学、预防医学与临床医学的联系与结合,使学生自觉地在临床工作中树立大卫生观和预防为主的思想,掌握三级预防策略,更好地为促进健康服务。

(4)本教材尽可能地采用了国内外的最新数据和研究成果,反映了预防医学的前沿动向。流行病学基本方法和理论的增加,使学生掌握群体研究的方法和工具,有助于科学思维的形成和临床思维的活跃。

鉴于本教材是首次组织编写的案例版医学本科教材,一无经验,二无借鉴,编写过程中由于时间仓促和编者水平所限,书中难免存在内容不当或错误之处,敬请广大读者批评指正,多多提出宝贵意见,以便在今后的教材修订中,使之日臻完善。

在编写过程中,本教材除吸收了其他有关教材的编写经验外,还引用了有关教材和专著的部分资料,在此一并致谢!

唐 军

2007 年 5 月 26 日

目 录

绪　　论

霍乱的流行与公共卫生建设

霍乱(cholera)是一种由霍乱弧菌引起的烈性肠道传染病,对人类健康产生过巨大危害。历史上霍乱曾发生过七次世界大流行,每次流行都祸及到了中国。霍乱的第一次世界性大流行发生于1817年,第七次大流行发生于1961年,七次流行共历时100多年。在每次霍乱大流行期间,人类都与霍乱进行了不懈的斗争。人们积极探索霍乱的病因,寻找病原,尝试治疗方法,制定预防措施,最终控制住了霍乱的流行。人类在防制霍乱流行过程中不仅找到了对付霍乱等传染病的治疗与预防方法,并且也加深了对医学尤其是预防医学的认识与理解。

霍乱对人类的杀伤力,与鼠疫、天花等相比并不是最强的。但它发病急骤,病情凶险。发病时患者上吐下泻,抽搐烦躁,皮干肉陷,声嘶耳鸣,脉细气喘,顷刻之间形貌皆非,很快会因过度脱水而死亡,加之饮用同一污染的水源的人会同时发病,因此,当时人们对此病感到非常恐怖。在第一次世界大流行时,人们对霍乱茫然无知,称之为"新瘟疫"。《希波克拉底文集》曾描述了霍乱患者死亡前的面部特征:"极度的脱水使患者的皮肤带有一种不祥的蓝色,死者的尸体腐烂的速度似乎更快"。这些都使霍乱披上了一层离奇的色彩,当时许多人据此将霍乱视为"神的惩罚"。

19世纪霍乱第一次大流行时,尚未发明抗生素和补液疗法,当时的医生们用常用的两大传统疗法即放血术和清泻疗法对霍乱进行治疗。这两种疗法对霍乱病人的治疗不仅无济于事,反而加速了病人的死亡。对于霍乱的治疗,医生们一筹莫展,自感乏术。社会公众对医务界的批评甚为尖刻并逐渐怀有敌意。面对这种治疗上无能为力的被动状况,欧洲一家医学杂志在1832年曾悲叹道:"非常奇怪的是,我们的《药典》总是落后于科学的进程"。

对于这种新瘟疫治疗无效之时,人们便采用了隔离检疫的办法,收到了一定的效果。但由于仅隔离了病人而没有解决水源污染的问题,霍乱仍继续扩散。

霍乱第二次在英国流行时,研究者通过统计数据发现了这样一个事实,即发病者的分布有明显的地区差异,如有一些地区遭受霍乱重创而另外一些地区却能幸免于难。

霍乱第三次大流行时,英国医生约翰·斯诺(John Snow)做了著名的针对霍乱的"斯诺调查",最终确认了霍乱流行与饮用水污染有关。1854年霍乱在伦敦流行期间,人们发现啤酒厂的工人没有罹患霍乱,有人便以为霍乱发病可能与饮用啤酒有关。但斯诺经过调查后认为,啤酒厂工人之所以没有罹患霍乱,是因为工人们以啤酒代水而没喝被污染的饮用水。当人们把受怀疑的位于伦敦布劳德大街上的那口水井封闭之后,这口水井附近的霍乱流行便消退了。后来人们又开启使用了这口水井,但在短短的10天内,这口水井周围方圆250码(1码=0.9144米)内的居民又连续发生了500多例霍乱病人。斯诺将伦敦布劳德大街水井周围地区的霍乱病例,在地图上逐一标明位置,由此进行调查并分析证明了水源污染是霍乱流行的关键因素。此后,英国开展了清洁水源运动,霍乱在英国的流行最终得到遏制。

霍乱流行期间的流行病学调查,使欧洲一些国家特别是英国,对饮水卫生和污水处理等有关问题非常重视。例如,在英国,普遍开展了饮用水卫生和水源清洁运动,并由此开创了公共卫生学即预防医学这一医学门类。1837年,英国制定了记录生、死、婚姻情况的公民登记制度;1844年,英国一些地区建起了"城镇卫生协会";1845年,英国议会对试行公共卫生法案问题进行辩论;1847年,利物浦率先指派"卫生官"监管城市疾病预防工作;1848年,英国开始推行公共卫生法案。公共卫生法案要求全国设立中央性的卫生总理事会,负责领导全国的公共卫生运动。

问题
1. 你如何看待霍乱的控制和预防?
2. 预防医学在当代医学中应该占有什么样的地位?

预防医学是当代医学的重要组成部分,它与基础医学、临床医学等学科共同组成了完整的当代医学科学体系。当代医学的最终目标是促进健康。随着社会经济的发展变化和人们健康需求的不断提高,预防医学在防治疾病、促进健康中所起的作用也将日益重要。

一、预防医学的概念、研究对象与研究内容

预防医学(preventive medicine)是以人群为研究对象,应用基础医学、临床医学等有关学科的理论和知识,研究环境因素对健康的影响、疾病在人群中的分布规律及其影响因素,探讨病因并制定预防疾病、增进健康、延长寿命、提高生命质量的对策和措施的综合性学科。

预防医学的研究内容非常广泛,从宏观到微观,从个人、家庭到人群都涉及预防医学问题。综合起来,预防医学的研究内容有以下几方面:

1. 研究环境与健康的关系,研究环境因素对健康的影响及其作用规律;探索改善和消除环境中的有害因素、利用有利因素的措施和原则等。

2. 研究各种疾病、健康状况或生理特征在不同时间、人群、地区的分布特点及其变动规律,探讨病因,了解疾病及健康状况的消长变化情况,以便提出当前及今后医疗卫生工作中应解决的主要问题。

3. 研究制订防治疾病、增进健康的策略和措施,并对措施实施效果进行评价,以使预防医学工作质量不断提高,达到预防疾病、增进健康、提高生命质量的目的。

与临床医学相比,预防医学有其自身的特点:①预防医学以群体及个体为研究对象,其中健康人和无症状患者是研究重点;②采用微观和宏观相结合的研究方法,主要研究环境因素、行为生活方式以及生物因素对健康的影响;③预防为主是核心观念,因此,预防医学产生人群健康效益比临床医学更大。

二、医学模式和健康观

医学模式(medicine model)是指人类在与疾病作斗争和认识自身生命过程中得出的对医学本质的概括和对医学总的看法。不同的社会发展阶段,因为科学技术及医学科学发展水平不同,医学模式也不相同。在医学科学发展历史上,曾出现过许多代表了当时医学科学认识水平和发展水平的医学模式。例如,在古代,医学遵循的是神灵主义医学模式,之后出现了自然哲学医学模式;16世纪欧洲文艺复兴运动以后,机械论的医学模式盛行一时;18世纪下半叶,生物医学模式则逐渐占据统治地位。虽然在生物医学模式的指导下,医学科学获得了巨大成就和飞速发展,但生物医学模式存在明显的缺陷和不足,它的最大缺点是认识健康的本质时没有考虑到心理和社会因素的影响。

20世纪中期,随着社会经济发展和生活水平的提高,人们的健康需求不断增长,生物医学模式的固有缺陷也越来越明显。进入21世纪,医学模式便已经由传统的生物医学模式转变为现代医学模式,即生物-心理-社会医学模式。生物-心理-社会医学模式是在生物医学模式的基础上,从生理、心理、社会三方面去综合认识健康的本质,将人体和人群的健康看作是生理、心理、社会三方面的完好状态。这一医学模式反映了人类疾病谱和死因谱的改变,反映了人们对健康需求的普遍提高,反映了医学科学认识论的进步和方法论的综合;它强调了健康的生理、心理、社会三方面的综合性和完整性,展现了医学发展的社会化趋势,揭示了医学的目的和使命不仅仅是诊断和治疗疾病,还包括预防疾病、增进健康、延长寿命和提高生命质量。

健康观是指人们对健康的看法。健康的概念是医学模式的核心体现。随着医学模式的不断变化,人们会建立不同的健康观,对健康概念的认识与理解也会不断更新。

健康(health)的概念随着医学科学的发展而不断变化和完善。20世纪以前,人们把健康认为是"没有疾病",是"一个机体或有机体的部分处于安宁状态,它的特征是机体有正常的功能,以及没有疾病",疾病则是"失去健康"。这一概念不仅陷入了循环定义,而且也没有全面地揭示健康的含义,忽略了疾病

与健康之间的过渡状态以及人们的情感情绪及社会需要,因此,这一概念是不太完善的。1946年,世界卫生组织(WHO)提出了健康的新概念,即健康不仅仅是指没有疾病或虚弱,而是包括生理、心理和社会方面的完好状态。这一概念从生物、心理、社会三方面界定健康,避免了在健康问题上将生理与心理和社会分离。这一健康概念不是孤立的从生理方面去考虑健康问题,而是将生理、心理、社会三方面融为一体,综合认识健康的本质。

新的健康概念是当代医学先进性和科学性的重要体现。新的健康概念要求医务工作人员在防治疾病、维护健康的过程中,要更加注重生理、心理和社会三方面的整体性、综合性服务。医务人员在认识健康问题时不但要从个体出发,也要考虑到整个人群、家庭、社区及社会;不仅要从生理方面考察健康问题,还要考虑到心理、社会因素对健康的影响;不仅要做好疾病的临床诊断、治疗和康复工作,还要做好疾病的预防和健康促进工作。

在生物-心理-社会医学模式指导下,预防医学更加完善、更加科学,医学科学知识体系不断丰富和扩展,一些边缘性学科和交叉性学科相继产生,如社会医学、医学心理学、全科医学、社区医学、行为医学等。作为医务人员,应认清当代医学科学的发展趋势,跟上医学科学的发展步伐,适应医学模式的转变,用新的生物-心理-社会医学模式去指导医疗卫生和医学科研实践。要深刻理解生物-心理-社会医学模式的本质和内涵,自觉地运用生物-心理-社会医学模式指导医疗卫生工作,要依据新的健康概念理解健康照顾和卫生工作。只有这样,才能提高卫生服务质量,才能不断满足患者及广大居民日益增长的卫生需求,才能成为一名适应当代医学发展潮流的合格的医务工作者。

三、预防医学发展简史

与临床医学和基础医学等学科相比,预防医学是一门较为年轻的学科。但人类"预防疾病"的思想却源远流长,在远古时代人类就已经掌握了一些简单的"预防疾病"的知识和方法。例如,在古代,人们已经知道身披树叶或穿着衣服可以御寒防病,建造洞穴和房屋能够抵挡风雨。我国古时候有"圣人不治已病治未病"、"夫已病尔后药之,譬如斗而铸兵,渴而凿井,不亦晚乎?"的有关"预防为主"思想的论述。不过预防医学真正成为一门较完整、独立、系统的医学学科,应追溯到18世纪。18世纪初叶,英国的艾迪博格首先提出了政策医学(police medicine)的概念。政策医学主要描述了依法对传染病患者进行的检疫措施及预防公众患病而采取的措施。政策医学的提出标志着预防医学学科的初步建立。

人类在不断与疾病和灾害相抗争的发展历程中,积累了丰富的预防疾病和增进健康的经验和知识。这些经验和知识不断得到总结、概括和系统化,从而逐渐发展成为今天的预防医学学科体系。纵观预防医学的发展历史,我们可以看出,预防医学的发展历程经历了两次革命性的变化:

（一）第一次预防医学革命

第一次预防医学革命是指从个体预防向群体预防的转变。在预防医学发展的早期,人们注重的是病人与健康人个体的疾病预防,没有意识到人群的预防。19世纪以前,人们着重于研究传染病的个体预防和维护及促进个体健康的措施。直到19世纪末叶,人们才意识到群体预防的重要性。19世纪末,人类积累了战胜天花、霍乱、鼠疫、白喉等烈性传染病的经验,由此逐渐认识到人群预防的重要性,并建立了一套科学系统的人群预防措施。20世纪四五十年代,"公共卫生"、"预防医学"等术语在北美洲、欧洲等地区广泛使用,预防医学从此开始强调对群体健康的关心和政府为人群提供预防卫生服务的重要性,预防医学的内容也从个人摄生防病扩大到社会性群体预防。这一转变就是医学史上的第一次预防医学革命。

（二）第二次预防医学革命

预防医学科学是随着社会发展和整个医学科学的进步而不断变化完善的。预防医学的使命是防止疾病发生、控制疾病发展、维护和恢复机体的功能、增进个体和人群的健康水平。完成上述使命,需将个体预防与群体预防相结合。早期的预防医学仅仅认识到了个体预防的作用,忽略了群体预防;至19世纪中期,预防医学开始着重于群体预防,但又削弱了个体预防,或将两者分离开来。20世纪末,由于疾病谱和死因谱发生改变,慢性病患病率明显上升,成为影响人类健康的主要卫生问题。慢性病的病因和发病机制非常复杂,个体差异较大,并且其发病和转归与心理、社会、行为生活方式等因素密切相关,预防医学的主要任务也逐渐从群体预防为主转向个体与群体相结合,从生物性预防扩大到心理、社会和行为预防,从单一的预防服务转向防、治、保健、康复一体化的综合性服务,从以公共卫生人员为主体的预防转向以全科医生、专科医生、公共卫生医生为团队的预防,预防的方式也从被动预防转向主动预防。预防医学这一重大转折称为医学史上的第二次预防医学革命。

四、预防医学在当代医学中的地位

当代医学主要由三大部分组成,即基础医学、临床医学和预防医学。预防医学是其中重要组成部分之一。医学的目的是增进健康,而不仅仅是诊断治疗疾病。随着社会生产力的发展和医学科学的不断进步,人们对健康的需求在不断增长和扩大。在当代社会,人们对改善环境、预防疾病、保持营养平衡、改变不良行为生活方式等的要求越来越强烈。与此相适应,流行病学、环境卫生学、营养卫生与食品卫生学、职业卫生学、儿童少年卫生学等预防医学学科在预防疾病、促进健康中的作用越来越明显,在当代医学科学体系中的地位也日显重要。各个国家和政府越来越高度重视预防医学学科的建设和发展壮大。

五、预防医学的主要研究方法

预防医学主要研究环境因素、行为生活方式以及生物因素对健康的影响,其研究方法主要有以下两大类:

（一）医学调查研究

医学调查研究是预防医学各学科最基本的研究方法。调查研究是一种对研究对象不施加任何干预因素的观察性研究方法。包括流行病学研究方法、社会医学研究方法、卫生统计学方法,等等。

（二）医学实验研究

医学实验研究是将研究因素施加于研究对象,然后观察、测量、比较研究效果而得出结论的研究方法。医学实验又分为以动物为研究对象的"实验"和以人体(病人或健康人)为研究对象的"试验"。前者多被称为"动物实验",后者多被称为"临床或社区试验"。动物实验基础医学领域应用较多,临床医学领域也有应用,预防医学应用较少;临床和社区试验多被用于临床医学领域,近些年预防医学领域也广泛采用。尤其是社区人群试验在预防医学领域应用逐渐增多。临床实验和社区试验应严格遵循医学伦理道德和有关法律法规要求。

六、学习预防医学的目的与意义

预防医学是当代医学科学的重要组成部分,是当代医科大学生及医务工作者必须具备的知识基础。医学生学习预防医学的目的,主要就是加强预防战略思想教育,牢固树立"预防为主"的观念,学习并掌握预防医学的基本理论、基本知识和基本技能,强化本身素质,为今后更好的从事医疗卫生工作打下坚实基础。

思 考 题

1. 预防医学的研究对象和内容是什么?
2. 简述预防医学在当代医学中的地位及在疾病预防工作中的作用。
3. 试述预防医学史上的两次革命。
4. 什么是医学模式?现代医学模式的内涵是什么?

（唐　军　赵拥军）

第一篇　疾病控制与预防保健策略

第一章　疾病预防保健策略

案例 1-1

我国卫生工作的主要任务和策略

（四）全面加强公共卫生服务体系建设。建立健全疾病预防控制、健康教育、妇幼保健、精神卫生、应急救治、采供血、卫生监督和计划生育等专业公共卫生服务网络，完善以基层医疗卫生服务网络为基础的医疗服务体系的公共卫生服务功能，建立分工明确、信息互通、资源共享、协调互动的公共卫生服务体系，提高公共卫生服务和突发公共卫生事件应急处置能力，促进城乡居民逐步享有均等化的基本公共卫生服务。

确定公共卫生服务范围。明确国家基本公共卫生服务项目，逐步增加服务内容。鼓励地方政府根据当地经济发展水平和突出的公共卫生问题，在中央规定服务项目的基础上增加公共卫生服务内容。

完善公共卫生服务体系。进一步明确公共卫生服务体系的职能、目标和任务，优化人员和设备配置，探索整合公共卫生服务资源的有效形式。完善重大疾病防控体系和突发公共卫生事件应急机制，加强对严重威胁人民健康的传染病、慢性病、地方病、职业病和出生缺陷等疾病的监测与预防控制。加强城乡急救体系建设。

加强健康促进与教育。医疗卫生机构及机关、学校、社区、企业等要大力开展健康教育，充分利用各种媒体，加强健康、医药卫生知识的传播，倡导健康文明的生活方式，促进公众合理营养，提高群众的健康意识和自我保健能力。

深入开展爱国卫生运动。将农村环境卫生与环境污染治理纳入社会主义新农村建设规划，推动卫生城市和文明村镇建设，不断改善城乡居民生活、工作等方面的卫生环境。

加强卫生监督服务。大力促进环境卫生、食品卫生、职业卫生、学校卫生，以及农民工等流动人口卫生工作。

——摘自《中共中央国务院关于深化医药卫生体制改革的意见》(2009 年 3 月 17 日)

四、促进基本公共卫生服务逐步均等化

（十三）基本公共卫生服务覆盖城乡居民。制定基本公共卫生服务项目，明确服务内容。从 2009 年开始，逐步在全国统一建立居民健康档案，并实施规范管理。定期为 65 岁以上老年人做健康检查、为 3 岁以下婴幼儿做生长发育检查、为孕产妇做产前检查和产后访视，为高血压、糖尿病、精神疾病、艾滋病、结核病等人群提供防治指导服务。普及健康知识，2009 年开设中央电视台健康频道，中央和地方媒体均应加强健康知识宣传教育。

（十四）增加国家重大公共卫生服务项目。继续实施结核病、艾滋病等重大疾病防控和国家免疫规划、农村妇女住院分娩等重大公共卫生项目。从 2009 年开始开展以下项目：为 15 岁以下人群补种乙肝疫苗；消除燃煤型氟中毒危害；农村妇女孕前和孕早期补服叶酸，预防出生缺陷；帮助贫困白内障患者复明；农村改水改厕等。

（十五）加强公共卫生服务能力建设。重点改善精神卫生、妇幼卫生、卫生监督、计划生育等专业公共卫生机构的设施条件。加强重大疾病以及突发公共卫生事件预测预警和处置能力。积极推广和应用中医药预防保健方法和技术。落实传染病医院、鼠防机构、血防机构和其他疾病预防控制机构从事高风险岗位工作人员的待遇政策。

（十六）保障公共卫生服务所需经费。专业公共卫生机构人员经费、发展建设经费、公用经费和业务经费由政府预算全额安排，服务性收入上缴财政专户或纳入预算管理。按项目为城乡居民免费提供基本公共卫生服务。提高公共卫生服务经费标准。2009 年人均基本公共卫生服务经费标准不低于 15 元，2011 年不低于 20 元。中央财政通过转移支付对困难地区给予补助。

——摘自国家卫生计生委《医药卫生体制改革近期重点实施方案（2009—2011 年）》

问题

1. 读了上述讲话内容后，你得到哪些启示？
2. 正确的疾病预防策略应该包括哪些内容？

疾病预防保健是医疗卫生工作的重要内容，其目的是预防疾病、增进健康、延长寿命、提高生命质量。为此，在疾病预防保健工作中，应该制订科学可行的疾病预防保健策略。

第一节　我国的卫生工作方针与三级预防策略

要实现促进人类健康这一宏伟目标，就必须牢固树立大卫生观念，坚持走世界卫生组织所倡导的"人人享有卫生保健"的道路，必须制订出科学合理的卫生工作指导方针。我国的卫生工作指导方针，是以党和国家的路线、方针、政策为依据，针对我国社会与经济不同历史发展阶段制订出来的，是马克思列宁主义原理与中国卫生工作实践相结合的产物，是科学发展观在医疗卫生工作领域的重要体现。

一、我国的卫生工作方针

（一）卫生工作四大方针

新中国成立以前，我国的医药卫生工作十分落后，环境条件较差，卫生状况相当恶劣，疾病丛生，烈性传染病流行，广大民众处于贫病交困的悲惨境地。据记载，当时我国人口的平均寿命只有 35 岁，婴儿死亡率高达 20%，孕产妇死亡率为 5%。新中国刚刚成立时期，国内外战争尚未结束，国民经济十分困难，国家能用于卫生事业的经费也十分有限。在这种情况下，就需要确定适合我国国情的卫生工作方针和政策。1949 年 9 月，中央人民政府卫生部和中国人民解放军军事委员会卫生部召开了第一届卫生行政会议，针对当时面临的形势，会议初步商讨制订了全国卫生工作的总方针，即预防为主，卫生工作的重点应放在保证生产建设和国防方面，面向农村、工矿、依靠群众，开展卫生保健工作。

1950 年 8 月 7 日，中央人民政府召开了第一届全国卫生工作会议，讨论制订全国卫生工作的总方针和总任务。最后会议一致同意将"面向工农兵，预防为主，团结中西医"确定为中国卫生工作的三大原则。1952 年 12 月第二届全国卫生工作会议上，在总结了爱国卫生运动的实践经验基础上，周恩来总理提出"增加卫生工作与群众运动相结合"的原则。此后，"面向工农兵，预防为主，团结中西医，卫生工作与群众运动相结合"被称为新中国卫生工作的四大方针。

新中国卫生工作四大方针代表了当时条件下人民群众的根本利益，为新中国卫生事业的发展指明了前进方向。这一方针的提出与确立，充分体现了党和政府对卫生工作的关怀和重视。在此之后的 40 多年里，在"四大方针"的指引下，我国的卫生事业逐步走向兴旺昌盛，取得一系列举世瞩目的成就，全国各族人民的健康水平得到显著提高。

（二）新时期的卫生工作方针

1978 年党的十一届三中全会以来，随着我国改革开放形势的发展和社会经济条件的变化，卫生工作"四大方针"已逐渐显露出与新时期社会发展形势与需求不相适应。1991 年 4 月 9 日，全国七届人大第四次全体会议批准通过的《国民经济和社会发展十年规划和第八个五年计划纲要》中，提出了卫生事业要贯彻"预防为主,依靠科技与进步,动员全社会参与,中西医并重,为人民健康服务"的新方针。1993 年 1 月 15 日《中共中央、国务院关于卫生改革与发展的决定》中则明确提出了新时期卫生工作的方针:以农村为重点,预防为主,中西医并重,依靠科技与教育,动员全社会参与,为人民健康服务,为社会主义现代化建设服务。

新时期的卫生工作方针是根据新时期我国卫生工作的性质、地位和任务提出来的,是对原"四大方针"的继承、发展和完善。新时期卫生工作方针中的"为人民健康服务,为社会主义现代化建设服务",阐明的是我国社会主义卫生事业的基本性质和根本宗旨,反映了我国卫生事业的服务目的和目标,同时又揭示了卫生工作内在的基本规律。各级各类医疗卫生单位尽管任务不同,专业有别,但却围绕着一个共同的目标——为人民健康服务,为社会主义现代化建设服务。

"以农村为重点,预防为主,中西医并重"指出了我国卫生工作当前及今后一个时期内的工作重点。目前,农村人口仍占我国总人口的 70% 以上,"以农村为重点"体现了卫生工作是为少数人服务还是为大多数人服务的原则立场问题。尤其是在当前,我国农村卫生工作尚显薄弱,一些边远贫穷地区缺医少药的局面并未改善。"以农村为重点",加强农村卫生工作,对于早日实现小康社会奋斗目标和构建和谐社会都具有重要意义。

"预防为主"指的是卫生工作策略问题。无病早防,有病早治,一切立足于预防,防患于未然,是人类与疾病作斗争的最为明智的策略之一。卫生工作的任务,不仅要早期治疗已经发生的疾病,恢复健康和劳动能力,还要采取积极有效的措施,消除和控制各种致病因素,杜绝发生疾病的根源,减少以至消除疾病。现代医学科学发展和疾病防治实践证明了一切疾病都是可以认识和预防的。只要认真做好预防工作,掌握卫生工作主动权,是可以达到让群众少生病和不生病的目的的。尤其是在 21 世纪的当代社会,卫生事业进入新的发展时期,预防工作投入少、效益高的显著优势更加突出体现出来,预防工作的内容正在向深度和广度延伸,特别是对于尚无有效治疗与康复方法的"现代病",预防工作更显示出其积极作用。重视和加强预防工作同时也是世界各国卫生工作的共同发展趋势。

"中西医并重"是指卫生工作力量和我国医学发展道路问题。中医药学是我国人民几千年来同疾病作斗争的经验总结,蕴含着我国人民群众与疾病斗争的丰富医学经验,同时又具有独特的现代化疾病防治体系,是一个伟大的宝库。自现代医学传入我国以后,我国便存在着传统医学(即中医学)和现代医学(即西医学)两种不同的医学体系,并形成了中医和西医两支医学力量。"中西医并重"就是要把中医和西医放在同等重要的地位上,共同发展,长期共存,使中医和西医在学术上加强交流,相互取长补短,共同为人民群众的健康服务。

"依靠科技与教育"是发展卫生事业的措施和手段问题。医学是强国健民科学,卫生部门是知识技术高度密集性的部门。纵观医学发展历史,每一项医学成就无一不是依靠科技的发展和进步而取得。在 21 世纪的卫生工作中,医学科技的先导和依托功能将越来越显示出重要的作用。生命科学是当今世界科技发展最活跃、最重要的领域之一,它将继续给医学科学的发展以巨大推动。科技发展与科技进步的基础是教育,卫生科技的发展必然要求医学教育、人才培养的相应发展。

"动员全社会参与"是指工作方法问题。动员全社会参与是党的群众路线在卫生工作中的充分体现,也是开展卫生工作的根本方法。只有人民群众自己了解和掌握了卫生科学知识,积极参与到与自然和疾病作斗争的行列中,才能产生出防病治病、改造自然以及改变自己不良卫生习惯的巨大力量。

二、我国公共卫生工作的成就与面临的挑战

新中国成立以来,在以"预防为主"的卫生工作方针指导下,我国的公共卫生工作取得了一系列重大成就。

新中国成立以后不久,人间鼠疫在我国便被控制,霍乱也已得到基本控制;早在 1966 年,我国即宣布完全依靠自己的力量消灭了天花,比全世界宣布消灭天花提前了 10 年;新中国成立前曾经长期在我国流行的一些寄生虫病,如疟疾、血吸虫病、黑热病、丝虫病、钩虫病等,患病率大幅度下降,平原地区的流行基本上被控制,其他几种寄生虫病也得到基本控制;曾经造成严重危害的流行性出血热,由于采取以灭鼠为主的防制措施,发病率也大大降低。新中国成立后我国大力开展了疫苗的研制和生产,并积极在全国普及推广计划免疫工作,使儿童传染病发病率和死亡率明显降低。通过预防接种,7 岁以下儿童最常见的

传染病的预防工作取得了举世瞩目的成就,儿童常见传染病,如脊髓灰质炎、百日咳、白喉、破伤风、麻疹、结核病及乙型肝炎等的发病率大幅度下降,有些如脊髓灰质炎等甚至基本被消灭,5岁以下儿童死亡率下降到25‰左右。

另外,新中国成立以来我国在地方病防治、职业病防治、环境污染防治以及营养学和食品卫生学的研究等方面都取得了明显成就。在地方病防治方面,尽管地方性甲状腺肿和地方性氟病在我国某些地区患病率仍较高,但对这两种地方病的防治研究都取得了一定进展,尤其是在病因、发病机制和防治措施方面更是取得不错的成绩。克山病是一种在我国广大地区流行、病死率很高的地方病,近几十年来,经过我国预防医学工作者的不断努力,克山病的预防取得明显效果,全国大多数病区达到基本控制的指标。在职业病防治上,新中国成立以来我国在改善劳动条件、医疗服务和职业病防治教育等方面做了大量工作,建立健全了职业卫生监督体系,颁布了一系列劳动保护法规,某些对劳动者健康危害较为严重的职业病和职业多发病已得到有效的预防或控制。在环境卫生工作方面,新中国成立以来,党和政府非常重视环境污染的防治工作,建立了环境污染物监测系统和环境质量评价方法;新中国成立后,我国先后开展了全国工业污染源的调查评价与研究;按照联合国全球环境监测系统规划,我国承担了长江、黄河、珠江、太湖以及渤海、黄海的数值动态研究任务;进行了生活饮用水水质与水传播疾病的调查;制定颁布了《环境保护法》、《水污染防治法》、《公共场所卫生标准》等法律法规。在营养学和食品卫生工作方面也取得一系列成就。新中国成立后几十年来,我国营养学界对《中国居民膳食指南》和《常用食物成分表》进行了多次修订和完善;1959年、1982年、1992年和2002年我国进行了四次全国性居民营养调查,基本了解了我国人民的营养状况。

进入21世纪以来,我国公共卫生工作面临一系列挑战。首先,传染病和寄生虫病依然严重威胁着人民的健康。目前,虽然传染病和寄生虫病发病率和病死率都大大下降,传染病的死因顺位后移,但某些传染病和寄生虫病的发病率仍较高。据不完全统计,我国传染病的实际年发病率仍在238.69/10万左右(2010年)。除计划免疫范围内的传染病较好控制以外,其他一些传染病均未得到有效控制,疫情不稳定,传染病发生和流行的基本条件并没有彻底根除。例如,2010年我国肺结核发病率为74.27/10万,病毒性肝炎的发病率为98.74/10万,细菌性痢疾和阿米巴性痢疾发病率为18.90/10万。目前艾滋病在我国的流行情况也很严重,2010年发病率高达1.20/10万;另外我们还面临着诸如SARS(非典型性传染性肺炎)、禽流感、疯牛病等新发传染病的潜在威胁。因此,传染病和寄生虫病仍是我们21世纪面临的重大卫生问题,传染病和寄生虫病的防制仍然是公共卫生的重要工作内容之一,不容忽视和掉以轻心。其次,非传染性疾病对我国居民健康的危害正在增加。自20世纪70年代以来,非传染性疾病尤其是一些慢性病患病率在我国城乡人群中逐渐增高。据卫生部统计,2010年我国城市居民主要疾病死亡率及构成顺位居前三位的疾病分别是恶性肿瘤、脑血管疾病和心脏疾病;农村居民主要疾病死亡率及构成顺位居前三位的疾病分别是脑血管疾病、恶性肿瘤、心脏疾病。可以看出我国居民死因模式开始转变,逐渐接近发达国家模式,尤其在农村这种变化更加明显。恶性肿瘤、脑血管疾病和心脏疾病这些非传染性疾病对居民生命和健康的威胁呈上升趋势。另外,我国还是世界上地方病病种较多、分布较广、危害较大的国家之一,职业病的危害也十分严峻;不良生活方式对我国居民身体健康的影响日趋严重;人口老龄化带来的一系列问题也日益突出等,这些都是我国预防医学界在21世纪需要面对的一系列问题和挑战。

三、疾病的三级预防策略

预防疾病和促进健康主要采取三级预防的策略。

(一) 第一级预防

第一级预防又称病因预防,指从根本上防止疾病及意外伤害的发生。主要包括两方面内容:一是在无病因作用的情况下促进健康;二是针对内因采取措施。采取综合性社会措施,树立大卫生和社会医学观念,针对疾病发生的生物、心理和社会因素,提出经济有效的预防措施,维护良好的生产生活环境,消除致病因素,切断各种致病因素对人体的作用,这是一级预防的主要任务。消除致病因素,控制和减少传染病的致病源,切断传播途径,通过预防接种提高人群免疫水平,以及在生产环境中采取职业预防措施控制职业危害因素等称为特殊预防措施。做好环境保护工作,建立良好的劳动条件,改善居住及生活卫生设施,树立良好的行为生活方式,开展体育锻炼,合理营养,重视心理及精神卫生,开展卫生教育及倡导自我保健等也是重要的预防保健措施。

(二) 第二级预防

第二级预防又称临床前期预防。在疾病的临床前期进行早期监测,尽可能早地发现患者,建立高度灵敏而可靠的疾病监测系统与手段,如定期体格检查、疾病筛检及群众自我检查等。通过早期监测,做到早期诊断和早期治疗,还可以缩短疾病过程,提高疗效和减少费用。提倡早期用药,合理治疗,防止带菌和防止疾病转为慢性,不仅对个体治疗争取尽可能恢复健康,还对防止疾病蔓延有重要意义。

(三) 第三级预防

第三级预防即临床预防。对已患疾病者,要通过早期诊断,及时合理的治疗,以防止恶化及复发,防止丧失劳动能力;对慢性疾病患者要通过医学监护,预防并发症及伤残,减少疾病的不良作用;对已丧失劳动能力或伤残者要通过康复医疗,提供社会卫生服务及家庭医疗服务,开展功能性康复及心理康复,努力做到病而不残,残而不废,维护患者正常的生活、参加社会活动并延长寿命。

第二节 初级卫生保健

1977 年 5 月召开的第三十届世界卫生大会形成一项决议,决议中提出"到 2000 年使全世界人民的健康达到能在社会和经济方面过着富有生机和活力的生活的水平。"我国将这段文字译为"2000 年人人享有卫生保健"(health for all by year 2000)。1978 年 9 月,在前苏联阿拉木图市召开了国际初级卫生保健会议。该次会议发表了阿拉木图宣言,认为初级卫生保健是实现"2000 年人人享有卫生保健"基本途径。在 1979 年召开的第三十二届世界卫生大会上,通过了阿拉木图宣言,并开始制定"2000 年人人享有卫生保健"的全球战略。1981 年第三十四届世界卫生大会通过了"2000 年人人享有卫生保健"的全球战略决议,并认为这是一项具有全球意义的卫生策略,而且提请联合国各机构密切关注世界卫生组织的这一行动,以便配合。1988 年 3 月,世界卫生组织邀请了 22 位高级医学、卫生专家在里加召开会议,专门研究修订"2000 年人人享有卫生保健"的有关原则,并将其列为世界各国 2000 年以后的永久性目标。至此,初级卫生保健作为一项全球性的卫生战略和目标,提到了全人类的面前,并得到了世界各国领导人的普遍重视与承诺。

一、初级卫生保健的概念与意义

(一) 初级卫生保健的概念

初级卫生保健(primary health care,PHC)是指最基本的、人人都能享受到的、体现社会平等权利的、人民群众和政府都能负担得起的卫生保健服务。这种服务是由国家和政府主动提供的,要求个人及其家庭积极参与,所采用的方法和技术切实可行、方便可靠。在服务内容上,PHC 是综合性、连续性的卫生服务,它包括了所有年龄、性别及所有类型的健康问题;在服务方式上,PHC 是主动的、协调性的、全社会参与和负责的卫生服务;在服务半径与范围上,PHC 离居民最近、最方便、最容易得到,反应也最快;在服务质量上,PHC 是最亲切的、最受居民信赖的、最满意的,也是居民和政府最容易接受的。

(二) 初级卫生保健的意义

初级卫生保健是医疗保健体系的核心和基础,是广大居民进入医疗保健系统的基本门户。初级卫生保健立足于学术上可靠又能被社会所接受的切实可行的方法和技术基础,通过社区每个家庭和个人的积极参与,发扬自力更生和自主精神,国家、政府和社区以最经济的费用将卫生服务遍及所有的人。因此,初级卫生保健是国家卫生系统的中心职能和基本要素,也是社会和经济总体发展的重要组成部分。初级卫生保健作为个人、家庭和社区与国家卫生机构相互接触的第一个环节,使得卫生工作更加贴近居民的工作和生活。为广大群众提供初级卫生保健服务是各级政府应尽的责任,是社会经济发展的重要组成部分,也是政府关心群众生活和健康的最基本工作。

二、初级卫生保健的内容与实施

（一）初级卫生保健的内容

初级卫生保健的永久性总体目标是"人人享有卫生保健"。初级卫生保健的内容包括治疗伤病、预防疾病、身心康复、增进健康等四个方面。具体说来，初级卫生保健主要包括八项基本内容：①常见病及创伤的有效处理；②提供基本的药物；③主要传染病的预防接种；④地方病的防治；⑤增进必要的营养和供应充足的安全饮用水；⑥提供清洁卫生的环境；⑦开展妇幼保健和计划生育工作；⑧普及健康教育。

初级卫生保健的上述八项任务是初级卫生保健发展的基础，也是世界各国开始实施初级卫生保健时必须完成的最基本任务。当然初级卫生保健的内容不是一成不变的，不同的国家和地区，可根据自己的国情和人群状况侧重实施发展不同的初级卫生保健内容。例如，在发展中国家，初级卫生保健的内容可侧重于增进必要的营养和供应充足的安全饮用水，提供清洁卫生的环境，主要传染病的预防接种，地方病的防治，开展妇幼保健工作等；发达国家则可着重于提供连续性、综合性、高质量的社区医疗保健服务为主。

（二）初级卫生保健的实施

初级卫生保健属于第三级预防的基本内容，实施的重点应放在第一级预防上，既重视发病前的病因预防工作，如提供清洁卫生的环境、增进必要的营养和供应充足的安全饮用水、健康教育及主要传染病的预防接种等。

实施初级卫生保健应做好以下几方面的工作：

1. 各国各级政府必须主动承担初级卫生保健的责任和义务。健康是一项基本人权，为全体人民提供高质量的初级卫生保健服务是各国各级政府义不容辞的政治义务。因此，各国各级政府均应发挥政治意志，合理调动本国本地区的资源并尽最大可能利用外部资源，在全社会积极参与的前提下，发起并持续开展初级卫生保健。各国各级政府应适时拟定出本国本地区开展初级卫生保健的政策、战略和行动计划，及时成立由主要领导参加的专门部门来领导和协调各级卫生保健工作。

2. 在进行充分调查研究的基础上，根据本地区的卫生状况和居民需求，制订不同阶段的初级卫生保健目标，并制定切实可行的初级卫生保健计划和实施方案。

3. 建立健全卫生保健网络，选择适合国情的初级卫生保健模式，如我国的城乡三级医疗预防保健网络即是开展初级卫生保健十分优越的基础条件。

4. 建立初级卫生保健的管理制度、评估指标体系和工作程序。

三、我国农村初级卫生保健

"人人享有卫生保健"是世界卫生组织提出的全球卫生战略目标。实现这一目标的基本途径和关键是实施初级卫生保健。我国政府已宣布积极支持世界卫生组织为此而做出的一切努力，并承诺积极促进"人人享有卫生保健"目标在我国的实现。我国至今仍是农业大国，农村人口占全国人口的70%以上，"以农村为重点"是我国卫生工作方针之一，发展农村医疗卫生事业一向是我国卫生工作的重点，也是实现"人人享有卫生保健"的关键。

我国农村的初级卫生保健工作已有较长的历史。新中国成立之初，党和国家就非常重视农村卫生工作，将卫生工作的重点放到农村。截至20世纪70年代，我国农村普遍建立健全了县、乡、村三级医疗预防保健网，为开展初级卫生保健提供了组织基础。新中国成立后，国家为农村各级医疗机构培养了大批乡村医生和卫生人员，他们扎根农村，面向农民，在为农民防病治病、改善落后的卫生面貌方面做了大量工作。新中国成立50多年来，我国的农村初级卫生保健工作在党的正确卫生工作方针指引下，克服了资源不足、基础薄弱、问题复杂等许多困难，取得了显著成绩，受到国际卫生界的普遍好评。

改革开放以来，我国农村经济发展很快，社会经济条件发生很大变化，但"人人享有卫生保健"仍是我国农村卫生工作的永久性目标。进入21世纪以后，党和政府依据我国经济社会发展的战略部署，参照世界卫生组织的全球性指标，从我国农村实际情况出发，制定了我国农村"人人享有卫生保健"的最低限标准(表1-1)。农村各级政府及各级各类卫生机构应依据此标准有效开展工作。

表1-1 我国农村"人人享有卫生保健"的最低限标准

初级卫生保健指标	不同地区最低限标准(以县为单位)			
	贫困	温饱	富裕	小康
把初级卫生保健纳入县、乡(镇)政府工作目标和当地经济发展规划(%)	100	100	100	100
县、乡政府年度卫生事业拨款占两级财政支出的比例(%)	8	8	8	8
健康教育普及率(%)	50	65	80	90
行政村卫生室覆盖率(%)	90	95	100	100
甲级卫生室占村卫生室比例(%)	30	50	70	90
集资医疗保健覆盖率(%)	50	50	60	60
"安全卫生用水"普及率(%)	60	70	80	90
"卫生厕所"普及率(%)	35	45	70	80
食品卫生合格率(%)	80	80	85	85
婴儿死亡率每5年递减百分比(%)	20	15	8	5
孕产妇死亡率每5年递减百分比(%)	30	25	20	15
儿童"四苗"单苗接种率(%)	85	85	90	95
法定传染病发病率每5年递减百分比(%)	15	15	10	10
地方病病区的规定指标:地方病患病率每5年递减百分比(%)	10	10	5	5

思 考 题

1. 简述我国新时期卫生工作指导方针。
2. 三级预防策略的含义及内容有哪些?
3. 什么是初级卫生保健?初级卫生保健的目标、内容及实施环节有哪些?

(赵拥军)

第二章 健康促进与健康教育

> **案例 2-1**
> ### 健康促进与健康教育在心脑血管疾病防治中的作用
> 　　某市地处华东沿海地区,经济十分发达。随着人们生活方式及饮食结构的转变,该市居民心脑血管疾病患病率日趋增高。自2002年开始,该市对心脑血管疾病高危人群等特定人群开展了针对性的健康促进和健康教育工作。其主要做法是由社区卫生服务中心、疾病控制中心、综合医院等医疗机构对高血压患者、肥胖人群、高血脂高胆固醇血症人群及其他心血管疾病高危人群及其家属等进行生活方式健康知识教育,对门诊患者健康教育要求不少于20分钟;对于发现的高血压等患者督促其到心脑血管疾病定点单位归口治疗和检查。结果2010年该市心脑血管疾病患病率比2002年下降了50%。
> **问题**
> 　　1. 该案例给了你哪些启示?
> 　　2. 怎样理解健康促进与健康教育在疾病预防和增进健康中的作用?

　　健康促进(health promotion)和健康教育(health education)是疾病控制与预防保健的重要措施与手段。尤其是许多慢性非传染性疾病的控制更离不开健康促进和健康教育,即使在保健与增进健康的过程中,健康促进和健康教育也发挥着极其重要的作用。

第一节 健 康 促 进

　　健康促进是 WHO 于 1986 年提出的促进人群健康的一个新概念,是疾病预防保健的主要策略和措施之一。本节主要介绍健康促进的基本概念、原则、组织实施以及实施效果的评价等内容。

一、健康促进的含义

　　健康促进的基本定义是:健康促进是指促进人们维护和改善自身健康的全过程,是一种协调人类和环境的战略,它规定了个体与社会对健康各自所应担负的责任。

　　健康促进的概念包括以下含义:①健康促进是帮助健康的人们达到最理想健康状态的一种手段和过程,是一种能促使行为方式和生活条件向有益于健康改变的教育和环境支持的综合体。健康促进的内容非常多,但核心内容是健康教育。此外还包括营养咨询、控制体重、鼓励体育锻炼、应付紧张、改善生产生活环境等。②健康促进不属于疾病预防的范畴,但两者之间在内容和任务上有部分重叠。健康促进属于控制与修饰健康危险因素的过程和领域。健康促进针对健康人群中的每一个人,对疾病没有特异性预防的作用,也不以预防特定的疾病为目标,健康促进只是着重于应用健康教育、咨询、劝导、讨论等方式帮助健康人尽可能在生理、心理、社会适应等各方面达到最理想的健康状态。③健康促进强调自我保健和参与意识。健康促进需要全社会人群的自觉参与以及社会各方面的协调和共同努力,要求广大群众自觉、主动的追求健康,增加健康投资,提高生活质量。④健康促进强调自然与社会环境的综合治理,在政治、组织、法律、经济上为增进健康提供支持环境,并强调政府的立法和行政干预,因此,健康促进对健康的促进作用较为持久并带有一定强制约束力。⑤健康教育是健康促进的重要内容之一,是健康促进的基础。健康促进如不以健康教育为先导,则将难以深入开展,难以取得实效,而健康教育若不向健康促进发展,其作用也会受到极大限制。

二、健康促进的原则

健康促进活动的开展应遵循以下几项原则:

(一) 目标性原则

健康促进的终极目标是增进健康,一切健康促进活动都应围绕这一总目标来开展。但健康促进的不同时期和阶段还应制定科学合理的中期目标和近期目标,以使健康促进具有针对性和计划性,否则,健康促进就会陷于盲目,白白浪费精力、时间和资源,吃力不讨好。

(二) 科学性原则

健康促进要建立在科学性基础上。一切健康促进活动的内容都应是科学的、有效的,应在调查研究的基础上运用正确的理论和干预模式,切忌哗众取宠、过于片面或绝对。

(三) 重点性原则

健康促进活动应突出重点,各项活动的开展应有层次性,切忌面面俱到,包罗万象,以免有限的资源不能集中使用,干预效果分散,达不到健康促进的目的。

(四) 实事求是原则

健康促进要遵循一切从实际出发,实事求是的原则。应根据不同人群的特点,依据人力、物力、财力的不同情况,因地制宜的开展健康促进活动。开展健康促进活动以前,应进行深入细致的科学调查研究,在研究目标人群的健康问题的同时,还要掌握他们的思想、文化水平、风俗习惯、传统观念、经济状况等,以便有针对性的分类开展健康促进。

(五) 灵活性原则

健康促进的开展应注重一定的灵活性。在健康促进活动开展过程中,目标人群、环境条件等都有可能随时发生变化,健康促进活动也应随时进行相应的调整和更改,以使健康促进活动取得预期的效果。

(六) 参与性原则

健康促进要求目标人群要人人参与。只有人人参与,得到群众的支持,才能收到预期效果。要吸引群众参与,就必须把健康促进活动内容同群众关心的健康问题密切结合起来。

三、健康促进的实施与评价

健康促进的实施是按照计划设计去实施目标、获得相应效果的过程。健康促进的实施应把握好以下四个环节:

(一) 建立实施的组织机构

实施机构主要包括领导机构、执行机构、多部门的协调与合作及环境支持等。健康促进必须要获得领导和政府的支持,否则难以取得成功。开展健康促进时也应建立相应的领导机构,以领导、协调参与健康促进的各个部门和单位。领导机构的主要职能是审核实施计划和预算,听取项目进展报告,提供政策支持,解决健康促进进行中遇到的困难和问题等。执行机构是指具体负责操作和运行计划的机构,其职责是分解计划中的每项活动,将健康促进计划付诸实施,开展活动,实现目标,向领导机构汇报工作进展情况,听取和接受领导机构的意见。

(二) 制定健康促进实施进度表

健康促进的实施是一项复杂的工作,需要多部门、多单位、多环节的共同合作才能完成。因此,制定并合理安排好进度时间表非常重要。进度时间表以时间为引导,包括健康促进的工作内容、工作地点、实施人员及负责人员、经费预算、特殊需求等多项内容。

(三) 健康促进的质量控制

质量控制是保证健康促进取得预期效果的重要环节。健康促进的质量控制就是采用一定的方法、措施对实施过程进行监测和评价,了解实施过程和实施效果,及时发现并解决实施工作中存在的问题,及时调整实施策略、实施方法和资源的分配等。质量控制的方法主要有记录与报告方法、现场考察方法、参与方法、审计方法、调查方法等。

(四) 人员与物质的准备

人员与物质的准备包括实施人员的选定及培训,健康促进所用材料、设备、物品的准备等。

健康促进的管理过程包括了计划、实施与评价三个环节,评价便是这一管理过程的一个重要组成部分。健康促进的评价主要是将健康促进的实际运作情况与预期结果进行比较,以判断健康促进的进度、效果和效益。按评价的内容分类,可分为形成评价、过程评价、效应评价、结局评价和总结评价。按评价的形式可分为函评、会议评价、现场调查评价等。

第二节 健康教育

健康教育是一种社会教育活动,是健康促进的主要内容。健康教育的核心是教育人们树立正确的健康意识、养成良好的行为和生活方式,以降低或消除影响健康的危险因素。健康教育现已发展成为一门专门的学科——健康教育学。健康教育学主要研究健康教育及健康促进的理论、方法和实践,它所利用的理论知识基础来源于医学、教育学、行为学、心理学、社会学、人类学、传播学、经济学、管理学、政策学及其他相关学科领域。健康教育及健康教育学具有很强的理论性和实践性,对提高全民族的健康水平有着十分重要的意义。

一、健康教育的概念与原则

(一) 健康教育的概念

健康教育的概念其表述方式较多,各种表述方法虽不尽相同,但基本含义差别不大。总起来说,健康教育是指通过有计划、有组织、有系统的社会教育过程,促使人们自觉地采纳有益于健康的行为和生活方式,消除和减少危险因素的影响,预防疾病,促进健康,提高生活质量。也就是说,健康教育是从预防为主和促进健康的观点出发,通过各种教育手段和社会活动,有计划、有组织、有系统地将有关卫生保健知识传播给群众,使群众参与活动,使他们转变旧的观念和态度,改变不利于健康的行为并自愿的选择健康行为,选择健康的生活方式,达到改善生活环境、提高生活质量、预防疾病、促进健康、延长寿命的目的。

(二) 健康教育的原则

健康教育是一种有目的、有计划、有组织的社会教育活动,针对不同的目标人群应采用不同的策略和方式方法,例如,对一般群众可通过大众媒介、宣传周或宣传日、社区健康教育讲座等形式宣传卫生保健知识;对学校学生则可设置相应的健康教育课程等。开展健康教育时应遵循以下原则:

1. 科学性 健康教育内容要有科学性,要立足于科学,无论是正面宣传还是反面举例,都要实事求是,引用的资料应准确无误,切忌哗众取宠、颠倒是非。

2. 针对性 健康教育的内容应具有针对性,要根据不同的教育对象进行有针对性的健康教育。要详细调查了解目标人群的卫生保健需求,以及年龄、性别、职业、文化程度、心理状态等,不同的人群应实施不同的教育内容和方式方法,以便做到有的放矢,取得应有的效果,切忌千篇一律。

3. 实用性 健康教育本身是一门应用科学,在实施过程中应注重健康教育技术、方法的实用性、可行性。应根据目标人群的实际经济水平,提出切实可行的措施,使健康教育活动发挥出实际效益。

4. 群众性 健康教育是以人群为对象、以健康为中心的教育活动,健康教育要吸引广大群众积极地参与,争取社会各部门和团体的合作,只有这样才能将健康教育持续地开展下去并取得相应效果。健康教育的内容应适应不同人群的需要,并且要通俗易懂、深入浅出,形式上应使群众易于接受、喜闻乐见。

5. 艺术性 健康教育如具有一定的艺术感染力,可使健康教育的社会效益达到最大。因此,健康教育活动可根据不同对象的兴趣爱好、心理特点以及自我保健要求等,将教育内容适当进行艺术加工,通过直观形象和视听电化教育等形式,提高人群对健康教育的兴趣。

二、健康教育的实施与评价

健康教育的组织实施应包括制定计划、计划的执行和评价三个环节。

（一）健康教育计划的制定

健康教育是一项艰巨而复杂的社会性系统工程，它综合使用各种教育手段和传播方式，直接作用于影响健康的各种危险因素或病因，着眼于社会的许多方面及生命的各个阶段，故每一项健康教育活动的开展都必须制定周密、严谨、科学的计划。

健康教育计划的制定过程可按照以下程序进行：①社区需求的评估；②确定优先项目（健康问题或行为问题）；③确定计划目标。

健康教育计划的内容主要包括：①明确教育对象；②确定教育内容；③确定教育方法；④搜集教育资料；⑤搞好队伍建设；⑥合理安排教育时间；⑦经费预算。

（二）健康教育计划的执行

1. 建立信息回馈系统 为使计划顺利执行，应对计划的整个实施过程不断进行监测检查，因此，应事先建立监测信息回馈系统，以保证监测数据的及时、完整与准确。信息回馈系统的主要任务是收集反映计划执行情况的数据信息，其主要组成环节是日常常规记录表格及定期抽样调查等。

2. 建立计划的执行程序 健康教育计划内容繁多，牵涉到社会的方方面面，因此，执行计划时要对整个健康教育工作进行统筹性安排，编制科学可行的工作程序，合理的分配时间与资源。制定计划执行程序时要明确规定在什么时间内完成哪项工作，具体负责人是谁，何时做出评价。制定程序时要明确提出每项任务的质量要求，要编制出合理可行的工作时间进度表，并及时对时间进度表的执行情况进行监督检查，若发现问题应及时调整和修正。

（三）健康教育的评价

健康教育的评价是指将健康教育开展的实际情况与预期要达到的标准相比较，然后给出健康教育的优或劣的等级性结论的过程。评价是保证健康教育成功实施、取得应有效果的重要措施。常用的评价方法主要有过程评价和效果评价等。过程评价主要评价健康教育计划实施过程中各项工作的开展情况与质量，它主要评价健康教育活动的质量与效率，并不评价执行计划的结果和行为效应。效果评价则主要评价健康教育的效果，又分为效应评价和结局评价两种类型。效应评价又称近期和中期效果评价，它评价的是健康教育活动对目标人群知识、态度、行为的近期直接影响；结局评价又称远期效果评价，它主要评价健康教育计划的最终目的是否实现，即对健康教育的远期效果和效益进行评价。

第三节 社区卫生服务

社区卫生服务（community health service）是医疗卫生事业发展的正确方向和必然趋势，重视和开展社区卫生服务是各级各政府义不容辞的政治义务和责任。1999年7月16日，我国卫生部、国家发展计划委员会、教育部等10部委联合下发了《关于发展城市社区卫生服务的若干指导意见》，作为我国城市发展社区卫生服务的指导性文件；2002年8月20日，卫生部、国务院体改办、国家计委、民政部、财政部、人事部等11部委又联合下发了《关于加快发展城市社区卫生服务的意见》的文件；2006年2月8日，国务院总理温家宝同志主持召开了国务院常务会议，专门讨论研究我国的社区卫生服务问题，在这次会议上，通过了《关于开展城市社区卫生服务工作的指导意见》并于2月21日发布实施；2月10日，成立了国务院城市社区卫生工作领导小组，国务院副总理吴仪同志任组长；2月24日，在全国城市社区卫生工作会议上，吴仪副总理作了《统一思想，创新机制，积极推进城市社区卫生服务发展》的重要讲话；此后我国连续下发了近十多个有关社区卫生服务的文件，以推动社区卫生服务在我国的开展；2007年3月5日，温家宝总理在第十届人大五次会议《政府工作报告》中指出："加快建设以社区为基础的新型城市卫生服务体系。优化城市医疗卫生资源配置，重点发展社区卫生服务，落实经费保障措施，方便群众防病治病。中央财政对中西部地区给予适当支持。"从此，我国的社区卫生服务进入了一个新的发展阶段。

一、社区卫生服务的概念

社区卫生服务是社区建设的重要组成部分,是在政府领导、社区参与、上级卫生机构指导下,以基层卫生机构为主体,全科医师为骨干,合理使用社区资源和适宜技术,以人的健康为中心、家庭为单位、社区为范围、需求为导向,以妇女、儿童、老年人、慢性病患者、残疾人等为重点,以解决社区主要卫生问题、满足基本卫生服务需求为目的,融预防、医疗、保健、康复、健康教育、计划生育技术服务等为一体的,有效、经济、方便、综合、连续的基层卫生服务。社区卫生服务是一种先进的、适宜的、切实可行的卫生保健服务模式。通过社区卫生服务,可以使社区有限的卫生资源得到充分利用并取得最佳的经济效益,可以使卫生服务质量得到提高,可以最大限度的满足人民群众不断增长的医疗卫生保健需求。

二、社区卫生服务的基本原则与内容

（一）社区卫生服务的基本原则

发展社区卫生服务,要以邓小平理论为指导,坚持党的基本路线和基本方针,坚持新时期卫生工作方针,深化卫生改革,满足人民卫生服务需求,与经济社会发展相同步,构筑面向 21 世纪的、适应社会主义初级阶段国情和社会主义市场经济体制的现代化城市卫生服务体系。

发展社区卫生服务应遵循以下基本原则:

（1）坚持为人民服务的宗旨。依据社区人群的需求,正确处理社会效益和经济效益的关系,把社会效益放在首位。

（2）坚持政府领导,各部门协同,社会参与,多方筹资,公有制为主导。

（3）坚持预防为主,综合服务,健康促进。

（4）坚持以区域卫生规划为指导。引进竞争机制,合理配置和充分利用现有卫生资源;努力提高卫生服务的可及性,做到低成本、广覆盖、高效益,方便群众。

（5）坚持社区卫生服务与社区发展相结合。保证社区卫生服务可持续发展。

（6）坚持实事求是。积极稳妥,循序渐进,因地制宜,分类指导,以点带面,逐步完善。

（二）社区卫生服务的内容

社区卫生服务是卫生部门通过一定的方法与途径向社区居民提供适宜的医疗、预防、保健、康复、健康教育、计划生育服务等卫生保健服务的过程。其主要内容如下:

1. 预防　预防疾病是社区卫生服务的中心工作之一。在社区居民疾病的预防工作中,要以全科医生为骨干,与公共卫生医师、社区护士等社区卫生团队人员相互配合协作共同完成疾病预防工作。要以"预防为主"思想为指导,坚持三级预防策略,注重公共卫生与个体预防相结合,因地制宜,结合社区特点,扎实有效的开展预防工作。

2. 治疗　常见病、多发病的治疗也是社区卫生服务的中心工作。社区疾病的治疗应突出全科医疗的特点,要以人为中心,以家庭为单位,以社区为范围,综合认识诊断居民的疾病与其他健康问题。要重视医疗服务的质量,以取得社区居民的信赖,维持社区卫生服务的持续性发展。

3. 保健　狭义的保健是指保护健康,广义的保健则包括疾病的预防、治疗及康复、增进健康等内容。在这里主要是指狭义的保健。保护居民健康是社区卫生服务的重要目的。社区保健主要是在充分发掘利用社区资源、突出社区特点、满足社区卫生要求的基础上,将社区人群中的个体(健康人和患者)卫生需求,回归到群体,将个体的卫生需求和健康问题同他们所生活的家庭、社区和社会联系起来去认识、分析和处理。通过社区保健可以增强人们的保健意识,提高人群的自我保健能力,纠正不良的卫生习惯和行为生活方式,提高社区文明程度,提高社区人群的健康素质,达到预防疾病、促进健康的目的。

4. 康复　社区卫生服务中的康复医疗主要是针对社区中的患者、老年人、残疾人等特殊人群,运用现代康复医学知识,从社会、生理、心理等方面实施全面康复,使其功能早日恢复,早日回归社会。

5. 健康教育　社区健康教育在社区卫生服务中占有十分重要的地位,健康教育既是三级预防中的第一级预防的核心,也是健康促进的主要内容,还是开展社区内其他卫生保健工作的先导。

6. 计划生育服务 计划生育是我国的一项基本国策。搞好计划生育工作,必须从基层社区抓起,基层社区是计划生育工作的基本单位。因此,计划生育服务是社区卫生服务的又一项重要任务。

社区卫生服务的上述六项基本内容不是孤立的,而是相互联系、有机结合在一起的。针对同一社区人群或个体,社区卫生服务所提供的是一种包括上述六项内容在内的综合性、连续性、整体性、协调性的服务,提供的是一种全科医疗式卫生服务,切忌将上述六项内容割裂开来,回到专科医疗的方式上去。

三、社区卫生服务中的预防保健工作

在社区卫生服务的六项基本内容中,预防、保健、健康教育、计划生育服务都属于广义上的预防保健工作。因此,有人认为社区卫生服务的基本内容实质上就是包括基层医疗和预防保健两大部分。预防保健工作在社区卫生服务中的重要性不言而喻,它是"预防为主"卫生工作方针在社区卫生服务中的体现。社区卫生服务只有坚持"预防为主"方针,坚持以预防为先导,才能取得应有的社会效益和经济效益。社区卫生服务中的预防保健工作需要社区内每一社会团体、单位和个体成员的积极参与,需要由社区组织和社区成员来共同参与预防保健计划的制定、调查研究、社区诊断、预防保健工作计划的实施与评价以及卫生资源的筹措等活动。

(一)社区卫生服务中预防保健工作的特点

社区卫生服务中预防保健工作具有如下特点:

1. 系统性 社区卫生服务中的预防保健工作是一项系统性很强的工作。做好社区预防保健工作必须牢固树立系统观念。社区预防保健工作是社区卫生服务的一部分,也是整个社会卫生事业和社区建设的一个子系统。社区预防保健是由许多要素组成的,既有预防保健的提供者,如卫生部门和卫生人员;又有预防保健的接受者,如居民;还有组成预防保健系统的基本设施,如社区卫生服务中心(站)、卫生院、保健站等。预防保健的提供者、接收者和基本设施三者组成了一个具有明确目标的社区预防保健系统。社区预防保健作为社区卫生服务的一个子系统与社区卫生服务中的另外一个子系统,即基层医疗子系统,共同组成了社区卫生服务这一大系统。

2. 群体性 社区预防保健工作的对象是社区中的人群和个体,具有明显的群体性。社区中的每一位居民既有享受预防保健服务的权利,也有参与社区预防保健的义务和责任。应动员社区居民积极参与社区预防保健工作,让每位居民主动接受和宣传预防保健知识,使居民们养成良好的卫生习惯和行为生活方式,不断提高自我保健能力。

3. 长期性 预防保健工作贯穿于居民的一生。从出生到死亡,在生命的每个阶段,都有相应的一些预防保健工作要做;另外,社区预防保健也贯穿于整个社区卫生服务的全过程,在时间上是连续的、不间断的,具有长期性。

4. 艰巨性 社区预防保健工作内容庞杂,牵涉面广,既有社区内的公共卫生服务工作,又有个体预防服务工作,还有临床预防及传染病的预防等工作;既有健康促进,又包含了计划生育服务;既需要动员社区每一成员积极参与,又需要加强各部门、各单位之间的协调合作等;随着社会经济水平的发展和提高,人们的健康需求也在不断增长,居民新的预防保健需求也就不断涌现。社区预防保健工作如何能够做到与时俱进,跟上社会经济的发展步伐,满足人们不断增长的预防保健需求,则成为广大社区卫生服务工作者的一项重要课题。因此,社区预防保健具有艰巨性的特点。

(二)社区卫生服务中预防保健工作的任务

社区卫生服务中的预防保健工作包括疾病的预防、保健、健康教育、计划生育服务等,主要有以下几项任务:①健康检查,是指对个体或人群的健康状况的检查,目的是早发现、早诊断、早治疗疾病,以便及时采取措施预防疾病。②疾病的普查普治,是指对社区中某一种或某几种危害较为严重的疾病进行普遍的检查和诊断,对患者进行早期治疗。③计划免疫的实施与管理,这也是社区预防保健工作的主要任务之一。要做好社区内儿童和重点人群的预防接种工作,以预防各种传染病的发生。④社区传染病管理,主要包括社区传染病疫情的监测、传染病病例的报告及管理等内容。社区传染病管理仍是社区预防保健的主要任务。⑤计划生育服务,是指运用现代优生优育科学知识调节出生的时间和密度,以确保出生人口质量和数量。⑥心理咨询与健康教育。⑦健康促进。

四、社区卫生服务中预防保健工作的计划、实施与评价

（一）社区预防保健工作计划的制定与实施

社区预防保健工作计划对于保证预防保健工作的顺利开展具有十分重要的意义,制定科学合理、切实可行的预防保健计划是社区预防保健工作能否取得预期的社会和经济效益的关键。制定计划时,必须牢固树立系统观念,坚持因地制宜原则,要将预防保健工作与社区卫生服务的其他工作(如基层医疗)统筹安排。计划一旦制定下来,则应严格执行。

社区预防保健工作计划的内容主要包括预防保健工作的目标、对象、时间、地点、干预措施、时间进度、技术路线、实施方法、实施策略、质量控制、资源的组织和利用、结果的评估等方面。计划的实施则包括以下几个阶段:①目标的认知;②资源的组织和利用;③干预方法的操作和指标的测量;④质量控制;⑤阶段性评价;⑥计划的调整。除此之外,计划实施过程中还包括人员培训、试实施、评价与调整、人员再培训、真实施等过程。

（二）社区卫生服务中预防保健工作的评价

社区卫生服务预防保健工作计划实施结束后,要对实施结果进行评价。对实施结果进行的评价称为结果评价。结果评价的主要内容有目标评价、效果评价、效益评价、效用评价、对比评价、发展评价等。评价时可就其上述的单一方面进行评价,如进行目标评价或效果评价;也可对目标、效果、效益等方面进行综合评价。评价的方法主要有社会学方法、卫生统计学方法、卫生经济学方法等。

第四节 特殊人群的预防保健

特殊人群主要指儿童少年、老年人、妇女、特殊作业人群及临终患者等。这些人群接触外界致病因素的机会较多,对某些致病因素较为敏感,机体抵抗力较差,容易患病或导致健康损害。因此,特殊人群成为疾病预防保健工作中应予以特殊照顾和关怀的重点人群。

一、儿童少年预防保健

儿童少年预防保健是指以保护和增进儿童少年健康为目的的预防保健服务,它的服务对象是婴幼儿、学龄前儿童及在校儿童和青少年学生等。儿童少年正处于身心成长发育期,身心尚未发育成熟,是社区预防保健的重点照顾对象。而且儿童少年还是国家和民族的希望与未来,关心他们的健康具有十分重要的意义,也是社区卫生服务部门义不容辞的责任和义务。

社区卫生服务中的儿童少年预防保健主要包括儿童预防保健和学校预防保健两方面。这两方面的预防保健工作无论是在内容上还是在形式上都有区别。儿童预防保健的服务对象是婴幼儿、学龄前儿童及胎儿,主要内容是计划免疫和传染病管理、儿童常见病(如佝偻病、缺铁性贫血、肺炎等)的防治及健康教育等。服务的方式有集体儿童预防保健服务和分散儿童预防保健服务两种形式,前者指托儿所、幼儿园等集体儿童机构的预防保健服务,后者指对散居在家庭内抚养的儿童进行的预防保健服务。相比而言,分散儿童预防保健服务的工作难度更大一些。学校预防保健的对象是在校儿童和青少年学生,其最终目标是维护学龄儿童和在校青少年学生的身心健康,学校预防保健的主要内容包括评价每个学龄儿童及青少年学生的健康状况,纠正他(她)们身心方面已经出现的缺陷,预防各种传染病和常见病、健康教育和健康促进等,另外还包括学校的环境卫生、食品卫生、学校及社区对儿童少年健康的相互投入和参与等。

二、老年人预防保健

老年人一般是指 65 岁及以上人口。进入 21 世纪以来,人类的平均寿命不断增高,老年人日益增多,包括我国在内的许多国家已进入老龄化社会,老年人的预防保健问题也已成为一个突出的卫生问题。老年人各个器官、系统的生理功能逐渐衰退,机体储备能力不足、适应性降低、抵抗力减弱,各种疾病的患病

率升高。老年人的健康状况受先天性因素和后天性因素的影响。先天性因素主要是指遗传因素;后天性因素主要包括自然环境、社会环境、行为生活方式等。老年人预防保健是一种针对老年人的综合性的社区卫生服务。老年人预防保健的基本任务是从社会、家庭和个人等不同层次研究解决老年人的预防保健问题,使老年人做到老有所养、老有所医,达到健康长寿的目的。

老年人预防保健的基本内容包括预防、保健、疾病防治和康复、社会服务等。老年人的预防保健要做到群体预防与个体预防相结合。群体预防的主要内容包括:①研究自然因素、社会因素等对老年人健康和疾病的影响规律,提出改善和利用环境的措施和原则,并进行社会防治;②建立健全老年人预防保健机构,发展老年人预防保健事业;③积极开展老年人健康教育工作;④搞好老年人医疗保险及其他医疗卫生保健的经济保障工作。个体预防则主要做好以下工作:①指导老年人建立良好的行为生活方式;②搞好心理卫生教育;③保持合理的营养;④积极开展适宜的体育锻炼;⑤做好老年常见病、多发病的防治工作;⑥做好家庭内和老年人赡养机构内的自我合理用药指导工作及康复医疗工作。

三、妇女预防保健

妇女预防保健是提高人口质量、增进民族素质、提高全社会健康水平的的基础。妇女预防保健工作应贯穿于妇女一生的各个阶段,使妇女在一生各个阶段都能享受到应有的预防保健照顾。妇女预防保健工作的对象是各个年龄段的女性,但又以青春期、怀孕期、哺乳期及中老年妇女为主。社会是由家庭组成的,母亲是家庭的主要成员之一,也是孩子的最主要的保护者。提高母亲的健康水平,强化母亲的卫生保健意识,则将会对整个社会人群健康水平的提高产生巨大的推动作用。妇女预防保健服务的主要内容有青春期预防保健服务、婚前期预防保健服务、孕产期预防保健服务、哺乳期预防保健服务、更年期预防保健服务、妇科常见病的防治及计划生育技术指导等。

四、特殊作业人群预防保健

特殊作业人群是指从事有毒有害作业或重体力劳动,或在特殊劳动环境中作业的人群。特殊作业人群的预防保健对于保护特殊作业人群的身心健康、提高劳动效率、保护劳动力具有重要作用。特殊作业人群的社区预防保健主要内容有:①创造安静舒适的休息环境,保证充足的休息和睡眠;②加强营养,多食用富含蛋白质、维生素等营养素的食品;③坚持适当的体育锻炼;④做好劳动保护工作等。

五、临终关怀

临终是指机体临近死亡的最后阶段。临终关怀则是对临终患者及其家庭开展一系列的综合性、人性化的医疗保健服务和特殊关怀。社区服务卫生服务中的临终关怀既涉及临床医疗服务问题,也涉及预防保健问题。社区临终关怀的目的主要是解除临终患者的疼痛和痛苦,尽可能使临终患者安然的去世,帮助失去亲人的家庭及其成员度过艰难悲痛时期,并探讨生与死的意义,使人们正确认识生命的意义与价值,树立正确的、现实的和积极的生死观。社区医务人员所实施的临终关怀既涉及医疗服务的技术和质量问题,也涉及如何去照顾临终患者及家庭的一系列哲学和伦理学问题。

医务人员在实施临终关怀时应树立以下正确观点:①维护临终患者的尊严,尊重其生命价值;②注重患者而不是疾病;③提高和改善临终患者的生命和生活质量;④积极帮助患者安祥的迎接死亡,医生、家庭成员与临终患者共同面对死亡。

临终关怀的主要服务内容有:①生理性临终关怀:包括疼痛控制、解决临终患者的基本生理需要等。②心理性临终关怀:了解临终患者的心理需求与变化,认真倾听患者对痛苦和忧虑的倾诉,积极运用各种方法和技术去安稳、疏导和帮助患者;护理人员应认真做好护理工作,增加患者的舒适度,减少临终患者的痛苦;创造和谐、愉快的家庭式休养环境,增加患者临终阶段的生活情趣,促进患者与家属积极进行交流,让他们互相倾诉衷肠,达到并保持最佳心理状态。③社会性临终关怀:包括关怀与照顾家属、丧葬服务等。④伦理性临终关怀:临终关怀服务蕴含着丰富的伦理思想和浓厚的人道主义精神。临终关怀应尊重临终患者的生命、人格和权利,在生命的最后阶段及死后都要保持患者的尊严,使患者在尊重、关爱与平静中安然的离开世界。

思 考 题

1. 什么是健康促进？健康促进的原则有哪些？
2. 简述健康促进的实施环节。
3. 什么是健康教育？实施健康教育应遵循哪些原则？
4. 简述健康教育的实施环节。
5. 什么是社区卫生服务？社区卫生服务的原则与内容有哪些？
6. 简述社区卫生服务中预防保健工作的特点与任务。

（赵拥军）

第二篇 环境与健康

第三章 人类与环境

案例 3-1

狼和鹿的故事

20 世纪初,在美国西部落基山脉的凯巴伯森林里约有 4000 头野鹿,森林里一群群凶残的狼威胁着鹿的生存。为了保证鹿的安宁,1906 年美国总统西奥多·罗斯福宣布凯巴伯森林为全国狩猎保护区,并决定由政府雇请猎人去消灭狼。在猎人冰冷的枪口下,狼接连发出惨叫,一命呜呼。到 1930 年,大约 6000 多只狼先后毙命。没了狼的袭扰,鹿群开始在森林中兴旺地繁殖,曾经一度总数超过了 10 万只,可是过多的鹿群啃食一切可食的植物,吃光野草,毁坏林木,并使以植物为食的其他动物锐减,为此也使鹿群陷于饥饿和疾病的困境。到 1942 年,凯巴伯森林中鹿的数量下降到 8000 只,且病弱者居多,兴旺一时的鹿家族急剧走向衰败。森林中一切能被鹿吃的食物都难逃厄运,绿色植被一天天在减少,大地露出的枯黄一天天在扩大。灾难终于降临到鹿群头上,先是饥饿造成鹿的大量死亡,接着又是疾病流行,一批又一批鹿接连死去。罗斯福总统无论如何也想不到,他下令捕杀的恶狼,居然也是森林的保护者!

问题

1. 狼在森林中起着什么样的作用?
2. 什么是生态系统和生态平衡?
3. 依据本案例分析,在社会发展过程中保护生态环境有哪些方面的意义?

第一节 人类的环境

一、环境的概念及要素

人类在曲折而漫长的进化发展过程中依赖于环境,也不断地适应环境、改造环境,与环境保持着协调的动态平衡关系。机体对环境变化具有一定的适应能力,如果环境因素变化程度超过了机体适应能力则会导致机体出现生理生化功能的紊乱、病理改变,导致疾病甚至死亡。

世界卫生组织(WHO)公共卫生专家委员会认为:环境(environment)是指在特定时刻由物理、化学、生物及社会各种因素构成的整体状态,这些因素可能对生命机体或人类活动直接或间接地产生现时或远期作用。藉此,将环境分为自然环境和社会环境。

自然环境(natural environment)是围绕于人类的周围,能直接或间接地影响人类生活和生产活动的一切自然形成的物质和能量的总体。自然环境在人类出现以前已经客观存在,是人类赖以生存的物质条件。例如,土壤、空气、水、阳光、动物、植物、微生物等。

在地球形成演化过程中,形成了大气圈、水圈和土壤岩石圈三个基本圈带。随后产生了生物,经过长期繁衍形成了生物圈。生物圈(biosphere)是指地球上所有的生命体及其生存环境组成的整体。其范围包括海平面以下约 12km 和海平面以上约 10km 的范围。生物是地球生物圈内的主体,其种类繁多,数量庞大。人类生存最主要依赖于生物圈,同时生物圈对人类影响最大。

按照人类活动对自然环境影响程度来分,自然环境又分为原生环境和次生环境。原生环境(primitive environment)是指天然形成的未受到人类活动的影响或影响较少的自然环境。原生环境中存在许多对健康有利的因素,如清洁且化学组成正常的清洁水、空气及土壤等。如果原生环境中某种元素含量过高或过低,则可能对人类健康造成不良影响,如某地区环境中氟含量水平过高,可以造成地方性氟中毒。内陆山区或高原地区由于水和土壤中碘缺乏导致地方性碘缺乏性疾病。这类疾病呈现明显的地方性,故又称地方病。由于人类生产、生活以及社会交往等活动影响,使天然形成环境条件发生了改变的自然环境称为次生环境(secondary environment),如人类居住的城市、生产环境等。与原生环境相比,次生环境的物质交换、迁移、转化以及能量信息传递都发生明显的变化。如果人类在社会发展中,重视环境保护,重视环境中物质与能量的平衡,就会使次生环境优于原生环境,更适宜人类生存。否则就会导致环境质量恶化,对健康带来不良影响。

社会环境(social environment)是指人类在生产、生活和社会交往等活动过程中建立起来的上层建筑体系,由各种非物质因素组成,包括生产关系、阶级关系和社会人际关系等。社会环境不但直接影响人体健康,也可以通过影响自然环境和人的心理状态间接影响人体健康。社会环境的发展和演替,受自然规律、经济规律以及社会规律的支配和制约,其质量是人类物质文明建设和精神文明建设的标志之一。

人类的环境由多种因素构成。这些因素是生物因素、化学因素、物理因素和社会心理因素。

(一) 生物因素

生物因素是指各种生物,包括动植物、昆虫、微生物和寄生虫等。作为自然环境的重要组成部分,生物因素与人类关系密切,是人类赖以生存的物质条件,也影响着人体的健康。有些生物可以成为人类的疾病因素或疾病的传播媒介,如蚊子、苍蝇、鼠类和狗等均可以传播特定的疾病,造成传染病流行。近年来,接连出现的新型传染病,如军团菌病、艾滋病、疯牛病、传染性非典型性肺炎(非典)、禽流感等,再次提醒人们生物性因素在致病中的重要性。

(二) 化学因素

在人类赖以生活的自然环境中,存在着种类繁多、性质各异的化学物质。空气、水、土壤中的化学物质组成可以因人为或自然原因发生变化而影响人体健康。如含有酚类、汞、砷的工业废水污染水源,可以直接或间接损害健康,甚至发生中毒或严重疾病,更为严重者会导致死亡。环境介质中的各种污染物即使含量不高,也会通过食物链的富集作用,造成高等动物与人发生中毒或严重健康危害,如重金属汞、镉污染水体,均可以通过生物富集作用造成甲基汞中毒和镉中毒,引发严重危害人体健康的水俣病和痛痛病。

(三) 物理因素

气温、气湿、气压等气象因素以及环境中的电磁辐射、电离辐射等均与人类健康有密切关系。过强的物理因素作用于人体,可以危害机体的健康,如长时间暴露于高噪音下会造成听力损害;高强度的电离辐射会造成辐射病;长时间暴露于强烈紫外线照射,皮肤裸露部位会出现皮肤灼伤等。

(四) 社会心理因素

社会心理因素是指社会环境中普遍存在的,能导致心理应激从而影响健康的各种社会因素,包括风俗习惯、生活方式、文化、经济、教育、卫生服务和社会制度等方面。主要是通过影响人们的心理状态而发生作用。

二、人类与环境的关系

环境与人体的关系是生物发展史上长期形成的一种互相联系、相互制约和相互作用的关系。由于客观环境的多样性和复杂性以及人类特有的改造和利用环境的主观能动性,使环境和人类之间呈现着极其复杂的关系。

(一) 人与环境的统一性

在生态环境中,人类与环境不断进行物质、能量和信息的交换,保持着动态平衡而维持着密不可分的对立统一关系。人体需要从环境中摄取生命所必需的营养物质,并通过同化过程合成机体的细胞和组织的各种成分,释放出能量,保证机体的需要。同时,机体通过异化过程进行分解代谢,将产生的分解产物通过各种排泄途径进入环境。因此,人体的化学元素和环境中的化学元素有联系。英国科学家 Hamilton 测试了 220 名英国人血液和地壳中化学元素的种类和含量,发现人体血液中化学元素含量与地壳中化学元素含量呈明显相关性,说明人和环境的物质组成具有高度一致性。

(二) 人对环境的适应性

不同地区环境条件与因素千差万别、不断变化。有些地方很适宜人类生存,各种环境因素能很好地满足机体生命活动的需要,而有些地方环境因素与条件却对机体的生命活动产生不利的影响。如果人类长期居住于对健康不利的环境中,机体能够通过生理生化调节机制,产生一系列的变化来逐步适应这种环境。如高原地区气压低,氧气含量相对稀少,初次进入高原地区生活的人会通过增加呼吸空气量、加快血液循环、增加红细胞数量和血红蛋白含量等调节机制来增加机体的携氧能力,以适应这种缺氧环境,维持机体正常的生命活动。人类的适应能力是在长期进化发展过程中与环境相互作用而形成的遗传特征。但这种适应能力是有限的,如果环境因素变化或作用强度过大,远远超出调节能力时,则会导致机体出现功能异常、组织结构改变等病理变化。

(三) 人类改造环境的主观能动性

在人类和环境的关系中,人类并不仅仅是被动地依赖环境、适应环境,和其他生物不同的是人类具有认识环境、改造环境的能力。随着科学技术的进步和人类认识能力的提高,人类改造自然环境的能力也越来越强。目前,人类在认识环境、改造环境方面已经取得了巨大的成就,这些领域包括控制洪水泛滥、改良土壤、培育优良动植物品种、发展各种能源、建设舒适居住环境等。如都江堰水利工程、哈尼梯田都是人类改造自然的成功典范。三峡水利工程建成后在控制洪水泛滥、农业灌溉、发电、水道航运等方面产生了巨大的效益。

三、生态系统与生态平衡

(一) 生态系统

自然界中任何生物都不是孤立存在的,它们总是通过能量和物质的交换与其生存的环境不可分割地相互联系相互作用着,共同形成一种统一的整体,这就是生态系统。生态系统(ecosystem)是由生物群落及其生存的环境所构成的一个有物质、能量和信息流动的功能系统。

生态系统是生态学上的一个主要结构和功能单位,是一个开放系统。能量流动和物质循环是生态系统的两大功能,能量流动是不可逆转的,而且逐级降低。生态系统内部具有自我调节能力,其结构越复杂,物种数越多,自我调节能力越强。

生态系统一般是由生产者、消费者、分解者和非生物物质(无机界)所组成。它们各自发挥着特定的作用并紧密联系,使生态系统成为具有一定功能的有机整体。

非生物物质即无机界,是指生态系统的各种无机物和各种自然因素。非生物物质是一个生态系统的基础,其条件的好坏直接决定生态系统的复杂程度和其中生物群落的丰富度。

生产者主要是各种绿色植物,也包括光合细菌等。植物与光合细菌利用太阳能进行光合作用合成有机物。生产者是生态系统的主要成分,在生物群落中起基础性作用。

消费者指依靠摄取其他生物为食物的异养生物,包括了几乎所有动物和部分微生物。它们通过捕食和寄生关系在生态系统中传递能量。以生产者为食的消费者称为初级消费者,以初级消费者为食的称为次级消费者,其后依次称为三级、四级等消费者。同一种消费者在一个复杂的生态系统中可能充当多个级别,如杂食性动物。

分解者主要是指异养生物,如细菌和真菌,也包括某些原生动物和蚯蚓、白蚁等。它们分解动植物的残体、粪便和各种复杂的有机化合物,吸收某些分解产物,最终能将有机物分解为简单的无机物,而这些无机物参与物质循环后可被自养生物重新利用,如此形成生态系统的物质循环。

一个池塘生态系统物质与能量流动的模式是:水、无机物等(无机界)→水草(藻)类(生产者)→鱼(消费者)→鱼死亡,微生物分解(分解者)→分解为水、无机物等。

(二) 生态平衡

生态平衡(ecological equilibrium)是指在一定时间内,生态系统的生产者、消费者和分解者之间,生物群落和非生物环境之间,物质、能量的输出和输入,生物种群和数量以及各数量之间的比例,始终保持着一种动态平衡关系。当生态系统处于平衡状态时,系统内各组成成分之间保持一定的比例关系,能量、物质的输入与输出在较长时间内趋于相等,结构和功能处于相对稳定状态,在受到外来干扰时,能通过自我调节恢复到初始的稳定状态。

如果生态系统中某一成分发生剧烈的改变,都有可能引起一系列的连锁反应,使生态平衡遭到破坏。把森林中狼捕杀殆尽,而导致森林生态破坏就是一个典型的案例。生态平衡是人类生存的基本条件。影响生态平衡的因素有自然因素和人为因素。自然因素如火山爆发、水旱灾害、台风等,人为因素有植被破坏和工业废水、废渣、废气污染等。

(三) 食物链

生态系统中储存于有机物中的化学能在生态系统中层层传导,通俗地讲,是各种生物通过一系列吃与被吃的关系,把各种生物紧密地联系起来。食物链(food chain)是指生态系统中一种生物被另一种生物所吞食,后者再被第三种生物所吞食,形成彼此以食物连接起来的链锁关系。如小鱼吃虾,大鱼吃小鱼,彼此形成一个简单的食物链。生态系统中,食物关系往往错综复杂,多条食物链相互交织,彼此形成网状结构,称为食物网。一个复杂的食物网是使生态系统保持稳定的重要条件,一般认为,食物网越复杂,生态系统抵抗外力干扰的能力就越强;食物网越简单,生态系统就越容易发生波动和毁灭,这也是生物多样性存在的重要意义之一。

表 3-1 松花江肇源某江段不同鱼类对甲基汞的浓缩倍数

水甲基汞含量(mg/L)	鱼种	鱼甲基汞含量(mg/g)	浓缩倍数
2.15×10^{-6}	鲤鱼	0.232	107 906
2.15×10^{-6}	鲇鱼	0.517	240 465
3.10×10^{-6}	其他鱼	0.135	43 548

引自:杨克敌.环境卫生学.第 5 版.2003.

环境中某些污染物含量在生物体之间沿着食物链逐级增高,使生物体内浓度超过环境中的浓度,这种现象称为生物富集作用(bioconcentration)。生物富集作用可以使食物中的污染物浓度比环境介质中污染物的浓度高千倍、万倍,甚至几十万倍。例如,有人测量水体中有机氯农药滴滴涕(DDT),经过水体内各级水生生物的食物链,在肉食鱼脂肪中的含量达到8.5万倍。我国松花江肇源某江段鲇鱼对甲基汞的浓缩倍数达24万多倍,见表3-1。

水俣病、痛痛病都是因水体污染造成的,是世界上公认的公害病,都与污染物的食物链生物富集作用有关。

> **案例 3-1 分析**
>
> 凯巴伯森林的兴衰揭示出生态平衡的重要性。生活在同一地球上的不同生物之间都是相互制约、相互联系的。自然界的各种生物和无机物都有自身固有的作用,是复杂生态系统中的一个环节。生物界既需要"凶残"的狼,也需要"善良"的鹿,只有生态环境组成中的各个组分相互协调、相互控制,维持一定水平的稳定,才能保持生态平衡。社会在不断发展进步的同时,人们必须尊重动物乃至整个生物界中这种相互关系,保持生物多样性,避免各种破坏生态平衡的现象,否则就会导致巨大的生态灾难。

第二节 环境污染及其对健康的影响

> **案例 3-2**
>
> ### 痛痛病事件
>
> 在日本中部的富山平原上,一条名叫"神通川"的河流穿行而过。它不仅为居住在两岸的人们提供了饮用水源,也灌溉着两岸肥沃的农田。然而,谁也没有想到,多年后这条命脉水源竟成了"夺命"河。
>
> 1931年,居住在此地的人群中出现了一种怪病,患者最早的表现主要是腰、手、脚等关节疼痛。持续几年后,出现全身多个部位神经痛、骨痛现象,行动困难,甚至呼吸困难,患者要天天忍受疾病带来的极度痛苦。到了后期,患者骨骼严重软化、萎缩,四肢弯曲,脊柱变形,骨质疏松且脆弱,就连咳嗽都能引起骨折。患者不能进食,无休止的疼痛折磨得患者不断呻吟"痛啊、痛啊",这种病由此得

名为痛痛病(itai-itai disease)。

　　经过长期研究发现,痛痛病是由神通川上游神冈矿山废水中的镉(Cd)引起的中毒。镉是对人体有害的重金属,人体中的镉主要是由被污染的水、食物、空气通过消化道与呼吸道摄入体内的,大量积蓄就会造成镉中毒。据记载,富山县神通川上游的神冈矿山从19世纪80年代成为日本铝矿、锌矿的生产基地。矿产企业长期将没有处理的废水排入神通川,污染了水源。用这种含镉的水浇灌农田,生产出来的稻米成为"镉米"。"镉米"和"镉水"把神通川两岸的人们带进了"骨痛病"的阴霾中。

问题

　　1. 如果要证明痛痛病是工业废水污染造成的,应该提供哪些证据来证明?

　　2. 痛痛病事件带来的教训对我国环境保护工作有哪些借鉴作用?

一、环境污染物的来源及转归

　　人类活动会产生一定数量的废弃物,当排入环境中的废弃物的数量或浓度超过了环境的自净作用,造成环境质量下降,影响到人体的健康,则称为环境污染(environmental pollution)。由于人为原因造成广泛的环境污染,而引起对居民健康的严重危害和生态破坏称为公害(public nuisance)。因严重的环境污染而引起的区域性疾病称为公害病(public nuisance disease)。历史上曾多次发生严重的公害事件,造成大量人群中毒、患病甚至死亡。

　　案例3-2中所描述的痛痛病事件提示,在社会发展过程中,一定要做好环境保护工作,否则就会带来严重的后果。事件给出许多警示:①污染物排放后会在自然界通过多种途径迁移、转化,影响下游或其他地区人群,扩大危害范围;②环境污染的危害多样化,慢性危害更为常见,污染造成的危害可能要到几年、几十年甚至下一代才能显现出来;③治理已经严重污染的环境往往困难重重,并且要付出巨大的成本。因此,在社会发展过程中,做好环境保护工作,维持生态平衡,不但具有积极的健康意义,也是维持社会可持续发展的基本前提。

　　除了痛痛病事件,历史上发生重大的公害事件还有:

　　1. 马斯河谷事件　马斯河谷是比利时的一个工业区,炼焦厂、炼钢厂、硫酸厂和化肥厂等大量工业企业聚集于此,许多工厂都排放出有害气体。1930年12月1～15日,马斯河谷上空出现了很强的逆温层,雾层尤其浓厚。在这种逆温层和大雾的作用下,大量烟雾弥漫在河谷上空无法扩散,有害气体在大气层中越积越厚,在二氧化硫和其他几种有害气体以及粉尘污染的综合作用下,河谷工业区有上千人发生呼吸道疾病,一周内就有63人死亡,是同期正常死亡人数的十多倍。死者大多是老年人和有慢性心脏病与肺病的患者。

　　2. 伦敦烟雾事件　1952年12月5日开始,逆温层笼罩伦敦,连续数日空气寂静无风。当时伦敦冬季多使用燃煤采暖,市区内还分布有许多以煤为主要能源的火力发电站。煤炭燃烧产生的二氧化碳、二氧化硫、粉尘等气体与污染物在城市上空蓄积,引发了连续数日的大雾天气。雾气导致许多人感到呼吸困难、眼睛刺痛,发生哮喘、咳嗽等呼吸道症状的患者明显增多,进而死亡率陡增。据记载,在4天时间里,伦敦市死亡人数达4000人。这场灾难后,英国于1956年颁布了第一部《空气卫生法》。

　　3. 洛杉矶光化学烟雾事件　洛杉矶位于美国西南海岸,西面临海,三面环山,是一个阳光明媚、气候温暖、风景宜人、商业、旅游业都很发达的港口城市。城市的繁荣使洛杉矶人口剧增,城市内拥有数百万辆汽车。从1943年开始,洛杉矶每年从夏季至早秋,只要是晴朗的日子,城市上空就会出现一种弥漫天空的浅蓝色烟雾,使整座城市上空变得混浊不清。其原因是由于汽车尾气中的烯烃类碳氢化合物和二氧化氮(NO_2)被排放到大气中后,在强烈的阳光紫外线照射下,会吸收太阳光所具有的能量,形成臭氧、过氧酰基硝酸酯(PNAs)和醛类等新的污染物质。这种化学反应被称为光化学反应,形成的浅蓝色烟雾,称为光化学烟雾,对人的呼吸道和眼部黏膜具有强烈的刺激作用。

　　4. 四日市哮喘事件　1961年发生在日本四日市。该市的石油冶炼和各种燃油产生的废气,使整个城市终年黄烟弥漫。空气中的重金属微粒与二氧化硫形成的硫酸烟雾,被人吸入肺里以后,使人患气管炎、支气管哮喘和肺气肿等多种呼吸道疾病。

5. 水俣病事件 1956 年发生在日本熊本县水俣湾沿岸。化工厂排放的含汞工业废水污染了海水,通过生物富集作用,使水俣湾的鱼贝类生物体内甲基汞含量过高,人食用这些受污染的鱼贝类后中毒发病,造成严重的中枢神经损害和胎儿畸形,中毒严重者会导致死亡。

6. 博帕尔事件 1984 年 12 月 3 日凌晨,印度中央邦的博帕尔市的美国联合碳化物属下的联合碳化物(印度)有限公司设于贫民区附近,其中一所农药厂发生异氰酸甲酯泄漏,引发了严重的后果。造成了2.5 万人直接致死,另外有 20 多万人残废。现在当地居民癌症发病率及儿童夭折率仍然高于其他印度城市。印度博帕尔灾难是历史上最严重的工业化学意外,影响巨大。

7. 切尔诺贝利核电站事故 1986 年 4 月 26 日位于乌克兰境内的普里皮亚季市核电站发生爆炸,大量放射性物质泄漏,成为核电时代以来最大的事故。辐射危害严重,导致事故后前 3 个月内有 31 人死亡,之后 15 年内有大量人员死亡,更大范围人群遭受各种程度的辐射疾病折磨,方圆 30 公里地区的 11.5 万多民众被迫疏散。为消除事故后果,耗费了大量人力物力资源。为消除辐射危害,保证事故地区生态安全,乌克兰和国际社会一直在努力。

（一）环境污染物

环境污染物进入环境后使环境的正常组成和性质发生改变,直接或间接有害于人类与其他生物。

进入环境并能引起环境污染的物质称为环境污染物(environmental pollutant)。环境污染物按照其性质在外界变化情况可分为一次污染物和二次污染物。一次污染物(primary pollutants)是指由污染源直接排入环境的、其理化性状未发生变化的污染物。二次污染物(secondary pollutants)是指排入环境中的一次污染物在理化因素和生物因素的作用下发生变化,或与环境中的其他物质发生反应,所形成的理化性状与一次污染物不同的新污染物。一次污染物如煤燃烧产生的 SO_2、颗粒物等,二次污染物如煤燃烧后产生的 SO_2 在外界环境中形成的亚硫酸和硫酸、汽车尾气在紫外线作用下形成的光化学烟雾成分。按其性质,环境污染物可分为化学性污染物、物理性污染物和生物性污染物三大类,其中以化学性污染物最为常见。常见的化学污染物有 SO_2、CO、NO_X、Hg、Pb、Cd 等;常见的物理性污染物如噪声、电离辐射、电磁辐射等;常见的生物性污染物如结核杆菌等。

（二）环境污染物的来源

污染源是指造成环境污染的污染物发生源,通常指向环境排放有害物质或对环境产生有害影响的场所、设备、装置。按属性可分为天然污染源和人为污染源。天然污染源指自然界自行向环境排放有害物质或造成有害影响的场所,如森林火灾、火山爆发或沙尘暴。人为污染源是指人类生产与生活活动所形成的污染源,后者是污染的重要来源,也是控制环境污染的主要方面。

环境污染物的主要来源包括:

1. 生产性污染 工业生产过程中排出"废气"、"废水"和"废渣",统称为工业"三废"。"三废"中含有大量对人体健康有害的物质,处理不当,会造成环境污染。生产性污染主要包括:①燃料燃烧,煤与石油是工业生产最为主要的燃料,燃烧过程中排放多种大量有害物质,如烟尘、二氧化硫和重金属等;②生产过程排出的烟尘、废气及废水。钢铁冶炼、石油化工、水泥生产的过程中会产生大量的废气等,严重污染空气。造纸过程中产生大量废水,对水体和土壤造成严重污染。不同企业使用燃料、生产规模、工艺过程和产品等不同,因此,向外排出的污染物性质及数量也不相同。表 3-2 列出了不同工业部门不同企业向大气排放的主要污染物。

表 3-2 各工业部门向大气排放的主要污染物

工业部门	企业名称	向大气排放的污染物
电力	火力发电厂	烟尘、二氧化硫、氮氧化物、二氧化碳、多环芳烃、汞
冶金	钢铁厂	烟尘、一氧化碳、二氧化硫、氧化铁粉尘、锰尘
	焦化厂	烟尘、一氧化碳、二氧化硫、硫化氢、酚、苯、萘、烃类
	有色金属冶炼厂	烟尘(含有各种金属如铅、镉、锌等)、二氧化硫、汞
化工	石油化工厂	二氧化硫、硫化氢、氰化物、氮氧化物、氯化物、烃类
	氮肥厂	一氧化碳、氮氧化物、氨、硫酸气溶胶、烟尘
	磷肥厂	烟尘、氟化氢、硫酸气溶胶
	硫酸厂	二氧化硫、氮氧化物、砷、硫酸气溶胶

工业部门	企业名称	向大气排放的污染物
	氯碱厂	氯气、氯化氢
	化学纤维厂	硫化氢、二硫化碳、甲醇、丙酮、氨、二氯甲烷、烟尘
	农药厂	甲烷、砷、醇、氯、农药
	冰晶石厂	氟化氢
	合成橡胶厂	丁间二烯、苯乙烯、乙烯、二氯乙烷、二氯乙醚、乙硫醇
机械	机械制造厂	烟尘、金属尘
轻工	造纸厂	烟尘、硫醇、硫化氢
	仪器仪表厂	汞、氰化物、铬酸
	灯具厂	汞、烟尘
建材	水泥厂	烟尘、水泥尘
	砖瓦厂	烟尘、二氧化硫、氟化氢
	玻璃厂	二氧化硅粉尘、氟化氢、硼
	沥青油毡厂	沥青油烟、多环芳烃、石棉尘、一氧化碳

改编自：傅华. 预防医学. 第 4 版. 2006。

生产性污染还包括农业生产中使用的农药、化肥。农业生产过程中,长期和大量使用化肥、农药和塑料地膜会破坏土壤的结构,导致土壤退化;也会造成土壤、农畜产品的农药残留,农产品质量下降。1983年我国已经禁止施用有机氯农药,20 世纪 60 年代,我国农村普遍使用有机氯农药,如六六六和 DDT。但是由于有机氯农药在环境中难于降解,10 年之后,在土壤中仍有残留。例如,宁波地区 1993～1994 年进行了调查和取样监测。结果见表 3-3。

表 3-3 不同农田土壤中六六六和 DDT 农药残留（mg/kg）

土壤名	六六六	检出率（%）	DDT	检出率（%）
菜地土壤	0.0064	100.0	0.2654	100.0
果园土壤	0.0150	100.0	0.7282	100.0
茶园土壤	0.0113	100.0	0.0019	83.3
旱粮土壤	0.0019	42.1	0.3089	100.0
水稻土壤	0.0003	21.1	0.0677	100.0

农药残留造成粮食、蔬菜以及饮用水污染,沿食物链或饮水途径作用于人体,会对人体健康有不良影响,并且对野生生物和环境也有影响。严重的环境污染可以造成野生动物的畸形和死亡,例如,在我国湖北省鸭儿湖中打捞上来连体鱼、双首鱼、多尾鱼等。

2. 生活性污染　随着我国社会经济的快速发展、城市化进程的加快及人民生活水平的不断提高,生活过程中产生的垃圾废物也随之不断增加,生活垃圾对环境的污染及对人们健康的影响也越加明显。生活垃圾是由多种污染物组成的,并可能长期存在于环境当中,如果处理不当,可以严重危害人体健康。目前,绝大多数家庭的生活炉灶使用的燃料为煤、管道煤气、液化石油气,其燃烧产物可含有 SO_2、CO、NO_X 等。有些燃料在燃烧过程中产生的煤烟,可含有较高浓度的多环芳烃,如宣威县部分农户在室内开放性燃煤造成煤烟中含有化学致癌物苯并(a)芘,引起室内严重污染。有些地区农户中使用的燃煤含氟量很高,使室内空气的氟浓度随之增高。吸烟是室内有害物质的重要来源,烟草烟雾中的致癌物质有 40 多种。

家用电器如电视机、微波炉、个人电脑、手机发出的电磁辐射能污染室内的环境。近年来,家用电器的使用量急剧增加,废弃的电器形成电子垃圾,造成新型污染。电子垃圾中含有众多有毒有机物成分和重金属(如铅、汞、砷等),电子垃圾拆解回收利用过程中也可以造成严重的环境污染。

建筑与室内装修材料、日用化学品可以散发出多种有害物质,如天然大理石板材中含有放射性物质氡,多种板材、油漆和日用化学品可散发出苯、甲醛等有害物质。塑料用具越来越多,废弃后在环境中难于迅速分解,会造成白色污染。

日常生活中产生的污水、垃圾、粪便等废弃物如果处理不当,不仅可以污染空气、水和土壤,还是蚊蝇孳生的场所。

3. 交通运输性污染　随着社会的发展,我国汽车数量急剧增加。汽车、火车、飞机等交通运输工具产生的噪声、尾气等各种污染也随之快速增长。

4. 其他污染　火山爆发、地震和森林火灾等自然灾害会释放大量烟尘、废气,都可以破坏自然环境,并造成不良后果;军用和民用的各种电磁波通讯设备会产生电磁波辐射,原子能和发射型核素装置会排放放射性废弃物和可吸入颗粒物;战争引起的污染,如化学毒剂、细菌武器、爆炸烟雾等都可以造成环境破坏,对健康带来直接或间接损害。

（三）环境污染物的转归

进入环境中的污染物可以通过多种方式在环境中迁移和分布。如土壤中的汞可通过降水冲刷而进入河流、湖泊等水体,也可以直接升华进入大气中,大气中的汞可以通过沉降和雨水再回到河流、土壤中。水体中的汞经过生物作用转化为甲基汞,进入水生生物体内,并通过食物链逐步传递、富集。影响污染物在环境中迁移和分布的主要因素有污染物本身的理化性质、外界环境的理化条件和区域自然地理条件,如环境条件中的温度、风速等会影响污染物在环境中的分布与迁移。

环境受到污染后,在物理、化学和生物的作用下,逐步消除污染物达到自然净化的过程称为环境的自净(environmental self-purification)。运用环境因素自身的力量消除环境污染物,是净化环境的重要途径。环境的自净有一定的限度,当污染物的数量过大,超过环境的自净能力则可以造成环境污染。环境的自净主要通过物理作用、化学作用和生物作用三种方式进行。

1. 物理作用　环境自净的物理作用方式有稀释、扩散、淋洗、挥发、沉降等。如含有烟尘的大气,通过气流的扩散、降水的淋洗、重力的沉降等作用得到净化。混浊的污水进入江河湖海后,通过物理的吸附、沉淀和水流的稀释、扩散等作用,水体恢复到清洁的状态。空气中颗粒物还可以被一些绿色植物的表面所吸附,如每平方米的樱桃树叶可以吸收 180mg 的 NO_2。进入土壤中的污染物可以受雨水的冲刷而稀释。此外,地形、地貌、水文条件对物理净化作用也有重要的影响。温度的升高利于污染物的挥发,风速增大利于大气污染物的扩散,水体中所含的黏土矿物多利于吸附和沉淀。

2. 化学作用　环境自净的化学反应有氧化和还原、化合和分解、吸附、凝聚、交换、络合等。部分有机污染物经氧化还原作用最终生成水和二氧化碳。含氮的有机物可以经氧化变成亚硝酸盐、硝酸盐等。水中铜、铅、锌、镉、汞等重金属离子与硫离子化合,生成难溶的硫化物沉淀。铁、锰、铝的水合物、黏土矿物、腐植酸等对重金属离子的化学吸附和凝聚作用,土壤和沉积物中的代换作用等均属环境的化学净化。影响化学净化的环境因素有酸碱度、氧化还原电势、温度和化学组分等。污染物本身的形态和化学性质对化学净化作用也有重大的影响。温度的升高可加速化学反应,所以温热环境的自净能力比寒冷环境强。这在对有机质的分解方面表现得更为明显。有害的金属离子在酸性环境中有较强的活性而利于迁移,在碱性环境中易形成氢氧化物沉淀而利于净化。

3. 生物作用　污染物在环境中经各种微生物的作用可以使有机物变成无机物。有机污染物的净化主要依靠微生物的降解作用。如在温度为 20～40℃,pH 为 6～9,养料充分、空气充足的条件下,需氧微生物大量繁殖,能将水中的各种有机物迅速地分解、氧化、转化成为二氧化碳、水、氨和硫酸盐、磷酸盐等。厌氧微生物在缺氧条件下,能把各种有机污染物分解成甲烷、二氧化碳和硫化氢等。植物能吸收土壤中的酚、氰,并在体内转化为酚糖苷和氰糖苷,球衣菌可以把酚、氰分解为二氧化碳和水。

二、环境污染物对健康的危害

环境污染物对人体健康影响的程度与污染物的理化性质、污染物在体内的吸收、分布、代谢和排泄有关。

（一）环境污染物的吸收、分布、代谢与排泄

1. 吸收　环境污染物经各种途径通过机体生物膜进入血液的过程称为吸收。环境污染物进入人体的途径主要有消化道、呼吸道和皮肤。

（1）呼吸道:通过呼吸道进入人体的污染物主要是大气中气体、蒸气和气溶胶(粉尘、烟、雾的统称)。人体的肺泡总表面积大、肺泡壁薄、肺泡间毛细血管丰富,进入肺泡内的污染物很容易被快速且完全地吸收。因此,通过呼吸道吸收引起的中毒通常发生作用比较快。通过呼吸道吸收与污染物在空气中

的浓度或分压有关、与污染物的分子量和血/气分配系数有关。浓度或分压高、质量轻、血/气分配系数大的物质吸收快。水溶性大的物质容易在上呼吸道吸收,如氨气。水溶性小的物质如光气,因其对上呼吸道的刺激小,容易在深部呼吸道吸收。

（2）消化道:消化道是环境污染物进入人体的主要途径。水和食物中的污染物主要是通过消化道吸收,如饮水中的氟、食物中的黄曲霉毒素均可由消化道吸收。

（3）皮肤:环境污染物经皮肤吸收主要是通过表皮和皮肤的附属器官进入人体。一般污染物经皮肤进入人体,与其脂溶性、水溶性和脂/水分配系数有关。

2. 环境污染物的分布与蓄积　环境污染物经不同的途径吸收后,随血液和淋巴液分散到全身各组织器官的过程称为分布。理化属性不相同的污染物在人体不同组织器官内分布也不相同,且与组织和器官的血流量、污染物进入细胞的能力、组织对污染物的亲和力等多个因素有关。大多数污染物在体内呈不均匀分布,如铅最初集中在血流丰富的肝,之后主要沉积于骨骼组织中。

由于组织器官对污染物的亲和力和污染物特性不同,造成污染物对各器官组织产生的毒性作用也不相同。如果污染物只对部分器官产生直接毒作用,这种器官称为该毒物的靶器官。如脑是甲基汞的靶器官,肾是镉的靶器官等。有的组织器官中污染物的含量虽然高,但未显示明显的毒作用,此类组织器官称为储存库,如肝、肾、脂肪组织是污染物在体内储存的主要场所。储存库缓解了污染物对靶器官的急性作用,但在一定条件下污染物又会从储存库释放出来,可以导致慢性中毒的急性发作。长期接触某些环境污染物时,如果机体吸收污染物的数量超过排泄污染物的数量,污染物在体内的数量逐渐积累增多称为物质蓄积(material accumulation)。有些环境有害因素进入机体后,能较快地被分解并迅速排出体外,不在机体内蓄积,但该物质在靶组织或靶器官上产生的功能改变可逐渐累积,从而导致机体对该物质的反应性增强,功能或生化代谢改变加重,最终造成器官或组织的损害,这称为功能蓄积(functional accumulation)。如SO_2、氮氧化物等对呼吸道的慢性刺激和损害可以导致慢性支气管炎加重。

3. 环境污染物在体内的转化　污染物在体内经代谢酶的作用使其化学结构发生改变,称为生物转化。有些污染物进入机体后可以直接作用于靶器官,引起毒作用,并以原型排出。但是,大多数污染物需经体内的生物转化才能发生作用,肝是完成生物转化的最主要器官,因肝富含生物转化所需要的多种酶。生物转化过程通常分两个阶段:第一阶段主要包括氧化、还原、水解反应。第二阶段主要是结合反应,经过第一阶段转化后,与葡萄糖醛酸、硫酸根等基团或化学物发生结合,增强水溶性,使之更有利于化学物从尿液、胆汁等途径排泄。有些污染物可不经过第一个阶段的反应而直接与某些化学物结合而排出体外。通常情况下,经过生物转化,化学物的毒性会降低,称为生物解毒作用。但也有一些化学物经生物转化后毒性增强,称为生物活化作用。如乐果经生物转化后变成毒性更大的氧化乐果,苯并(a)芘和芳香胺进入人体后需经过生物转化才具有致癌作用。

4. 环境污染物的排泄　环境污染物及其代谢产物从机体排泄主要途径有四种:经随尿液排出、经胆汁随粪便排出、经呼吸道排出和随各种分泌液排出。肾是排泄环境污染物最重要的器官,多数污染物主要经该途径排泄。

（二）环境污染对人体健康影响的特点

1. 广泛性　主要表现为三个方面:①受害地域的广泛性,如海洋污染、空气污染往往涉及周边的数个国家或地区;②受害对象广泛,受害对象包括全人类及其生存的环境;③受害利益的广泛性,环境污染在损害人类生命健康的同时,还会影响到人类的工作、休息。

2. 长期性　有些污染物可以长期滞留于环境中,并不因为污染物停止排放而立即消除,具有持续性。很多污染物对健康的危害在短时间内不易被察觉,需要经几年、几十年长期作用于人体,其危害才能表现出来。如氡所致的肺癌可以需要几十年的时间。

3. 多样性　污染物引起的健康损害表现多样。既有特异性损害,又有非特异性损害;可是引起身体局部的病变,也可以是全身性损害;高浓度和毒性很强的污染物可以在短时间内导致机体受损,引起急性损害,也可以经过长时间接触才引起健康效应,导致慢性的损害。环境污染物除了会造成暴露个体出现健康损害,还有一些污染物会危及下一代的健康。

4. 复杂性　由于环境污染的原因以及污染物多样,不同的污染物进入人体的途径与分布也不相同,污染物之间还可以产生联合毒性作用。因此,污染物造成的健康危害以及污染物与健康效应之间的关系十分复杂,往往呈现为多因多果的关系。

(三) 环境污染对人体健康的主要危害

按照污染物对健康危害的途径可以分为直接损害与间接损害,而按照产生损害的性质分为特异性损害和非特异性损害。

1. 特异性损害 主要包括急性危害、慢性危害和对免疫功能的影响。

(1) 急性危害:急性危害是指污染物在短时间内大量进入环境,使得暴露人群在短时间内出现异常反应、急性中毒甚至死亡。如伦敦烟雾事件,美国的洛杉矶、纽约和日本大阪发生的光化学烟雾事件,1984 年印度博帕尔事件中发生异氰酸甲酯泄漏引起的中毒。

(2) 慢性危害:环境中有害污染物(因素)以低浓度、长时间反复作用于机体所产生的危害,称为慢性危害。化学污染物与有害的物理因素均可能造成慢性危害。慢性危害包括慢性中毒、致癌作用、致畸作用、致突变作用。

1) 慢性中毒:是指机体长时间少量、反复或持续接触某种污染物时所引起的疾病状态。环境中有些污染物,如铅、镉、汞等重金属及其化合物和有机氯化合物 DDT、二噁英、多氯联苯(PCBs)等脂溶性强、不易降解的有机化合物,进入人体后能较长时间储存在组织和器官中。尽管这些物质在环境中浓度低,但由于它们的生物半衰期很长,如汞的生物半衰期为 72 天,镉的生物半衰期为 13.7 年,长期暴露会导致在人体内的持续性蓄积,使污染物在人体内的浓度明显增加,引起持续性蓄积危害。如水俣病、痛痛病、砷污染造成的"黑脚病"等都是环境污染造成的慢性中毒。

慢性危害最为常见,而且影响广泛,是污染物隐匿的健康损害方式,应当引起重视。目前,铅、汞、镉、苯等引起的慢性中毒仍然是我国环境卫生和职业病防治的重点。

2) 致癌作用(carcinogenesis):据估计,人类癌症 80%~90% 与环境因素有关。环境致癌因素包括化学因素、物理因素和生物因素,其中最主要的是化学因素。目前已知诱发癌症的化学物质已有 1000 多种,包括多环碳氢化合物、一些染料、亚硝胺、真菌毒素和无机致癌物。根据国际癌症研究机构(IARC,2002)的研究结果,常见的化学致癌物,如黄曲霉毒素、苯、苯并(a)芘、氯乙烯、煤焦油、联苯胺、β-萘胺、石棉、砷、铬、镍、镉、环磷酰胺等。黄曲霉毒素可以致肝癌,苯可以致白血病,苯并(a)芘可以致肺癌,联苯胺可以致膀胱癌,砷可以致肺癌和皮肤癌,镉主要引起肺癌,铬化合物可以致肺癌,石棉纤维可导致肺癌和恶性间皮瘤,环磷酰胺主要引发膀胱癌、白血病。物理致癌因素主要包括电离辐射和紫外线。电离辐射中的 X 射线、γ 射线照射可以诱发白血病、肺癌、乳腺癌等,强烈紫外线可以引起皮肤癌。常见的生物致癌因素主要是病毒感染,如乙型肝炎病毒、丙型肝炎病毒、EB 病毒。乙型肝炎病毒、丙型肝炎病毒可以致肝癌,EB 病毒可以致鼻咽癌。根据致癌物的化学结构或来源分类,常见环境致癌物的类型见表 3-4。

表 3-4 常见的致癌物

类别	化学物举例
直接烷化剂	芥子气、氯甲甲醚、环氧乙烷、硫酸二乙酯
间接烷化剂	氯乙烯、苯、丁二烯、烷化抗癌药
多环芳烃类	苯并(a)芘、二甲基苯蒽、二苯蒽、三甲基胆蒽、煤焦油、沥青
芳香胺类	联苯胺、乙萘胺、4-硝基联苯、4-氨基联苯
金属和类金属	镍、镉、铬、铍、砷
亚硝胺及亚硝酰胺	二甲基亚硝胺、二乙基亚硝胺、亚硝酰胺
真菌和植物毒素	黄曲霉毒素、苏铁素、黄樟素
固体(不可溶)物	结晶硅、石棉
嗜好品	吸烟、嚼烟、槟榔、鼻烟、过量的酒精饮料
食物的热裂解产物	杂环胺类、2-氨-3-甲基-咪唑喹啉、2-氨-3,4-甲基-咪唑喹啉
药物(含某些激素)	环磷酰胺、塞替派、己烯雌酚

引自:杨克敌. 环境卫生学. 第 5 版. 2003.

3) 致畸作用(teratogenesis):致畸作用是指能作用于妊娠母体,干扰胚胎的正常发育,导致先天性畸形的毒作用。致畸因素有物理、化学和生物学因素。致畸的敏感期为妊娠的第 3~8 周,是胚胎各器官组织分化形成期。20世纪60年代以前,化学物质的致畸作用未被人们注意。真正引起人们对外来化学物致畸作用的是"反应停"事件。60年代初,西欧一些国家和日本突然出现许多畸形新生儿,截至1962年,这些国家出生的畸形新生儿超过万名。后经流行病学调查证实,孕妇在怀孕后第30～50天期间,服用镇静剂"反应停",先后造成28个国家和地区出生了近万名短肢畸形儿(图3-1),该事件震动了世界。此后,世界各国对农药、医药、食品添加剂、职业接触毒物和环境化学污染物,进行了广泛的致畸研究。

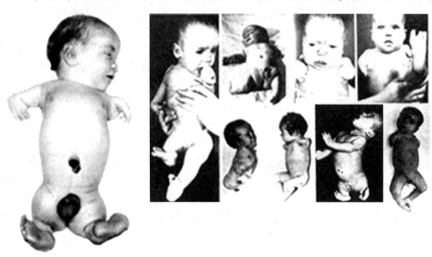

图 3-1 反应停导致的胎儿畸形

随着工业的发展,大量化学物排入环境,环境污染日趋严重。许多环境污染事件调查,都发现由于暴露于污染而导致的胎儿畸形率明显增加的现象。如日本水俣病事件、印度的异氰酸酯甲酯泄漏事件。美国职业安全与卫生研究所有毒物质登记处所登记的37860种化学物中,585种注释有致畸作用。

生物致畸因素如病毒(风疹病毒、巨细胞病毒等)、梅毒螺旋体在怀孕早期感染会导致胎儿异常。物理致畸因素主要是指各种电离辐射。

胎儿的器官形成期是对致畸物最敏感的时期,人的器官形成期是在妊娠的第3～8周,而大鼠为妊娠7～16天。在相应的敏感期给予合适剂量的致畸物,会表现出剂量反应关系。多数情况下,人比最敏感的实验动物更敏感。例如,反应停对人的致畸作用很强烈,但是用啮齿类动物做实验,结果呈现阴性。因此,将动物致畸试验结果进行安全性评价需要十分谨慎。

4)致突变作用(mutagenesis):是指污染物或其他环境因素引起生物体细胞遗传信息发生突然改变的作用。这种变化的遗传信息或遗传物质在细胞分裂繁殖过程中能够传递给子代细胞,使其具有新的遗传特性。具有这种致突变作用的物质,称为致突变物(或称诱变剂)。致突变物如果作用于生殖细胞,可能影响妊娠过程,导致不孕或早产、畸形和遗传性疾病等;作用于体细胞,可能导致某些疾病和肿瘤的形成。致突变物与致癌物之间的关系十分密切,大多数的致癌物是致突变物,而许多致突变物也是致癌物。环境污染物中的某些化学物质、物理因素具有致突变作用,如化学致突变物包括亚硝胺类、苯并(a)芘、甲醛、苯、砷、铅、DDT、烷基汞化合物、甲基对硫磷、敌敌畏、谷硫磷、百草枯、黄曲霉毒素 B_1 等,物理因素如X射线、γ射线等。

(3)对免疫功能的影响:环境污染物对人体的免疫功能影响包括三种形式:①免疫抑制作用:许多环境因素能引起机体的免疫功能障碍,主要表现为细胞免疫和体液免疫功能低下,导致对病原体和肿瘤易感性增强。能够抑制免疫功能的环境化合物较多,包括多卤代烃类化合物如多氯联苯、多溴联苯、二噁英,多环芳烃类化合物如苯并(a)芘、苯蒽、二苯蒽,烯烃类化合物如苯乙烯、氯乙烯,有机溶剂如苯、甲苯,重金属与类金属及其化合物如铅、汞、镍、铬、镉、砷、甲基汞,农药如氨基甲酸酯、DDT,药物如抗癫痫药、甾体激素、避孕药,粉尘如矽尘、石棉尘。其他因素如各种电离辐射等物理因素。②引起变态反应:许多环境污染物(如 SO_2、铬、镍、汞、三硝基甲苯等)作为致敏原能引起机体的变态反应。③自身免疫反应:少数化合物能刺激机体产生一种或多种抗自身抗原的抗体,导致自身免疫反应。自身免疫反应与个体的遗传素质有关。能导致此效应的环境化合物包括锂、汞、镉、乙醇、氯乙烯、甲基胆蒽等。此外某些抗高血压的药物、抗心律失常的药物等也能引起机体的自身免疫反应。

2. 非特异性损害 环境因素长期低剂量作用于人体,可以导致机体抵抗力低下、体力和劳动能力下降,造成人群中一些常见病、多发病的发病率提高,人群总死亡率增加,儿童生长发育迟缓。

环境污染可以引起多种类型的疾病,主要有公害病、职业病、食物中毒和传染病。随着我国环境污染水平日趋加重,环境污染引起的疾病也越来越被社会关注与重视。

三、环境污染物对健康危害的影响因素

环境污染物对机体健康能否造成危害以及危害的程度,受到许多条件的影响,其中最主要的影响因素为污染物的理化特性、剂量、作用时间、环境条件、人体健康状况和易感性特征。

(一)污染物的理化特性

污染物对人体危害的大小与其理化性质有关。化学结构不同的化合物其毒性随之不同。如在卤代化学物中,其毒性随卤素原子数目的增加而增强。例如,氯化甲烷对肝的毒性依次为:$CCl_4 > CHCl_3 > CH_2Cl_2 > CH_3Cl > CH_4$。因化学结构中增加卤素就会使分子的极化程度增加,更易与酶系统结合而使毒性增加。如游离型二氧化硅含量比例高的粉尘可以引起严重尘肺病,而结合型的二氧化硅粉尘可以引起石棉肺。氰化物属于剧毒化学物,即使剂量很低,也会产生明显的毒作用。苯、甲基汞等脂溶性的物质,容易进入血流量大、脂肪含量丰富的中枢神经系统而引起中枢神经系统损害。污染物物理特性不同,其危害也随之不同。如粒径和分散度不同的粉尘,能够进入呼吸道,肺泡和吸附有害物质能力也不同,引起健康效应就不一致。粒径小、分散度高的粉尘可以进入肺泡,造成严重肺部病变;粉尘分散度小,其作用部位主要在上呼吸道。在水中溶解度不同的污染物,引起健康损害的效应也不相同,SO_2 易溶于水,很容易对眼睛和上呼吸道黏膜产生刺激性损害;NO_2 难溶于水,主要引起深部呼吸道的损伤,对肺组织产生强烈的刺激和腐蚀作用。液态有毒物质的挥发度越大,其在空气中的浓度越高,越易通过呼吸道或皮肤吸收进入机体。如溴甲烷、二硫化碳等因具有挥发性而容易对人体产生危害。

(二)剂量-效应(反应)关系

环境污染物对人体健康的影响程度,主要取决于污染物作用于机体的剂量。剂量通常是指化学物或生物类污染物进入机体的数量,而强度则是指物理因素作用于机体的量。暴露剂量的测量有多种方法,测量与人体接触的空气、水、食物中污染物的浓度(即暴露剂量)来估计进入人体污染物的剂量是常用的方法,也可以通过直接测量人体血液、尿液和毛发等生物样本来反映人体暴露水平。

剂量-效应关系(dose-effect relationship)是指随着环境有害因素剂量的增加,机体内所产生的有害生物学效应而随之变化的关系,即表示剂量与某种生物效应强度之间的关系。效应是计量资料,又称量效应(graded effect),生物效应可以用其测量值来表示,如有机磷酸酯农药抑制胆碱酯酶活性程度,可用酶活性单位的测定值来表示。机体吸收 CO 剂量越大,血液中碳氧血红蛋白的含量越多。

剂量-反应关系(dose-response relationship)是指随着环境有害因素剂量的增加,群体中产生某种特定生物学效应的频率而随之变化的关系,即剂量与某种效应发生率之间的关系。如城市空气污染越严重,肺癌死亡率越高。在这里,"效应"和"反应"意义不同,因为,"效应"指机体因暴露于环境有害因素而产生的生物学变化,"反应"则指出现特定生物学效应的人数在整个暴露群体中所占的比例(即频率)。

不同的化学物有不同的剂量-效应关系。环境因素对机体的剂量-效应关系主要有两种情况。有害的化学物、人体非必需元素只有剂量过大才对机体有损害作用,超过一定的阈值则引起机体的异常反应,剂量-反应关系曲线呈"S"形,对此类化学物的主要研究问题是其最高容许限量。人体必需元素和化学物的剂量-效应关系较为复杂,摄入量过少、过多都会对机体产生损害作用,剂量只有在合适范围时,人群中的疾病发生频率才会处于最低水平。因此,剂量-反应关系曲线会呈现"U"形(见图3-2)。如氟是一种人体必需微量元素,摄入量

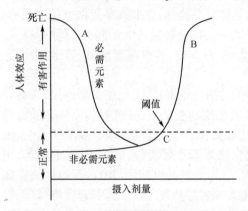

图 3-2　必需元素与非必需元素剂量-效应关系
A. 必需元素不足对人体的损害;B. 必需元素、非必需元素过量对人体的损害;C. 必需元素、非必需元素摄入量对人体无害

过少或过多对人体都有害,过少导致龋齿,过多则导致氟斑牙,甚至氟骨症。因此,对这类元素不仅要研究环境中最高容许浓度,而且还要研究其最低供给量的问题。

环境污染对人体健康影响的关系中,常见类型是"S"形曲线关系。在曲线的中部,曲线反应率随剂量变化发生变化的程度大,曲率变化较大,而剂量在极低水平和极高水平的"S"形曲线两端,反应率也随剂量增减发生变化,但是变化程度很小。

（三）作用时间与蓄积效应

环境污染物的作用剂量以及对机体造成的损害与暴露时间和污染物在体内的蓄积量关系密切。有害因素暴露可以是一次短时间暴露,也可以是反复或持续性的,最常见的是较低剂量水平下较长时间的持续或重复暴露。污染物在体内的蓄积量主要与污染物的摄入量、作用时间及污染物本身的生物半衰期有密切的关系。生物半衰期是污染物在机体内浓度减低一半所需要的时间,对一种生物同一化学物的生物半衰期是个常数,用 $t_{1/2}$ 表示。不同化学物其生物半衰期不同,生物半衰期长短与化学物在体内蓄积有密切关系。生物半衰期越长,越容易在短时间内蓄积量达到使机体中毒的水平,而生物半衰期越短,进入机体的化学物排泄速度越快,长期接触也不会造成对机体的危害。从理论上讲,污染物进入机体,经历6个生物半衰期才能达到最大可能的蓄积量。

（四）环境因素的联合作用

人类的环境中往往有多种污染物同时存在,如几种化学物可以同时存在于环境,化学物可以与吸烟、饮酒、药物同时存在。不同的环境有害因素常常对人体产生联合作用即同时或相继作用于人体,对人体产生各种与单独作用不同的不良影响。联合作用是指两种或两种以上的化学物和(或)物理因素同时或先后作用于机体,致使对机体的毒作用增高或降低的现象。如铸造工人经常受到高温、噪声、振动、一氧化碳的联合作用。联合作用主要有以下几种类型。

1. 相加作用（additive effect） 如果两种或两种以上化学物在化学结构上为同系物,或其毒作用的靶器官相同,则其对机体产生的总效应等于各个化合物成分单独效应的总和。例如,两种有机磷农药同时进入机体时,均抑制胆碱酯酶活性,共同作用表现为相加作用;不同刺激性气体同时作用于机体,表现也是呈相加作用。

2. 协同作用 各化学物交互作用可以引起毒性增强,即联合作用引起的生物学效应超过各化学物分别作用时的效应之和。这种现象称为化学物的协同作用（synergistic effect）。协同作用的发生机制复杂多样,可能与相互影响吸收率、延缓排出、干扰转化与代谢等有关。如苯硫磷可以抑制肝降解马拉硫磷的酯酶活性,从而可以与马拉硫磷发生协同作用。

3. 拮抗作用 多种化合物共同作用于机体产生的总效应,低于各化合物单独效应的总和,这一现象称为拮抗作用（antagonism）。化合物在体内产生拮抗作用有以下几种形式:①化合物之间的竞争作用,如肟类化合物和有机磷化合物竞争与胆碱酯酶结合,致使有机磷化合物毒性效应减弱;②化合物间的作用引起体内代谢过程的变化,1,2,4-三溴苯和1,2,4-三氯苯等一些卤代苯类化合物能明显地引起某些有机磷化合物的代谢诱导,使其毒性减弱;③功能性或效应性拮抗,如应用阿托品治疗有机磷中毒患者,对抗有机磷化合物引起的毒蕈碱症状就是最好的实例。

4. 增强作用 若一种化学物对某组织或器官无毒性作用,但另一种化学物对机体有毒作用,两者同时或先后暴露时可以使其毒作用增强,称为增强作用（potentiation）。例如,促癌剂本身不致癌,但是与致癌物同时或先后作用于机体时会增强致癌物的致癌作用。

（五）人群易感性

1. 人群健康效应谱（spectrum of health effect） 环境因素作用于人群,严重时可以引起居民患病率(特异的或非特异的疾病)增加或死亡率增加,但人群中不是所有的人反应程度都一样,而是呈现金字塔形分布(图3-3)。一般情况下,人群中大多数人是表现为污染物人体负荷增加,不引起生理变化;有些人稍有生理变化,但属正常调节范围;更少的人处于生理代偿状态,此时如果停止接触有害因素,机体就向着健康方向恢复。出现代偿失调而患病者在总人群中只是少数,而死亡的人数比患病人数更少。由此可见,在环境有害因素作用下产生的人群健康效应,由人体负荷增加到患病、死亡这样一个金字塔形的人群健康效应谱所组成。相同环境因素变化条件下,不同个体表现出不同的效应与个人条件(如年龄、性别、健康状况、遗传因素等)关系密切。人群健康效应谱是把全体居民作为对象,深刻地揭示出受害程度不同的人群的广泛性,患病和死亡的人数不过是受害人群中的"冰山一角"。只有全面描述全部人群的有害效应分布才能全面评估危害大小,为政策制定和疾病预防提供正确的依据。

2. 易感人群 分析人群健康效应谱可以看出,人群中不同个体对环境有害因素的反应不同。尽管多数人在环境有害因素作用下仅表现出生理负荷增加,但仍有少数人会出现严重健康损害,甚至是死亡。通常把这类对环境有害因素反应更为敏感和强烈的人群称为易感人群。在同样暴露剂量的情况下,易感人群不良效应(如患病)的反应率明显高于正常人群,见图3-4。

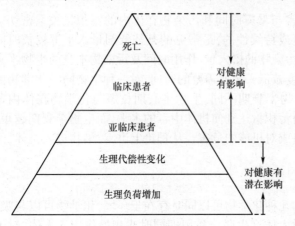

图3-3 人群健康效应谱

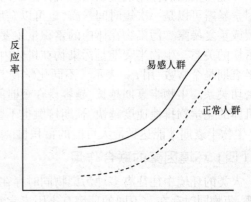

图3-4 易感人群与正常人群剂量-反应关系比较

影响人群易感性因素有很多,分为遗传因素和非遗传因素。非遗传因素包括年龄、性别、生理状况、营养状态、行为(如酗酒)、心理状态与防护措施等。不同年龄的人群因为体内酶系统和免疫功能差异明显,对环境有害因素表现会差异较大。婴儿与老年人常常是环境有害因素作用的易感人群。例如,在空气烟雾污染事件中,老年人、有呼吸系统和心血管疾病的患者更容易出现严重反应,患病率和死亡率远高于一般人群。如果年龄、健康状况、营养状态和行为心理等非遗传因素相近,普通人群中不同个体表现出易感性明显差异,这往往与遗传因素(如性别、种族、遗传缺陷和环境应答基因)的基因多态性有密切关系。某些基因对环境因素的作用会产生特定的反应,这些基因称为环境应答基因(environmental response gene)。环境基因组是指基因组中环境应答基因的总和,包括有毒物质代谢和解毒相关基因、DNA 修复基因、信号传导基因、免疫与感染应答的介质基因、参与氧化过程的基因、细胞周期调控基因、营养因素基因等。遗传缺陷是某些个体对特定作用易感的原因,例如,DNA 损伤修复缺陷,对紫外线、烷化剂和某些致癌物的作用敏感性增高。

在同样环境有害因素暴露剂量的条件下,相比于正常人群,易感人群更早表现出健康损害,且损害的程度更重。人体对环境有害因素的易感性有相对性,任何居民区人口中都有易感人群。预防医学的重要任务之一是保护好易感人群。只有及时发现易感人群,才能更好地保护这些人免受环境有害因素的危害。

四、环境污染对人类健康影响的研究方法

环境卫生学研究的核心问题是阐明环境与健康之间的关系。主要的研究手段是环境流行病学和环境毒理学研究,即阐述环境与健康关系时,需要进行宏观和微观的研究工作。以环境流行病学和环境毒理学研究为基础,结合统计学技术与环境监测学,发展出健康危险度评价这一跨学科的方法学,用于定量评价环境污染对健康的影响。

(一)环境流行病学方法

环境流行病学(environmental epidemiology)是应用传统流行病学的方法,结合环境与人群健康关系的特点,从宏观上研究外环境因素与人群健康关系的科学。

1. 环境流行病学研究的基本内容与方法 在关于环境对健康影响的研究中,环境流行病学的研究内容包括三个方面:①研究已知的环境因素对健康的影响,如空气中颗粒物污染对人体引起的健康效应。②探索引起健康异常或疾病的环境有害因素。这一研究是在人群出现健康异常后,探索病因的研究,如

日本水俣病、痛痛病发病原因研究。③暴露剂量-反应关系的研究,主要是人群暴露剂量的大小与群体中特定效应的出现频率间的关系。如饮水中氟化物含量与氟斑牙患病率之间的关系,空气中颗粒物污染水平与呼吸道疾病患者发生率之间关系研究等。环境流行病学常用的研究方法包括描述性研究(现况调查和生态学研究)、分析性研究(病例对照研究和队列研究等)以及实验性研究。一般是先进行描述性研究,在取得基本资料和线索后,再进行队列研究或实验研究。

2. 暴露与健康效应的测量 进行环境流行病学研究时,科学、准确测量环境污染暴露水平和人群健康效应是最基本、最重要的研究内容。测量环境污染物暴露水平时,可以测量人体外各种环境介质中的污染物水平,也可以测量人体内暴露水平,即环境外暴露剂量、内暴露剂量和生物有效剂量。环境的外暴露剂量通常是测定人群接触的环境介质中某种环境因素的浓度和含量,根据人体接触特征,估计共同暴露水平。内暴露剂量测量是指在过去一段时间内机体已经吸收入体内的污染物量。通常测定生物材料中污染物或其代谢产物的含量来确定,如血铅、血汞的测定。生物有效剂量是指经吸收、代谢活化、转运,最终到达器官、组织、细胞、亚细胞或分子等靶器官或替代靶器官的污染物量,如致癌物与DNA形成的加合物的含量。人乳中污染物的浓度既反映了母亲内暴露水平,又反映了婴儿外暴露水平。

健康效应测量是根据研究目的与研究设计要求,选择特定数量的高危人群和(或)易感人群、随机抽样人群做为研究对象,进行健康检查。主要包括疾病发生率、生化水平和生理功能测量等。藉此进一步计算疾病频率,常用的测量指标有发病率、患病率、死亡率或各种疾病的死亡专率等。也可以进行生化和生理功能测量,包括生理、生化、血液学、免疫学、影像学、遗传学、分子生物学等。

在获得暴露与健康效应结果基础上,应采用正确的流行病学方法和卫生统计学方法进行分析。根据分析数据和科学原则做出正确评价。其中特别值得注意的是混杂因素和因果关系判断。

生物标志(biomarker)是生物体内发生的与发病机制有关联的关键事件的指示物,是机体由于接触各种环境因子所引起机体器官、细胞、亚细胞的生化、生理、免疫和遗传等任何可测量的改变。生物标志是环境流行病学与分子流行病学的有机结合,能加强暴露、效应和易感性的测量,对病因联系提供更有说服力的证据。生物标志一般分为接触(暴露)生物标志(biomarker of exposure)、效应生物标志(biomarker of effect)、易感性生物标志(biomarker of susceptibility)。例如,检测血液中可铁宁可以反映吸烟的暴露水平,白细胞内DNA加合物可以作为各种烷化剂暴露的生物有效剂量,检测染色体畸变和SCE可以作为致癌物的早起生物学效应标志。

（二）环境毒理学研究方法

环境毒理学(environmental toxicology)是环境科学和毒理学结合形成的一个综合学科。它是从医学及生物学的角度,利用毒理学方法研究环境中有害因素对人体健康影响的学科。其主要任务是研究环境污染物质对机体可能发生的生物效应,作用机制及早期损害的检测指标,为制定环境卫生标准,做好环境保护工作提供科学依据。

环境毒理学主要通过动物实验来研究环境污染物的毒作用,主要有三项任务:①研究环境污染物及其在环境中的降解和转化产物,对机体造成的损害和作用机制;②探索环境污染物对人体健康损害的早期观察指标,即用最灵敏的探测手段,找出环境污染物作用于机体后最初出现的生物学变化;③定量评定有毒环境污染物对机体的影响,确定其剂量与效应或剂量-反应关系,为制定环境卫生标准提供依据。

环境污染物对机体毒作用的评定,主要是通过以下几种动物实验方法进行的:

1. 急性毒性试验 其目的是探明环境污染物与机体短时间接触后所引起的损害作用,找出污染物的作用途径、剂量-效应的关系,并为进行各种动物实验提供设计依据。一般用半数致死量、半数致死浓度或半数有效量来表示急性毒作用的程度。

2. 亚急性毒性试验 研究环境污染物反复多次作用于机体引起的损害。通过这种试验,可以初步估计环境污染物的最大无作用剂量和中毒阈剂量,了解有无蓄积作用,确定作用的靶器官,并为设计慢性毒性试验提供依据。

3. 慢性毒性试验 研究低剂量环境污染物长期作用于机体所引起的损害,确定一种环境污染物对机体的最大无作用剂量和中毒阈剂量,为制订环境卫生标准提供依据。

随着毒理学的不断进展,人们又建立了蓄积试验、致突变试验、致畸试验和致癌试验等特殊的试验方法。

用动物实验来观察环境污染物对机体的毒作用,条件容易控制,结果明确,便于分析,是评定环境污染物毒作用的基本方法。但动物与人毕竟有差异,动物实验的结果,不能直接应用于人。因此,一种环境污染物经过系统的动物毒性试验后,还必须结合环境流行病学对人群的调查研究结果进行综合分析,才能做出比较全面和正确的估价。

(三) 环境对健康影响的危险度评价

危险度评价(risk assessment)即基于毒理学试验资料,化学物接触资料和人群流行病学资料等科学数据的分析,确定接触外源化学物后对公众健康危害的可能性,发生损害效应的性质、强度、概率,确定可接受危险度水平和相应的实际安全剂量,为管理部门制定和修正卫生标准、制定相应法规、确定污染治理的先后次序、评价治理效果提供科学依据的过程。健康危险度评价(health risk assessment,HRA)是按照一定准则,对有害环境因素作用于特定人群的有害健康效应进行综合定性、定量评价的过程。

健康危险度评价的主要特点:①健康保护的观念改变,安全是相对的,在任何情况下,要做到绝对安全是不可能的。只能逐步控制污染,使对健康的影响达到一般人可接受的危险水平。②把环境污染对健康的影响定量化,环境污染对人体健康的影响或危害不仅是"有"、"无"那么简单,而应该定量阐明健康危害的程度。

美国国家科学委员会在20世纪80年代提出了"危险度评价-危险度管理的基本组成",并在1994年作了补充修改和肯定,这一框架已为国际学者和国际研究机构广泛接受。这一原则与美国环保局于1986年制定的"环境污染物健康危险度评价指南"被各国作为环境健康危险度评价的基础。

健康危险度评价是毒理学、流行病学、统计学和监测学等多学科技术与方法的结合学科技术,是由几个步骤有机组合起来的系统评价方法。基本内容包括:

1. 危害鉴定(hazard identification) 危害鉴定属于定性评价阶段。目的是确定化学物质是否对健康有有害效应。一般将有害效应分为四类:致癌性、致生殖细胞突变、发育毒性、器官细胞病理学损伤。

2. 暴露评价(exposure assessment) 没有人群的暴露也就不会有危害。可通过环境监测的方法来获得这方面的资料。

3. 剂量-反应关系的评定(dose-response assessment) 剂量-反应关系可定量评价暴露与健康之间的关系。通过流行病学的调查和动物实验获得剂量-反应关系曲线。剂量-反应关系适用于有阈化学物。某些遗传毒物、致癌物是无阈的,要对其进行评价可查美国《综合危险度信息库》(integrated risk information system,IRIS),或用美国环保局推荐线性多阶段模型来外推计算。

4. 危险度特征分析(risk characterization) 是危险度评价最后步骤。通过综合暴露评价和剂量-反应关系评定结果,分析判断人群发生某种危害的可能性大小,并对其可信程度和不确定性加以阐述,最终以正式文件形式提供给危险管理人员,作为进行管理决策的依据。

健康危险度评价主要应用于预测预报在特定环境因素暴露条件下,暴露人群终生发病或死亡的概率,对不同有害化学物或环境因素的危险度进行比较,以及作为有害物质或致癌物环境卫生标准的制定依据,作为环境卫生管理的重要依据。

五、环境污染的控制

案例3-3

伦敦治理空气污染的历史

伦敦的煤烟污染问题最早开始于中世纪。英国国会曾颁布过法令,禁止工匠在国会开会期间使用煤炭。工业革命开始以后,以煤为燃料和原料的工厂大多建在市内,居民家庭也大量烧煤取暖,煤烟排放量急剧增加。烟尘与雾混合变成黄黑色,无风的日子里,经常在城市上空笼罩多天不散。

曾经客居伦敦的老舍先生描述为"乌黑的、浑黄的、绛紫的,以致辛辣的、呛人的"伦敦雾。浓雾妨碍城市交通,更会危害居民健康。因此,自1875年起,伦敦尝试通过公共卫生法案,减少城市污染。到20世纪20年代,政府通过加强工业管理,控制燃煤,煤烟污染有所减轻,但并无质的改观。

1956 年,英国政府首次颁布"清洁空气法案",综合治理空气污染。大规模改造城市居民的传统炉灶、减少煤炭用量、集中供暖、设立无烟区,区内禁止使用产生烟雾的燃料、从城区内迁出热电厂等煤烟污染大户。1968 年又颁布了一项清洁空气法案,要求工业企业建造高大的烟囱,加强疏散大气污染物。1974 年出台"空气污染控制法案",限制硫排放。1975 年,伦敦的雾日由每年几十天减少到了 15 天,1980 年降到 5 天。此时,雾都已经名不副实。

从 20 世纪 80 年代开始,持续增加的汽车取代煤成为英国大气的主要污染源。汽油燃烧造成的铅污染、汽车尾气排放的污染物(如氮氧化物、一氧化碳、不稳定有机化合物)在阳光中的紫外线作用下发生复杂的光化学反应后产生的"光化学烟雾",先后成为被密切关注的对象。从 1993 年 1 月开始,所有在英国出售的新车都必须加装催化器以减少氮氧化物污染。1995 年,英国通过了《环境法》,要求制定一个治理污染的全国战略。设立了必须在 2005 年前实现的污染控制定量目标,要求工业部门、交通管理部门和地方政府共同努力,减少一氧化碳、氮氧化物、二氧化硫等 8 种常见污染物的排放量。

2001 年 1 月 30 日,伦敦市发布了《空气质量战略草案》。政府将大力扶持公共交通,目标是到 2010 年把市中心的交通流量减少 10%～15%。伦敦还将鼓励居民购买排气量小的汽车,推广高效率、清洁的发动机技术以及使用天然气、电力或燃料电池的低污染汽车。

如今,"名不副实"的"雾都"只有偶尔在冬季或初春的早晨才能看到一层薄薄的白色雾霾,无数英国文学作品中描绘过的沿街滚滚而下的黄雾已经消失了踪影。

问题

1. 伦敦在治理空气污染的过程中采取了哪些措施?
2. 我国在治理空气污染工作中可以从中汲取哪些经验与教训?

20 世纪 50 年代以后,全球面临的环境问题逐渐达到空前严重的程度,并相继发生了多次举世震惊的公害事件,给人类的生命健康造成了重大损失,环境污染和破坏已发展为威胁人类生存和发展的一个至关重要的问题。现在人们对环境问题虽然有新认识,但目前在世界范围内存在的污染依然十分严重。

环境污染控制是指控制污染物排放的手段,包括污染物排放控制技术和控制污染物排放政策两个主要方面。环境污染控制技术一般由企业或科研机构研发,按照市场机制运行,主要以配合国家制定的污染控制政策为目的,而制定环境污染控制政策是国家的职能,其基本依据是环境质量和社会经济发展水平。

环境污染控制的最主要手段是制定环境标准,并依法强制执行。长期以来,我们国家一直重视环境保护的工作,并先后为此制定了一系列的法律和法规。我国在 1973 年第一次全国环境保护工作会议上提出了"全面规划,合理布局,综合利用,化害为利,依靠群众,大家动手,保护环境,造福人民"的环境保护方针。在 1983 年第二次全国环境保护工作会议上确定环境保护是我国的一项基本国策,之后我国相继制定了一系列与环境保护相关的法律和法规。如 1989 年 12 月通过并实施的《中华人民共和国环境保护法》,1984 年通过、并多次修订的《中华人民共和国水污染防治法》,1987 年制定了《中华人民共和国大气污染防治法》,并于 1995 年、2000 年两次修订。除上述法律法规外,环境污染防治相关法律体系中还包括《中华人民共和国固体废物污染环境防治法》、《中华人民共和国清洁生产促进法》、《中华人民共和国环境影响评价法》、《环境保护目标责任制》、《排放污染物许可制度》等。我国的环境保护工作已经走上了法制的轨道,为环境保护工作的开展提供了有力的法律依据,有效遏制了环境污染日趋严重的势头。

尽管如此,我国当前的环境状况仍然相当严峻。如生态环境恶化的趋势尚未得到有效治理。近年来,随着农村经济的迅速发展,农村生活污水、垃圾、农业生产及畜禽养殖废弃物的排放量逐年增大,农村生态环境质量明显下降。近些年来,我国环境污染日趋严重的主要原因是:①工农业发达,生产排放量大;②工农业生产技术落后,大多数废弃物没有达标排放;③人口稠密,生活有害物质排放量大;④所在地自然条件较差,环境自净能力差。因此,当前防治环境污染的工作任务十分繁重,要依据现有的法规、标准、条例等措施,运用行政的、法律的、经济的、技术的和教育的手段加强环境管理工作,对危害和破坏环境的人为活动进行有效的监督和管理。要加强环境教育工作,通过环境教育提高全民的环境意识。防治环境污染主要有以下几个方面的工作:

（一）治理工业"三废"

工业"三废"是环境污染主要来源,治理工业"三废"是治理环境污染的主要措施。治理工业"三废"基本措施如下:

1. 工业企业合理布局　工业"三废"排放对环境的影响常是地区工业布局和厂址选择需考虑的重要因素。如工业企业一般避免布置在城镇居民区的上风向和水源上游;一些污染较大的工业如冶金、化工、造纸要远离城市中心;大工业企业与生活区间要有适当的隔离带以减少环境污染的影响等。一切新建、扩建和改建企业的基本建设项目、技术改造项目,要将防治"三废"污染的项目和主体工程同时设计、同时施工、同时投产使用。以确保建设项目竣工投产后,生产环境符合国家规定的劳动安全卫生标准,保障劳动者在生产过程中的安全与健康。

2. 改革工艺、综合利用　改革工艺、综合利用是治理工业"三废"的根本措施。大力采用无污染或少污染的新工艺、新技术、新产品,开展"三废"综合治理,是防治工业"三废"污染,搞好环境保护的重要途径之一。

为了促进清洁生产,提高资源利用效率,减少和避免污染物的产生,保护和改善环境,保障人体健康,促进经济与社会可持续发展,我国制定了《清洁生产促进法》。法律要求不断采取改进设计、使用清洁的能源和原料、采用先进的工艺技术与设备、改善管理、综合利用等措施,从源头削减污染,提高资源利用效率,减少或者避免生产、服务和产品使用过程中污染物的产生和排放,以减轻或者消除对人类健康和环境的危害。企业进行技术改造过程中,应采取清洁生产措施,包括以下内容:

（1）选用无毒无害或低毒低害的原材料替代高毒、有害的原材料:如油漆生产中用锌白代替铅白,交通工具等使用不含铅的汽油,避免铅的污染;人们认识到氟利昂等人造物质对臭氧层造成的破坏后,国际组织通力合作来降低这些破坏性化合物的使用量。

（2）改革生产工艺:采用资源利用率高、污染物产生量少的工艺和设备,替代资源利用率低、污染物产生量多的工艺和设备。以前镀锌、镀铜等要使用含氰方法,我国创造的无氰电镀新工艺代替过去的含氰电镀工艺,消除了含氰废水对环境的污染。

（3）加强综合利用,对生产过程中产生的废物、废水和余热等进行综合利用或者循环使用,化害为利,变废为宝。例如,煤炭企业生产中产生的煤矸石过去是作为工业废渣,堆积如山,通过技术改造可以用来作为替代燃料、生产水泥、建工为建筑材料;煤炭燃烧过程中产生的粉煤灰处理不当会造成严重空气污染,经过处理,粉煤灰可以加工为土壤改良剂、肥料或制造分子筛、吸附材料等产品;对石油化工企业排出的废气硫化氢、二氧化硫回收利用后可以制造硫酸。从工业"三废"中回收有用物质,是降低工业"三废"中污染物浓度的好方法。

3. 净化处理　对目前没有适当方法进行综合利用的工业废弃物,应当进行净化处理,以避免"三废"排放后污染环境。净化处理的常用方法包括物理方法、化学方法和生物学方法。

用于净化处理的物理方法有很多,如筛滤、沉淀、浮选和旋风除尘等。化学方法如混凝沉淀、氧化还原和中和方法等。常用的生物学净化处理方法如用微生物处理污水,我国在用微生物处理酚、氰化物已经取得了很好的效果。工业"三废"中的污染物质是多种多样的,往往需要联合采用多种,才能达到净化的目的。例如,油田污水中含有悬浮性固体、胶体、浮油、溶解性物质等多种污染物,对油田污水的处理常采用沉降-压力过滤等物理方法进行初步净化,而后采用浮选-过滤流程进行再净化,最后采用隔油-浮选-生物降解-沉降-吸附过滤处理,净化水质。

（二）预防生活性污染

随着国民经济的快速发展、城市化进程加速、人民生活水平的提高,日常生活中产生的污水、垃圾和人、畜粪尿的数量越来越大,资源浪费和对环境的压力越来越突出,其中生活垃圾的污染已成为严重的环境问题之一。

1. 生活污水（domestic sewage, domestic waste water）　是指城市机关、学校和居民在日常生活中产生的废水,包括厕所粪尿、洗衣洗澡水、厨房等家庭排水以及商业、医院和游乐场所的排水等。生活污水中含有大量有机物,如纤维素、淀粉、糖类、脂肪和蛋白质等;也常含有病原菌、病毒和寄生虫卵;无机盐类的氯化物、硫酸盐、磷酸盐、碳酸氢盐和钠、钾、钙、镁等。生活污水总的特点是含氮、含硫和含磷高,在厌氧细菌作用下,易生成恶臭物质。生活污水常用建筑物外的化粪池进行处理,在化粪池内经过厌氧发酵,能促使病原微生物的消亡。有条件的地方,生活污水可以在污水处理厂进行处理。

医院排放的废水较一般生活污水更为复杂。医院的污水除含有一般生活污水外,还含有化学物质、放射性废水和病原体。因此,必须经过处理后才能排放,特别是传染病病房排出来的污水,须经消毒后才可排放。无集中式污水处理设备的医院,对有传染性的粪便,必须单独消毒使其无害化。医院污水消毒处理的最常用方法是氯化消毒法。若医院污水污染了居民饮用水源,可以造成居民传染病的流行。我国曾发生过多起因城镇水源被医院污水污染而引起肠道传染病流行的事件。因此,必须加强对医院污水的管理,应对医院污水、污泥采取严格的消毒处理措施。

2. 生活垃圾 生活垃圾是指在日常生活中或者为日常生活提供服务的活动中产生的固体废物,以及法律、行政法规规定视为生活垃圾的固体废物。生活垃圾中许多成分可回收利用,如纸类、金属、塑料、玻璃等。垃圾中的一些有机物质是很好的有机肥料,人、畜粪尿中富含氮、磷、钾等肥料,是农业生产中重要的肥源,但是粪便中常含有各种病原微生物如寄生虫卵,必须经过无害化处理才能施用。垃圾处理遵循减量化、无害化、资源化、节约资金、节约土地和居民满意等准则,因地制宜,综合处理。目前我国城市垃圾处理的主要方式是卫生填埋,焚烧处理仅占很少一部分。垃圾填埋要防止对地下水的污染,但是有些地方垃圾填埋后对地下水已经造成了严重污染。采用焚烧办法处理垃圾是将有机垃圾在高温及供氧充足的条件下氧化成惰性气态物和无机不可燃物,以形成稳定的固态残渣。焚烧过程中释放出的热能可以用来供热或发电。焚烧的烟气净化后排出,少量剩余残渣排出、填埋或作其他用途。其优点是迅速的减容能力和彻底的高温无害化,占地面积小,对周围环境影响较小,且有热能回收,但是设备复杂,因而代价较高。实行垃圾分类收集可以减少垃圾产量并可以减小垃圾处理的难度,加强对垃圾中可回收物的回收利用,逐步建立和完善废旧物资回收网络,尽量提高资源的循环使用率。在垃圾处理和综合利用过程中,要避免和控制二次污染。

随着技术进步和社会生活模式的改变,家用电器越来越多,淘汰或损毁的电视机、冰箱、空调、电脑、手机等电子产品带来的环境问题逐步显现,成为一个新的环境污染因素,即所谓的"电子垃圾"。电子废弃物的成分复杂,不少家电含有有毒化学物质,其中半数以上的材料对人体有害,有一些甚至是剧毒的。电子废弃物被填埋或者焚烧时,其中的重金属渗入土壤,进入河流和地下水,将会造成当地土壤和地下水的污染,直接或间接地对当地的居民及其他的生物造成损伤;有机物经过焚烧,释放出大量的有害气体,如剧毒的二噁英、呋喃、多氯联苯类等致癌物质,对自然环境和人体造成危害。电子废弃物造成的污染和拆解这些废弃物过程中造成的二次污染已经成为环境污染治理的一个新挑战。

加强宣传生活垃圾的危害和《中华人民共和国固体废物污染环境防治法》等有关的法律知识,促使政府和公众做好生活垃圾的管理工作。

（三）合理使用农药、化肥

农药与化肥的生产与使用在提高农作物产量的同时也导致了土壤、水体和大气等环境的污染,并导致农产品中农药残留致使其质量下降,间接影响人体健康。长期使用农药与化肥还可以造成生态平衡破坏和土壤肥力下降等严重问题。因此,要重视合理地使用农药和化肥。

各类农药并非都有残留毒性问题,同一类型不同品种的农药对环境的危害也不一样。造成污染的农药主要是有机氯农药,含铅、砷、汞等物质的金属制剂等。有机氯农药,如六六六、DDT等,稳定性强,不易分解,大量使用不仅直接造成对农作物的污染,同时农药残留在水和土壤中,通过食物进入人体,危害健康。目前,南极大陆的企鹅体内已发现有机氯农药。环境中农药的残留浓度一般很低,但通过食物链和生物浓缩可使生物体内农药浓度提高至几千倍,甚至几万倍,对人体产生损害。

控制农药与化肥造成环境污染措施有多种。首先要科学、合理地使用农药,不同种类的农作物、水果、蔬菜应当按照要求,使用相应种类、浓度的农药,按规定的用量、方法、次数和安全间隔期(最后一次施药到收获的天数)使用农药,不要超范围、超标准使用农药。这样既能有效地防治病虫草害,又可减轻污染。加强农药安全操作培训,使用农药时要遵守农药安全操作规程。其次,使用高效、低毒、低残留的农药,限制使用毒性大、残留期长的农药,禁止使用有机氯农药(如六六六、DDT),禁止使用有三致(致癌、致畸、致突变)作用的农药。在使用农药过程中,配药、拌种要远离水源,防止农药污染水体环境。剧毒农药不得用于蔬菜和成熟期的粮食作物和水果。要提倡综合防治,即将化学农药、生物防治(利用害虫天敌)和物理防治方法(如电离辐射使雄性绝育)等配合起来,联合或交替使用,这样既能减少化学农药的用量、减轻害虫的耐药性,又能更有效地防治病虫害。

研究并推广新技术,取代农药是控制环境污染的一项有效措施。如生物防治,这是一种利用有益生物或其他生物来抑制或消灭有害生物的一种防治方法。该方法成本低、效果好、污染少,因而具有广阔的推广前景。

合理施用化肥。依据植物营养特性、土壤特性、农作物生长期需要选择肥料,要交替使用不同品种的化肥,将有机肥与无机肥相结合施肥,并使用先进的施肥技术,提高化肥利用效率。

（四）预防交通污染及其他污染

根据统计,2011 年我国汽车保有量超过 1 亿,全球排名第二。汽车拥有量快速增加带来的问题也很快凸现出来:交通拥挤、噪声污染、大气污染、能源短缺等。汽车尾气污染成为许多城市大气污染的主要原因之一。2012 年底全国多个城市出现严重雾霾天气,汽车尾气污染是一个重要因素。汽车尾气含有危害人体健康的碳氢化物、苯并(a)芘、硫化物、氮氧化物和铅的氧化物等。汽车尾气中的碳氢化物、氮氧化物等经太阳紫外线作用生成光化学烟雾,可以引起人体急性中毒。

控制交通污染的策略与措施包括:①严格执行有关法规,加强环境监测。为贯彻《中华人民共和国环境保护法》、《中华人民共和国大气污染防治法》以及环境空气质量标准,严格执行车辆排放物限制规定,控制汽车污染物的排放,是改善空气质量的重要措施。加大环保的管理力度,加强各级环境管理机构的设置,按国标规定的检测方法实施对环境污染物的监测,是贯彻有关法规的必要保证。②改进机动车设备,控制排污量。改进内燃机结构和废气净化装置等,使之能避免或减少气体的泄漏,或强制性规定加装净化装置等,减少或改变排污的成分与数量。③改进能源,可研究采用电子汽车和采用液化天燃气、氢气、液化煤气与柴油的混合燃料。用无铅汽油来代替有铅汽油作为燃料,是减少汽车排污的有效措施。④发展公共交通,提倡节能减排,鼓励选择排量小的汽车或少用汽车。⑤合理地布置路网与调整交通流、综合治理交通堵塞,提高交通运输效率,进而减少污染。⑥因地制宜,做好绿化工作,降低交通运输带来的噪声污染和空气污染。

控制其他污染包括加强污水灌溉农田的卫生管理和控制农业生产中焚烧稻草秸秆造成空气污染等。城市污水中常含有大量的氮、磷等营养物,利用污水灌溉农田,可以节省化肥,增加农作物产量,还可以改善土壤物理化学性质。但有些污水中含有毒有害污染物,如重金属、化学毒物以及致病微生物,要对污水进行预处理后,并使水质达到规定的标准后才能灌溉使用。

（五）加强卫生执法监督

环境管理是依据法规、标准、条例和制度等,运用行政的、法律的、经济的、技术的和教育的手段,对危害环境的人为活动进行监督与控制,而执法监督是法律赋予环保部门的神圣职责,国家授权环境卫生部门对辖区的企业、事业单位及个人就执行环境卫生法规及标准的情况进行监督和管理。完善的法制、标准体系是有效监督执法的依据,我国先后制定或修订了多项环境保护的法律法规,使环境部门的环保监督工作有法可依。坚持推行"三同时"、"环境影响评价"、"排污收费"制度,减少环境污染。"三同时"是指凡是从事对环境有不良影响的建设项目都必须执行防治污染及其他公害的设施与主体工程同时设计、同时施工、同时投产的制度。

卫生执法监督的基础是环境监测。科学、客观的环境监测数据是卫生监督执法的基本依据,是卫生立法和制定环境卫生标准必需的数据,也是环境突发事件的预警基础。长期连续做好环境监测不仅能反映环境质量水平和变化规律,也可以用于预测未来环境质量变化,为环境影响评价和城市规划等工作奠定基础。

（六）开展环境教育,提高全民环境保护意识

对人群开展环境教育关系到环境保护事业的全局,是实现环境保护和可持续发展的根本措施。通过对全民开展环境教育,提高全民环境保护意识,正确认识环境保护和社会发展、经济建设之间的关系,增强保护环境的社会责任感和意识,自觉遵守环境保护法律法规,为创造更美好的生活工作环境提供社会基础。

案例3-3分析

伦敦地处泰晤士河河谷地带,地势低洼,较容易形成湿度大、无风的逆温天气。工业生产、居民取暖、汽车尾气等排放的废气容易高浓度聚集在城市低空,难以扩散造成严重污染事件,危害人群健康。伦敦在100多年治理污染的过程中,采取了多种综合措施,包括立法、制定规范与标准、发展新技术与工艺,减少排放、重新规划城市,迁出重污染企业、限制燃煤,同时鼓励采用清洁能源和降低能源消耗等。治理交通污染采用了发展公共交通、教育大众,注意环保,采用低排量汽车、采用新技术、新工艺来控制污染物排放等。

伦敦市治理污染的过程可以为我国治理空气污染提供很多借鉴之处,其一是治理空气污染要根据实际情况,合理制定综合措施;其二是立法是控制环境污染,保护环境的最为根本措施。通过立法保护环境要根据社会发展形势与趋势不断的完善;其三控制环境污染,保护环境是全社会的工作,需要全社会积极参与。

思 考 题

1. 试述目前影响我国人群健康的主要环境问题有哪些?
2. 环境污染对健康影响的特点有哪些方面?
3. 环境污染对健康的影响有哪些?

(董兆举)

第三节 目前主要的环境污染现象

案例3-4

位于北欧斯堪的纳维亚半岛东南部的瑞典,是一个美丽的多湖泊国家,8.5万多个湖泊因冰川作用而形成。湖水清澈,风光美丽,鱼群在水中嬉戏。可是,自20世纪60年代初,瑞典紧靠波罗的海西部沿岸一带的许多湖泊中,有许多鱼类不明原因地死去。后来,这种可怕的现象在斯堪的纳维亚及其他地区也相继出现,一半的湖泊不见了鱼影,近2万个湖泊水质严重酸化,鱼类在做垂死挣扎。另外,还有450万平方米木材也莫名其妙地化为乌有。

地处中欧的德国西部生长着的茂密黑松林,纷纷枯死,受害森林占其森林面积的8%,木材产量锐减一半。其他中欧国家的森林也出现了同样的情况,枯死的森林已超过100万公顷。

西欧的英国、西南欧的意大利、巴尔干半岛上的希腊也出现了一些怪现象。伦敦特拉法加广场上的查理一世塑像,锈迹斑斑,成了大麻子;意大利罗马科洛西姆斗兽场以及希腊雅典巴特农神庙等古迹,也斑斑点点,坑坑洼洼,被腐蚀得很严重,有的则风化崩塌。

在北美,美国和加拿大交界地区的1500多个大大小小的湖泊中,有500个出现了与瑞典类似的情况,鱼类濒临绝迹。

问题

1. 上述事件主要是由什么原因引起的?
2. 土壤的酸化与重金属镉污染有什么关系?

人类在改造环境、建立新的适应人类生存的环境过程中,不可避免地改变了地球自然环境的平衡。特别自20世纪以来,人类以空前的发展速度建立了现代的物质文明,但与此同时,也付出了高昂的代价。越来越强和越来越频繁的飓风及海平面的升高困扰着人们;一些人经历大规模洪水,而另一些人则饱受严重干旱之苦;物种以前所未有的速度灭绝;安全的水资源越来越有限,并妨碍了经济活动;土地退化使数以百万计的人生活面临威胁。人类对自然环境的过度攫取和人类生产、生活活动产生的各类有害物质,持久地破坏了人类的生存环境,造成了大量威胁人类健康的全球性的环境问题。

一、臭氧层破坏

平流层底部臭氧层中的臭氧几乎可全部吸收来自太阳的短波紫外线,使人类和其他生物免遭紫外线辐射的伤害,是地球生物的天然保护伞。1985年,英国科学家首次观测到南极上空出现臭氧空洞,并证实其同氟利昂分解产生的氯原子有直接关系,这一消息震惊了世界。高空中臭氧虽在减少,但空气中臭氧含量在不断增加,接近地面的臭氧引起光化学烟雾、危害森林、农作物、建筑群等,并会造成人的机体失调和中毒。除了热带地区,目前平流层臭氧的消耗在全球各地都有不同程度的出现。季节性的平流层臭氧消耗在极地地区最为严重,尤其是南极地区。2000年9月3日,美国宇航局的科学家观察到南极上空的臭氧层空洞面积达到2830万平方千米,相当于美国领土面积的3倍。在此之前,人们观测到的最大臭氧空洞是1998年9月19日出现的,面积为2720万平方千米。

新发现增加了人们对臭氧层脆弱性的担忧。除在南极发现的臭氧空洞外。目前北半球中纬度地区的冬季和春季的臭氧平均损失率为6%,南半球中纬度全年臭氧损失率为5%。在春季,南极大陆上空的臭氧损失率为50%,北极为15%,由此造成的有害紫外线照射分别增加130%和22%。

臭氧层耗损意味着大量紫外线将直接辐射到地面,紫外线辐射增强会增加人体患皮肤癌的概率,并损害人的眼睛和免疫系统。据估计,平流层臭氧浓度减少1%,UV-B辐射量将增加2%,人群皮肤癌的发病率将增加3%,白内障的发病率将增加0.2%~1.6%,因此,对公共健康具有重大影响。由于臭氧层破坏,使紫外线辐射增强,在20世纪,恶性黑素瘤(malignant melanoma)(皮肤癌)这种疾病急剧增加。人们生活方式的改变,如户外活动增多和太阳浴也是导致皮肤癌增多的原因。2000年,全世界78.5%的黑素瘤病例和73%死于与黑素瘤有关疾病的病例报道出现在发达国家。在美国,1930年以来有报道的恶性黑素瘤病例已经增加了1800%,有1/5的美国人患有皮肤癌,每小时就有一名美国人死于皮肤癌。澳大利亚和新西兰的紫外线每10年上升10%。也就是说,在过去的20年中一个澳大利亚人暴露在阳光下直到灼伤的平均时间缩短了将近20%。另外一个问题是紫外线辐射对地球浮游植物及动物的损害作用,并通过食物链破坏整个生态系统的平衡。

平流层臭氧消耗主要与人类活动排入大气的某些化学物质有关。另外,温室效应增强使地球表面变暖而平流层变冷,也是臭氧层减少和臭氧空洞形成的原因之一。消耗臭氧层的物质(ozone depleting substance,ODS)主要有氧化亚氮(N_2O)、四氯化碳(CCl_4)、甲烷(CH_4)、溴氟烷烃类(哈龙类,halons)以及氯氟烃类(CFCs)等,破坏作用最大的是CFCs和哈龙类物质。这些物质性质稳定、无毒、生产成本低廉、易于储存且用途广泛,涉及冰箱和空调的制冷剂、发泡剂、溶剂、消毒剂和喷雾发射剂等大量产品。这些物质被释放进环境后,它们会上升到大气的平流层,在太阳的辐射下分解,然后释放出氯或溴原子,进而损害具有保护作用的平流层臭氧层中的臭氧分子。由于这些物质难以消除,因此造成的影响持续且长久(图3-5)。

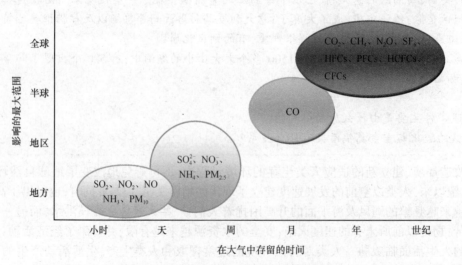

图3-5 大气中有害物质的影响时间和范围

为了应对臭氧层消耗的威胁,国际社会提出了《关于消耗臭氧层物质的蒙特利尔议定书》,该议定书要求逐步淘汰氯氟烃和其他消耗臭氧层物质的生产和消费。1987年各国政府签署了该议定书,并在2年后生效。该议定书最初号召各国到20世纪末减少50%氯氟烃的生产量。随后,通过《伦敦修正案》(1990年)、《哥本哈根修正案》(1992年)、《蒙特利尔修正案》(1997年)和《北京修正案》(1999年),淘汰的数量逐渐增大。现在,该议定书已经被广泛视为现行的最有效的多边环境协议之一。除了氯氟烃,该议定书还包括其他一些管制物质,如哈龙、CCl_4、甲基氯仿、CFCs、甲基溴和溴氯甲烷,这些物质都是在1999年通过《北京修正案》添加到议定书中的。

我国于1989年9月正式加入《保护臭氧层维也纳公约》,1991年6月宣布加入《蒙特利尔议定书》。国务院于1993年批准了《中国消耗臭氧层物质逐步淘汰国家方案》。2007年7月1日起,我国停止除必要用途之外的CFCs和哈龙类的生产和进口,提前两年半完成履约目标。尽管消耗臭氧层物质的排放量在过去20年间有所减少,据估算,在各国完全遵守《蒙特利尔议定书》承诺义务的情况下,南极上空的臭氧层也要到2060~2075年才能完全恢复。

二、酸 雨

酸雨(acid precipitation,acid rain)是指pH小于5.6的降水。在没有大气污染物存在的情况下,降水(包括雨、雪、雹、雾等)的pH在5.6~6.0之间,主要由大气中二氧化碳所形成的碳酸组成。1872年英国化学家Smith在其专著《大气和降雨:化学气候学的开端》中,首次提出"acid rain"的概念。酸雨的形成受多种因素影响,其主要前体物质是SO_2和NOx,其中SO_2对全球酸沉降的贡献率为60%~70%。

在气相环境中,二氧化硫形成酸雨的反应过程:

$$SO_2 + OH\cdot \longrightarrow HOSO_2\cdot \qquad HOSO_2\cdot + O_2 \longrightarrow HO_2\cdot + SO_3$$

在水存在的情况下,SO_3生成H_2SO_4

$$SO_3 + H_2O \longrightarrow H_2SO_4$$

在液相环境中,二氧化硫通过水解形成酸雨过程:

$$SO_2\cdot H_2O \Longleftrightarrow SO_2\cdot H_2O \qquad SO_2\cdot H_2O \Longleftrightarrow H^+ + HSO_3^- \qquad HSO_3^- \Longleftrightarrow H^+ + SO_3^{2-}$$

二氧化氮形成硝酸的过程:

$$NO_2 + OH\cdot \longrightarrow HNO_3$$

过去20年间,亚洲工业化国家的污染物排放量已经持续增加,有时增长幅度非常大。例如,2000~2005年,中国的二氧化硫排放量大约增长了28%,而卫星数据显示中国氮氧化物的排放量在1996~2003年增长了50%。据估算,2005年,中国东部和中南部地区硫沉积超过临界负荷的土壤范围,超过了国土总面积的28%。鉴于中国目前实施的减排计划,预计超过临界负荷的面积到2020年将会减少到20%。

氮氧化物的问题比硫化物更难解决。尽管汽车技术已经改善,单车氮氧化物排放量有所降低,但旅客周转总量却不断增长,因此,不同国家的氮氧化物排放总量还是有所增长。

> **案例3-4分析**
> 土壤酸化不仅使土壤中的营养元素溶出,也使一些重金属(如锰、铬、镉)易于溶出并被植物吸收。土壤被镉污染后,在酸化条件下活性增加,并从土壤转移至植物。而谷类对镉有较强的富集能力。因此,如果土壤被镉污染,而又处于酸化状态,极易导致大米镉超标。

在20世纪中后叶,酸雨曾是欧洲面临的主要环境问题之一,也一度被称作"游荡在空中的恶魔"。目前已成为一种范围广泛、跨越国界的大气污染现象。酸雨对陆生和水生动物、建筑材料、文物和人体健康都有明显的不良影响。酸雨会破坏土壤,土壤中的营养元素如钾、钠、钙、镁会被溶出,使土壤pH降低;抑制土壤微生物的繁殖,特别是对固氮菌的危害,使土壤肥力下降,农作物产量降低。酸雨使湖泊酸化,危害水生生物生长,浮游动物种类减少,鱼贝类死亡。受酸雨侵蚀的植物叶片,叶绿素合成减少,最终叶片脱落,植物死亡。酸雨刺激人的皮肤,诱发皮肤病,引起肺水肿、肺硬化。此外,酸雨会腐蚀金属制品、油漆、皮革、纺织品和含碳酸盐的建筑。

在1972年斯德哥尔摩举行世界环境大会后,欧洲开展了应对酸性物质排放的项目。1979年,联合国欧洲经济委员会《远程越境空气污染公约》促进了区域监测、评估和协作的平台。20世纪80年代后期,欧洲采用综合手段应对酸化、富营养化和臭氧层问题。1994年起,区域协定开始控制二氧化硫、氮氧化物、氨和非甲烷挥发性有机化合物的排放,以加强对最容易受破坏的生态系统的保护。目前,欧盟确定的污染物排放目标比《远程越境空气污染公约》设定的要严格许多。由于实行了《关于某些大气污染物国家排放最高限值的欧盟指令》(NECD)和《远程越境空气污染公约》里的相应规定,预计酸性沉降物将持续减少。根据当前的预测,欧盟二氧化硫的排放最新的目标是到2020年减少39%(相比2000年)因土地酸化影响的森林地区面积。

我国1974年开始在北京西郊监测酸雨。目前,我国已成为继欧洲、北美之后的第三大酸雨区,酸雨污染仍较重。2012年,监测的466个市(县)中,出现酸雨的市(县)215个,占监测的46.1%。2012年,降水pH年均值低于5.6(酸雨)、低于5.0(较重酸雨)和低于4.5(重酸雨)的市(县)分别占30.7%、18.7%和5.4%,硫酸盐为主要致酸物质。2012年,全国酸雨分布区域主要集中在长江沿线及以南-青藏高原以东地区,主要包括浙江、江西、福建、湖南、重庆的大部分地区,以及长三角、珠三角、四川东南部、广西北部地区。酸雨区面积约占国土面积的12.2%。2012年,废气中主要污染物二氧化硫排放总量为2117.6万吨,与上年相比下降4.52%;氮氧化物排放总量为2337.8万吨,与上年相比下降2.77%。

鉴于我国面临的环境污染压力不断增大,政府不断加快节能减排的力度和速度,实施烟气脱硫和淘汰电力行业中的小型低效发电装置。我国"十二五"节能减排规划提出2015年,全国二氧化硫排放总量分别比2010年各减少8%。2005年,我国硫沉积超过临界负荷的土壤范围超过了领土总面积的28%,主要是东部和中南部地区。中国目前实施的减排计划,预计超过临界负荷的面积到2020年将会减少到20%。

三、全球气候变暖

案例3-5

　　全球气候变化影响着地球的生态平衡。荷兰的一项研究发现,鸟类迁徙的高峰在25年前是4月25日,7月3日雏鸟孵化出壳,此时毛毛虫刚好出来活动,为鸟类的哺育提供了丰富的食物,自然界物种之间的配合天衣无缝。然而近20年的升温让毛毛虫的活动期提前,而雏鸟孵化却跟不上这个变化。很多鸟类因食物不够而夭折,而毛虫却因为缺少天敌而泛滥,并毁坏植物。

　　北美松树甲虫的"泛滥成灾"与气候变化密切相关。以往,冬季到来时,松树甲虫抵抗不住加拿大的严寒,大部分虫子都会被冻死,而只有极少数能活到第二年春天,这样松树甲虫的数量能被大自然控制在合理的范围内;但现在,随着冬季气温变得越来越暖,松树甲虫已能够平安越冬,冬季里仍很活跃,它们吃掉更多的树木来储存能量,全年都在不断地繁殖。为了遏制松树甲虫毁坏珍贵的北美原始森林,加拿大的林业工作人员也是想尽办法。他们在针叶林中遍撒捕杀器;发现某处森林被甲虫感染后立即放火焚烧;甚至挖壕沟,建隔离带。但这些措施收效甚微,松树甲虫还是"啃光"了数百万公顷原始针叶林。

问题

　　通过上述事件,思考有哪些疾病会受气候变暖的影响而发生流行病学特征的改变,查找相关文献并进行讨论。

自1850年人类开始进行系统的气温记录以来,全球变暖的趋势已勿庸置疑。1906年以来,地球表面温度大约增加了0.74℃。这已经导致了严重的后果:极地冰川的减少,永冻土区域开始融化;河流和湖泊冰层的过早解冻,中纬度和高纬度地区生长期的延长,植物、昆虫和动物地理分布区的转移,树木提前开花、昆虫提前出生、鸟类过早产蛋;降雨规律的变化和洋流的变化,海洋热带风暴次数增多、强度增大和持续时间的延长。联合国气候变化专门委员会预测,如果不采取有效措施,预计2090~2099年,全球平均气温将升高1.8~4.0℃,将导致灾难性的后果。

全球气候变化是一个重大的全球性挑战。其对人类的影响已经非常明显,水资源的供应、粮食安全和海平面上升等方面的变化预计将对数以百万计的人产生显著影响。在经济领域:热带更加频繁发生的飓风,由海平面上升所造成的土地减少及渔业、农业和水供应的破坏所带来的损失,每年将达3000多亿美元;从全球范围看最大的损失是能源领域,到2050年世界水工业每年将额外消耗470亿美元。如果二氧化碳浓度达到工业革命前的 2 倍,由干旱、洪水和火灾导致的农业和林业损失最多可达 420 亿美元;为使家园、工厂及电站抵御海平面上升和暴雨所设的防洪计划每年耗费 10 亿美元;生态系统,包括红树林沼泽、珊瑚礁和沿海河湖的损失,到 2050 年总共可达 700 亿美元。在卫生领域:气候变暖有利于病原体及有关生物的繁殖,从而引起生物媒介传染病的分布发生变化,扩大其流行的程度和范围,加重对人群健康的危害。在热带、亚热带地区,由于气候变暖对水分布和微生物繁殖产生影响,一些介水传染病的流行范围扩大,强度加大。气候变暖可导致与暑热相关疾病的发病率和死亡率增加。2003 年夏季,全世界不少地区气温创百年之最,仅法国因热致死 13 632 人。气候变暖还会使空气中的一些有害物质如真菌孢子、花粉等浓度增高,导致人群中过敏性疾患的发病率增加。

全球变暖的主要原因是过去数百年人类大量燃烧石油、煤炭和天然气,向大气排放二氧化碳和其他温室气体(green house gas,GHG)所致的温室效应(greenhouse effect)。温室气体主要包括 CO_2、CH_4、N_2O 和 CFCs 等。各种温室气体对温室效应的贡献率不同,其中 CO_2 为 55%、CH_4 为 15%、N_2O 为 6%、CFCs 为 24%。自从工业化时代开始以来,温室气体在大气中的浓度就稳步上升。尤其是 20 世纪,二氧化碳浓度出现了史无前例的上升,已经达到了 380 ppm,远远高于工业化时代之前(即 18 世纪)280 ppm 的水平。自 1987 年以来,全球燃烧化石燃料产生的二氧化碳年排放量已经增长了大约 1/3。另外一种主要的温室气体—甲烷的排放量也有显著上升,其大气浓度比 19 世纪增加了 150%。大气中存在的其他污染物也会影响地球的热平衡,这些污染物包括工业废气,如六氟化硫、氢氟烃(HFCs)和全氟化碳(PFCs)、对流层臭氧、颗粒污染物以及燃烧化石燃料和生物质燃料产生的含硫和含碳的气溶胶。

在 1992 年召开的联合国第二次环境与发展大会上,包括中国在内的 166 个国家签署了《联合国气候变化框架公约》(UNFCCC)。1997 年发表的《京都议定书》规定了 15 个发达国家的温室气体限排、减排任务和时间。我国于 1998 年签署了《京都议定书》。但世界各国对此协议的响应却远远不够。尤其是一些发达国家拒绝加入,给全球温室气体控制的前景蒙上了阴影。

案例 3-5 分析

由于大气温度升高,导致热带传染病向高纬度扩散,目前已有热带传染病扩散的迹象。而过去在低温下难以存活的病毒随着冬季温度上升,有全年活动的可能。近 30 年出现了约 30 种新的人类疾病病毒(汉坦病毒、埃博拉病毒等)。监控发现,过去已经得到控制的疾病如禽流感、西尼罗热和结核病等有再度暴发的可能。

四、沙 漠 化

沙漠化(desertification)是指因气候变化、人类活动等多种因素导致的干旱、半干旱和半干旱半湿润地区土地退化现象。它是连接成片的土地退化,超越了基本生态系统自我修复的界限,需要更多的外部资源帮助恢复。

全球约有 20 亿人口生活在干旱地区,90% 生活在发展中国家。有 600 万平方千米的干旱地区长期被土地退化问题所困扰。沙漠化在贫困国家最为明显,这些国家错综复杂的社会经济和生物物理过程给土地资源和人类福祉造成了不良影响。但是,沙漠化也不仅是发展中国家的问题,欧洲地中海地区的 1/3 土地和美国 85% 的牧场都面临沙漠化的威胁。这是目前世界上最严重的环境与社会经济问题。据有关资料记载,全球每年有 600 万公顷的土地变为荒漠。亚太地区是荒漠化比较突出的一个地区,中国、阿富汗、蒙古、巴基斯坦和印度是受荒漠化影响较重的国家。

沙漠化是一个全球发展问题,它导致人们被迫离开家园。沙漠化威胁着干旱地区农村人口的生活,尤其是以牲畜、庄稼和薪柴为生的贫困人口。在不新添大量肥料的情况下把牧场转变为农田,会持续显著削弱土地生产力,减少生物多样性,同时还伴随着水土流失、养分枯竭、盐度增加和缺水问题。2000 年,旱地人均可利用淡水量为 1300 立方米/年(远远低于人类正常生活所需的最低估计水平 2000 立方米/年),而这一数字还可能进一步缩小。根据人类幸福发展指数(indicators of human well-being and development),位于干旱地区的发展中国家落后于世界其他地区。例如,干旱地区发展中国家的婴儿平均死亡率(54‰)比非旱区发展中国家高 23%,是工业化国家的 10 倍。

1994 年签署的《联合国防治荒漠化公约》引领了全球治理沙漠化行动,目前已有 191 个国家签署了该公约。沙漠化治理已经发展成一个追求良政、联合非政府组织、改良政策、将传统知识与科学技术融合的过程。79 个国家已经制定了国家行动计划,沙漠化治理行动现在从意识提高和计划制定扩大到落实土地复垦项目并提供财政资源。中国很早就开始对退化严重的黄土高原实施了国家层面的复垦努力,虽然黄土高原地区同期降雨量有所减少,但是,全球土地退化和改善评估(global assessment of and degradation)展示了这一行动开展 20 年来生物质能不断增加的趋势。自 20 世纪 90 年代以来,中国每年有 3440 平方千米的土地面临沙化威胁。从 1999 年开始,每年复垦的土地达到 1200 平方千米。截至 2009 年底,我国荒漠化土地面积为 262.37 万平方千米占国土总面积的 27.33%,沙化土地面积为 173.11 万平方千米。与 2004 年相比,5 年间荒漠化土地面积净减少 12 454 平方千米,年均减少 2491 平方千米。沙化土地面积净减少 8587 平方千米,年均减少 1717 平方千米。

思 考 题

1. 酸雨的定义及主要危害是什么?
2. 什么是温室效应?
3. 臭氧空洞对地球生物产生的健康效应有哪些?

(赵　峰)

第四章 生活环境与健康

第一节 大气环境与健康

案例 4-1

2002 年 3 月 10 日,村民万某准备从地窖中拿蕃薯,万某进入地窖后,立即昏倒,闻讯赶来的万某女儿下窖救人,同样昏倒在窖内。万某的女婿俞某再次进入救人,同样昏倒在内。俞某的儿子在腰系绳子后下窖救人,在为其父系好绳子后,就失去知觉。旁人急忙施救,其中万某及其女儿被人用钩子钩住衣服拉出地窖,已停止呼吸,急送当地卫生院抢救,但未见效。俞某出现昏迷、意识不清、反射消失、瞳孔缩小等。俞某儿子救出洞口后几分钟就苏醒。俞某于出洞 0.5 小时后逐渐苏醒。经 3 月 10 日 14 时现场调查,该地窖呈啤酒瓶形,洞口较窄,直径为 0.45m;洞身较大,直径为 2.50m,整个地窖深约 3.5m。内藏蕃薯 1000 多千克,洞口用塑料薄膜严密封住。调查人员在现场用点燃的蜡烛放入窖内作实验,在离窖口 0.5m 处马上熄灭。后用玻璃针筒取离洞口 0.5m 处和离洞底 0.5m 处空气样品送检分析,极微量 CO,未检出硫化氢(H_2S),在离洞口 0.5m 处 CO_2 浓度为 18 000mg/m³,离洞底 0.5m 处 CO_2 浓度为 54 000mg/m³。

问题

1. 根据以上检测结果,判断为哪种毒物中毒?
2. 进入类似环境要做好哪些准备工作?

大气圈(atmospheric sphere)是指包围在地球表面,并随地球旋转的的空气层,厚 2000～3000km 以上,没有明显的上界。按气温垂直变化特点大气圈从低到高被分为对流层(troposphere)、平流层(stratosphere)、中间层(mesosphere)、热层(thermosphere)和外大气层。大气中的氧是地球生命活动的必需物质。人通过呼吸进行气体交换,从空气中吸收氧气,呼出二氧化碳以维持生命活动。无氧状态持续超过 5 分钟,就会造成不可逆的脑死亡。大气中含量最多的氮气,也是构成生命的基本元素,通过微生物的固氮作用被生物体利用。大气还承担着把水分从海洋输送到陆地的功能。

大气圈中与人类活动关系最为密切的一层是对流层,最靠近地面并且密度最大,平均厚度约 12km。因既有平流也有直流,故称为对流层。在标准大气条件下,该层的温度随着距地面的高度的增高而递减,一般常用大气温度垂直递减率(γ)来表示。定义为高度每增高 100m 气温下降的度数,通常为 0.65℃。这种现象称为垂直温差递减率。然而由于受各种气象条件的影响,近地层大气的实际情况比较复杂,如在冬季,夜间地面散热较快而冷却,近地表的空气也随之冷却,热量辐射至更上层空气,这样气层不断由下向上冷却,形成气温下低上高。这种大气温度随距地面高度增加而升高的现象称为逆温(temperature inversion),此时便不利于大气污染物向高空扩散稀释。平流层位于对流层之上,其上界延伸至 55km,在平流层的上层,即 30～35km 以上,温度随高度的增加变化不大,故又被称为"同温层"。平流层的气流以水平运动为主,空气稀薄,水汽很少,能见度高,有利于飞机的安全飞行。在高 15～35km 处,有一层很厚的臭氧层,它能吸收短波紫外线(波长 200～300nm)从而具有保护地球生物免遭过量紫外线杀伤的作用。

一、大气的理化性状与健康

(一)大气的组成

自然状态的大气是由混合气体、水汽和以气溶胶形式存在的固体物质组成。除去水汽和气溶胶后的空气称为"干洁空气"。干洁空气是无色、无味、无臭的混合气体,主要成分一般较恒定,有氮气、氧气、二氧化碳、微量惰性气体及少量水蒸气等。其化学组成如表 4-1 所示。

表 4-1 干燥空气的组成(20℃,1 个大气压)

空气成分	容积(%)	重量(%)	空气成分	容积(%)	重量(%)
氮(N)	78.09	75.51	甲烷(CH_4)	0.000 22	0.000 12
氧(O)	20.95	23.15	氪(Kr)	0.0001	0.000 29
氩(Ar)	0.93	1.28	一氧化二氮(N_2O)	0.000 05	0.000 08
二氧化碳(CO_2)	0.03	0.046	氢(H)	0.000 05	0.000 003 5
氖(Ne)	0.0018	0.001 25	氙(Xe)	0.000 008	0.000 036
氦(He)	0.000 52	0.000 072	臭氧(O_3)	0.000 004	0.000 007

1. 氧气 一个成年人每天呼吸 2 万多次,吸入 10 ~ 15m³ 空气。当空气中氧含量降低到 12% 以下时,机体会出现代偿性呼吸困难;低于 10% 时,会出现恶心、呕吐、智力减退等现象;当降低到 7% ~ 8% 以下时,机体代偿能力衰竭,会危及生命。高原、高空的自然环境气压低,空气稀薄,氧分压降低,当人由平原进入高原(海拔 3000m 以上),或由低海拔地区进入海拔更高的地区时,由于对低氧环境的适应能力不全或失调导致发生以急性肺水肿为主要临床表现的急性高原病。长期生活在高原地区的人,可由于机体慢性失代偿导致慢性高原病,包括红细胞增多症、高原性心脏病等。

2. 氮气 人在高气压环境中,肺泡内各种气体分压随之增高,血液和组织中会溶解更多的氮气。如果减压速度过快、幅度太大,超过经呼吸循环排出气体的限度,在高压条件下溶解在组织和血液中溶解的高浓度氮气就会原地逸出,在组织、血液中形成气泡。由于气泡的压迫和栓塞作用引起机体损伤而发生减压病。

3. 二氧化碳 二氧化碳(CO_2)主要来自火山喷发、动植物的呼吸和有机物的燃烧和腐败等。CO_2 本身没有毒性,但当空气中的 CO_2 超过一定量时,对人体会产生有害的影响。CO_2 浓度达 3% 时,人体呼吸程度加深;达 4% 时,人体产生头晕、头痛、耳鸣、眼花、血压上升;达 8% ~ 10% 时,人体呼吸困难、脉搏加快、全身无力、肌肉由抽搐至痉挛、神志由兴奋至丧失;达 30% 时,人体可出现死亡。由于 CO_2 升高时,往往伴有缺氧,因此,认为死亡原因是 CO_2 增高和氧气缺乏共同引起的。

> **案例 4-1 分析**
>
> 潮湿的植物、果实、桔杆、术材以及大量生物性废弃物、有机垃圾等,均能在微生物作用下分解出大量 CO_2,聚集在周围空气中。如果存放堆积场所非常密闭、通风极差,就会使 CO_2 达到致死浓度。地下仓库、地窖、枯井、深井、隧道、涵洞、污水干管、污水处理厂构筑物等都是通风极差的密闭环境,污染严重,很容易引起 CO_2 急性中毒,也还可能伴有其他毒气。

(二) 大气的气象条件

气温、气湿、气流、气压因素称为气象条件。机体通过体温调节、心脑血管功能、神经系统功能和免疫功能等多种生理功能的调节,来适应外界大气气象条件的变化。适宜的气象条件,可使机体处于良好、舒适的状态,当气象条件变化超过机体调节能力范围时,可导致机体生理代偿能力下降,从而引起许多疾病。

1. 气温 低温环境可导致冻伤,而高温环境,除中暑外,可增加心脑血管负担,使心脑血管疾病发病率和病死率升高,出现超额死亡率现象。北京市 1994 ~ 2000 年心脑血管疾病发病的研究显示,脑卒中复发主要受夏季高温影响,女性脑卒中发病人数增加更明显。其中 1999 年 7 月 23 ~ 29 日的一次热浪影响最为严重。热浪过程持续 7 天,日最高气温达到 39.4℃,心血管、脑血管疾病和急性心肌梗死患者死亡,分别是平日的 2.55 倍、2.25 倍和 2.30 倍。国外的研究结果也类似,如 1995 年芝加哥热浪期间,心血管疾病的入院率比平时增加了 30%;473 名由于气温过高而死亡的患者中,心血管疾病者占 93.7%。

气温越高,大气稀释深度越大,越有利于大气污染物的扩散稀释,大气污染相对较轻。

2. 气湿 气湿是指单位体积的空气中所含水蒸气的量。最常用的是相对湿度,即在一定温度下,1m³ 空气中实际所含水蒸气的量与该温度下饱和湿度的百分比。人们将气湿大于 80% 称为高湿,气湿低于30%为低湿。高气湿加重高温造成的机体损害,另外还会影响大气中有害物质的扩散,且易形成雾,加重大气污染和健康损害。低湿的环境则空气干燥,有利于污染物扩散。

3. 气流 气流因空气流动而形成,它的状态通常用风速(m/s)和风向来表示。风源的方向通常用16个方位表示。某一方位的风向频率是指该地区一段时间(≥1年)内,各个方向的风向次数与总风向次数之比。用不同方位的风向频率值绘制而成的图,即风向频率图,能反映某地区一定时间内的主导风向,反映该地区受某一污染源影响的主要方位。风向频率图是进行城市总体规划和布局的重要参考指标,目的是最大限度地降低空气污染对居民造成的危害。

4. 气压 气压是指空气对地球的压力。气压的大小与海拔高度、大气温度、大气密度等有关,一般随高度升高按指数律递减。气压变化与风、天气的好坏等关系密切,因而是重要气象因子。气压的高低直接影响了氧、氮等气体的分压,对机体健康造成影响。低气压环境会导致机体缺氧;而过高的气压下,又会导致组织、血液中溶入较多的氮气,当压力突然降低时,会导致减压病的发生。

(三)太阳辐射

太阳以电磁波的形式向宇宙空间辐射能流的过程,称为太阳辐射(solar radiation)。太阳辐射是各种天气现象的根本原因,同时也是地球上能量的源泉。

太阳光是复合光谱,根据波长的长短分为红外线、可见光和紫外线(表4-2)。

表4-2 太阳辐射的射线及其生物学作用

射线	波长	生物学作用
红外线	760nm ~ 1mm	使机体产生热效应
可见光	400 ~ 760nm	提高机体的视觉功能,调节昼夜节律和相应的生理功能
紫外线(ultraviolet radiation,UV)		
UV-A	320 ~ 400nm	色素沉着(pigmentation)
UV-B	275 ~ 320nm	抗佝偻病作用,红斑作用*
UV-C	200 ~ 275nm	杀菌作用(但损伤正常细胞)

* 红斑作用(erythema effect)是指皮肤被紫外线照射后,局部出现潮红,严重时出现水泡等。

二、大气污染及其对健康的危害

大气污染(air pollution)通常是指由于人类活动或自然过程引起某些物质进入大气中,呈现出足够的浓度,达到足够的时间,并因此危害了人体的舒适、健康和福利或环境污染的现象。

(一)大气污染物的来源和种类

1. 大气污染物的来源 凡是能使空气质量变差的物质都是大气污染物。目前,已知的大气污染物约有100多种,包括自然来源和人为来源。自然来源包括森林火灾、火山爆发等,它们每年向大气排入约5.5亿吨污染物。人为来源包括工业废气、生活燃煤、汽车尾气等,它们平均总计向大气排入的污染物在20世纪90年代每年超过6.5亿吨,其中以工业污染排放最为主要。

(1)工业企业活动的污染:各种工业企业是造成空气污染的最主要来源。工业污染源数量多、排放量大、波及范围广,是全球普遍关注的问题之一。2010年全国污染源普查公报数据显示,全国废气主要污染物排放总量:二氧化硫排放总量2320.00万吨,其中,工业源2119.75万吨,生活源199.40万吨。电力热力、非金属矿物制品、黑色冶金、化工、有色冶金和石油加工炼焦等六个行业二氧化硫排放量占全国排放总量的88%。氮氧化物排放总量1797.70万吨,其中,工业源1188.44万吨,生活源58.20万吨,机动车549.65万吨。电力热力、非金属矿物制品、黑色冶金、化工、石油加工炼焦等5个行业占工业氮氧化物排放量的91.5%。

工业企业排放的污染物主要来源于燃料的燃烧和工业生产过程中有害物质的排放。目前我国工业燃料主要是煤,其次是石油。燃料的成分除了可燃部分外,还含有各种杂质,因此,污染物的种类、排放量和燃料的种类及所含杂质种类、含量有关。另外还与燃烧状态有关。完全燃烧的产物主要有 CO_2、SO_2、NO_2、水汽、灰分,不完全燃烧则会产生 CO、硫氧化物、氮氧化物、醛类、多环芳烃等。生产过程中污染物的排放是大气污染的另一主要来源。生产过程中,从原料的采集、运输、加工到成品的储存、运输、销售等各个环节都有可能产生污染物。不同的生产工艺所产生的污染物种类也不同,如电解铝、砖瓦的生产和磷肥的生产过程中,能排出大量氟化氢,温度计厂排出汞蒸气等。不同工业企业排出的主要污染物见表4-3。

表4-3 各种工业企业排出的主要大气污染物

工业部门	企业名称	排出的主要大气污染物
电力	火力发电厂	烟尘、二氧化硫、二氧化碳、氮氧化物、多环芳烃、五氧化二矾
冶金	钢铁厂	烟尘、二氧化硫、一氧化碳、氧化铁粉尘、氧化钙粉尘、锰
	焦化厂	烟尘、二氧化硫、一氧化碳、酚、苯、萘、硫化氢、烃类
	有色金属冶炼厂	烟尘(含有各种金属如铅、锌、镉、铜等)、二氧化硫、汞蒸气
	铝厂	氟化氢、氟尘、氧化铝
化工	石油化工厂	二氧化硫、硫化氢、氰化物、烃类、氮氧化物、氯化物
	氮肥厂	氮氧化物、一氧化碳、硫酸气溶胶、氨、烟尘
	磷肥厂	烟尘、氟化氢、硫酸气溶胶
	硫酸厂	二氧化硫、氮氧化物、砷、硫酸气溶胶
	氯碱工厂	氯化氢、氯气
	化学纤维厂	硫化氢、二氧化碳、甲醇、丙酮、氨、烟尘、二氯甲烷
	合成橡胶厂	丁间二烯、苯乙烯、乙烯、异戊二烯、二氯乙烷、二氯乙醚、乙硫醇、氯代甲烷
	农药厂	砷、汞、氯
	冰晶石工厂	氟化氢
轻工	造纸厂	烟尘、硫醇、硫化氢、臭气
	仪器仪表厂	汞、氰化物、铬酸
	灯泡厂	汞、烟尘
机械	机械加工厂	烟尘
建材	水泥厂	水泥、烟尘
	砖瓦厂	氟化氢、二氧化硫
	玻璃厂	氟化氢、二氧化硅、硼
	沥青油毡厂	油烟、苯并(a)芘、石棉、一氧化碳

(2)生活性污染:生活性大气污染主要来源于居民生活用热源。主要来自燃煤,其次是液化石油气、煤气和天然气。实践证明燃料燃烧过程中污染物排放量燃煤大于燃油,燃油大于燃气,燃气大于燃电。我国的热源以燃煤为主,大量炉灶或锅炉集中在居住区,由于燃点分散、燃烧设备效率低、燃烧不完全、烟囱低矮或无烟囱,无净化处理,大量的烟气低空排放,尤其是在冬季采暖季节,用煤量增加,且大气自净能力相对较弱,空气污染加重。

(3)交通运输:主要指机动车辆、飞机、船只等交通运输工具动力获得需要的燃料燃烧。目前这些交通工具的主要燃料为汽油和柴油等石油制品,燃烧后产生大量废气。汽车尾气中含有上千种化合物,主要包括CO、NO_X、HC、SO_2、多环芳烃等。汽车尾气中的颗粒物及气态物质冷凝物中已分离鉴定出300多种多环芳烃化合物,主要成分有蒽、萘蒽、苯并(a)芘、苯并萘蒽等。

(4)其他:主要包括因农业生产喷洒农药而产生的粉尘和雾滴;地面扬尘、沙尘暴(sandstorm);垃圾、秸秆、树叶焚烧产生的粉尘和烟雾等污染物;水体、土壤中的挥发性化合物的逸散;生产性事故导致的爆炸、毒气泄漏等;以及核战争、化学战争等造成的核污染和化学毒剂污染。

2. 大气污染的种类 大气污染物按其属性可分为物理性(噪声、电离辐射、电磁辐射)、化学性和生物性。其中化学类污染物种类最多,影响范围最广。按在大气中存在的状态,污染物又可分为气态和气溶胶。气态物质包括气(如 SO_2、NO_X、CO、CO_2 等)和蒸气(醇类、酮类、胺类等)。气溶胶是液态或固态微粒在空气中的悬浮体系。气溶胶的形态多样,化学组成十分复杂,由于来源不同,形成过程也不同,特别是城市大气受污染源的影响,气溶胶的成分变动较大。气溶胶中的固体粒子又称为大气颗粒物。根据粒子的空气动力学等效直径将大气颗粒物分为总悬浮颗粒物、可吸入颗粒物、细颗粒物和超细颗粒物。

总悬浮颗粒物(total suspended particulate,TSP)指悬浮在空气中的空气动力学等效直径≤100μm的颗粒物。

可吸入颗粒物(inhalable particles,IP,PM_{10})指大气中空气动力学等效直径≤10μm,可通过呼吸道进入人体的颗粒物,对人体健康有危害作用。

细颗粒物(fine particulate matter,$PM_{2.5}$)指大气中空气动力学等效直径≤2.5μm的颗粒,可深入到细支气管和肺泡。

超细颗粒物(ultrafine particulate matter,$PM_{0.1}$)指大气中空气动力学等效直径≤0.1μm的颗粒,主要来源于汽车尾气。

大气中的颗粒物不仅对健康产生不利影响,还能够影响天气和气候。大气中的颗粒一方面可以将太阳光反射到太空中,从而冷却大气,并会使大气的能见度变坏;另一方面却能通过微粒散射、漫射和吸收一部分太阳辐射,减少地面长波辐射的外逸,使大气升温。

大气污染物按形成过程又可分为一次污染物和二次污染物(表4-4)。

表4-4 大气污染物的分类

	一次污染物	二次污染物
含硫化合物	SO_2、H_2S	SO_3、H_2SO_4、MSO_4
含氮化合物	NO、NH_3、NO_2	HNO_3、NO_2、MNO_3
碳氢化合物	C—C_5H 化合物	醛、过氧乙酰硝酸酯
碳氧化合物	CO_2、CO	
卤素化合物	HCl、HF	

(二)大气污染对人体健康的危害

1. 空气污染物进入机体的途径 空气污染物主要通过呼吸道进入机体,另外还可经过皮肤,少量通过消化道进入人体。空气污染物的浓度、进入呼吸道的部位、扩散的面积和停留的时间决定着空气污染物经呼吸道吸收的量。有害物质经呼吸道吸收,由血液经肺循环和体循环到达全身,不经肝解毒,所以危害尤其大。

2. 空气污染对健康的危害

(1)急性中毒:急性中毒是在短时间内吸入大量污染物而导致的,常见于烟雾事件和事故性排放。烟雾事件是造成大气污染急性中毒的主要类型,可分为煤烟型烟雾和光化学型烟雾。煤烟型烟雾是由于燃煤产生的大量污染物,主要为二氧化硫和颗粒物,在不良的气象条件(冬季、无风、逆温、雾天)和地理条件(高纬度、盆地)下不能充分扩散,在低空形成有毒烟雾。吸入此烟雾,会出现呼吸道刺激症状、咳嗽、胸痛、呼吸困难等呼吸系统受损的症状,甚而出现头痛、呕吐、发绀等心脑血管损害的症状,尤其对老年人、婴幼儿、患有慢性呼吸道疾病和心血管疾病的人群毒性更大,损害也更为严重。

多诺拉是美国宾夕法尼亚州的一个小镇,有居民1.4万多人。多诺拉镇位于一个马蹄形河湾内侧,被两边高约120m的山丘夹在山谷中。多诺拉镇是硫酸厂、钢铁厂、炼锌厂的集中地,多年来,这些工厂的烟囱不断地向空中排放大量含硫的烟雾。

1948年10月26~31日,持续的雾天使多诺拉镇看上去格外昏暗,再加上气候潮湿寒冷,一丝风都没有,出现逆温现象,在这种状态下,工厂排放的废烟、废气无法扩散,积聚在小镇上空。随着这种恶劣气象条件的持续,小镇上空大气中的烟雾越来越重,工厂排出的大量烟雾被封闭在山谷中,空气中散发着刺鼻的二氧化硫(SO_2)的气味。空气能见度极低,除了烟囱之外,工厂都消失在烟雾中。随后小镇中6000人突然发病,症状为眼病、咽喉痛、流鼻涕、咳嗽、头痛、四肢乏倦、胸闷、呕吐、腹泻等,其中有20人死亡。死者年龄多在65岁以上,大都原来就患有心脏病或呼吸系统疾病。

光化学烟雾(photochemical smog)是由于汽车尾气中 NO_X 和碳氢类化合物在不良的气象条件(夏秋、干燥、强烈紫外线照射、无风)和不良的地理条件(南北纬度60°以下)下,发生一系列光化学反应产生具有强烈刺激作用的淡蓝色的烟雾,主要成分包括臭氧(约占85%)、过氧酰基硝酸酯(peroxyacyl nitrates,PANs)(约占10%)和甲醛等。光化学烟雾是一种循环过程,白天生成,傍晚消失。它们的峰值一般要比 NO_X 峰值的出现要晚4~5小时。受害者症状主要是眼睛红肿、流泪、咽喉痛、喘息、咳嗽、呼吸困难、头痛、胸闷、皮肤潮红、心脏功能障碍、肺衰竭,尤其是患有心脏病和肺部疾患的人,受害最为严重。

事故性排放所致急性中毒并不经常发生,一旦发生,其危害极为严重。切尔诺贝利核电爆炸事故是近代最为严重的一次核泄漏事件。切尔诺贝利核电站是苏联时期在乌克兰境内修建的第一座核电站,曾被认为是世界上最安全、最可靠的核电站。1986年4月26日,核电站的第4号核反应堆因人为操作失误而突然发生失火,引起爆炸,据估算,核泄漏事故后产生的放射污染相当于日本广岛原子弹爆炸产生的放射污染的400倍。爆炸使机组被完全损坏,8吨多强辐射物质泄露,尘埃随风飘散,致使俄罗斯、白俄罗斯和乌克兰许多地区遭到核辐射的污染,欧洲许多国家也受到核尘的影响。意外发生后,有203人因急性核照射立即被送往医院治疗,28人死于过量的辐射。到2006年,官方的统计结果是,从事发到目前共有4000多人死亡。但是绿色和平组织估计,在过去20年间,因切尔诺贝利核事故死亡人数至少有9万多人。

(2)慢性危害:①对呼吸系统的影响:由于长时间低浓度暴露于SO_2、NO_X、重金属和颗粒物,对呼吸道及肺泡上皮造成化学性和物理性刺激,使呼吸系统产生慢性炎症,如咽喉炎、慢性气管炎等,进一步发展可因炎症的反复发作,使支气管上皮分泌物大量排出,内膜增厚、过敏等使气管发生痉挛,气道狭窄,阻力增大,形成以慢性支气管炎、支气管哮喘、肺气肿为综合表现的疾病,即慢性阻塞性肺部疾病(COPD)和肺心病。②降低免疫功能:研究发现,空气污染区与清洁区的居民相比唾液中溶菌酶的活性和分泌型免疫球蛋白A(SIgA)的含量均明显偏低。③引发心血管疾病:CO、NO_2、NO等严重影响血红蛋白的携氧能力,使组织缺氧,加速动脉粥样硬化的形成,诱发心肌梗死和心绞痛等疾病。国内外流行病学研究发现,人群中心血管疾病的发病率与空气中SO_2、PM_{10}的污染程度呈正相关。欧洲的一项研究发现PM_{10}每升高$10mg/m^3$,每日总死亡率与心血管疾病死亡率分别增加0.6%和0.69%。美国的研究发现空气中$PM_{2.5}$年平均浓度每升高$10mg/m^3$,心血管疾病死亡率增加6%。对北京1998~2000年大气污染与城区居民死亡率关系分析发现,SO_2每升高$100\mu g/m^3$,冠心病死亡率增加10.68%。④慢性化学中毒性损伤:美国28个城市调查,空气中有毒重金属(镉、锌、铅、铬等)的浓度与心脏病、动脉粥样硬化、中枢神经系统疾病、慢性肾病分布存在一致的关系。国内研究发现,在大气铅污染严重的地区或区域生活的儿童血铅较高,且对儿童中枢神经系统功能造成损害。

(3)导致变态反应性疾病:空气中的花粉、尘埃等均能导致变态反应性疾病。甲醛、挥发性有机物、某些洗涤剂等化学污染物均具有致敏作用,能使机体发生变态反应。

(4)致癌、致畸作用:污染的空气中含有苯并(a)芘、砷、石棉、苯等多种致癌物。加拿大一项研究发现,在高速公路两侧100m范围内生活的居民,肺癌发病率明显增高,且与大气中的NO和$PM_{2.5}$显示很强的相关性。有流行病学报道父母铅暴露是导致胎儿畸形的原因之一。

三、空气中常见污染物及其危害

案例4-2

20世纪60年代至70年代,越南战争期间,长山地区密林为北越游击队伏击美军提供了绝好的屏障和掩护。当时,有超过70%的美国士兵,在巡逻中遭到伏击,死伤惨重。美军为了改变被动局面,实施了一场"牧场行动计划"。他们用飞机向越南丛林中喷洒了7600万升落叶型除草剂,清除了遮天蔽日的树木,使越共军队无处藏身。他们所喷洒的面积占越南南方总面积的10%,其中34%的地区不止一次被喷洒。由于当时这种化学物质是装在橘黄色的桶里的,所以后来被称为"橙剂",其含有有毒物质二噁英。

越战后,"橙剂后遗症"逐渐显现。在越南长山地区,人们经常会发现一些肢体畸形,智力低下,甚至先天性眼睛缺如的儿童。据统计,越战中曾在南方服役的人,其孩子出生缺陷率高达30%。此外,在南方服役过的军人妻子的自发性流产率也非常高。

美国的越战老兵们也深受"橙剂"之苦。目前除糖尿病外,美越战老兵所患的病中,已有9种疾病被证实与"橙剂"有直接关系,包括心脏病、前列腺癌、氯痤疮及各种神经系统疾病等。研究数据表明,参加过"牧场行动计划"的老兵糖尿病的发病率要比正常人高出47%;心脏病的发病率高出26%;患霍奇金淋巴瘤病的概率较普通美国人高50%;他们妻子的自发性流产率和新生儿缺陷率均比常人高30%。

问题

1. 二噁英通过哪些途径进入人体?
2. 二噁英属于持久性有机污染物吗?

（一）二氧化硫

二氧化硫（sulfur dioxde, SO_2）又称亚硫酸酐，是一种无色、易溶于水的刺激性气体（irritant gas），SO_2 与水结合生成亚硫酸。在空气中与某些金属氧化物作用生成三氧化硫（SO_3），SO_3 再与空气中的水分结合，形成硫酸雾。

空气中 SO_2 主要来源于含硫燃料的燃烧；有色金属冶炼过程；硫酸制造业等生产过程。大气中 70% 的 SO_2 来自火力发电厂等固定污染源的燃料燃烧。

1. 健康危害

（1）急性毒性：大气中 SO_2 浓度为 $290 \sim 860\mu g/m^3$（$0.1 \sim 0.3ppm$）时尚难明显地识别它的气味，浓度达 $8.6mg/m^3$（$3ppm$）时，有明显的硫样臭。在浓度达到 $10mg/m^3$（$3.5ppm$）以上时可闻到刺鼻的硫臭味。浓度达到 $14.3mg/m^3$（$5ppm$）时暴露 3 小时，肺功能轻度减弱，但是黏液分泌和纤毛运动能力尚未改变，当其浓度增加到 $28.6 \sim 42.9mg/m^3$（$10 \sim 15ppm$）时，呼吸道纤毛运动和黏液分泌功能均受到抑制，当浓度达到 $57mg/m^3$（$20ppm$）时，对鼻腔和上呼吸道的刺激作用明显增强，引起咳嗽，眼睛有不适感，如果吸入了更高浓度如 $285.7mg/m^3$（$100ppm$）则支气管和肺组织明显受损，可引起急性支气管炎、肺水肿和呼吸道麻痹，吸入 $1140mg/m^3$ 以上的 SO_2 可立即危及生命。

（2）慢性损害：①对呼吸系统的影响。由于 SO_2 易溶于水，吸入后大部分被鼻腔和上呼吸道黏膜的水性黏液所吸收，因而它主要是作用于上呼吸道。对眼结膜和鼻咽部黏膜，气管黏膜产生直接刺激作用，引起呼吸道急性和慢性炎症。SO_2 还可通过末梢神经刺激而引起呼吸道阻力增加，在上呼吸道的平滑肌内有末梢神经感受器，受到 SO_2 刺激后会引起平滑肌反射性收缩，使气管和支气管的管腔缩小，气道阻力增加；亦有人认为是 SO_2 或 SO_4^{2-} 刺激肥大细胞，释放化学介质组胺，间接地激活迷走神经引起支气管收缩，导致呼吸道的阻力增加。另外，SO_2 还对黏液纤毛运动产生影响：短期暴露于低浓度的 SO_2 中，可促进纤毛运动，增强支气管对异物和黏液的清除作用，而长期或高浓度暴露则使黏液清除减慢。前者可能是 SO_2 刺激副交感神经反射性地引起黏液分泌增加，清除加速；后者是 SO_2 对纤毛运动的直接抑制，纤毛运动减弱、黏液变稠、上皮细胞损伤坏死，导致呼吸道抵抗力减弱，久之可以诱发炎症如慢性支气管炎，最终发展成为肺气肿等慢性阻塞性肺部疾病（chronic obstructive pulmonary diseases, COPD）。流行病学调查资料表明，大气中 SO_2 的平均浓度超过 $0.28mg/m^3$ 时，居民慢性支气管炎患病率明显上升。SO_2 若吸附在颗粒物上，则可到达终末细支气管和肺泡，造成这些部位的炎症反应。颗粒物上的其他重金属（锰、铁）可催化 SO_2 形成 SO_3 和硫酸，刺激作用增大 $4 \sim 20$ 倍。②致敏作用：吸附 SO_2 的可吸入颗粒物（IP）被认为是一种变态反应原，能引起支气管哮喘。如日本的四日市哮喘。③致突变和促癌作用：SO_2 可加强苯并（a）芘的致癌作用（肺癌）。近年来还证实 SO_2 可增加紫外线引起的真核细胞和原核细胞的突变频率。SO_2 可引起染色体断裂，具有潜在的致突变效应。④其他作用：SO_2 可影响大脑皮质功能：$0.9mg/m^3$ 可使脑电波阻断，α 节律受到抑制。$0.92mg/m^3$ 可使光敏感增加，暗适应受到抑制；SO_2 能与血中的维生素 B_1 结合，使体内维生素 C 的平衡失调。在正常的情况下维生素 B_1 和维生素 C 能形成结合性维生素 C，使之不易被氧化以满足身体的需要，与 SO_2 结合后破坏维生素 C 平衡。此外，SO_2 还能抑制或破坏某些酶的活性，如在 SO_2 作用下，肺组织中的三磷酸腺苷含量显著下降，糖分解酶活性增加，使蛋白质和酶的代谢发生紊乱，从而影响机体生长和发育。

2. 卫生标准　我国《环境空气质量标准》（GB3095-2012）将环境空气功能区分为两类：一类区为自然保护区、风景名胜区和其他需要特殊保护的区域；二类区为居住区、商业交通居民混合区、文化区、工业区和农村地区。对环境空气功能区的质量要求：一类区适用于一级浓度限值，二类区适用于二级浓度限值。SO_2 的浓度限值规定：1 小时平均浓度，一级为 $150\mu g/m^3$，二级为 $500\mu g/m^3$；24 小时平均浓度，一级为 $50\mu g/m^3$，二级为 $150\mu g/m^3$。

（二）可吸入颗粒物（IP）

颗粒物是损害人类健康最重要的空气污染物，主要来源于能源、交通和工业企业生产，固体废物和农作物秸秆的露天燃烧也是其重要来源。虽然许多发达国家已经成功采取了多种措施，包括对车辆进行技术改进，提高交通和能源效率以及使用清洁燃料和过滤器，来控制颗粒物的排放量，但是这种改进的效果又被快速增加的排放源所抵消。例如，许多大中城市汽车保有量的急剧增加导致更多燃料的消耗。

全球健康研究表明暴露于颗粒物对人类健康的影响主要与呼吸系统和心血管疾病有关，但是疾病的范围很广,包括急性病和慢性病。2010 年的一项研究估计 370 万过早死亡的人是由室外的人为 $PM_{2.5}$ 导致。即使是在诸如英国这样的高收入国家,虽然降低 $PM_{2.5}$ 浓度已经取得了重大进展,但是在 2008 年, $PM_{2.5}$ 还是导致了 29 000 人过早死亡。

颗粒物的毒性与其形态和粒径有关。颗粒物的形态,包括颗粒物的颜色、大小、形状和表面特征,不同来源的颗粒物其形态不同,如燃煤排放的颗粒物一般呈灰褐色,表面相对比较平滑,形状以球形居多,表面主要含有 Al、Si、Fe、S 等元素。而燃油排放的颗粒大多呈黑色、表面高低不平、似海绵多孔结构、表面含 Pb、V、Si、S 等元素。而冶金工业排放的颗粒呈红褐色,表面具有金属光泽、形状不规则、表面含 Fe、Al、Mn 等元素较高。因此,可以通过颗粒物的形态分析来识别污染源。

颗粒物的粒径可以影响颗粒物在空气中的持续时间和进入呼吸道的部位,粒径小的颗粒在大气中稳定程度高,沉降速度慢,在大气中停留时间愈长,被吸入人体的概率愈高。粒径大的颗粒易被鼻腔和咽喉所阻挡而沉积于上呼吸道,而粒径小的颗粒可以进入呼吸道深部。颗粒物粒径小于 $5\mu m$ 的多滞留在细支气管和肺泡,颗粒越小,进入的部位越深。粒径 $1\mu m$ 以下的颗粒物在肺泡的沉积率最高。颗粒物的粒径与其化学成分有密切关系,60% ~ 90% 的有害物质存在于 PM_{10} 中。如 Pb、Cd、Ni、Mn、V、Br、Zn 以及苯并(a)芘等多环芳香烃(polycyclic aromatic hydrocarbon,PAH),主要吸附在粒径小于 $2\mu m$ 颗粒物上,而这些小颗粒易沉积于肺泡区。由于肺泡区表面积大,肺泡壁上有丰富的毛细血管网,容易被吸收,因而毒性更大。

不同来源的颗粒物所含化学组分也不同,一般来自地壳风化、火山爆发等自然发生源的颗粒物,所含无机组分较多,如 Pb、Ni、Cr、As、Hg、Cd 等。而煤、石油等各种燃料的燃烧,以及焦化、石油等工业生产排放的颗粒物,有机组分含量高。有机组分中以多环芳香 PAH 最引人瞩目,由于它的污染与人类肺癌的发生有密切的关系。PAH 是有机物燃烧不完全产物,90% 分布在粒径小于 $10\mu m$ 可吸入颗粒物中。

1. 健康危害 颗粒物进入呼吸道后,由于粒径不同,沉积部位不同。颗粒物本身含有多种有毒有害物质,又是其他污染物的载体,所以颗粒物对人的危害是多方面的,有的可呈现全身中毒,有的仅出现局部刺激症状。2000 年美国的一项研究"全国发病率、死亡率和空气污染研究"发现,在美国 90 个大城市中,PM_{10} 的颗粒在每立方米空气中的含量每增加 $10\mu g$ 时,死亡率平均上升 0.5% ,进一步说明颗粒污染物可致人于死地。

(1) 呼吸系统损伤:颗粒物进入呼吸道后对呼吸道黏膜产生机械性刺激作用,沉积后还可引起小气道的狭窄或堵塞,引起炎症反应。另外,颗粒物具有载体作用,吸附了有毒气体如 NO_2、SO_2、F、Cl_2 或重金属(汞、铅、锰等)的颗粒物可以刺激和腐蚀肺泡壁。在长期持久作用下,可使呼吸道防御功能受到破坏,发生慢性支气管炎、肺气肿、支气管哮喘等疾病。燃煤烟尘、城市颗粒物及地面扬尘三者相比,对肺细胞的毒性为:燃煤烟尘>城市颗粒物>地面扬尘。颗粒物表面若吸附大量重金属如 Cd、Ni、Pb、Mn、Cr 等则可增加其毒性,毒性大小与该金属或其金属氧化物从颗粒中的解析程度有关。

(2) 免疫毒性:它可以引起抗体免疫功能下降,长期暴露在颗粒物污染环境下,小学生的免疫功能受到明显的抑制作用。动物实验也证实,颗粒物一方面可以影响局部淋巴结和巨噬细胞的吞噬功能,导致免疫功能下降;另一方面又可增加动物对细菌感染的敏感性,导致肺对感染的抵抗力下降。居民长期居住在颗粒物污染严重的地区,居民的呼吸道疾病的患病率及呼吸道疾病有关症状(如咳嗽、咳痰、气急)出现率增加。颗粒物粒径愈小,其免疫毒性和肺毒性愈大。

(3) 催化和联合作用:颗粒物携带的重金属可催化其他有害物质的毒性加强。IP 上的多种化学物质还能起联合作用。颗粒物的致突变性和致癌性颗粒物中既含有直接致突变物又含有间接致突变物,间接致突变物是需活化后才显示致突变性的致突变物,通常指以苯并(a)芘为代表的 PAH。直接致突变物是无需活化就能显示致突变性的致突变物,目前认为硝基-PAH 和苯并(a)芘的氧化代谢物均属此类。据报道,硝基多环芳烃中很多化合物均有致突变性,甚至致癌性。颗粒物粒径愈小,致突变活性愈高,粒径小于 $1.0\mu m$ 的颗粒物致突变活性最强,粒径 $2\mu m$ 以下的颗粒物的致突变活性可占到致突变总活性的 52% ~ 98% 。

(4) 心血管系统毒性:颗粒物不仅可导致呼吸系统的炎症,还会诱发系统性炎症,导致血流中炎性因子水平增高,血流动力学发生改变,血液凝血功能改变,引起心肌缺血、心肌梗死。研究还认为颗粒物中的重金属成分可能与高血压、心动过速等症状有关。最新的研究认为炎性因子的作用,可改变自主神经的平衡,尤其是降低副交感神经的心脏保护作用。胎儿期暴露可导致脑干对副交感神经的调节功能造成抑制。流行病学研究证明细颗粒和超细颗粒物与心血管疾病的发病率和死亡率之间有相当密切的关系。

（5）神经系统损害：颗粒物引起的系统性炎症产生的炎性因子可损伤血-脑脊液屏障，炎性因子进入中枢神经系统，激活星型胶质细胞和小胶质细胞，引起脑内继发性的炎性反应。颗粒物还可直接导致血管内皮细胞损伤，并使血管内物质渗漏进入脑内，引起神经细胞淀粉样改变。研究还发现超细颗粒物，可以直接进入脑内，一方面可能是通过嗅球缺少血-脑脊液屏障防御的部位，也可能是经非吞噬方式进入血管后经血流运输而至。进入脑内的颗粒物同样导致小胶质细胞炎性因子的激活和释放，诱发炎症反应，最终导致神经元的损伤。流行病学发现高颗粒物污染区域的儿童，其认知功能明显下降。病理学研究还发现在嗅球和额叶皮层有超细颗粒物的沉积。目前认为，超细颗粒物引起的中枢神经系统的炎症与帕金森病、老年痴呆等神经退变性疾病有相关性。由于超细颗粒物的特性和广泛的器官毒性，其重要性得到人们更多的重视，表4-5对目前超细颗粒物的特性与毒性机制进行了总结。

表4-5　纳米颗粒的特性和可能的生物学效应

纳米颗粒的特性	可能的生物学效应
极小的颗粒分布（小于100nm）	穿过组织和细胞膜，细胞损伤，吞噬细胞受损，破坏生物膜的防御功能，携带其他环境污染物进入体内
大的表面积/质量比	反应性更强，毒性更大
表面特性	产生活性氧，氧化应激，炎症，刺激生成细胞因子，谷胱甘肽耗竭，线粒体功能受损、消耗，细胞损伤，蛋白和DNA损伤
不溶性和低水溶性	在细胞、组织和肺内生物蓄积，潜在的长期影响
颗粒互相黏附、聚集特性	干扰细胞程序，导致细胞损伤

2. 卫生标准　我国《环境空气质量标准》（GB3095-2012）规定：$PM_{2.5}$ 24小时平均浓度，一级为 $35\mu g/m^3$，二级为 $75\mu g/m^3$。

（三）氮氧化物

NO、N_2O、NO_2、NO_3、N_2O_3、N_2O_4、N_2O_5 等含氮气体化合物总称为 NO_X。NO_2 和 NO 是造成大气严重污染的主要成分。NO_2 是呈棕红色且有刺激性臭味的气体，NO 是无色气体，遇氧会转变为 NO_2。NO_2 毒性为 NO 的 $4\sim5$ 倍。

1. 健康危害　NO_X 是一类难溶于水的化合物，可进入呼吸道深部，对机体产生严重危害，其主要危害有：

（1）呼吸系统的损伤：氮氧化物难溶于水，故对眼睛和上呼吸道的刺激作用较小，而易于侵入呼吸道深部细支气管及肺泡，可引起肺泡表面活性物质的过氧化，损害细支气管的纤毛上皮细胞和肺泡细胞，破坏肺泡组织的胶原纤维，长期高剂量吸入，可导致肺气肿样症状；进入深部呼吸道的氮氧化物能缓慢地溶解于肺泡表面的液体中，形成亚硝酸及硝酸，对肺组织产生剧烈的刺激与腐蚀作用，导致肺毛细血管壁通透性发生改变，使大量的血浆蛋白从血管中渗出，造成血管内胶体渗透压下降，过多的液体流入组织间隙，短时间大剂量吸入可导致肺水肿。

（2）血液系统的影响：氮氧化物在肺中形成亚硝酸盐，其进入血液后会引起血管扩张，并与血红蛋白结合生成高铁血红蛋白，从而使血红蛋白失去携氧能力，引起组织缺氧，出现紫癜、呼吸困难、血压下降及中枢神经系统损害的症状。吸入的气体中以 NO_2 为主时，肺组织受到的损害会比较明显，以 NO 为主时，高铁血红蛋白血症及中枢神经系统受损会比较明显。

（3）促癌作用：外源性来源的 NO_2 一方面为肿瘤细胞亚硝酸盐呼吸提供了原料，同时提供了肿瘤细胞生长必需的 NO 信号分子，促进肿瘤细胞增殖和恶性转化。

（4）发育毒性：孕期暴露于 NO_X 增加妊娠期糖尿病和先兆子痫的风险；流行病学还提示 NO_2 具有发育毒性，可能与低出生体重、早产、胎儿宫内发育迟缓、出生缺陷、宫内死亡及早死有关，也可能导致肺部发育不良，呼吸道感染概率增加，发生儿童哮喘。此外，NO_2 还可能导致出生儿的行为异常，认知能力降低。

（5）其他毒作用：导致神经衰弱综合征；NO_2 与 SO_2 共存时，对肺功能产生相加毒作用；与 O_3 共存时，可产生协同作用，降低动物呼吸道抗感染的抵抗力；与 PAH 共存时，可使 PAH 发生硝基化作用，形成硝基-PAH，增加肺癌的发病率。

2. 卫生标准　我国《环境空气质量标准》（GB3095-2012）规定：NO_2 1小时平均浓度 $200\mu g/m^3$，24小

时平均浓度 $80\mu g/m^3$；NO_X 1 小时平均浓度 $250\mu g/m^3$，24 小时平均浓度 $100\mu g/m^3$。

（四）光化学烟雾

1. 健康危害 光化学烟雾对眼睛和呼吸道黏膜会产生刺激作用，引起眼睛红肿、流泪、头痛、喉痛、咳嗽、气喘、呼吸困难等症状，严重者可导致肺水肿。过氧酰基硝酸酯类物质对眼睛的刺激作用更甚于甲醛。臭氧主要对深部呼吸道会造成刺激和损害，严重损伤肺功能，还影响免疫系统的功能，另外，臭氧还是强氧化剂，可与 DNA、RNA 等生物大分子发生反应，使其结构受损。臭氧对全身的影响包括引起组织缺氧；甲状腺功能受损，骨骼早期钙化；影响细胞新陈代谢，加速人体衰老。甲醛引起流泪、咳嗽、哮喘等。

2. 卫生标准 由于光化学烟雾的主要成分是 O_3。我国环境空气质量标准（GB3095-2012）规定空气中 O_3 1 小时平均浓度限值：一级标准为 $160\mu g/m^3$，二级标准为 $200\mu mg/m^3$。

（五）一氧化碳

CO 是一种无色、无嗅、无刺激性的窒息性气体，几乎不溶于水，在空气中化学性质比较稳定。

一切含碳物质的不完全燃烧均会产生一氧化碳。吸烟也是一氧化碳的污染源之一，吸一支烟约排出一氧化碳 100mg。

1. 健康危害 CO 与血红蛋白的亲和力是氧与血红蛋白的亲和力的 300 倍，因此 CO 经肺泡吸收进入血液循环后，迅速与血红蛋白结合，形成碳氧血红蛋白（COHb）。COHb 的解离速度较氧合血红蛋白（HbO_2）慢 3600 倍，而且 CO 还能抑制和减缓 HbO_2 正常解离，从而加重组织缺氧，表现最敏感的器官是心、脑，当接触者 COHb 饱和度等于 2% 时，表现出时间辨别行动迟缓。COHb 饱和度略低于 5% 时，表现出视觉、听觉器官的细微功能发生障碍。COHb 饱和度达 10% 以上时，会出现 CO 中毒症状。血中碳氧血红蛋白含量达 10%～20% 可引起头痛、头晕、失眠、视物模糊、耳鸣、恶心、呕吐、全身乏力、心动过速、短暂昏厥等轻度中毒。中度中毒是指除上述症状加重外，另外还出现口唇、指甲、皮肤黏膜樱桃红色，多汗，血压先升高后降低，心率加速，心律失常等症状，血中碳氧血红蛋白为 30%～40%，需及时抢救，这样可较快清醒，一般无并发症和后遗症。重度中毒患者迅速进入昏迷状态，初期表现为四肢肌张力增加，或有阵发性强直性痉挛，晚期肌张力显著降低，患者面色苍白或青紫，血压下降，瞳孔散大，最后因呼吸麻痹而死亡，即便经抢救而存活者亦伴有严重合并症及并发症，出现继发脑血循环障碍，导致脑组织发生缺血性软化和脱髓鞘病，表现为 CO 中毒迟发性脑病。

人脱离 CO 暴露后，血液内的 COHb 发生解离其含量开始下降，在常压下 COHb 的半衰期大约为 4 小时，而在海拔 1600m 的高原则 COHb 的半衰期可延长到 5.5 小时，如果吸入 1 个大气压纯氧，CO 的半衰期可缩短为 80.3 分钟，若吸入 3 个大气压纯氧，可缩短至 23.3 分钟。因此，CO 中毒常用高压氧进行治疗。

CO 能促使血管中类脂质沉积量增加，当血液中 COHb 含量达 15% 时，大血管内膜对胆固醇的沉积量增加，从而使原有的动脉硬化症加重。CO 还影响胎儿的生长发育，流行病学调查显示吸烟孕妇的胎儿出生体重轻于非吸烟者，胎儿发育迟缓与接触 CO 的浓度有正相关关系。

2. 卫生标准 我国环境空气质量标准（GB3095-2012）规定：空气中 CO 1 小时平均浓度限值为 $10mg/m^3$，24 小时平均浓度限值为 $4mg/m^3$。

（六）多环芳烃

1. 健康危害 多环芳烃（polycyclic aromatic hydrocarbon，PAH）是芳香烃类化合物的总称，它含有两个或两个以上苯环，并以稠合形式连接。多环芳烃脂溶性强，容易蓄积体内。目前为止，已发现 100 多种 PAH，其中部分具有致癌性。苯并（a）芘是发现最早的致癌物，且致癌性很强，故常以它为 PAH 的代表。PAH 为前致癌物，它本身不具有生物学活性，须在生物体内经过代谢酶的作用，被活化后再转化成有反应活性的亲电子终致癌物，并与细胞内大分子（DNA、RNA、蛋白质等）结合，从而表现出致癌性。

空气中 PAH 主要来源于含碳有机物的热解和不完全燃烧。空气中 PAH 被颗粒性物质所吸附，并随之到达下呼吸道，导致肺癌的发病率增高。流行病学调查发现空气中苯并（a）芘的浓度与皮肤癌、肺癌的发病有明显的正相关性。动物实验亦证明苯并（a）芘能诱发皮肤癌、肺癌和胃癌。

2. 卫生标准 我国环境空气质量标准（GB3095-2012）规定：空气中苯并（a）芘 24 小时平均限值为 $0.0025\mu g/m^3$。

（七）二噁英类

二噁英类（dioxins）是无色无味的脂溶性物质，包括 210 种化合物，代表性物质有 2,3,7,8-四氯二苯-P-二噁英（2,3,7,8 TCDD），多氯苯并二噁英（PCDD）、多氯二苯并呋喃（PCDF）、多氯联苯（PCBS）等。2,3,7,8 TCDD 毒性最大，是二噁英类环境毒物的代表性物质。

二噁英是含氯碳氢化合物的燃烧产物，环境中 95% 的二噁英来源于含氯垃圾的焚烧。

> **案例 4-2 分析**
>
> 自然界的微生物和水解作用对二噁英的分子结构影响较小，因此，环境中的二噁英很难自然降解消除，属持久性有机污染物（persistent organic pollutant，POPS），在土壤中的半衰期长达 12 年。环境中的二噁英主要是经被污染的食物链和水进入体内，也可通过呼吸道吸入，因其脂溶性强，所以易在脂肪组织蓄积，不易排出体外，在体内的半衰期为 7~11 年。二噁英可通过胎盘进入胎儿体内，还可通过乳汁进入婴儿体内。

此外，二噁英类化合物是一些农药合成反应的副产物，也可来源于聚氯乙烯塑料的生产过程，还可来源于造纸生产过程中使用氯作为漂白原料而产生的副产物等。

1. 健康危害 此类化合物中许多能干扰动物的内分泌系统，影响生殖功能，因此被称为环境内分泌干扰物，又称为环境激素（Environmental hormone）。

国际-癌症研究中心（IARC）已将 2,3,7,8-TCDD 列为明确的人类致癌物。它可引起多种组织、器官肿瘤（如软组织肿瘤、淋巴网状细胞瘤、呼吸系统肿瘤和前列腺癌等）；还可引起严重的生殖和发育障碍，是典型环境内分泌干扰物。2,3,7,8-TCDD 可减少精子数，降低雌性猴子的生育能力。孕鼠接触少量 TCDD 可引起子代雄性激素水平的改变、精子发生受抑制，影响性行为和黄体化激素分泌，变得更雌性化，甚至影响胎儿中枢神经系统的性别分化；流行病学研究发现，在生产中接触 2,3,7,8-TCDD 的男性工人血清睾酮水平降低、促卵泡激素和黄体激素增加，提示它可能有抗雄激素（antiandrogen）和使男性雌性化的作用。二噁英还可影响免疫系统，围生期接触 2,3,7,8-TCDD 可能影响免疫细胞的分化谱，早期影响原始干细胞，后期影响发育更成熟的细胞。2,3,7,8-TCDD 还可引起胸腺萎缩，影响 T 细胞和抗体的免疫应答。美国 EPA 对二噁英的生物学效应评价见表 4-6。

表 4-6 二噁英的生物学效应

影响脏器	生物学效应
对生长发育的影响	先天性缺陷，胎儿死亡，影响神经系统发育，智力障碍，性别发育异常
雄性生殖系统毒性	降低血清雄性激素浓度，睾丸萎缩，结构异常，生殖器发育异常，雌性化激素反应，雌性化行为反应
雌性生殖系统毒性	生育能力下降，流产、死胎，卵巢功能下降，子宫内膜异位
致癌性	软组织肿瘤、淋巴网状细胞瘤、呼吸系统肿瘤和前列腺癌
其他器官	肝，脾，胸腺萎缩，体液免疫和细胞免疫功能下降，牙齿，糖尿病，皮肤氯痤疮，体重减轻等

（赵　峰）

四、室内空气污染与健康

室内是人们生活环境的重要组成部分。室内主要指居室内，广义上也包括各种室内公共场所以及交通工具内。室内环境是人们接触最密切的环境之一，现代人 75% 以上的时间是在室内度过。因此，室内空气质量的优劣直接关系着每个人的健康，尤其是老、弱、病、残、幼、孕等人群。近年来，随着经济生活和生产水平的不断提高，室内用的化学品和新型建筑及装饰装修材料的数量和种类比以往明显增多，使得室内污染物的种类和来源也越来越多。建筑物密闭程度的增加，又使室内污染物不易排出，增加了人群的接触机会。因此，室内空气污染与健康的关系更为直接和密切，室内空气质量一直是国内外学者极为关注的环境卫生问题之一。

（一）室内空气中有害因素的主要来源

室内空气污染的来源较多，依据污染物形成的原因和进入室内的途径，可归结为以下几个方面。

1. 室外进入   存在于室外或其他室内环境中的污染物可通过门窗缝隙或其他管道缝隙等途径进入室内。如大气污染物可以通过机械通风系统和自然通风进入室内空气中，常见的有 SO_2、NO_X、CO、颗粒物、铅等。有些建筑物自身含有某些可逸出或可挥发的有害物质，如北方冬季施工加入防冻剂可渗出氨等有毒气体；建筑石材、地砖等中的放射性氡及其子体。生活用水中存在的某些致病菌或化学污染物可随用水进入室内，如军团菌、苯、机油等。人为的一些因素，如将衣服、工作服带入家中等也可使工作环境中的污染物带入室内。

2. 燃料的燃烧及烹调油烟   生活炉灶是室内空气污染的主要来源。目前使用的燃料包括煤炭、液化石油气、天然气、煤气等，燃烧过程中可产生 SO_2、NO_X、CO、CO_2、碳氢化合物、颗粒物等。家庭炉灶多无烟囱，污染物全部弥散到室内空气中，可使室内空气受到严重污染。中国式烹饪产生的油烟也是室内空气污染的重要来源之一。

3. 人类活动   人体排出大量代谢废弃物以及谈话时喷出的飞沫等都是室内空气污染物的来源。呼出气体含有 CO_2、水蒸气及氨类化合物等内源性气态物质，使空气含氧量降低；呼吸、活动及咳嗽、打喷嚏等产生的飞沫均可排出病原微生物；吸烟是室内空气中有害物质的重要来源，烟草烟气中至少含有 3800 种成分，其中包括数十种致癌物和挥发性有机物。另外，家养宠物活动同样是室内有害物质和致病微生物的重要来源。

4. 建筑和装饰材料   建筑装饰材料目前是造成室内空气污染的最主要来源。建筑装饰材料主要包括天然材料如天然大理石，再生材料如地砖、瓷砖、胶合板、刨花板等，以及化工产品油漆、涂料、黏合剂等。再生材料和化工产品中均含有甲醛、苯、甲苯、乙醇、氯仿等挥发性有机物。建筑材料砖块、石板、水泥等含有镭、钍等氡的母元素，衰变过程可释放出有害的放射性元素氡及其子体和其他衰变产物，导致室内氡的浓度明显提高。

5. 家用化学品   随着人们生活水平的提高，家用化学品的需求量越来越大。如各种洗涤剂、空气清新剂、黏合剂、清洁剂和家用除害灭虫药物等。由于这类化学品中多含有挥发性有机物和无机物，当储存、使用或管理不当，或者由于居室温度等环境条件的变化，可造成家用化学品对室内空气的污染。

6. 家用电器   近年来，越来越多的家用电器走进千家万户。电视机、洗衣机、冰箱、组合音响、空调、计算机等多种家用电器进入室内，可引起噪声污染、静电干扰，并使人们接触电磁辐射的机会增多。

7. 生物性污染   由于居室密闭性能较好，室内小气候稳定，温湿度适宜，通风较差，为真菌和尘螨等生物性污染物提供了良好的孳生环境。尘螨是家庭室内传播疾病的重要媒介之一，常常隐藏在床铺、地毯等环境中。

（二）室内空气中主要污染物的危害

案例 4-3

室内空气污染对健康影响

2010 年湖北襄樊某区人民法院宣判了一起由于办公室装修造成的室内环境污染伤害案，法院一审宣判某公司襄樊店赔偿员工刘女士人民币 233.8 万元，这是我国目前赔偿数额最大的一起室内环境污染伤害案。

刘女士 2005 年 1 月加入某公司湖北分公司工作。其上班主要在室内，每天平均在室内工作 8 小时以上。上班第一天，刘女士就在办公室嗅到了浓烈的刺鼻、刺眼气味，眼睛开始不停流泪，继而感到全身不适。在接下来的一年多时间里，刘女士每个月都会发热、鼻塞、流泪、咽喉肿痛症状越来越频繁。2006 年 7 月初刘女士被诊断出慢性肾炎、慢性肾功能不全、氮质血症。2008 年刘女士因尿毒症进行了肾移植手术。

该市环境监测站对其工作场所进行了空气质量监测。结果显示：刘女士办公室中甲醛、甲苯浓度均超标。刘女士委托律师将该公司及湖北分公司告上法庭。诉讼期间，该公司将装修施工单位——某装饰工程有限公司广州分公司追加为被告。法院委托司法鉴定部门对刘女士所患肾病与其工作场所甲醛、甲苯超标之间因果关系、伤残等级等进行了司法鉴定。最后法院作出一审判决：刘女士所患疾病与其所在办公场所甲醛、甲苯浓度超标之间的因果关系无法排除。刘女士在严重污染的环境中工作遭受人身损害，该公司应承担主要责任。为某公司进行装修的装饰分公司未提供证据证实其装修合格,应当与该公司承担连带赔偿责任。

问题

1. 室内环境中可能引起肾损伤的污染物有哪些?
2. 如何确定室内环境污染物与肾病的关联?
3. 怎样才能防止室内环境污染对人们健康的危害?

室内空气污染物的种类很多,主要包括化学性、物理性、生物性和放射性四类。

1. 化学性污染物

(1) CO_2:正常空气中 CO_2 含量为 0.03% ~ 0.04%。室内空气中 CO_2 主要来源于人的呼出气体以及含碳物质的充分燃烧、动植物新陈代谢等。低浓度的 CO_2 可以兴奋呼吸中枢,使呼吸加深加快。高浓度 CO_2 可以抑制和麻痹呼吸中枢。当空气中 CO_2 浓度低于 0.07% 时,人体感觉良好;当 CO_2 浓度为 0.1% 时,敏感个体可产生不舒适感;CO_2 浓度为 0.15% 时,不舒适感明显;CO_2 浓度达到 3.0% 时,人体呼吸程度加深;CO_2 浓度达 4.0% 时,人体即会产生头晕、头痛、耳鸣、眼花、血压上升等症状;CO_2 达 8.0% ~ 10.0% 时,可产生呼吸困难,脉搏加快,全身无力,肌肉抽搐甚至痉挛,神志由兴奋至丧失;CO_2 达 30% 时可致死亡。由于 CO_2 升高时常伴有缺氧,故可引起死亡。

(2) 燃烧产物:居室中的燃烧产物主要有燃料的燃烧产物和烟草的燃烧产物两类。这类污染物主要来自:①燃烧物自身所含的杂质成分,如硫、氟、砷、镉等;②燃烧物的加工制作或在种植过程中所使用的化学试剂、化肥、农药等;③燃烧物经高温后发生裂解或合成所产生的新的化合物,如 SO_2、CO、CO_2、NO_X、颗粒物等。同时,燃烧产物又可因燃烧条件、燃料类型不同,其成分也有差别。

由于燃料的种类不同,其燃烧产物的种类、数量及危害也不相同。燃烧产物对健康的主要危害有:①燃料产物中的多环芳烃类(polycyclic aromatic hydrocarbons,PAHs)具有致癌作用,尤其是肺癌。如云南宣威地区肺癌高发与室内空气中苯并(a)芘浓度关系密切;②燃烧产物中 SO_2、NO_X 和颗粒物等可对机体呼吸道黏膜及皮肤等产生刺激作用,引起气管和支气管炎症、肺通气功能下降、肺泡换气功能障碍等;③燃料中若含有氟、砷等杂质,则可造成室内空气及粮食氟、砷污染,引起氟中毒和砷中毒;④烟草燃烧产物对机体呼吸系统、神经系统、循环系统、内分泌系统、生殖系统及免疫功能均可产生明显的损伤作用。烟草烟雾是引起肺癌的主要原因。此外,研究发现咽、喉、口腔、食管、肾、胰腺、膀胱和子宫等组织器官肿瘤也与吸烟有关。

(3) 烹调油烟:烹调油烟是食用油经高温加热后产生的油烟。它是一组混合性污染物,其成分复杂,约有 200 余种,且随加热温度、食用油种类及食物成分的不同而变化。烹调油烟造成的室内空气污染在我国十分普遍。实验研究和流行病调查表明,油烟可损伤肺部功能,引起机体免疫力低下,并具有致突变和致癌性。烹调油烟中含有多种致突变物质,是导致肺癌发生的一个重要危险因素。烹调油烟是发生肺鳞癌、肺腺癌共同的危险因素,其相对危险度分别为 3.81 和 3.45;研究表明,中国妇女肺癌发病率高,排除吸烟因素外,烹调油烟是其主要危险因素之一。

(4) 甲醛及其他挥发性有机物:挥发性有机物(volatile organic compounds,VOCs)是指常压下沸点在 50 ~ 260℃ 的有机化合物,按其化学结构可以分为芳香烃(苯、甲苯、二甲苯)、酮类、醛类、胺类、卤代类、不饱和烃类等。绝大多数 VOCs 不溶于水而易溶于有机溶剂。甲醛(formaldehyde)是一种挥发性有机物,但其易溶于水,采集方法不同于 VOCs,故不归于 VOCs。常见的 VOCs 有苯、甲苯、三氯乙烯、三氯甲烷、萘、二异氰酸酯类等。

甲醛是无色具有强烈气味的刺激性气体,室内甲醛有多种来源,除来自室外的工业废气、汽车尾气、光化学烟雾等外,室内甲醛来自建筑材料、装饰物品及生活用品等化工产品。甲醛在工业上的用途主要是作为生产树脂的原料。各种人造板(刨花板、纤维板、胶合板)中由于使用了黏合剂,因而可释放出甲醛。新家具的制作,墙面、地面的铺装,装饰铺设都要使用黏合剂。人体接触室内空气中的甲醛后,主要表现为眼结膜和呼吸道黏膜的刺激作用,敏感部位是眼睛、咽喉、气管和支气管、皮肤等,主要引起眼睛红肿发痒、畏光流泪、咽喉干燥发痒、喷嚏、咳嗽、气喘、声音嘶哑、胸部发闷、皮肤干燥发痒、皮炎等。长期接触甲醛能出现神经衰弱症状,对肺的长期影响表现为呼吸功能降低。据报道,长期接触 1.34mg/m^3 浓度的甲醛,人体可出现神经衰弱症状,如记忆力减退、嗜睡等,严重者可出现精神抑郁。甲醛还具有致敏作用,可引起支气管哮喘。遗传毒性研究发现甲醛能引起基因突变和染色体损伤。2006 年国际癌症研究机构(international agency for research on cancer,IARC)确认甲醛为人类致癌物。

VOCs主要来自各种有机溶剂、黏合剂等化工产品。苯类等环烃类化合物还可来自燃料和烟叶的燃烧产物。VOCs主要影响中枢神经系统和消化系统,严重时可损伤肝和造血系统,出现变态反应等。主要症状有头痛、头晕、嗜睡、乏力、胸闷、食欲缺乏、恶心等。作为溶剂及稀释剂,苯不仅具有刺激作用,而且是IARC确认致癌物。

案例4-3分析

研究表明,室内建筑装修材料中的甲醛、苯、甲苯、酚等有机溶剂可严重损害肾功能。人们接触高浓度有机溶剂数天至数周内,即可出现少尿、水肿症状,实验室检查可见血尿素氮、肌酐升高,尿糖、尿蛋白、尿酶升高,出现急性肾衰竭。同时,室内环境中的甲醛、苯作为过敏源也会诱发免疫系统损伤,导致肾脏疾病。过敏体质者接触这些污染物短时间内就可能导致肾功能损伤。室内环境污染物主要通过三种渠道产生危害:一是通过呼吸道直接进入体内;二是通过皮肤吸收进入体内;三是通过污染的手、食物等经消化道进入体内。

---

2. 物理性污染物

(1)噪声:室内噪声主要来源于住宅周围的工矿企业和建筑工地、人类生活活动以及交通运输等方面。室内噪声的主要危害有:①影响休息和睡眠;②影响生活质量和工作效率;③噪声的特异性危害指其对听觉系统的损伤作用。按其影响程度分为听觉适应、听觉疲劳和听力损伤三个等级;④噪声的非特异损伤是指由于噪声作用于机体,引起听觉以外的反应,也称听觉外效应。噪声对机体各系统的影响,首先表现为中枢神经系统和心血管的损害。大脑皮质兴奋和抑制的平衡失调,导致条件反射异常,脑血管功能紊乱,脑电位改变等。长期接触噪声可出现神经衰弱综合征,甚至导致精神异常。

(2)非电离辐射:非电离辐射主要来源于室外环境的调频和电视广播及室内环境的各种家用电器,如家用微波炉、电视机、电冰箱、空调、移动电话等。非电离辐射对健康的危害具有多样性和非特异性。流行病学研究发现,长期接触电磁辐射的人群易出现头晕、头痛、疲乏、记忆力减退、食欲减退、烦躁易怒、血压变化等症状。女性可引起月经不调,个别男性可出现性功能减退等。

3. 生物性污染物 室内常见的生物性污染物种类繁多,一些常见的病毒、细菌、真菌等大都能通过空气或用水在室内传播。如流行性上呼吸道感染、麻疹、结核、白喉、猩红热、百日咳等。

(1)军团菌与军团菌病:1976年美国退伍军人协会在宾夕法尼亚举行年会,与会人员中爆发了一种以高热、咳嗽、肺部炎症为主要症状的疾病,后从病变组织中检出一种嗜肺性革兰氏阴性杆菌,将其命名为军团菌,该病称为军团菌病(legionnaires' disease)。军团菌属(legionella)是革兰阴性杆菌,需氧菌,其最适培养温度为35℃。军团菌的种类很多,最常见的是嗜肺性军团菌,该菌在自然界的抵抗力较强,广泛存在于土壤、水体中,也可存在于储水槽、输水管道等供水系统以及冷却塔等各种存水容器中。空气加湿器的水槽、空调冷却系统如不经常更换新鲜清洁水,也可能生长这类细菌。该菌可以通过淋浴喷头、喷雾设备、曝气装置等随水雾喷入室内空气中。人一旦吸入,轻者在体内产生血清学反应,重者引起军团菌病,简称军团病,主要症状表现为发热、伴有寒战、肌痛、头痛、咳嗽、胸痛、呼吸困难和腹泻等,一周内出现肺炎症状和体征,病死率可达15%~20%。

(2)尘螨:尘螨(dust mites)是螨虫的一种,属于节肢动物,普遍存在于人类居住和工作的环境中。当室内潮湿、通风不良时,床垫、沙发、被褥、地毯等纺织物内极易孳生尘螨。尘螨具有强烈的变态反应原性,变应原不仅存在于尘螨本身,也存在于尘螨的分泌物、排泄物中。尘螨是室内主要的生物性变态反应原,可引起哮喘、过敏性鼻炎、过敏性皮炎、荨麻疹等。

4. 放射性污染 氡(radon)及其子体是室内放射性污染的主要来源。氡是一种惰性放射性气体,由自然界中的镭衰变而来,半衰期为3.8天。镭广泛存在于地壳中,一旦衰变成为氡即可呈气体状态进入空气中。氡易扩散、能溶于水,极易溶于脂肪。氡主要经呼吸道进入人体,在未衰变前,一部分仍可通过呼吸被排出体外,另一部分则主要直接被呼吸道吸收。氡及其短寿命子体对人体的危害主要是引起肺癌。研究表明,氡是除吸烟以外引起肺癌的第二大因素。还有研究表明白血病、黑素瘤以及一些儿童肿瘤和室内氡暴露有关。WHO把氡列为19种主要的环境致癌物质之一,IARC认为氡是室内重要致癌物质。氡对人体的危害作用与接触氡的浓度和距离有关。一般说来,室内的氡若来自地基或土壤,则氡的浓度随楼层数的升高而降低;如果是来自建筑材料,则与楼层无关,而与距离建筑材料的远近有关。

五、大气质量标准和室内空气卫生标准

（一）大气质量标准

大气质量标准是为了保护人群健康和生存环境,对大气中有害物质以法律形式作出的限值规定以及实现这些限值所做的有关技术行为规范的规定。大气质量标准是以大气质量基准为主要依据,考虑到社会、经济、技术等因素,经过综合分析而制订的,并由国家管理机关批准颁布,具有法律的制约性。

1. 我国制订和修订大气卫生标准的原则

（1）对机体不应引起急慢性中毒:最高容许浓度应低于污染物的急性和慢性毒作用阈,保证长期生活在该浓度下的老、弱、病、幼和敏感人群不出现中毒危害,包括潜在的远期效应。

（2）对主观感觉无不良影响:最高容许浓度应低于嗅觉阈和刺激阈,在该浓度下使居民闻不到异常气味,对眼睛和呼吸道黏膜不产生刺激作用。

（3）对人体健康无间接危害:最高容许浓度应低于引起居民生活卫生条件的恶化和对机体发生间接危害(如降低大气透明度、影响开窗换气、危害植物生长、腐蚀材料等)的阈浓度。

（4）根据现有知识,选择最敏感指标的阈浓度,作为确定卫生基准值的依据。

（5）经济合理和技术可行。

2. 制订大气质量标准的方法

（1）流行病学方法:流行病学调查是制订大气卫生标准的重要研究方法,其目的是通过研究掌握人群对污染物的暴露-反应关系及大气污染对居民生活卫生条件影响的资料,确定可接受浓度,为制订和修订大气卫生标准提供直接依据。流行病学调查主要包括大气污染程度调查、居民健康状况调查和大气污染对居民生活卫生条件的影响调查。

（2）大气中有害物质嗅觉阈和刺激作用阈的测定:两种阈浓度可用同样的方法测定。常用的方法有三种:①在实验室内,以嗅觉阈测定装置对嗅觉功能正常的健康人做实验后确定嗅觉阈和刺激作用阈;②在大型染毒室中测定嗅觉阈和刺激作用阈;③通过在距污染源不同的距离、污染物浓度不同的地区询问居民的主观感觉后确定嗅觉阈和刺激作用阈。前两种方法应在确保受试者安全无害的条件下进行。

（3）毒理学实验:常用的毒理学方法有以下几种:

1）吸入染毒:这是对空气中污染物进行毒理学实验最常用的染毒途径和研究方法。评价大气污染物对呼吸系统,特别是肺的毒性,整体动物吸入染毒是常用的方法。在进行实验时,选择合适的实验动物、染毒装置、染毒浓度和染毒持续时间是十分重要的。

2）气管注入法染毒:此染毒法适用于颗粒物染毒。颗粒物可制备成生理盐水混悬液进行染毒,也可将颗粒物中的有害成分提取,再用提取物进行染毒。此法需在动物麻醉下进行,难度较大,故适宜作急性试验。

3）皮肤染毒:对皮肤有刺激作用的空气污染物可进行皮肤染毒。致癌试验(局部致癌试验)也可用皮肤染毒的方法进行,可作慢性试验。

4）整体动物实验的观察指标:观察指标较多,可根据研究目的选用。如生化、生理、免疫、细胞病理、染色体变化等。

通过上述整体动物实验和体外实验,可研究大气污染物的毒性特征以及剂量-效应和剂量-反应关系,以最大无作用浓度作为制订大气污染物最高容许浓度的毒理学依据。

（4）快速计算法:可根据生产环境资料、经口染毒资料进行推算。主要是根据不同环境中的暴露量、暴露时间等数据进行推算。此法比较粗略,只能提供一定的参考,不能代替以上的各种方法。

（5）健康危险度评价方法:这种方法的要点是将有阈毒物或无阈毒物的毒性效应外推到人,将高剂量外推到低剂量。具体方法是先收集现有研究报告(包括理化特征、毒性、毒理、流行病学等研究资料),然后对资料进行筛选,选出完整可信的报告进行分析。环境健康危险度评价主要包括危害鉴定、暴露评价、剂量-反应关系评定以及危险特征分析四个步骤,最后得出被研究毒物的可接受的水平。

近年来,环境健康危险度评价法在大气卫生标准等环境卫生标准的研制中得到了越来越多的应用。在进行环境危险度评价时,一般首先将受评的污染物分为致癌物和非致癌物两类,然后根据健康效应的不同,采用不同评价模式确定污染物在环境中的容许浓度。

3. 我国的大气质量标准 我国 1982 年颁布了《大气环境质量标准》(GB3095-82),对总悬浮颗粒物、飘尘、SO_2、NO_X、CO、光化学氧化剂(O_3)等污染物规定了三级标准。

一级标准:为保护自然生态和人群健康,在长期接触情况下,不发生任何危害影响的空气质量要求。国家规定的自然保护区、风景游览区、名胜古迹和疗养地等地区应执行一级标准。

二级标准:为保护人群健康和城市、乡村的动植物,在长期和短期接触情况下,不发生伤害的空气质量要求。居民区、商业交通居民混合区、文化区、名胜古迹和广大农村等地区应执行二级标准。

三级标准:为保护人群不发生急慢性中毒和城市一般的动植物(敏感者除外)正常生长的空气质量要求。适用于大气污染程度比较重的城镇和工业区以及城市交通枢纽、干线等地区。

1996 年,国务院环境保护领导小组办公室提出,并发布了新的标准——《环境空气质量标准(GB-3095-96)》。该标准除将飘尘改为可吸入颗粒物,对各项污染物的浓度限值做了相应修改外,又增加了CO_2、铅、苯并(a)芘和氟化物四项污染物(表4-7)。

表 4-7 环境空气质量标准(GB3095-1996)(摘录)

污染物	取值时间	浓度限值			浓度单位
		一级标准	二级标准	三级标准	
二氧化硫(SO_2)	年平均	0.02	0.06	0.10	
	日平均	0.05	0.15	0.25	
	1 小时平均	0.15	0.50	0.70	
总悬浮颗粒物(TSP)	年平均	0.08	0.20	0.30	
	日平均	0.12	0.30	0.50	
可吸入颗粒物(PM10)	年平均	0.04	0.10	0.15	mg/m^3
	日平均	0.05	0.15	0.25	(标准状态)
二氧化氮(NO_2)	年平均	0.04	0.08	0.08	
	日平均	0.08	0.12	0.12	
	1 小时平均	0.12	0.24	0.24	
一氧化碳(CO)	日平均	4.00	4.00	6.00	
	1 小时平均	10.00	10.00	20.00	
臭氧(O_3)	1 小时平均	0.16	0.20	0.20	
铅(Pb)	季平均	1.50			
	年平均	1.00			
苯并(a)芘[B(a)P]	日平均	0.01			$\mu g/m^3$(标准状态)
氟化物(F)	日平均	7[1]			
	1 小时平均	20[1]			
	月平均	1.8[2]	3.0[3]		
	植物生长季平均	1.2[2]	2.0[3]		$\mu g/(dm^2 \cdot d)$

[1]适用于城市地区;[2]适用于牧业区和以牧业为主的半农半牧区,蚕桑区;[3]适用于农业和林业区。

(二)室内空气质量标准

1. 室内空气污染的卫生学评价 室内空气污染经常是多种有害物质的综合,常常以一种污染物作为评价空气质量的指标,或根据多种指标综合成"指数"来判断空气污染水平。常用的室内空气质量评价指标如下:

(1)二氧化碳(CO_2):室内 CO_2 的浓度可以反映出室内有害气体的综合水平,也可以反映出室内通风换气的实际效果,在一定程度上可作为居室内空气污染的一个指标。要求居室内 CO_2 浓度应保持在0.07% 以下,日平均值最高不应超过 0.1%。

(2)微生物和可吸入颗粒物:目前用细菌总数作为居室空气细菌学的评价指标。室内可吸入颗粒物浓度与房间结构、卫生条件、通风方式、居住人口多少和居住者活动有关。日平均值最高不应超过

0.15mg/m³。

（3）一氧化碳（CO）：1 小时均值不应超过 10mg/m³。

（4）二氧化硫（SO₂）：1 小时均值不应超过 0.50mg/m³。

（5）空气离子：空气中轻、重离子数量的变化与空气中其他污染指标的变化密切相关。室内空气污染越严重，轻离子数目越少，重离子数目越多。因此，居室空气中重离子与轻离子的比值（$N^+ \pm N^-/n^+ \pm n^-$）在很大程度上可以代表室内主要污染物的综合状况。一般认为，当比值小于 50 时空气清洁，比值大于 50 时空气污浊。

（6）其他有害物质：如甲醛、氡及其子体。

2. 室内空气质量标准 为了控制室内空气污染，我国于 2003 年颁布了《室内空气质量标准》（GB/T18883-2002）（表4-8）。标准引入室内空气质量概念，明确提出"室内空气应无毒、无害、无异常嗅味"的要求。其中规定的控制项目包括化学性、物理性、生物性和放射性污染。规定控制的化学性污染物质不仅包括人们熟悉的甲醛、苯、氨、氡等污染物质，还有可吸入颗粒物、二氧化碳、二氧化硫等 13 项化学性污染物质。《室内空气质量标准》结合了我国的实际情况，既考虑到发达地区和城市建筑中的风量、温湿度以及甲醛、苯等污染物质，同时还根据一些不发达地区使用原煤取暖和烹饪的情况制定了此类地区室内一氧化碳、二氧化碳和二氧化氮的污染标准。《室内空气质量标准》与国家标准委员会以前发布的《民用建筑室内环境污染控制规范》、10 种《室内装饰装修材料有害物质限量》共同构成我国较完整的室内环境污染控制和评价体系。

表 4-8 《室内空气质量标准》（GB/T18883-2002）（摘录）

序号	参数类别	参数	单位	标准值	备注
1		温度	℃	22～28	夏季空调
				16～24	冬季采暖
2	物理性	相对湿度	%	40～80	夏季空调
				30～60	冬季采暖
3		空气流速	m/s	0.3	夏季空调
				0.2	冬季采暖
4		新风量	m³/(h·人)	30①	
5		二氧化硫（SO₂）	mg/m³	0.50	1 小时均值
6		二氧化氮（NO₂）	mg/m³	0.24	1 小时均值
7		一氧化碳（CO）	mg/m³	10	1 小时均值
8		二氧化碳（CO₂）	%	0.10	1 小时均值
9		氨（NH₃）	mg/m³	0.20	1 小时均值
10		臭氧（O₃）	mg/m³	0.16	1 小时均值
11	化学性	甲醛（HCHO）	mg/m³	0.10	1 小时均值
12		苯（C₆H₆）	mg/m³	0.11	1 小时均值
13		甲苯（C₇H₈）	mg/m³	0.20	1 小时均值
14		二甲苯（C₈H₁₀）	mg/m³	0.20	1 小时均值
15		苯并(a)芘[B(a)P]	ng/m³	1.0	1 小时均值
16		可吸入颗粒物（PM10）	mg/m³	0.15	1 小时均值
17		总发挥性有机物（TVOC）	mg/m³	0.60	8 小时均值
18	生物性	菌落总数	cfu/m³	2500	依据仪器定②
19	放射性	氡（²²²Rn）	Bq/m³	400	年平均值（行动水平③）

①新风量要求不小于标准值，除温度、相对湿度外的其他参数要求不大于标准值；②见附录 D；③行动水平即达到此水平建议采取干预行动以降低室内氡浓度。

六、大气卫生的防护措施

大气污染程度受该地区的能源结构、工业结构与布局、交通管理和人口密度、地形、气象、植被面积等自然因素和社会因素所影响。因此,大气污染的防治具有区域性、整体性和综合性的特点。为了有效地防治大气污染,在充分利用大气的自净能力等自然因素的同时,必须因地制宜地采取多方面的综合措施对大气进行防护。

(一) 合理安排工业布局,调整工业结构

合理安排工业布局和城镇功能分区,调整工业结构,应结合城镇规划,全面考虑工业的合理布局。工业区一般应配置在城市的边缘或郊区,位置应当在当地最大频率风向的下风侧,并且要采取有效的废气治理措施。在工业企业与居民区之间应设置一定的卫生防护距离。禁止在山谷内建设产生大量废气的工厂。居住区内不得修建产生有害物质、噪声和震动的工业企业。在旧城镇改建中,凡不符合上述要求的,应转变生产性质或改造工艺过程,加强污染物的回收、综合利用和净化处理。对于采取措施后仍然不能达到消除有害因素的工业企业,应迁出居住区。通过改革工艺过程,以无毒或低毒的原料替代毒性大的原料,减少污染物的排出。

(二) 控制燃煤污染

通过改进燃煤技术、采用原煤脱硫技术等,减少燃煤过程中 SO_2 和 NO_x 的排放量。开发新能源,如太阳能、风能、核能、可燃冰等。

(三) 加强对居住区内部污染源的管理

饭馆、公共浴室等的烟囱、废品堆放处、垃圾箱等均可散发有害气体污染大气,并影响室内空气,卫生部门应与有关部门配合,加强管理。

(四) 控制机动车尾气污染

在建立、健全机动车污染防制的法规体系以及配套管理措施的基础上,采取措施在机动车的生产和使用中达到节能降耗、减少污染物的排放。

(五) 加强绿化

植物除具有美化环境的功能外,还有调节气候、阻挡、滤除和吸附灰尘、吸收大气中有害气体的功能。因此,在卫生防护距离内大面积绿化,可长时间连续地净化大气,尤其是在大气污染影响范围广、浓度比较低的情况下,植物净化是行之有效的生物防治措施。

思 考 题

1. 概述空气的理化性状与健康的关系。
2. 空气污染物的主要来源及空气中常见污染物有哪些?
3. 什么是POPs?
4. 什么是环境雌激素?
5. 颗粒物的分类及主要健康危害有哪些?
6. 比较光化学烟雾与煤烟型烟雾形成及健康危害的异同点。
7. 大气中的氮氧化物的健康危害有哪些?
8. 室内空气污染的来源主要有哪些?
9. 简述室内空气污染的主要健康危害?

（巴　月　朱静媛）

第二节　水环境与健康

生命源于水,水是构成机体的重要成分,也是维持生命的必要条件,人体的一切生理活动和生

化反应都需在水的参与下完成。水不仅为人的生理功能所必需,还与人们的日常生活关系密切,水在保持个人卫生、改善生活居住环境和促进人体健康等方面起着重要作用。成人每日的生理需水量为 2.0~3.0L,通过饮水摄入的水量约占 1/2。水同时又是自然界的重要组成部分,是人类生存不可替代的自然资源,在社会经济发展中占据重要的地位。水资源的保护是人类经济社会发展和人民生活的基本保障。

从表面上看,地球上的水量非常丰富。地球表面积约 5.1 亿 km²,水圈内全部水体约占地表面积的 70%,总储水量达 13.86 亿 km³,但其中 13.38 亿 km³ 为高含盐的咸水。以陆地为生的动物和大多数植物所依赖的淡水,即河流、湖泊和地下水等,仅有 0.48 亿 km³,占地球总储水量的 3.5%,且分布不均匀。除去冰川、积雪、两极和多年冻土外,便于人类利用的水只有 0.1065 亿 km³,仅占地球总储水量的 0.77%。我国水资源总量约为 28 124 亿 m³,占世界第 6~8 位,但人均水资源占有量约为世界人均水量的 1/4,在世界排第 85~110 位,是全球人均水资源最贫乏的国家之一。目前,我国年总供水量为 5600 亿 m³,随着我国经济社会的持续、快速和健康发展,对优良水质的淡水需求量日益增加,预计到 2030 年我国人口增至 16 亿时,人均水资源量将降到 1760m³ 左右,全国用水总量可能达到 7000 亿~8000 亿 m³,保持供水任务十分艰巨。

一、水源的种类及卫生学意义

水资源(water resources)是指与生态系统保护和人类生存与发展密切相关的、可以利用的、而且又逐年能够得到恢复和更新的淡水,包括地表径流、壤中流和地下径流。全球水量中对人类生存和发展可用的水量,主要是逐年可以得到更新的淡水量。最能反映水资源数量和特征的是河流的年径流量,它不仅包含降雨时产生的地表水,而且包含地下水的补给。地球上的天然水资源分为降水、地表水和地下水三类。

(一) 降水

降水(fall water)是指雨雪雹水。降水的特点是水质较好,矿物质含量较低;降水的水质受大气和降水来源的影响,在收集与保存过程中易被污染,且水量没有保证。我国大部分地区受季风影响明显,降水量年内分配不均匀,年际变化较大,且地区分布极不平衡。一般来说,年降水量由东南沿海向西北内陆递减,呈现明显的多雨区(年降水量可达 4000~6000mm)和干旱区(年降水量小于 200mm)。

(二) 地表水

地表水(surface water)是降水在地表径流和汇集后形成的水体,包括江河水、湖泊水、塘水、水库水等。地表水以降水为主要补充来源,与地下水也有互补关系。地表水的水量和水质受流经地区地质状况、气候、人为活动等因素的影响较大。地表水水质一般较软,含盐量较少。江河水由于流动速度快,自净能力较强,丰水期和枯水期成分差别较大;江河水在丰水期或暴雨后,水中常含有大量泥沙及其他杂质,水质混浊或带色,细菌含量增高,但含盐量较低。湖水由于流动较慢,湖岸冲刷较少,水中杂质沉淀较完全,故水质一般较清,但往往有大量浮游生物生长、繁殖,使水着色并带有臭味。塘水容量较小,自净能力差,受地表水活性污物污染的机会多,因而是地表水中水质较差的水源。

(三) 地下水

地下水(ground water)是由于降水和地表水经土壤地层渗透到地面以下而形成。地层是由透水性不同的黏土、砂石、岩石等构成。透水层是由颗粒较大的砂石、砾石组成,能渗水与存水;不透水层则由颗粒细小致密的黏土层和岩石层构成。依据地层间的关系及流动情况,地下水可分为浅层地下水、深层地下水和泉水,见图 4-1。

1. 浅层地下水　指潜藏在地表下第一个不透水层上的地下水,是我国广大农村最常用的水源。浅层地下水的水质物理感官性状较好,细菌含量较少,但可溶解土壤中各种矿物盐类使水质硬度增加,水中溶解氧因被土壤中生物化学过程消耗而减少。

2. 深层地下水　指在第一个不透水层以下的地下水,其水质透明无色,水温恒定,细菌数很少,但盐类含量高,硬度大。由于深层地下水水质较好,水量较稳定,常被用作城镇或企业的集中式供水水源。

3. 泉水(spring water)　指通过地表缝隙自行涌出的地下水。因地质构造不同,泉水分为两种。浅

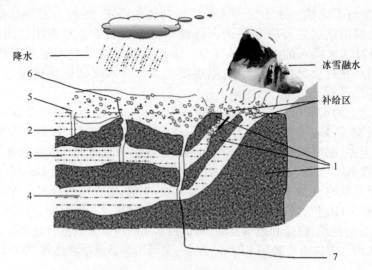

图4-1　地层含水情况示意图

1. 不透水层;2. 浅层地下水;3. 深层地下水;4. 承压深层地下水;5. 浅井(浅层地下水补给);6. 深井(深层地下水补给);7. 自流井（承压深层地下水补给）

层地下水由于地层的自然塌陷或被溪谷截断而使含水层露出,水自行外流即为潜水泉;深层地下水由不透水层或岩石的天然裂隙中涌出,称为自流泉。

二、水体污染及其对健康的影响

水体污染(water pollution)是指人类活动排放的污染物进入水体后,数量超过了水体的自净能力,使水和水体底质的理化特性和水环境中的生物特性、组成等发生改变,从而影响水的使用价值,造成水质恶化,甚至危害人体健康或破坏生态环境的现象。造成水体污染的因素主要来自人类的生产和生活活动,如向水体排放未经妥善处理的工业废水和城市生活污水;施用的化肥、农药及地面污染物被雨水冲刷而随地面径流进入水体;大气污染物通过重力沉降或降水过程进入水体等。

(一) 水体污染的主要来源

水体污染源常指向水体排放污染物的场所、设备和装置等,也包括污染物进入水体的途径。根据污染物的性质可将水体污染分为生物性、化学性和物理性污染。

1. 生物性污染　某些行业的工业废水(制革、畜牧和屠宰业等)、医院污水和生活污水排入水体后,其中所含的病原微生物污染了水体,可造成介水传染病的流行。此外,由于氮、磷等污染物引起水体富营养化而导致藻类大量繁殖也属于生物性污染。

2. 化学性污染　化学性污染是目前水污染最显著的特点。水体受到工农业废水和生活污水污染,使水体含有各种有害化学物质,污染水体的化学物质包括无机物和有机物两大类。最常见的无机污染物有铅、汞、镉、铬、砷、氮、磷、氰化物及酸、碱、盐等;最常见的有机污染物有苯类、酚类、石油及其制品等。据统计,从全球水体中已鉴别出超过2200余种有机化学物。当水体遭受化学物质污染后,通过饮水或食物可使人群发生急慢性中毒,如发生在日本的水俣病、痛痛病等。

3. 物理性污染　物理性污染主要指热污染和放射性污染。水体热污染主要来源于工业企业排放的冷却水,其中以火力发电厂、核电站等动力工业为主。由于水温升高,使化学反应和生化反应速度加快,水中溶解氧减少,影响水中鱼类和生物的生存和繁殖。放射性污染主要来源于天然放射性核素、核爆炸的沉降物、核工业废水、废气、废渣、核研究和核医疗等单位排放的废水等。放射性污染物可附着在生物体表,也可在生物体内蓄积。

4. 其他　工业生产过程中产生的固体废弃物,城市垃圾等随工业发展日益增多,这些废物中常含有大量易溶于水的无机物、有机物及致病微生物等,受雨水淋洗后进入地面径流而造成水体污染。海上石油开采、大型运油船只泄漏事故及航海船只产生的废弃物等则是海洋污染的重要来源。

（二）生物性污染引起的危害

天然水体受生物性污染的范围很广。生物性病原体和水体富营养化导致藻类大量增殖是最常见的生物性污染。进入水体最常见的病原体主要有致病菌、病毒、寄生虫和蠕虫等。居民通过饮用、食物、洗涤、娱乐等活动直接或间接接触被这些生物性因子污染的水体后，可能会引起与水有关的疾病的发生和流行。

1. 介水传染病　介水传染病（water-borne communicable disease）是指通过饮用或接触受病原体污染的水，或食用被该水污染的食物而传播的疾病，也称水性传染病。其流行原因有：①水源受病原体污染后，未经妥善处理和消毒即供居民饮用；②处理后的饮用水在输配水及储水过程中，由于管道渗漏、出现负压等原因，再次被病原体污染。地表水和浅井水都极易受病原体污染而导致介水传染病的发生。常见的有霍乱、伤寒、痢疾、甲型病毒性肝炎、隐孢子虫病等肠道传染病及血吸虫病、贾第鞭毛虫病等寄生虫病。

介水传染病的流行特点表现为以下几方面：①水源一次严重污染后，可出现疾病暴发流行，绝大多数病例的发病日期集中在该病最短和最长潜伏期之间；如果水源经常受污染，则病例可终年不断，呈散发流行。②病例的分布与供水范围一致，绝大多数患者都有饮用同一水源的历史。③一旦对污染源采用治理措施，加强饮用水的净化和消毒，疾病的流行可迅速得到控制。

介水传染病一旦发生，危害较大。由于饮用同一水源的人数较多，发病人数往往也很多；且病原体在水中一般都能存活数日甚至数月，有些还能自行繁殖生长，一些肠道病毒和原虫包囊等不易被常规消毒所杀灭。

据报道，大约有40多种传染病可通过水传播，如霍乱、痢疾、伤寒、副伤寒等肠道传染病，肝炎、脊髓灰质炎、眼结膜炎等病毒性疾病和血吸虫病、钩端螺旋体病、阿米巴痢疾等寄生虫病。介水传染病一般以肠道传染病多见，不管是发达国家还是发展中国家，介水传染病一直没有得到完全控制，仍然是严重影响民众健康的一类疾病。根据WHO的调查报告，在发展中国家，每年因介水传染病死亡的人数达500万。联合国发展署在《2006年人类发展报告》中指出，全球目前11亿人用水困难，每年有180万儿童死于不洁净用水而引发的腹泻。印度新德里在1955年11月至1956年1月间，由于集中式给水水源受生活污水污染，暴发传染性肝炎流行，在170万人口中出现黄疸病例的就有29 300人。隐孢子虫是一种肠道寄生虫，人体感染导致的腹泻是目前世界上腹泻病常见的原因。患隐孢子虫病的人或动物的粪便如果污染了饮用水或饮用水水源，可导致该病的介水流行。1987年美国乔治亚州某地发生该病的流行，64 900居民中有13 000余人染病而出现以腹泻为主的临床症状，从患者粪便及水厂出厂水中均检出隐孢子虫囊。1993年，美国威斯康辛州某地也发生过一次涉及40.3万人的经自来水传播的隐孢子虫病大暴发，引起了全世界的关注。我国介水传染病的暴发流行也较严重，如1988年，我国上海由于居民食用被甲肝病毒污染的毛蚶而引起甲肝大流行，导致近30万人患病。由于细菌、病毒和原虫对人体健康的影响是直接的，有时甚至是严重的，对水体的污染若处理不当即可引起大规模的介水传染病流行。因此，美国等少数发达国家已经将隐孢子虫、蓝氏贾第鞭毛虫、军团菌、病毒等指标作为饮用水标准中要控制的微生物项目。我国《生活饮用水卫生标准》（GB5749-2006）中也增加了隐孢子虫和贾第鞭毛虫的检测项目。

2. 藻类及其毒素污染　由于缓流水体（湖泊、水库等）的封闭性使污染物易于沉积，因此，当湖泊、水库、海湾等缓流水体接纳过多含磷、氮的污水时，引起藻类及其他浮游生物迅速繁殖，水体溶解氧量下降，水质恶化，鱼类及其他生物大量死亡，这种现象称为水体富营养化（eutrophication）。由于占优势浮游生物和藻类的颜色不同，水面上可呈现绿色、红色、蓝色、棕色等；这种现象出现在江河湖泊等淡水水体时称为水华（algal bloom），出现在海湾时称为赤潮（red tide）。

近年来，水体富营养化的危害已引起人们的广泛关注，富营养化的水体中大量藻类繁殖并集聚在一起，浮于水面可影响水的感官性状，使水质出现异臭、异味。藻类的黏液可黏附于水生动物的鳃上导致水生动物窒息死亡。藻类大量繁殖死亡后，在细菌分解过程中不断消耗水中的溶解氧，导致水体溶解氧含量急剧下降，引起鱼类、贝类及其他水生生物因缺氧而大量死亡，可造成一定的经济损失。藻类产生的毒素可引起机体急慢性中毒。贝类（蛤、蚶、蚌等）也可富集这类毒素，产生麻痹性贝毒、腹泻性贝毒、神经性贝毒等，人食用含毒的贝类后可发生中毒甚至死亡。

蓝藻（blue-green algae）是富营养化水域里生长较为普遍的藻类，其中铜绿微囊藻等藻类产生的微囊藻毒素(microcystin,MC)是富营养化水体中含量最多、对人体危害最大的藻毒素之一。MC与人类健康关系密切,人直接接触含有MC的水(如游泳)会出现皮肤、眼睛过敏,急性胃肠炎等症状。MC具有肝毒性,大量摄入或长期饮用被MC污染的水,可引起血清中丙氨酸转氨酶(ALT)、γ-谷氨酰转移酶(γ-GT)和碱性磷酸酶(ALP)升高等肝功能改变,严重者可发生中毒性肝炎。MC也具有遗传毒性,是乙肝病毒致肝癌的促癌剂,与黄曲霉毒素(AFB)具有协同促癌作用。流行病学调查显示,我国东南沿海一些地区如江苏启东、海门和广西绥远等地区的原发性肝癌与饮用水中MC高本底含量密切相关。我国《生活饮用水卫生标准》(GB5749-2006)将MC-LR中增补为非常规指标,规定其限值为0.001mg/L。

(三) 化学性污染的危害

> **案例4-4**
>
> ### 2005年松花江重大水污染事故
>
> 2005年11月13日,中石油吉林石化公司双苯厂一车间发生连续爆炸。截至同年11月14日,共造成5人死亡、1人失踪,近70人受伤。爆炸发生后,约100吨苯类物质(苯、硝基苯等)流入第二松花江(即松花江的上游),造成水质污染。14日10时,吉化公司东10号线入江口水样有强烈的苦杏仁气味,苯、苯胺、硝基苯、二甲苯等主要污染物指标均超过国家规定标准。松花江九站断面5项指标全部检出,以苯、硝基苯为主。随着污染物逐渐向下游移动,这次污染事件的严重后果开始显现,沿岸数百万居民的生活用水受到影响。2005年11月21日,哈尔滨市政府向社会发布公告全市停水4天;11月22日,哈尔滨市政府连续发布2个公告,证实上游化工厂爆炸导致了松花江水污染,动员居民储水。消息发出后,立刻引起全市居民的恐慌,400万市民抢购饮用水和食品。11月23日,国家环保总局向媒体通报,受中国石油吉林石化公司双苯厂爆炸事故影响,松花江发生重大水污染事件。在松花江水各项指标符合国家标准之后,该市于11月27日恢复供水。
>
> **问题**
>
> 1. 根据所学知识,污染物进入水体可发生哪些迁移转化?
>
> 2. 如果本次污染事件没有得到有效控制,影响到生活饮用水,可能对居民生活和健康造成哪些危害?
>
> 3. 从保护人群健康、防止化学物质引起的急慢性中毒的角度出发,应该向相关部门提出哪些合理化建议?
>
> 4. 通过本部分内容的学习谈谈保护水环境、防止水污染的重要性。

工业废水的违规排放是水体化学性污染的主要来源。水体受工业废水污染后,水体中各种有毒化学物质(如汞、砷、铬、酚、氰化物、多氯联苯及农药等)通过饮水或食物链传递使人体发生急慢性中毒。不同工业企业所排放的污染物种类差异也很大,食品加工和造纸等工业废水含糖、蛋白质、有机木质素等有机物较多,属于可生物降解的有机物质,也称为耗氧污染物。而采矿、选矿则主要排出金属等污染物,污染水体的重金属多沉积于底泥,并通过食物链而被生物富集。当前,危害较大的有机污染物主要有酚类化合物、苯类化合物、卤烃类化合物、苯并(a)芘、农药等。无机污染物主要包括汞、镉、铬、铅、砷等重金属,氰化物和氟化物等。

1. 汞 汞(mercury)是构成地球元素之一,常温下为银白色液体。自然界中的汞主要以硫化汞的形式存在于岩石中。岩石中的汞可被氧化为金属汞或二价汞离子而进入空气、水、土壤等环境。

(1)污染来源:水体汞污染主要来源于工业企业,如化工、仪表、含汞农药、冶炼、灯泡、氯碱等工厂废水;此外,医院口腔科废水以及农田中使用含汞农药也是常见的污染源。大气中气态和颗粒态的汞,也可部分降落到地面或水体中;土壤中的汞也可挥发进入大气或经由降水淋洗进入地表水和地下水中。天然水中汞含量一般不超过0.1μg/L,当水体受汞污染时,水中汞含量会明显升高。进入水体中的汞多吸附在悬浮的固体微粒上而逐渐沉淀于水底,故底泥中汞含量常较水中为高。

(2)危害:污染水体的汞、特别是底泥中的汞,在微生物的作用下可被甲基化形成甲基汞(methylmercury),甲基汞易溶于水,可从底泥返回水中,且易为生物体吸收,其毒性大于无机汞,并可通过食物链在生物体内逐渐富集,致使某些水生生物体内汞含量达到使人中毒的水平。20世纪50年代,发生在日本熊本县水俣湾地区的水俣病(minamata disease),就是由于当地居民长期食用该湾中含甲基汞很高的鱼贝类而引起的一种公害病。

1）甲基汞的毒性及其发病机制：甲基汞可通过生物体表（皮肤、黏膜及鱼的腮等）、呼吸道和消化道吸收，经呼吸道和消化道的吸收率为 95%～100%。甲基汞具有脂溶性、原型蓄积和高神经毒等特性。经吸收进入血液的甲基汞，被红细胞膜的脂类吸收而侵入红细胞，并与血红蛋白的巯基结合，随血流分布到脑、肝、肾和其他组织。甲基汞能通过血-脑脊液屏障进入脑组织，也可透过胎盘屏障进入胎儿脑组织，从而对胎儿脑细胞造成更为广泛的损害。在脑组织中的浓度约为血液的 6 倍。甲基汞生物半衰期较长，全身平均约为 70 天，脑组织则为 180～245 天。甲基汞对神经系统的损害是不可逆的，可产生严重的中枢神经系统中毒症状。

2）慢性甲基汞中毒的临床表现：长期低剂量摄入甲基汞可引起慢性甲基汞中毒，其中毒症状轻重与甲基汞摄入量和持续作用时间呈剂量-反应关系。慢性甲基汞中毒的主要靶器官是中枢神经系统，早期可表现为神经衰弱综合征，同时常见的症状有感觉障碍、共济运动失调、视野缩小、听力障碍、语言障碍、眼球运动异常、智力减退以及震颤无力等。症状往往从感觉障碍开始，然后依次出现共济失调、语言障碍、视野缩小和听力障碍等，严重者可出现全身瘫痪、精神错乱甚至死亡。但各地报道不尽相同，症状不一定按上述顺序出现，其原因尚有待研究。Hunter-Russel 综合征是水俣病最典型的特异性体征，包括末梢感觉减退，视野向心性缩小，共济运动失调及听力障碍和语言障碍。如果母亲在妊娠期摄入甲基汞，则甲基汞可通过胎盘侵入胎儿脑组织，从而导致中枢神经系统障碍，称为先天性水俣病（congenital minamata disease）或胎儿性水俣病。该病多在婴儿出生 3 个月后开始出现各种症状，患儿症状较成人更为严重，且随着年龄的增长，可出现明显的智力低下、发育不良和四肢变形等。

为了对水体甲基汞污染引起的健康危害进行科学评价，统一诊断标准，我国于 1986 年颁布了《水体污染慢性甲基汞中毒诊断标准及处理原则》（GB6989-86）的国家标准。在标准中明确提出水体污染所致的慢性甲基汞中毒的概念，即长期食用被汞（甲基汞）污染水体的鱼贝类食物，造成体内甲基汞蓄积并超过一定阈值引起以神经系统损伤为主的中毒表现。诊断标准：①甲基汞吸收：头发中总汞值超过 $10\mu g/g$，其中甲基汞值超过 $5\mu g/g$ 者，即认为有甲基汞吸收。②观察对象：在明确存在甲基汞吸收的基础上，出现下列 3 项体征中 1～2 项阳性体征者即为观察对象。3 项体征包括：四肢周围型（手套、袜套型）感觉减退；向心性视野缩小 15°～30° 或有颞侧月牙缺损到 30° 者；高频部感音神经性听力减退 11～30dB（A）。③慢性甲基汞中毒：在汞吸收的基础上并具有上述 3 项体征者。如果具有上述 3 项体征，但发汞值低于 $10\mu g/g$ 时，可做驱汞试验，驱汞后尿中总汞值超过 $20\mu g/g$，其中甲基汞超过 $10\mu g/g$ 者，方可诊断。

2. 铬　铬（chromium，Cr）为铜灰色耐腐蚀的硬金属，有多种化合物。铬是构成地壳元素之一，广泛存在于自然环境中，其天然来源主要是岩石风化。地面水中含铬平均为 $0.05～0.5\mu g/L$。

（1）污染来源：铬及其化合物在工业生产中的应用较为广泛，电镀、制革、铬铁冶炼以及耐火材料、颜料和化工等生产中，均有含铬废水和废渣排出，含铬的工业废水和废渣是污染水体的主要来源。

（2）危害：铬化合物的毒性以六价铬为最大。铬在体内有蓄积作用，它可干扰多种重要酶的活性，影响物质的氧化、还原和水解过程；体内过量的铬主要蓄积在肝、肾、内分泌腺体等，在体内的生物半衰期为 27 天，80% 经肾排出。人群调查和动物实验表明，长期铬暴露与肿瘤发病率增加有关，职业接触铬酸盐工人末梢血中微核率显著高于对照人群，并呈暴露-反应关系。关于铬致癌机制，研究认为六价铬渗入细胞内，与细胞内大分子如蛋白质或核酸等结合，从而造成遗传密码发生改变，进而引起突变乃至癌变，铬中毒主要是由六价铬引起。饮用含铬量高的水，对消化道可产生刺激或腐蚀作用，人体表现出恶心、呕吐、腹痛、腹泻、血便以致脱水等症状；同时可伴有头痛、头晕、烦躁不安、呼吸急促、口唇指甲青紫，甚至少尿或无尿等严重中毒现象。六价铬对人的致死剂量约为 5g。

3. 苯酚类化合物　苯酚类化合物是指芳香烃中苯环上的氢原子被羟基取代所生成的化合物，根据其分子所含的羟基数目可分为一元酚和多元酚，含两个以上羟基的苯酚称为多元酚。自然界中存在的苯酚类化合物大部分是植物生命活动的结果，植物体内所含的酚称内源性酚，其余称外源性酚。天然水体中含有一定量的苯酚。

（1）污染来源：环境中的酚污染主要指苯酚类化合物对水体的污染。由于苯酚是一种重要的工业原材料，因此，含苯酚废水是当今世界上危害大、污染范围广的工业废水之一，是环境中水污染的重要来源。含苯酚废水可来源于许多工业领域，如制取煤气、焦化、炼油、冶金、机械制造、玻璃、石油化工、木材纤维、化学有机合成工业等。此外，粪便和含氮的有机物在分解过程中，也可能产生少量苯酚类化合物，故在大量的城市生活污水中也含有苯酚。苯酚类化合物还广泛用于消毒、灭螺、除锈、防霉防腐等,在运输、储存及使用过程中均可进入水体。生活污水中的苯酚含量为 $0.1\sim1mg/L$。

(2) 危害:苯酚为原浆毒,与细胞原浆中的蛋白质发生化学反应。低浓度时使细胞变性,高浓度时使蛋白质凝固。经消化道及皮肤吸收进入体内的苯酚经过肝的解毒作用氧化成苯二酚、苯三酚,并与体内的葡萄糖醛酸结合而失去毒性,随尿液排出并使尿液呈棕黑色(苯酚尿),少部分可转化为多元酚。由于苯酚在体内代谢迅速,故其危害多为事故性急性中毒;当摄入量超过解毒功能时才有蓄积而导致慢性中毒,人体可表现为头晕、头痛、精神不安、食欲缺乏、呕吐、腹泻等症状。因苯酚有特殊臭味,故极少发生通过饮用水引起的急性中毒事件。近年的研究发现,不少酚类化合物(如五氯酚、辛基酚、壬基酚等)具有内分泌干扰作用。五氯酚可干扰人体甲状腺素的正常功能及妇女正常的内分泌功能,从而影响其子女的生长发育。

4. 氰化物 氰化物(cyanide)是一类含有氰基(CN^-)的化合物,包括简单氰化物、氰络合物和有机氰化物。常见的氰化物有无机氰化物,如氰氢酸及其盐类氰化钠、氰化钾等,和有机氰化物(腈)如丙烯腈和乙腈等。

(1) 污染来源:天然水不含氰化物,氰化物在工业中应用很广,水中的氰化物主要来自工业排放的废水,如炼焦、电镀、选矿、染料、化工及合成纤维等。

(2) 危害:氰化物污染水体可引起人群、家畜及鱼类急性中毒。各种氰化物的毒性大小取决于它们在人体内是否易于生成游离氰基。常见的氰化物如氰化氢(HCN)、氰化钾(KCN)和氰化钠(NaCN)等易溶于水,在体内极易解离出游离氰基,故对人体毒性很大。长期饮用被氰化物污染的水(浓度大于 $0.14mg/L$)可出现头痛、头昏、心悸等症状。氰化物在体内可与硫代硫酸盐在酶促下生成硫氰化物,后者在体内过量蓄积时,能抑制甲状腺激素的合成,造成甲状腺功能低下,使甲状腺增生肿大。

5. 多氯联苯 多氯联苯(polychlorinated biphenyls,PCBs)是一类人工合成有机物,是联苯苯环上的氢原子为氯所取代而形成的一类含氯有机化合物,为无色或淡黄色油状液体或树脂状,性质稳定且随氯原子数目的增加而增高。PCBs 难溶于水,不易水解和氧化,溶于多数有机溶剂。

(1) 污染来源:在工业上常用 PCBs 作增型剂、冷却剂、绝缘剂、高温润滑剂、橡胶软化剂以及油漆的添加剂等。PCBs 主要随工业废水和城市污水进入水体,同时由于其低溶解性、高稳定性和半挥发性等使其能够远程迁移,从而造成"全球性污染"。目前,世界各地的海水、河水、水体底泥、水生生物及土壤、大气等均发现有 PCBs 的污染。

PCBs 在水环境中极为稳定,具有长期残留性、生物蓄积性、半挥发性和高毒性,被认为是一类广泛存在的持久性有机污染物(persistent organic pollutants,POPs),可通过水生生物进入食物链而发生生物富集。藻类对 PCBs 富集能力可达千倍,虾、蟹类为 $4000\sim6000$ 倍,鱼类可达数万至十余万倍,因此,消化道摄入是人类暴露 PCBs 的主要途径。

(2) 危害:PCBs 进入体内可蓄积于脂肪组织及各脏器中,是典型的具有雌激素样作用的环境内分泌干扰物,具有拮抗雄性激素睾酮的作用。其内分泌干扰作用主要表现在:①干扰和破坏体内雄激素和雌激素的代谢平衡;②干扰雄激素的体内代谢,抑制雄激素的生物学效应,直接影响睾丸的生精功能;③与雌激素受体结合,干扰雌激素的正常代谢,直接影响雌性生殖系统的发育和功能。PCBs 引起的急慢性中毒多由食物污染引起,如我国台湾和日本曾发生过 PCBs 中毒事件,都是 PCBs 污染食物引起的。20 世纪 60 年代,发生在日本的米糠油中毒事件和发生在我国台湾省彰化县的油症事件是 PCBs 对人类危害的最典型例子。受害者因食用被 PCBs 污染的米糠油($2000\sim3000mg/kg$)而中毒,主要表现为皮疹、色素沉着、眼睑水肿、眼分泌物增多及胃肠道症状等,严重者可发生肝损害,出现黄疸、肝昏迷甚至死亡。孕妇食用被污染的米糠油后出现胎儿死亡、新生儿体重减轻、皮肤颜色异常、眼分泌物增多等,即所谓的胎儿油症。这说明 PCBs 可透过胎盘屏障进入胎儿体内。多氯联苯的遗传毒性和致癌作用还有待进一步研究。

案例 4-4 分析

硝基苯在水中具有极高的稳定性,且由于其密度大于水,进入水体后会沉入水底,长时间保持不变;水体底泥和沙土对硝基苯有吸附作用。同时,由于硝基苯的沸点较高,自然条件下蒸发速度较慢,不易从水体转移到空气中,因此,受硝基苯污染的水体,水质会发生劣变,从而使生物种类与数量、群落组成与结构、习性与行为、生长与繁殖、生理与生化等发生变化,对水生生态产生较大影响。

2005 年松花江重大水污染事故,不仅造成松花江流域严重的水环境污染,还引起了一连串的生态恶化问题,同时还导致一些地方出现社会恐慌和供水危机,并产生了一些国际影响,其带来的损失无法估计。

(四)物理性污染的危害

水体物理性污染主要包括热污染、放射性污染等。水体热污染会直接或间接地危害水生动植物和水体质量。由于水生动物绝大部分是变温动物,随水温的升高其体温会随之升高,从而引起功能失调或死亡。水体热污染还可引起水生植物群落组成的改变并减少其多样性。水温升高还会使一些毒物的毒性增强,某些致病微生物的活性增强,加速有机物质的腐败,促进致病微生物的繁衍等。水体放射性污染可影响鱼虾类正常繁殖及食用价值、农作物减产、果实中的放射性增高等,从而间接影响人体健康。另外,水体颗粒物是水质污染在外观上的重要指标之一,水体颗粒物往往与污染物相互作用并成为其载体,在很大程度上决定着污染物在环境中的迁移转化和循环归宿。水体颗粒物不断发生沉降作用、混合稀释作用和絮凝作用,以及在迁移过程中发生的生物化学作用,可能使水质环境发生变化而导致局部污染。

三、生活饮用水与健康

由于水的溶解性能,天然水中常含有溶解性物质、胶体物质和悬浮物质等。据世界卫生组织调查,80% 的人类疾病与水有关,水质不良可引起多种疾病。天然水、特别是地表水被污染的机会很多,因此,为城乡居民提供足量的符合卫生要求的生活饮用水,是保障人群健康的一项重要措施。生活饮用水水质标准是保证饮水安全、保护人群身体健康的标准,也是卫生部门开展饮用水卫生工作,监测和评价饮用水水质的依据。

(一)生活饮用水水质标准

1. 生活饮用水水质的基本卫生要求 一般说来,生活饮用水水质应符合下列基本要求。

(1)流行病学上安全:水中不应含有任何病原微生物及寄生虫卵、幼虫,以保证不发生和传播介水传染病。

(2)化学组成无害:水中所含化学物质及放射性物质不得危害人体健康。

(3)感官性状良好:生活饮用水应透明、无色、无臭、无异味,不得含有肉眼可见物。

(4)应经消毒处理并符合出厂水消毒剂限量值及出厂水和管网末梢水消毒剂剩余量的要求。

2. 生活饮用水水质标准 我国生活饮用水水质标准制定的依据主要基于上述饮用水基本卫生要求,同时,在选择指标和确定标准限量值时要考虑经济技术上的可行性。

我国自 1985 年制定《生活饮用水卫生标准》以来,卫生部门较长时期一直按照此标准的要求对生活饮用水的卫生安全性进行监督和控制。随着经济的快速发展,人口数量的激增,水源短缺、城市生活饮用水水源污染严重等,已经严重威胁到居民生活饮用水的安全。同时,与 WHO 及欧共体等发达国家现行的生活饮用水水质标准相比,我国的生活饮用水水质标准指标数目偏少,指标要求也偏低,远远落后于生活饮用水水质标准的发展,已不能满足保障人民群众健康的需要。为此,2001 年卫生部颁布了《生活饮用水卫生规范》,生活饮用水水质指标从原来的 35 项增加到了 96 项。2006 年,在《生活饮用水卫生规范》的基础上,卫生部和国家标准化管理委员会对原有标准进行了修订,联合发布了新的强制性国家标准——《生活饮用水卫生标准》(GB5749-2006),并于 2007 年 7 月 1 日起实施。新标准与 1985 年标准相比具有以下特点:①加强了对水质有机物、微生物和水质消毒等方面的安全要求;②统一了城镇和农村饮用水的卫生要求;③实现了饮用水标准与国际接轨。

新颁布的《生活饮用水卫生标准》中,将 106 项饮用水水质指标分为常规检验项目 38 项、非常规检验项目 64 项以及饮水消毒剂常规指标 4 项(表4-9、表4-10)。常规检验项目分为四组,即微生物学指标、感官性状和一般化学指标、毒理学指标以及放射性指标。其中微生物学指标是为了保证水质在流行病学上安全,感官性状和一般化学指标主要是为了保证水的感官性状良好,毒理学和放射性指标是为了保证水质对人体健康不产生毒性作用和潜在的危害。水质非常规项目指标分为三组,即微生物学指标、毒理学指标及感官性状和一般化学指标(表4-11)。

(1) 微生物学性状指标

1) 细菌总数:细菌总数(total bacteria)指1ml水在普通营养琼脂培养基中,于37℃经24小时培养后所生长的细菌菌落数。细菌总数是评价水质清洁度和考核净化效果的指标。《生活饮用水卫生标准》(GB5749-2006)沿用了1985年的标准,规定细菌总数限值为MPN/100ml或100CFU/ml。细菌总数多说明水体受到微生物污染,但不能识别来源,必须与总大肠菌群指标结合判断污染来源和安全程度。

2) 总大肠菌群:总大肠菌群(total coliforms)系指一群在37℃培养24小时和48小时后,能使乳糖发酵并产酸产气的革兰阴性无芽孢杆菌。总大肠菌群不仅来自人和温血动物粪便,还可来自植物和土壤。总大肠菌群是评价饮用水水质的重要指标。《生活饮用水卫生标准》(GB5749-2006)将1985年标准规定的不超过3个/100ml,修订为每100ml水样中不得检出大肠菌群。由于人粪便中存在大量的大肠菌群,因此,大肠菌群数量增多,提示存在介水传染病的可能性。但某些肠道病毒对氯的抵抗力往往比大肠菌群强,有时水质的大肠菌群数虽已符合规定要求,仍可检出病毒。

3) 耐热大肠菌群:耐热大肠菌群(thermotolerant coliforms),即粪大肠菌群,指一群在44.5℃培养,24小时内能产酸产气的细菌。粪大肠菌群来源于人和温血动物粪便,是判断水质是否受粪便污染的重要微生物学指标。检出粪大肠菌群提示可能存在肠道致病菌和寄生虫等病原体的危险。1985年的标准没有规定该项目,《生活饮用水卫生标准》(GB5749-2006)规定每100ml水样中不得检出粪大肠菌群。

(2) 感官性状和一般化学指标

1) 色:清洁水浅时为无色,深时呈蓝色。水的色度可用铂钴比色法测定。水质标准规定色度不超过15度,并不得出现其他异色。

2) 混浊度:清洁水应是透明的。当水中含有大量悬浮物(如泥沙、黏土、水生生物等)时,则可使水产生混浊。当混浊度为10度时,可使人感到水的混浊。水质标准规定混浊度不超过1度。

3) 臭和味:清洁水应不具任何臭气和异味,如水中有异臭和异味,则可能是水被污染或含有其他物质。水质标准规定饮水不得有任何异臭异味。

4) 肉眼可见物:指饮用水不应含有任何沉淀物及肉眼可见的水生生物等。

5) pH:为了保证饮用水既不影响饮用者的健康也不影响氯化消毒的效果,而且自来水管道不受腐蚀,饮用水的pH范围以6.5~8.5为宜。

6) 总硬度:硬度是指溶于水中的钙、镁等盐类的总量,以$CaCO_3$(mg/L)表示。水的硬度过高,可引起暂时性胃肠功能紊乱。硬水还可形成水垢,影响茶味,消耗肥皂,给日常生活带来不便。饮用水水质标准规定硬度不得超过450mg/L(以$CaCO_3$计)。

7) 铝:有研究提出铝可能与阿尔茨海默病的脑损害有关。故2006年《生活饮用水卫生标准》中,正式将其列为常规检验项目。规定饮用水中铝不超过0.2mg/L。

8) 铁、锰、铜、锌:如水中含有铁、锰或铜等金属,可使接触的物品着色。锌可使水产生金属涩味或混浊。水质标准分别对这些物质规定了最高容许限量值。

9) 挥发性酚、阴离子洗涤剂、硫酸盐、氯化物及溶解性固体:含酚的水在进行氯化消毒时,产生氯酚臭。阴离子洗涤剂可使水产生泡沫或异味。硫酸盐和氯化钠可使水产生苦味或咸味,并有轻度腹泻作用。为防止产生这些不良作用,水质标准规定了上述物质的上限值。

10) 耗氧量:耗氧量代表水中可被氧化的有机物和还原性无机物的总量,为评价有机污染物的主要化学指标之一。饮用水中耗氧量高说明有机物量较多,经加氯消毒后产生的有害副产物亦增多。1985年的《生活饮用水卫生标准》没有将耗氧量列入,2006年《生活饮用水卫生标准》中规定水中耗氧量不得超过3mg/L,原水耗氧量大于6mg/L时不超过5mg/L。

(3) 毒理学指标:《生活饮用水卫生标准》(GB5749-2006)38项常规检验项目中毒理学指标有15项,铬、氰化物、氟化物、汞、硒和氯仿的卫生标准与1985年制定的标准规定的相同。5种物质的含量比1985年制定的标准作了更为严格的规定,即砷含量从0.05mg/L降为0.01mg/L,镉含量从0.01mg/L降为0.005mg/L,铅含量从0.05mg/L降为0.01mg/L,硝酸盐含量从20mg/L降为10mg/L,四氯化碳含量从0.003mg/L降为0.002mg/L。另外又增加了溴酸盐、甲醛、亚氯酸盐和氯酸盐4项指标。

（4）放射性指标：正常情况下，生活饮用水中放射性浓度很低，《生活饮用水卫生标准》（GB5749-2006）中规定总 α 放射性不超过 0.5Bq/L，总 β 放射性不超过 1Bq/L。

我国《生活饮用水卫生标准》（GB 5749-2006）除规定了上述四组常规指标外，还新增加了饮用水消毒剂常规指标（表4-10），包括氯气及游离氯制剂、一氯胺、臭氧和二氧化氯。

在 64 项非常规检验项目中，包括 2 项微生物学指标，3 项感官性状及一般化学指标，59 项毒理学指标（主要包括农药、除草剂、苯化合物、微囊藻毒素-LR、氯化消毒副产物等）。非常规检验项目主要是参照 1993 年和 1998 年 WHO《饮用水水质准则》的建议值并结合我国的实际情况而制订（表4-11）。

表4-9　生活饮用水水质常规检验项目及限值

指标	限值	指标	限值
1. 微生物指标①		3. 感官性状和一般化学指标	
总大肠菌群（MPN/100ml 或 CFU/100ml）	不得检出	色度（铂钴色度单位）	15
耐热大肠菌群（MPN/100ml 或 CFU/100ml）	不得检出	混浊度（NTU-散射混浊度单位）	1（水源与净水技术条件限制时为3）
大肠埃希菌（MPN/100ml 或 CFU/100ml）	不得检出	臭和味	无异臭异味
		肉眼可见物	无
菌落总数（CFU/ml）	100	pH	不小于6.5且不大于8.5
2. 毒理指标		铝（mg/L）	0.2
砷（mg/L）	0.01	铁（mg/L）	0.3
镉（mg/L）	0.005	锰（mg/L）	0.1
铬（六价，mg/L）	0.05	铜（mg/L）	1.0
铅（mg/L）	0.01	锌（mg/L）	1.0
汞（mg/L）	0.001	氯化物（mg/L）	250
硒（mg/L）	0.01	硫酸盐（mg/L）	250
氰化物（mg/L）	0.05	溶解性总固体（mg/L）	1000
氟化物（mg/L）	1.0	总硬度（以 $CaCO_3$ 计，mg/L）	450
硝酸盐（以 N 计，mg/L）	10（地下水源限制时为20）	耗氧量（COD_{Mn} 法，以 O_2 计，mg/L）	3
三氯甲烷（mg/L）	0.06		水源限制，原水耗氧量>6mg/L 时为5
四氯化碳（mg/L）	0.002		
溴酸盐（使用臭氧时，mg/L）	0.01	挥发酚类（以苯酚计，mg/L）	0.002
甲醛（使用臭氧时，mg/L）	0.9	阴离子合成洗涤剂（mg/L）	0.3
亚氯酸盐（使用二氧化氯消毒时，mg/L）	0.7	4. 放射性指标②	指导值
		总 α 放射性（Bq/L）	0.5
氯酸盐（使用复合二氧化氯消毒时，mg/L）	0.7	总 β 放射性（Bq/L）	1

①MPN 表示最可能数；CFU 表示菌落形成单位。当水样检出总大肠菌群时，应进一步检验大肠埃希菌或耐热大肠菌群；水样未检出总大肠菌群，不必检验大肠埃希菌或耐热大肠菌群；②放射性指标超过指导值，应进行核素分析和评价，判定能否饮用。

表4-10　饮用水中消毒剂常规指标及要求

消毒剂名称	与水接触时间	出厂水中限值	出厂水中余量	管网末梢水中余量
氯气及游离氯制剂（游离氯，mg/L）	至少30分钟	4	≥0.3	≥0.05
一氯胺（总氯，mg/L）	至少120分钟	3	≥0.5	≥0.05
臭氧（O_3，mg/L）	至少12分钟	0.3		0.02 如加氯，总氯≥0.05
二氧化氯（ClO_2，mg/L）	至少30分钟	0.8	≥0.1	≥0.02

表 4-11　生活饮用水水质非常规检验项目及限值

指标	限值	指标	限值
1. 微生物指标		百菌清(mg/L)	0.01
贾第鞭毛虫(个/10L)	<1	呋喃丹(mg/L)	0.007
隐孢子虫(个/10L)	<1	林丹(mg/L)	0.002
2. 毒理指标		毒死蜱(mg/L)	0.03
锑(mg/L)	0.005	草甘膦(mg/L)	0.7
钡(mg/L)	0.7	敌敌畏(mg/L)	0.001
铍(mg/L)	0.002	莠去津(mg/L)	0.002
硼(mg/L)	0.5	溴氰菊酯(mg/L)	0.02
钼(mg/L)	0.07	2,4-滴(mg/L)	0.03
镍(mg/L)	0.02	滴滴涕(mg/L)	0.001
银(mg/L)	0.05	乙苯(mg/L)	0.3
铊(mg/L)	0.0001	二甲苯(mg/L)	0.5
氯化氰(以 CN⁻ 计,mg/L)	0.07	1,1-二氯乙烯(mg/L)	0.03
一氯二溴甲烷(mg/L)	0.1	1,2-二氯乙烯(mg/L)	0.05
二氯一溴甲烷(mg/L)	0.06	1,2-二氯苯(mg/L)	1
二氯乙酸(mg/L)	0.05	1,4-二氯苯(mg/L)	0.3
1,2-二氯乙烷(mg/L)	0.03	三氯乙烯(mg/L)	0.07
二氯甲烷(mg/L)	0.02	三氯苯(总量,mg/L)	0.02
三卤甲烷(三氯甲烷、一氯二溴甲烷、二氯一溴甲烷、三溴甲烷的总和)	该类化合物中各种化合物的实测浓度与其各自限值的比值之和不超过1	六氯丁二烯(mg/L)	0.0006
		丙烯酰胺(mg/L)	0.0005
		四氯乙烯(mg/L)	0.04
1,1,1-三氯乙烷(mg/L)	2	甲苯(mg/L)	0.7
三氯乙酸(mg/L)	0.1	邻苯二甲酸二(2-乙基己基)酯(mg/L)	0.008
三氯乙醛(mg/L)	0.01	环氧氯丙烷(mg/L)	0.0004
2,4,6-三氯酚(mg/L)	0.2	苯(mg/L)	0.01
三溴甲烷(mg/L)	0.1	苯乙烯(mg/L)	0.02
七氯(mg/L)	0.0004	苯并(a)芘(mg/L)	0.000 01
马拉硫磷(mg/L)	0.25	氯乙烯(mg/L)	0.005
五氯酚(mg/L)	0.009	氯苯(mg/L)	0.3
六六六(总量,mg/L)	0.005	微囊藻毒素-LR(mg/L)	0.001
六氯苯(mg/L)	0.001	3. 感官性状和一般化学指标	
乐果(mg/L)	0.08	氨氮(以 N 计,mg/L)	0.5
对硫磷(mg/L)	0.003	硫化物(mg/L)	0.02
灭草松(mg/L)	0.3	钠(mg/L)	200
甲基对硫磷(mg/L)	0.02		

(二) 改良饮用水水质的卫生对策

饮用水水质如未能达到标准要求时,可采取改进或另选水源及加强其卫生防护,以及采取必要的净化或消毒处理等措施,以改善水质,使之达到水质标准要求。

1. 水源选择及卫生防护

(1) 水源选择的原则

1) 水量充足:选择水源时,水源水量应能满足城镇或居民点的总用水量,并考虑到近期和远期的发展。选用地表水时,一般要求95%保证率的枯水流量大于总用水量。

2)水质良好:以地表水作为供水水源时,应符合《地表水环境质量标准》的要求;选用地下水作为供水水源时,应符合《地下水环境质量标准》的要求。为防止介水传染病的流行,大肠菌群应达到以下要求:①只经过加氯消毒即供作生活饮用的水源水,每100ml水样中总大肠菌群MPN值不应超过200;②经过净化处理及加氯消毒后供生活饮用的水源水,每100ml水样中总大肠菌群MPN值不应超过2000。水源水的感官性状和一般化学指标经处理后,应符合生活饮用水卫生标准的要求。水源水的放射性指标要求,总α放射性限值为0.1Bq/L,总β放射性限值为1.0Bq/L。当水源水中含有害化学物质时,其浓度不应超过所规定的最高容许浓度。当水源水水质不符合要求时,不宜作为供水水源。若限于条件需要加以利用时,水源水水质超标项目经自来水厂净化消毒处理后,应达到标准的要求。

3)便于防护:目的在于保证水源水质不因污染而恶化。应该选择卫生状况较好,取水点防护条件优越的水源,有条件的地区宜优先考虑选用地下水作为饮用水水源。采用地表水作为水源时,取水点应设在城镇和工矿企业的上游。

4)技术和经济上合理:选择水源时,在分析比较各个水源的水量、水质后,可进一步结合水源水质和取水、净化、输水等具体条件,考虑基本建设投资费用最小的方案。

(2)水源水的卫生防护:饮用水的给水方式包括集中式给水和分散式给水。集中式给水通常指自来水,即由水源集中取水,对水进行净化和消毒,并通过输水管和配水管网送到给水站和城镇用户。分散式给水是指居民直接从水源分散取水,是广大农村居民的主要取水方式。

1)集中式给水的卫生防护:采用地表水作为饮用水水源应设置卫生防护带。取水点周围半径100m的水域内,严禁任何可能污染水源的活动;在河流取水点上游1000m至下游100m水域内不得排入工业废水和生活污水,其沿岸不准堆放污染水源的废渣、垃圾及设立有毒有害物质仓库等。采用地下水作为饮用水源时,要注意井壁的结构应当严密不漏水,且周围应有一定距离的卫生防护带,防护区域内不得有任何污染源存在。

2)分散式给水的卫生防护:用井水作为水源时,应从水量、水质及便于防护和使用等方面考虑选择井址,为防止污染,水井应设在污染源的上游,地势较高不易积水处,周围不得有可造成井水污染的污染源(如厕所、粪坑、污水坑、畜圈等)。井的结构要合理,井壁可选用砖石等材料砌成,井壁上部距地面2~3m范围内应使用不透水材料构筑;井周以黏土或水泥填实,以防附近污水渗入井内;井底用卵石和粗砂铺装;井口应用不透水材料作成高出地面0.2m左右的井台,井台应用不透水材料建成,并向四周倾斜,以便于排水;井周围设专门的排水沟,以防井台上污水倒流入井;井台上应在井口

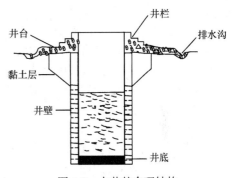

图4-2 水井的合理结构

位建成高于台面0.1~0.2m的井栏;井口设盖,配备公用吊桶并保持桶底清洁(图4-2)。

当前我国南北方农村均推广密封水井,用压水机抽水或筑管井以手压式或脚踏式抽水机取水,既方便取水又可防止污染,是一种较好的井水防护方法。

用地表水作水源时,卫生防护措施包括:取水点周围25~30m范围内不得有污染源;江河水应采用分段或分时用水;水库、湖水可分区用水;多塘水地区可分塘用水;应禁止在用水区洗涤、养殖或从事其他可能污染水源的活动,以保证饮用水清洁。有条件地区可建设岸边自然渗井或砂滤井进行过滤取水。

2. 水的净化 由于自然因素或污染因素影响,水源水质特别是地表水水质在一般情况下不能达到生活饮用水水质卫生标准的要求。为保证安全用水,常需采取相应的处理措施对水质进行改善,方法的选择主要取决于天然水源的水质特点和使用目的。净化和消毒是最常用的水质改善方法。饮用水的净化包括混凝沉淀和过滤处理,其目的是降低水中的悬浮物质和胶体物质,清除水中可能存在的原虫包囊以及大大降低水中微生物含量,改善水的感官性状。

(1)沉淀:水源水的沉淀(precipitation)包括自然沉淀和混凝沉淀。自然沉淀是指水中的颗粒物依靠自身重力作用而逐渐下沉的现象。但天然水体中的细小悬浮物,特别是胶体颗粒难以用自然沉淀的方法去除,是水混浊的主要根源。需加入适当的混凝剂才能将细微颗粒凝聚成较大颗粒而沉降,此过程称混凝沉淀(coagulation precipitation)。

1)混凝沉淀的基本原理:关于混凝原理,目前尚未完全清楚,主要为压缩双电层作用、电中和作用、吸附架桥作用。

电中和作用:指投入水中的混凝剂,经水解后形成带正电的胶粒,它们能和水中带负电的胶粒相互吸引达到电中和而凝聚。

吸附架桥作用:一些高分子混凝剂和金属盐类混凝剂在水中水解后可形成线性结构的高聚物,这些聚合物具有强烈吸附细小颗粒的作用,当它吸附大量的颗粒物缠结在一起形成较大的网状结构,起到架桥或搭桥作用。例如,硫酸铝水解后就可产生许多不溶于水的中性氢氧化铝胶体,它的结构是长条形的,能像链条似的拉起来,并可弯曲变形成网状,好像架桥一样,该结构的表面积很大,吸附能力很强,能够吸附黏土、有机物、细菌甚至溶解杂质,最终因重力下沉。

压缩双电层作用:水中黏土胶团含有吸附层和扩散层,合称双电层。双电层中正离子浓度由内向外逐渐降低,最后与水中的正离子浓度大致相等。因此,双电层有一定的厚度。如向水中加入大量电解质,则其正离子就会挤入扩散层而使之变薄;进而挤入吸附层,使胶核表面的负电性降低。这种作用称为压缩双电层。当双电层被压缩,颗粒间的静电斥能就会降低。当降至小于颗粒布朗运动的动能时,颗粒就能相互吸附凝聚。凝聚颗粒在水的紊流中彼此易碰撞吸附,形成絮凝体(亦称绒体或矾花)。絮凝体具有强大吸附力,不仅能吸附悬浮物,还能吸附部分细菌和溶解性物质。絮凝体通过吸附,体积增大而下沉。各种离子压缩双电层的能力是不同的,在浓度相等的条件下,通常随价数增加而提高。

2)混凝剂的种类和特性:常用的混凝剂有金属盐类和高分子化合物两类。

铝盐是最常用的混凝剂,其中有明矾[$Al_2(SO_4)_3 \cdot K_2SO_4 \cdot 24H_2O$]、硫酸铝[$Al_2(SO_4)_3 \cdot 18H_2O$]、铝酸钠(Na_3AlO_3)和三氯化铝($AlCl_3 \cdot 6H_2O$)等。铝盐优点是腐蚀性小,使用方便,混凝效果好,且对水质无不良影响。缺点是水温低时絮状体形成慢且松散,效果不如铁盐。

铁盐包括三氯化铁($FeCl_3 \cdot 6H_2O$)和硫酸亚铁($FeSO_4 \cdot 7H_2O$)等。优点是适应的 pH 范围较广(5~9),絮状体大而紧密;对低温、低浊水的效果较铝盐好。但缺点是腐蚀性强,易潮湿,水处理后含铁量高。硫酸亚铁又称绿矾,因亚铁只能生成简单的单核络合物,故混凝效果差;且残留于水中的亚铁会使水显色,因此使用时需将其氧化成三价铁。

聚合氯化铝的化学式有多种。我国常用的是聚合氯化铝[$Al_2(OH)_nCl_{6-n}$] $_m$ ($n=1$~5, $m \leqslant 10$)和碱式氯化铝[$Al_n(OH)_mCl_{3n-m}$]。其优点为:①对低浊度水、高浊度水、严重污染的水及各种工业废水都有良好的混凝效果;②用量比硫酸铝少;③适用的 pH 范围较宽(5~9);④凝聚速度非常快,凝聚颗粒大,沉淀速度快,过滤效果好;⑤腐蚀性小,成本较低。但产品多为土法生产,质量不易保证。

聚丙烯酰胺是一种非离子型线型高分子聚合物,具有吸附架桥作用。其优点是对低浊和高浊水效果均好。其缺点是价格昂贵,产品中常含有微量未聚合的单体,其毒性甚高。

3)影响混凝效果的因素主要有:①水中微粒的性质、粒度和含量;②水中溶解性有机物和离子的成分和含量;③水温;④水的 pH 和碱度;⑤混凝剂的种类、质量和用量等。由于因素复杂,故一般需通过混凝试验来确定混凝剂的用量及条件。

(2)过滤:过滤(filtration)是指混浊水通过石英砂等滤料层,以截留水中悬浮杂质和微生物等的净水过程。经过混凝沉淀的水通过过滤可以达到:①使滤后水的混浊度达到生活饮用水水质标准;②去除水中大部分病原体;③水经过滤后,残留的微生物失去了悬浮物的保护作用,为滤后消毒创造了条件。

1)过滤的净水原理:①筛除作用:水通过滤料时,比滤层孔隙大的颗粒被截留;随着过滤的进行,被截留的颗粒增多,滤层孔隙越来越小,较小的颗粒也被截留;②接触凝聚作用:水在滤层孔隙内的流动,一般呈层流状态,而层流产生的速度梯度会使细小絮状体和脱稳颗粒不断旋转,并跨越流线向滤料表面运动,当它们接近滤料颗粒表面时,就会产生接触吸附。

2)过滤装置:集中式给水系统中使用各种形式的砂滤池;分散式给水的过滤装置可因地制宜,就地取材,采用砂滤井、砂滤池和砂滤缸等。砂滤井多用于河水及塘水的过滤,建在河岸边或塘边,使河水、塘水经过滤料层渗入井中备用。

3)影响过滤效果的主要因素:①滤层厚度和粒径;②滤速;③进水水质;④滤池类型。

3. 水的消毒　消毒(disinfection)是指杀灭外环境中病原微生物的方法。水经过净化处理后,尚不能保证完全去除全部病原微生物。为了使水质符合饮用水细菌学指标的要求,确保防止介水传染病的发生和传播,必须进行水的消毒。消毒方法可分物理消毒法(如煮沸、紫外线、超声波等)和化学消毒法(如氯、二氧化氯、臭氧、碘和高锰酸钾等)。目前应用最广的是氯化消毒(chlorination)。供饮水消毒的氯制剂有气态氯、无机氯制剂和有机氯制剂三类。

(1) 氯化消毒:是饮用水消毒中一种最有效的方法。消毒剂主要有液氯、漂白粉[Ca(OCl)Cl]和漂白粉精[Ca(OCl)$_2$]等。含氯化合物中具有杀菌能力的有效成分称为有效氯,一般指含氯化合物分子团中氯的价数大于-1者。漂白粉含有效氯为28%~33%;漂白粉精含有效氯为60%~70%。

1) 氯化消毒的基本原理:任何含氯消毒剂溶于水后均可生成次氯酸(见下列化学反应式)。由于次氯酸(hypochlorous acid)体积小,电荷中性,易于穿过细胞壁;同时,它又是一种强氧化剂,能损害细胞膜,使蛋白质、RNA和DNA等物质释出,并影响多种酶系统(主要是磷酸葡萄糖脱氢酶的巯基被氧化破坏),从而导致细菌死亡。氯对病毒的作用在于对核酸的致死性损害。病毒缺乏一系列代谢酶,对氯的抵抗力较细菌强,氯较易破坏—SH键,而较难使蛋白质变性。含氯消毒剂溶于水后的主要化学反应如下:

$$Cl_2 + H_2O \longrightarrow HOCl + H^+ + Cl^-$$

$$HOCl \rightleftharpoons H^+ + OCl^-$$

漂白粉和漂白粉精在水中均能水解成次氯酸:

$$2Ca(OCl)Cl + 2H_2O \rightarrow Ca(OH)_2 + 2HOCl + CaCl_2$$

$$Ca(OCl)_2 + 2H_2O \rightarrow Ca(OH)_2 + 2HOCl$$

由于水中常含有一定量的氨氮,当氯加入水中时,除产生次氯酸外,还可产生一氯胺(NH$_2$Cl)和二氯胺(NH$_4$Cl$_2$)。氯胺为弱氧化剂,有杀菌作用,但需要较高的浓度和较长的接触时间。

2) 常用的氯化消毒方法:①普通氯化消毒法:是对混凝沉淀及砂滤后的水或地下水水中一次加氯的消毒方法。由于经过净化处理,水中大量的胶体物质及微生物已被去除,故此法加氯量较低。适宜的加氯量为消毒30分钟后水中游离性余氯大于0.3mg/L,管网末梢水中含有游离性余氯不低于0.05mg/L。②过量加氯消毒法:当有机物污染严重,或需在短时间内达到消毒目的时,可加过量氯于水中,使余氯量达到1~5mg/L。本法主要适用于新井开始使用、旧井修理或淘洗、居民区有肠道传染病流行或自然灾害期间用于疫情控制。消毒后的水需用SO$_2$、亚硫酸钠或活性炭脱除过高的余氯。③氯胺消毒法:指在水中先加入氨(液氨、硫酸铵或氯化铵),待与水混合后再加氯的消毒方法。本法的优点主要是消毒作用持续的时间比常量消毒法长,并可防止氯与酚形成氯酚臭味和游离性余氯的氯味。缺点是灭活微生物作用较弱,因而需较高的余氯浓度和较长的接触时间;可使水中亚硝酸盐含量升高;对病毒的杀灭效果尤差。④折点氯化法:指加氯量超过折点,在水中形成适量游离性余氯的一种消毒法。优点是消毒效果可靠;能明显降低铁、锰、苯酚和有机物含量,故具除臭和降低色度的作用。缺点:耗氯多,故可能产生更多的氯化消毒副产物;其次,操作较繁琐,需事先求出折点加氯量,且当折点不明显时,可使水的pH过低,必要时需加碱调整pH。

3) 影响消毒效果的因素:①加氯量和接触时间。用氯及含氯化合物消毒饮用水时,氯不仅与水中细菌作用,还要氧化水中的有机物和还原性无机物,其需要的氯的总量为"需氯量"。为保证消毒效果,加氯量必须超过水的需氯量,使在氧化和杀菌后还能剩余一些有效氯,称为"余氯"。一般要求氯加入水中后,接触30分钟,有0.3~0.5mg/L的游离性余氯,而对化合性余氯则要求接触1~2小时后有1~2mg/L余氯。②水的pH。次氯酸是弱电解质,其离解程度与水温和pH有关。当pH<5.0时,HOCl呈100%形式存在于水中,随着pH的增高,HOCl逐渐减少,而OCl$^-$逐渐增多,pH>9时,OCl$^-$接近100%。根据对大肠杆菌的实验,HOCl的杀菌效率比OCl$^-$高约80倍。因此,消毒时应注意控制水的pH不宜太高。③水温。水温高,杀菌效果好。水温每提高10℃,病菌杀灭率提高2~3倍。④水的混浊度。用氯消毒时,必须使HOCl和OCl$^-$直接与水中细菌接触,方能达到杀菌效果。如水的混浊度很高,悬浮物质较多,细菌多附着在这些悬浮颗粒上,则氯的作用达不到细菌本身,使杀菌效果降低。⑤水中微生物的种类和数量。不同微生物对氯的耐受性不同,一般来说,大肠埃希菌抵抗力较低,病毒次之,原虫包囊抵抗力最强。水中微生物的数量过多,则消毒后水质较难达到卫生标准的要求。

(2) 其他消毒方法

1) 煮沸消毒:这是一种最古老而又最常用的消毒方法之一,其消毒效果可靠,对一般肠道传染病的病原体和寄生虫卵,经煮沸3~5分钟均可全部杀灭。因此,为预防肠道传染病的介水传播应大力提倡喝开水。

2) 臭氧消毒:O$_3$是一种强氧化剂,对微生物的杀灭效果优于ClO$_2$和Cl$_2$。它用量较少,一般不大于

1mg/L,接触时间短(10~15分钟)。不产生三卤甲烷,还有除臭、去色等作用。但是其在水中不稳定,对水管有一定腐蚀作用。

3)紫外线消毒:利用紫外线消毒时,要求原水色度和浊度要低,水深最好不超过12cm。紫外线消毒具有较高的杀菌效率,所需接触时间短;处理后的水无色无味。但是消毒后无持续杀菌作用,且价格较贵。

4)碘消毒:用于小规模一时性的饮水消毒和战时军用水壶消毒。优点是效果可靠,使用方便,一般接触10~15分钟即可饮用。缺点是价格较贵,消毒后水呈淡黄色。

(三)饮水氯化消毒副产物与健康

氯化消毒是我国沿用多年且仍普遍采用的自来水消毒技术。研究发现,在氯化消毒的同时,会生成一系列的消毒副产物,其中大部分可能对人体健康构成潜在威胁。

1. 氯化消毒副产物的种类 氯化消毒副产物主要是指饮用水氯化消毒过程中氯与水中有机物反应所产生的卤代烃类化合物,主要包括挥发性卤代有机物和非挥发性卤代有机物两类。其中挥发性三卤甲烷(trihalomethanes,THMs)和非挥发性卤代乙酸(haloacetic acids,HAAs)是氯化消毒饮用水中两大类主要氯化副产物。

2. 影响氯化消毒副产物形成的因素 氯化消毒副产物形成的量和类型与多种因素有关,主要有以下两方面:

(1)有机前体物的含量:通常把水中能与氯形成消毒副产物的有机物称为有机前体物,主要包括腐植酸、富里酸、藻类及其代谢产物等天然有机物。一般以地表水作为水源的自来水THMs的产量较高,富含腐植质的水产生的氯化副产物要多于含富里酸的水。我国由于水源普遍受到污染,因此,除天然有机物外,排入水体的污染物也是消毒副产物前体物的重要来源。

(2)加氯量、溴离子浓度和水的pH等:当有机前体物含量一定时,投氯量越大,接触时间越长,生成的THMs越多。水源水中溴化物含量较高时,则可生成各种溴代THMs,含量往往高于三氯甲烷。THMs的生成还与水的pH有关,随着pH升高,三氯甲烷生成量增大,卤乙酸生成量降低。

3. 氯化消毒副产物与肿瘤 许多氯化消毒副产物在动物实验中证明具有明显的致突变作用和(或)致癌性,有些还具有致畸性和(或)神经毒作用。如三卤甲烷类消毒副产物共有4种,即三氯甲烷、二氯一溴甲烷、一氯二溴甲烷和三溴甲烷。实验表明三卤甲烷的各组分具有明显的致突变作用,且存在良好的剂量-反应关系。动物实验也证实三氯甲烷、二氯一溴甲烷、一氯二溴甲烷和三溴甲烷均对实验动物具有致癌性,可引起肝、肾和肠道肿瘤。国外有流行病学调查显示,长期饮用氯化消毒自来水的地区,人群死于消化和泌尿系统癌症的危险性增加。但也有持相反观点,认为饮用氯化消毒自来水与肿瘤高发无关。其证据是:①饮用氯化消毒地表水达30年以上的人群膀胱癌发病率与对照人群未见差异;②在目前净化条件下,即使产生三氯甲烷,其含量每升仅为数微克至数十微克,产生致癌危险性的可能性很小,故尚不能在人群中肯定氯化消毒副产物能引起癌症。

(四)高层建筑二次供水污染与健康问题

高层建筑二次供水(secondary water supply)又称高层建筑二次加压供水,是指单位或个人将城市公共供水或自建设施供水经储存、加压,通过管道再供用户或自用的形式。我国由于高层建筑(如住宅楼、办公楼、宾馆、饭店等)发展迅速,通常5~6层以上的饮用水都要依靠二次供水系统才能输送到高层房间中,因此,高层建筑二次供水污染事故时有发生。据报道,二次供水的储存系统水箱(池)和末梢水中的混浊度、细菌总数、大肠菌群数、铁、锰、三氯甲烷、四氯化碳、亚硝酸盐等含量均较出厂水有所增加,而余氯明显下降。

1. 引起高层建筑二次供水污染的原因 二次供水污染是指在生活饮用水的输送、储存过程中,管(池)壁及有关供水设施的器壁中有害溶出物对饮用水产生的化学污染和管(池)壁孳生微生物对饮用水产生的微生物污染。造成二次供水水质污染的原因很多,归纳起来有以下几个方面:①选址不当,水箱(池)周围存在污染隐患;②储水箱(池)设计不合理,如储水箱(池)缺少必要的内衬处理,导致壁面易黏附污染物且不易清洗干净;出水口高出水箱(池)底平面,使储水箱(池)中的水不能完全循环,致使杂质沉淀,微生物繁殖,甚至孳生藻类和摇蚊;③储水箱(池)容积过大,水箱储水量过多,超过用户正常需水量而滞留时间过长,导致微生物污染,成为夏秋季节传染病暴发流行的隐患;④水箱、管道壁的腐蚀、结垢、沉积物沉积等造成水质污染;⑤使用不符合要求管道内壁防腐涂料,防腐衬里渗出物的溶出、涂料材料脱落等导致某些元素含量升高,水质恶化;⑥基础设施和设计安装不合理;⑦卫生管理不善,水箱(池)无定期清洗消毒制度等。

2. 高层建筑二次供水污染的健康影响　二次供水水质污染的直接结果是使饮用者感到恶心、呕吐、腹胀、腹泻,严重时甚至发病,危害人体健康。二次供水污染引起的生物性污染通常可引起介水传染病,如腹泻、痢疾等。而二次供水的输配水设备和防护材料中的有害物质(如铅、砷、汞、镉等)含量过高,则可引起慢性中毒。国内有研究发现,大型水泥储水箱提供的水致突变性增强。也有研究发现某些饭店高层水箱水的微核检出率可分别达到 34.8% 和 19.2%,且与自来水对比差异有统计学意义,提示二次供水可不同程度受到诱变剂的污染。

（五）饮水内分泌干扰物与健康危害

环境内分泌干扰物(environmental endocrine disrupting chemicals,EEDs)是指存在于环境中,可通过干扰生物或人体内分泌激素的合成、释放、转运、与受体结合、代谢等途径,从而对生物或人体的生殖、神经和免疫系统等的功能产生影响的外源性化学物质。它们主要是通过人类的生产和生活活动排放到环境中的有机污染物,常见的 EEDs:洗涤剂、有机氯农药、有机磷农药、拟除虫菊酯、除草剂、塑料增塑剂、塑料制品焚烧产物、合成树脂原料、绝缘材料等。环境内分泌干扰物对人体内分泌系统存在有害作用,目前报道对性发育有明显影响的物质包括环境雌激素、农药污染物及化学污染物。现已证明的环境雌激素约有80 余种,按其来源可以分为天然雌激素、植物性雌激素、动物雌激素、人工合成雌激素四大类。

我国很多地区的地表水和饮用水都能被检测到内分泌干扰物,如邻苯二甲酸酯类物质等。此外,我国城市自来水中检出的内分泌干扰物还有壬基酚和双苯酚 A、苯并(a)芘、有机锡、六六六、金属镉等。我国《生活饮用水卫生标准》(GB5749-2006)中虽已制定了某些内分泌干扰物的限值,但所列项目较国际标准为少。虽然我国城市自来水水中目前可检出的内分泌干扰物浓度大都未超过国家标准,但国内许多水厂原水水质污染较为严重,因此,自来水中内分泌干扰物污染及其可能带来的健康危害问题不容忽视。

思 考 题

1. 简述天然水源的种类及卫生学特征。
2. 2006 年颁布的《生活饮用水水质标准》与 1985 年颁布的标准比较,有何特点?其指标包括哪几方面?
3. 简述评价水体微生物污染的指标。
4. 简述介水传染病的流行原因、病原体及流行特点。
5. 简述氯化消毒的原理和影响因素。
6. 高层二次加压供水存在哪些问题?对健康产生怎样影响?

（巴 月　朱静媛）

第三节　土壤、地质环境与健康

一、土壤的构成及卫生学意义

土壤是由地壳表面的岩石层经过长期风化和生物学作用而形成的,是地球表面的疏松层。和空气、水一样,土壤是自然界环境的重要组成部分,也是人类赖以生存的物质基础。土壤是陆地生态系统的介质,位于食物链的首端,与人类的生活密切相关,是许多有害废物的处理和容纳场所。但是污染物超过了土壤的最大容纳限度,将会引起不同程度的土壤污染,从而影响其中生存的动植物,通过食物链危及人类及其他动物健康。

（一）土壤的物理特征

土壤是一个复杂的结合体,由固相、液相和气相所组成。

1. 土壤固相 由土壤矿物质、有机质和土壤微生物组成。土壤矿物质是岩石风化形成的大小不同的矿物颗粒,包括砂粒、土粒和胶粒。在固相中矿物盐约占90%,其大小和排列状态决定着土壤的物理学特征,如土壤的透气性、渗水性、容水性、空隙率和土壤毛细现象等,影响土壤的卫生特征。沙土透气性好,排水能力强,有机物分解快;黏土透气性差,容水性强,有机物分解慢。土壤有机质占土壤固相的1%~10%,绝大部分是腐殖质(humus)。腐殖质是形成土壤团粒结构的良好胶结剂,可以提高黏重土壤的疏松度和透气性,改变沙土的松散状态,有改良土壤物理性状的作用。微生物能形成腐殖质,改善土壤的理化性质。

2. 土壤液相 土壤中水分及其水溶物形成土壤液相。土壤水分是存在于土壤空隙中的水分,来源于地面雨雪水和农田灌溉水。此外,空气中水蒸气冷凝后也成为土壤水分。土壤疏松多孔,布满大大小小的空隙,直径0.001~0.1mm的土壤孔隙称为毛管孔隙,其中的水分可以上下左右移动,水分参与土壤中物质的转化和植物的新陈代谢等生命活动。土壤水分中含有各种无机离子及有机物,还含有有机的、无机的污染物。土壤水分既是植物养分的主要来源,也是进入土壤的各种污染物向其他环境圈层迁移的媒介。

3. 土壤气相 土壤空隙中的气体即土壤气相。土壤空气对作物种子发芽、根系发育、微生物活动和养分转化都有极大的影响。土壤中气相成分的变化与土壤污染程度、污染物种类、土壤生物化学作用结局、土壤空气与大气交换程度等有关。土壤上层空气和与大气成分相似,逐渐深入土壤深层,气体中氧气减少,二氧化碳逐渐增加。深层土壤中厌氧菌占优势,二氧化碳是空气的数十倍,氧含量可降至0.01%。

(二) 土壤的化学构成

土壤的化学组成包括无机成分和有机成分。

1. 无机成分 岩石风化成沙、淤泥、黏土的小颗粒,形成了土壤的无机成分,地壳岩石的不同组成决定了无机成分的组成。土壤通过食物链建立了其与人体之间的物质交换,不同地区食物链成分的不同使得土壤中元素的分布形成了地区差异。当某些地区的某种或某些化学元素不足或过多,超出人体的调节能力,机体生理平衡被严重打乱时,可发生生物地球化学性疾病。

2. 有机成分 土壤有机质是土壤中各种含碳有机化合物的总称,包括腐殖质、生物残体及土壤生物。土壤中有机质和矿物质紧密地结合在一起,其含量只占土壤干重的0.5%~2.5%,是植物和微生物的重要营养来源。土壤有机质根据分解程度分为新鲜有机质、半分解有机质和腐殖质。腐殖质是土壤特有的有机物质,是有机物、动物及微生物等死亡残体经分解转化形成的物质。当土壤中的有机物大部分转变成腐殖质时,表明病原体已经死亡。

(三) 土壤的生物构成

土壤的形成、养分的转化、物质的迁移、污染物的降解、转化和固定,均需要土壤生物的参与。其中土壤微生物是土壤中重要的分解者,对土壤自净有重要的卫生学意义。

土壤微生物的种类很多,包括细菌、真菌、放线菌、藻类、病毒和原生动物等。土壤微生物的数量也很大,在土壤表层含量最多,每克土壤中有数亿个到数百亿个。土壤中的病原菌,如沙门菌、破伤风梭菌、产气荚膜梭菌、炭疽杆菌、肝炎病毒、钩端螺旋体等,来自人畜排泄物或尸体污染。它们在土壤中可存活数十天,有芽孢的病原菌可存活数年。土壤藻类是低等植物,含有叶绿素,能进行光合作用,分布在土壤表面及以下数厘米的土壤表层中。土壤原生动物约有上千种,如螨类、蜈蚣、白蚁等节肢动物和线虫、蚯蚓等非节肢动物。

(四) 土壤的放射性构成

铀、镭、钍等放射性元素和放射性同位素存在于天然地壳中,如岩浆岩中放射性元素最多。一般情况下,微量的天然放射线对人体伤害不大。放射性物质在土壤中不能自行排除,只有靠自身衰变。放射线可通过食物链进入机体,产生内照射性而危害健康。同时也可以通过泥沙石、黏土等制成的建筑材料对人体产生外照射危害健康。

二、地质环境与疾病

（一）地方病的概述

地方病（endemic disease）也称为地方性疾病。广义上来说，地方病是指各种原因所致的具有地方性发病特点的疾病，包括一些传染病和非传染病等。狭义上来讲，地方病是指其发生与流行同病区中的某种或某些化学、生物因素密切相关的疾病。在某些特定地区相对稳定并经常发生的疾病。不需要从其他地区输入，长期居住病区的人均有可能发病。发病与否取决于个体暴露时间、暴露程度以及病因的易感性。我国各省、自治区、直辖市都有不同的地方病发生，有的地区可多达五六种，受威胁人口超过 5 亿，各类地方病人数达数千万。

1. 地方病的判断 地方病的判断最重要的是疾病的地方性，在病区的人群发病，不在病区的人群不发病。需要注意的是，某些疾病的发病潜伏期比较长，在病区居住时可能没有发病，离开后才发病，但一定有在病区居住史。判断一种疾病是否属于地方病有以下依据：

（1）该地区的各类居民，发病率均高。

（2）在非病区居住的相似人群中，该病的发病率均低，甚至不发病。

（3）迁入病区的人经一段时间后，其发病率和当地居民一致。

（4）从病区迁出的人群，发病率下降或患病症状减轻或自愈。

（5）病区的易感动物也可以发生同样的疾病。

2. 地方病的分类 地方病按病因可分为以下几类：

（1）自然疫源性（生物源性）地方病：自然疫源性地方病的病因为微生物和寄生虫，是一类传染性的地方病，包括鼠疫、布鲁菌病、乙型脑炎、森林脑炎、流行性出血热、钩端螺旋体病、血吸虫病、疟疾、黑热病、肺吸虫病、包虫病等。

生物源性地方病分布和宿主的生活习性关系密切，因而形成在分布地带、纬度及流行季节上有不同特点。疫源地会随着社会发展和经济开发而日趋缩小，但是也会由于交通便利和人口流动等社会因素使某些生物源性地方病扩散。如登革热、军团病已开始传入甚至威胁大陆人们的健康；新疆本不存在流行性出血热，但随着褐家鼠通过人员流动被带到哈密、大河沿和乌鲁木齐，而成为新的自然疫源地。

（2）化学元素性（地球化学性）地方病：化学元素性地方病又称生物地球化学性疾病（biogeochemical disease），是指由于地球表面化学元素分布不均匀，使某些地区的水和（或）土壤中某些元素过多或过少，而引起的某些特异性疾病。其中元素缺乏性地方病有碘缺乏病（iodine deficiency disorders，IDD）、地方性克汀病（endemic cretinism）等。元素中毒性（过多性）地方病有地方性氟中毒（endemic fluorosis）、地方性砷中毒（endemic arsenic poisoning）。

20 世纪 70 年代以来被列为我国国家重点防治的地方病有碘缺乏病、地方性氟中毒、地方性砷中毒、大骨节病、克山病、鼠疫、布鲁菌病和血吸虫病 8 种。

3. 我国地方病的防治对策 地方病区别于其他疾病的特点是由地理环境所造成，所以在不能彻底改变自然环境的情况下，防治工作必须常抓不懈，不可间断。

（1）提高认识，加强领导，牢固树立长期防治观念。

（2）加强地方病的第一级预防，补充环境和机体缺乏的元素，限制环境中过量的元素进入体内；消灭生物源性地方病的传染源，切断传播途径，提高易感者的免疫力。

（3）加强宣传教育，提高群众自我保健意识。

（4）做好监测，消灭地方病流行趋势及时调整防治措施。

（5）建立健全地方病防治法制体系。

经过近半个世纪的努力，我国各地建立了地方病防治研究机构，查清了地方病的病情和病区分布，进行了病因防治研究，防治工作取得了显著成效。如血吸虫患者数下降了42%，其中急性感染患者下降了91.8%，原来 12 个血吸虫病流行区降为 7 个。全国 80% 省、市（区）实现了全民食盐加碘。氟中毒病区，全国 50% 以上中、重病区完成了改水降氟任务。全国 1307 个布鲁菌区县中已有 992 个达到控制标准，大骨节病和克山病病情稳中有降。应该看到，地方病的防治目标和任务还很艰巨。我国地方病病种多，病情复杂,既有血吸虫病、鼠疫等自然疫源性疾病,又有碘缺乏病等生物地球化学性地方病。控制和根治这些地方病,需要几十年甚至若干代人的艰苦努力才能彻底实现。

(二) 常见的生物地球化学性疾病

案例 4-5

一种怪病多年来一直笼罩黔西北织金县荷花村。得病的人,都有牙齿变黄变黑、腿呈 X 型或 O 型、躬腰驼背或者下肢瘫痪、或者手臂只能弯不能伸等症状。村里几乎没有身高达到 1.7 米的,且大都干瘦。据村里的人说,这里几乎没有人活到 70 岁。

村民杨某的父亲某年夏天在屋外摔倒之后就不能行动。小杨曾到外省打工,感觉到自己干活越来越吃力后他不得不回到家里。"我早晚都会像我爸一样",他显得无奈而又麻木。32 岁的他还没有娶到老婆,因为流行怪病,村里的姑娘都想往外嫁,其他地方的都不愿嫁过来,婚嫁成了该病流行区的年轻人的一大问题。

调查组对当地群众食用的粮食、生活用水及煤炭、土壤、岩石等有关化学成分进行了调查和检测,发现煤的氟含量为 598mg/kg,土壤的氟含量为 903mg/kg,而生活饮用水和新鲜粮食的氟含量都在国家规定的标准范围内。但当地有烘烤的玉米、辣椒、烤肉等食物加工储藏的习惯……。

问题

1. 你认为该村居民患的是哪种疾病?

2. 如果到成人后再到该地区生活,是否还会出现齿变黄变黑的现象?

3. 该病是哪种类型的中毒?如何防制?

1. 地方性氟中毒 地方性氟中毒(endmic fluorine poisoning)是生活在高氟区的居民通过食物、饮水及空气等介质,长期摄入过量氟而引起的一种慢性全身性疾病,主要表现为氟斑牙和氟骨症。

山西省阳高地区古代"许家窑人"已患有氟斑牙,挖掘出 10 万年前的古人类牙化石上就有氟斑牙病变。晋代学者嵇康的《养生论》中"齿居晋而黄"是人类历史上最早有关氟斑牙的记载。氟中毒不仅影响骨骼和牙齿,而且还累及心血管、中枢神经、消化、视觉器官、皮肤、内分泌等多个系统。

(1) 氟在自然界的分布:氟在自然界分布广泛,空气中含量甚微,主要以化合物的形式存在于地壳中,故各种食物中的含氟量与食物品种和地壳中氟含量的多少有关。通常在叶类蔬菜中氟的含量较果类食品多。动物性食物中氟含量高于植物性食品(奶类制品除外)。在动物食品中,骨组织和肌腱中氟的含量较其他部位高。以高氟燃料取暖、做饭和烘烤粮食,可导致空气和食物中氟含量升高。

(2) 氟在体内的代谢:氟主要通过消化道吸收,其次是呼吸道。溶解于水溶液中的氟,包括饮水和饮料中的氟,几乎可以全部在消化道吸收,食物中的氟 80% 左右可以被吸收。通过血液循环氟被逐渐转运到全身各组织,血浆氟离子浓度升高时,转运到各组织中的氟也增加。氟在体内分布于全身各器官组织,主要分布在硬组织如骨骼、牙齿(含氟量约占全身氟含量的 90% 以上),其次分布在指甲及毛发中。

氟通过尿液、粪便和汗液排出体外,以肾排出途径最为重要,每日由尿排出摄氟量的 50% ~ 80%。此外,乳汁、唾液、头发、指甲等也有微量氟排出。

(3) 氟中毒作用机制

1) 对骨组织的作用:氟进入骨组织后,骨骼中的羟基磷灰石 $Ca_{10}(PO_4)_6(OH)_2$ 的羟基被氟置换而形成氟磷灰石 $Ca_{10}(PO_4)_6F_2$,氟进一步取代其磷酸根最终形成难溶性氟化钙 CaF_2。氟化钙主要沉积在骨、软骨、关节面、韧带和肌腱附着点,造成骨质硬化、骨密度增加,并可使骨膜、韧带和肌腱发生硬化。成骨细胞和破骨细胞活动,又促进新骨形成,骨内膜增生,因而造成骨皮质增厚、表面粗糙、外生骨疣等病变。

2) 对牙齿的作用:过量的氟进入体内,形成的氟化钙沉积于正在发育的牙齿中,使牙釉质不能形成正常的棱晶结构,产生不规则的球状结构,局部呈现粗糙、白垩状斑点、条纹或斑块,逐渐发生色素沉着,严重者釉质松脆易发生继发性缺损。由于牙釉质的正常矿化过程受影响,牙釉质外层 1/3 出现弥漫性矿化不全和疏松多孔区,牙齿硬度减弱,易发生早期脱落。牙齿萌出后牙釉质钙化异常处发生色素沉着,色泽加深呈棕色或棕黑色。由于恒牙的牙胚形成于妊娠 3 ~ 5 个月至出生后 4 年,7 ~ 10 岁时完成钙盐沉积,大部分牙齿在 7 ~ 8 岁前完成钙化。儿童在 2 岁以后逐渐断奶,吃普通食物,此时摄入氟较多则牙釉质发育受到损害,导致氟斑牙形成。

3)对其他组织的影响:氟不仅损伤机体硬组织,对神经、肌肉、血管、肾和内分泌腺也有一定的毒性作用。其致病机制可能与氟对细胞原生质和多系统酶活性有广泛的不良影响有关。氟还可直接作用于雄性生殖系统,影响睾丸细胞的功能,导致生殖能力下降。

4)影响钙磷代谢:由于氟与钙结合消耗大量的钙,血钙水平降低,使甲状旁腺激素分泌量增加,抑制肾小管对磷的重吸收,磷排出增加,导致磷代谢紊乱。血钙减少和甲状旁腺激素的增加反过来又刺激钙从骨组织中不断释放入血,造成骨质脱钙或溶骨,表现为骨质疏松及软化甚至变形。此外,骨质疏松和软化与氟离子改变骨骼基质胶原的生化特性有关,导致骨质异常胶原蛋白的形成。

5)抑制某些酶活性:氟能使钙、镁参与的酶活性下降。如琥珀酸脱氢酶、烯醇化酶、细胞色素氧化酶的活性被抑制,导致三羧酸循环障碍,三磷酸腺苷生成减少,骨组织营养不良。抑制骨磷酸化酶被,可影响骨组织对钙盐的吸收和利用。

(4)流行特征:氟中毒是地球上分布广泛,危害严重的一种地方病,我国病区人口1.1亿,是我国危害最严重的地方病。

1)地区分布:全世界44个国家有地方性氟中毒的报道。我国除上海和台湾外,其余各省、市、自治区几乎均有不同程度的流行。从东北、华北、西北到西南等十多个省市自治区都有不同程度的发病。

我国高氟地区有以下几个特点:①气候干燥或相对干燥,降雨量低于蒸发量的地区,地层中的氟蒸腾富集于地表中形成高氟水病区。②北方病区常常是来自邻近高地势的高氟补给。降水经地表或地下径流自高向低处淋溶土壤或岩石中的氟,水中的氟随地热径流并沿途蒸发浓缩,形成高氟区。③火山、温泉地区多为高氟区。火山爆发时从地壳深处把大量氟带到地表,火山灰含氟量为160~2900ppm。温泉水温度较高溶解地表氟,致使温泉水几乎都是高氟。④富氟矿区的含氟岩石及矿物风化后可增加土壤含氟量,或溶于流经的水中形成高氟水病区。⑤由于收获季节多雨,居民用含氟高的煤烘烤粮食及食品(如贵州、云南、湖北、陕南地区)。受烘烤的食品、粮食及室内空气受高氟污染形成煤烟型氟污染病区。

2)人群分布:①氟斑牙发病有年龄差异,婴幼儿乳牙很少发生。恒牙形成时期在高氟地区生活的儿童均可患氟斑牙,恒牙形成后迁入高氟地区的儿童,不再患氟斑牙。氟斑牙没有性别差异。②氟骨症多见于成年人,尤其青壮年,并随着年龄的增长患病率增高,儿童一般不会患氟骨症。一般无性别差异,但在煤烟型污染病区女性发病多于男性,因生育、哺乳等因素的影响,重症患者女性多见。随着在高氟地区居住年限的增长,氟骨症患病率也增高,且病情也加重。

(5)临床表现:地方性氟中毒是一种慢性、全身性的中毒性疾病。临床表现主要为氟斑牙和氟骨症,同时也累及心血管、中枢神经、消化、内分泌等多个系统。

1)氟斑牙:氟斑牙是地方性氟中毒最早出现的体征,表现为牙面光泽的改变、色素沉着、粗糙,严重者出现缺损。分以下三种类型:①白垩型:牙齿釉面无光泽,不透明,可见白垩样线条、斑块、斑点,也可满布整个牙面。一经形成,永不消失。②着色型:牙齿釉面有不同程度的颜色改变,浅黄、黄褐、乃至深褐色或黑色。着色范围从细小斑点到条纹、斑块,直至布满大部分釉面。③缺损型:因缺损程度不一,可表现为釉面细小的凹痕,如针尖或鸟啄样,乃至深层釉质有较大面积的剥脱。轻者缺损仅限于釉质表层,严重者可发生在所有的牙面,包括邻接面,以至破坏了整体牙齿外形。

氟斑牙分度方法很多,其中Dean法得到WHO的认可和推荐。见表4-12。

表4-12 斑牙的Dean分度标准

分度(记分)	标准
正常(0)	釉质半透明,表面光滑有光泽,通常呈浅乳白色
可疑(0.5)	釉质半透明有轻度改变,可见少数白斑纹或偶见白色斑点。临床不能诊断为很轻型,而又不完全正常的情况
很轻(1)	小的似纸样白色的不透明区(白垩改变)不规则分布在牙齿上,大不超过牙面的25%
轻度(2)	釉质表面失去光泽,明显的白垩样改变,但不超过牙面的50%
中度(3)	除白垩改变外,多个牙齿釉面有明显磨损,并呈棕黄色
重度(4)	釉面严重损害,同一牙齿有数个缺损或磨损区,可影响牙齿整体外型,着色广泛,呈棕黑或黑色

2)氟骨症:氟骨症发病缓慢,很难说出具体发病时间,症状也无特异性。常见症状有:①疼痛是最普遍的症状。疼痛部位可以是局部,也可遍及全身。早期表现为腰背痛,逐渐累及四肢大关节一直到足跟。

疼痛一般呈持续性,多为酸痛,无游走性,局部无红、肿、发热现象,晨起最明显,活动后减轻。不受气候改变的影响。重者可出现刺痛或刀割样痛,这时患者往往不敢碰触疼痛部位,甚至不敢大声咳嗽和翻身,常保持一定的保护性体位。②神经症状:部分患者可因锥孔缩小变窄,神经根受压或营养障碍,引起一系列神经系统症状,如肢体麻木、有蚁走感、直觉减退等感觉异常;肌肉松弛,有脱力感,握物无力,下肢支持躯干的力量减弱。③肢体变形:随患者病情发展可出现关节功能障碍及肢体变形。通常有脊柱生理弯曲消失,活动范围受限。④其他:有的患者可有头痛、头昏、心悸、乏力、困倦等神经衰弱综合征。也可有恶心、食欲缺乏、腹胀、腹泻或便秘等胃肠功能紊乱,进而发展到关节活动障碍,四肢麻木、肌肉萎缩、关节僵直、肢体变形等。

氟骨症患者的轻症者一般无明显体征,随着病情的发展,可出现关节功能障碍和肢体变形,严重者可瘫痪。

氟骨症患者的 X 线表现为:①骨结构改变,发生密度增高(硬化)时,骨小梁均匀变粗、致密,骨皮质增厚,骨髓腔变窄或消失,尤其以腰椎、骨盆明显;发生密度减低(疏松)时,骨小梁均匀变细、变小、骨皮质变薄,骨髓腔扩大。多见于脊椎、骨盆和肋骨。混合型兼有硬化和疏松两种改变,多为脊柱硬化和四肢骨的吸收及囊性变。②骨周改变,软组织钙化是主要表现,包括韧带、肌腱附着处和骨膜、关节周围软组织的钙化,有骨棘形成,是本病的特征性表现之一。多见于躯干骨和四肢长骨,尤其以胫腓骨和尺挠骨骨膜钙化最明显,对诊断有特殊意义。③关节改变,关节软骨退变坏死,关节面增生凸凹不平,关节间隙变窄,关节边缘呈唇样增生,关节囊骨化或有关节游离体,多见于脊椎及髋关节、膝关节、肘关节等大关节。

(6) 诊断依据

1) 患者生活在病区,具有氟斑牙、关节疼痛等症状。

2) X 线有氟骨症征象,同时伴有骨质硬化、疏松、软化以及骨周改变和异位钙化等表现。

3) 对中晚期患者尿氟高于 1.5mg/L。

根据生活史和患者的症状、体征、X 线改变以及化验结果,在排除其他疾病后可考虑本病。

(7) 病因分型

1) 饮水型:因长期饮用含氟量过高的水而引起。饮水型氟中毒是病区分布最广、患病人数最多的一型。饮水中氟含量高于国家饮用水标准 1.0mg/L,最高甚至可达 17mg/L。调查表明,饮水中的氟含量与氟中毒的患病率呈明显的正相关关系。

2) 煤烟型:主要由于病区的燃煤含氟量过高,而居民用含氟量高的煤做饭、取暖、烘烤粮食、辣椒等严重污染室内空气和食品。煤烟型氟中毒主要分布在山西、四川、湖北、贵州、云南、湖南和江西等地区。煤氟含量世界平均浓度为 80mg/kg,而我国燃煤污染型氟中毒病区煤的平均浓度为 1590~2158mg/kg,最高可达 3263mg/kg。

3) 饮茶型:主要分布在西藏、内蒙古、四川等少数民族地区。当地居民有饮奶茶习惯,而煮奶茶的茶叶主要为砖茶。砖茶是这些少数游牧民族的生活必需品,茶可富集氟。"宁可三日无粮,不可一日无茶",祖祖辈辈沿袭了这种饮食生活习惯。据 WHO 报道,世界茶氟含量平均为 97mg/kg,我国的红茶、绿茶及花茶平均含氟量为 125mg/kg,而砖茶可达 493mg/kg,最高达 1175mg/kg。

案例 4-5 分析

荷花村居民患的是燃煤污染型氟中毒。织金县荷花村属贵州高氟区,检测当地煤炭中氟元素含量远远高于平均氟含量的 80mg/kg(当地煤的氟含量为 598mg/kg),当地居民常年使用高氟煤做饭、取暖、烘烤粮食、辣椒等,氟元素严重污染室内空气和食品,居民通过吸入污染的空气、摄入污染的食品引起氟中毒。患者除了有牙齿变黄、变黑(氟斑牙的表型之一),更严重的是骨骼变形,出现关节功能障碍,影响正常生活和劳动;甚至因为关节变形严重,以至出现神经压迫症状,麻木、无力。这些症状均是由于氟元素进入体内,使骨组织中正常的羟基磷灰石被氟磷灰石所代替,进一步形成难溶性的氟化钙,造成骨质硬化。同时,钙、磷代谢也受到影响,造成骨骼脱钙致骨质疏松,硬化和疏松使骨骼形态和功能发生改变。使得该村村民出现骨骼畸形,丧失劳动力,以至于卧床不起。

成年后到该地区生活,不会出现牙齿的病变。成人恒牙已经在儿童时期钙化完成,不会受环境中氟元素的影响。

（8）预防

1）一级预防：地方性氟中毒病因清楚，主要是摄入过量的氟所致，同时也与特定的自然地质环境和特殊的生活习惯等有关。所以，减少氟的摄入量是预防地方性氟中毒的根本措施。

对饮水型氟中毒可改换水源，如引用江河水、水库水、打低氟的深井水或收集、储备天然降水等；或进行饮用水除氟，适用于无低氟水源可供利用的病区，采用电渗析、反渗透、吸附法等除氟。而高氟煤烟污染型氟中毒可通过改良炉灶、减少食物氟污染、不用或少用高氟劣质煤等措施进行预防。对饮茶型氟中毒，可研制低氟砖茶或降低砖茶中的氟含量，在饮砖茶习惯病区增加低氟茶种代替砖茶。

2）二级预防：结合环境监测和人体健康检查，做到早期发现、早期诊断、早期治疗。

3）三级预防：对地方性氟中毒患者应及早治疗，防止病情继续发展。其治疗原则是减少氟的摄入和吸收，促进体内氟的排泄，拮抗氟的毒性，增强机体抵抗力。具体措施有：①合理饮食，改善患者营养状况。摄入含蛋白质、钙、镁、维生素丰富的食物，满足热量需要。尤其重视和满足儿童、妊娠妇女对高钙、高蛋白和维生素A、维生素C、维生素D的需要。②药物治疗，最常用的是钙剂、维生素C、维生素D、氢氧化铝凝胶、蛇纹石等。有神经损伤者给予B族维生素、辅酶A等改善神经的代谢，减轻氟的毒性影响。③对氟斑牙的治疗，可应用过氧化氢或稀盐酸等药物进行脱色，或者涂膜覆盖、修复等方法。④对已经发生畸形的患者，可进行矫形手术治疗。

2. 碘缺乏病 碘缺乏病（iodine deficiency disorders，IDD）是指机体在不同的发育阶段因碘长期摄入不足而导致的一系列病症。包括地方性甲状腺肿、地方性克汀病、地方性亚临床克汀病、流产、早产、死产等。甲状腺肿和克丁病是碘缺乏病最明显的表现形式。

该病是世界流行性疾病，全世界有110个国家流行此病，受碘威胁的人口达16亿，占全世界总人口的28.9%。其中约有6.5亿人患有不同程度的甲状腺肿，3亿人有不同程度的智力落后。我国是世界上碘缺乏病流行最严重的国家之一，在全面实施食盐加碘为主的综合措施以前，全国除上海以外包括台湾在内的31个省、自治区、直辖市都有该病的流行，以西北、东北、西南等地区发病尤为严重。20世纪70年代资料统计，全国病区人口3.74亿，曾有地方性甲状腺肿患者近3500万人、地方性克汀病患者约25万人。从1979年起，在一些重病区推广实施了以食盐加碘为主的综合性防治措施。到1993年，全国地方性甲状腺肿患者减少到约800万人、地方性克汀病患者约18万人。未进行大规模补碘干预前，我国病区人口患病率为11%。从1980年到1998年，采取食盐加碘为主的综合性防治措施后，患病率下降到2%左右。

（1）碘在自然界的分布：碘广泛分布于自然界中，以碘化物的形式广泛存在于空气、水、土壤、岩石及动植物体内。碘化物溶于水，并随水而迁徙，海洋是地球上碘的总储存库，海洋中生物体内碘含量较高。海产品中碘含量可超过100μg/kg以上，特别是海藻类碘含量更高。

土壤及水中碘含量与地理地形有关，如山区低于平原，平原低于沿海，沿海的上游低于沿海的下游。受土壤水溶性碘含量的影响，不同地区所产蔬菜和粮食的碘含量不同，为10~100μg/kg。在碘缺乏地区碘含量较低，一般在10μg/kg以下。

（2）机体对碘的吸收、分布与代谢：碘是人体必需微量元素，主要来源于食物，其余来源于水和空气。体内90%以上的碘是通过食物提供的，食物中的无机碘易溶于水形成碘离子。碘以离子形式在胃和小肠吸收，空腹时1~2小时可完全吸收，胃肠有内容物时3小时也可完全吸收。营养不良、胃肠内容物中钙、镁、氟及某些药物因素可影响碘的吸收。

碘80%以上主要由肾排泄，少部分（10%左右）由粪便排出，唾液、汗液、毛发、指甲、肺呼气也可有极少量碘排出。在相对稳定条件下，人体排出的碘等于摄入的碘。通常用尿碘排出量来估计碘的摄入量。乳汁中碘含量为血浆的20~30倍，母体授乳会丢失较多的碘，每天约20μg以上。

碘是与人类健康关系最密切的一种必需微量元素，必须通过食物供给。根据对碘代谢的研究人为，碘的最低生理需要量为每人每天75μg；专家建议的每人每天供给量为150μg。

（3）碘的生理作用：碘是机体的必需元素，其生理功能是通过甲状腺合成甲状腺素和三碘甲状腺原氨酸来实现的。

1）参与甲状腺素的合成：甲状腺上皮细胞是合成人体甲状腺素的功能细胞。I⁻进入甲状腺上皮细胞后，在过氧化物酶的作用下被活化成I_2，甲状腺球蛋白上的酪氨酸基团立即与I_2结合，生成一碘酪氨酸残基（MIT）和二碘酪氨酸残基（DIT），其中两个分子的DIT偶联生成四碘甲腺原氨酸（T_4）；一个分子的

MIT 与一个分子的 DIT 发生偶联,形成三碘甲状腺原氨酸(T_3)。合成后的 T_3 或 T_4 连接在甲状腺球蛋白分子上,并分泌到滤泡胶质中储存。在蛋白水解酶的作用下 T_3 和 T_4 解离,进入血液循环。

2)甲状腺激素的生理作用:甲状腺激素是人体正常生理代谢不可缺少的激素,其主要生理功能有:①促进生长发育;②维持正常的新陈代谢;③影响蛋白质、糖类和脂类的代谢;④调节正常水盐代谢;⑤维持神经系统正常的兴奋性;⑥其他,如甲状腺素不足可导致消化功能减弱,引起造血功能障碍,发生贫血。甲状腺不足还可使性器官发育延迟,引起性功能减弱。

(4)地方性甲状腺肿

1)病因:目前公认环境碘缺乏是碘缺乏病的主要原因。另外,致甲状腺肿物质和高碘也是导致 IDD 不可忽视的原因。①碘缺乏,国内外许多流行病学调查资料显示,绝大多数地方性甲状腺肿流行区的饮水、食物及土壤中,碘均缺乏或不足。水、土壤中的碘含量与地方性甲状腺肿的发病率呈负相关,见表 4-13。当无外来含碘食物的条件下,水碘含量可以用以衡量当地居民的摄碘量。水碘在 5μg/L 以下时,随碘含量降低,地方性甲状腺肿患病率急剧增高;水碘在 5~40μg/L 时,随碘含量增加,患病率缓慢下降;水碘在 40~90μg/L 时,患病率降至最低,并保持恒定水平。②致甲状腺肿物质,有些地区环境中(水、土壤、食物)并不缺碘,但却有该病流行。另外,某些流行区对居民补碘后,甲状腺肿的患病率并无明显下降。这些事实提示,还存在除缺碘之外的致甲状腺肿的其他原因,称之为致甲状腺肿物质,如硫氰酸盐、硫葡萄糖苷。杏仁、木薯、黄豆、核桃仁等食物中所含的硫氰酸盐可竞争性地抑制碘离子向甲状腺输送。存在于芥菜、卷心菜、甘蓝等蔬菜中的硫葡萄糖苷抑制碘的有机化过程。③其他,高碘是致甲状腺肿大的另一个原因。日本、挪威、菲律宾等国家及我国河北、山东沿海发现饮用高碘深井水及腌海带盐引发甲状腺肿流行。另外,饮食中低蛋白、低热量、高碳水化合物及膳食中维生素 A、维生素 C、维生素 B_{12} 不足和食物中的矿物质不平衡,均有不同程度地影响碘的吸收作用。

表 4-13 水、土壤中的碘含量与地方性甲状腺肿的发病率

水碘(μg/L)	土碘(μg/kg)	地方性甲状腺肿发病率(%)
3~4	1957	<10
2~3	267	10~50
1~2	120	>50

2)发病机制:机体摄入碘不足时,甲状腺激素合成水平下降,通过机体反馈机制,垂体前叶促甲状腺素(TSH)的分泌增加,刺激甲状腺滤泡增生,结果使甲状腺体积增大。初期为弥漫性甲状腺肿,如进一步发展,则形成大小不等,软硬不一的结节,即为结节性甲状腺肿,成为不可逆的器质性病变。此外,缺碘时甲状腺对促甲状腺激素的敏感性增强,因此,即使后者不增加,腺体仍会增大。至于某些高碘性地方性甲状腺肿的流行,可能是摄入过多的碘占据过氧化物酶的活性基团,使酪氨酸被氧化的机会减少,以致甲状腺激素的合成受抑制,促使甲状腺滤泡代偿性增生。也有人认为过量的碘可引起碘离子进入甲状腺上皮细胞受阻,发生碘阻断效应,甲状腺素合成减少,引起腺体增生。

3)临床表现:主要为甲状腺增大。早期无明显不适。随着腺体增大,可出现周围组织器官的压迫症状,引起声音嘶哑、呼吸困难;压迫食管时,可引起持续性下咽困难等。一般无全身症状,患者有畏寒怕冷、肌肉无力的表现。

我国对甲状腺肿大统一的分度标准为:①正常情况下,甲状腺是看不见、摸不着的。当被检者头部保持正常位置,甲状腺易摸到,大小不超过本人拇指末节时,称为生理增大。②Ⅰ度增大:头部保持正常位置时,甲状腺易看到,大小相当于1/3个拳头。③Ⅱ度增大:脖根明显变粗,甲状腺大小相当于1/3个拳头。④Ⅲ度增大:颈部失去正常形状,甲状腺大小相当于人1/3~2/3个拳头。⑤Ⅳ度增大:甲状腺大小相当于人一个拳头,多带有结节。

根据甲状腺肿病理改变情况分为:①弥漫型,甲状腺均匀增大,质软,摸不到结节;②结节型,在甲状腺上摸到一个或者数个结节;③混合型,在弥漫增大的甲状腺上,摸到一个或数个结节。

4)诊断依据:①来自甲状腺肿病区;②甲状腺肿大超过本人拇指末节或有小于拇指末节的结节;③实验室检查,尿碘低于 50μg/g 肌酐,甲状腺吸 I^{131} 率呈"饥饿曲线";④排除甲亢、甲状腺癌、甲状腺炎等其他甲状腺疾病的情况下即可确诊。

5)流行病学特征:地区性分布是本病的主要流行特征。在冰川冲刷地带和洪水泛滥平原,土壤中的碘长期丢失。我国碘缺乏病主要分布在东北、华北、西北、西南等地区的山区,其共同特点是地形倾斜,洪水或雨水冲刷严重,有的降雨量集中、水土流失大、土壤中碘元素含量极少。一般特点是山区多于丘陵,丘陵多于平原,平原多于沿海,内陆多于沿海,农区多于牧区,乡村多于城市。

地方性甲状腺肿各年龄组均有发病,一般儿童期开始出现,青春发育期急剧升高,女性早于男性,40岁以后逐渐下降。流行严重的地区发病年龄越早。成年人的患病率,女性高于男性,但愈是流行严重的地区男女患病率差别愈小。

(5)地方性克汀病:原系指欧洲阿尔卑斯山区常见的一种体格发育落后、痴呆和聋哑的疾病,是在碘缺乏地区出现的一种比较严重碘缺乏病的表现形式。患者出生后即有不同程度的智力低下、体格矮小、听力障碍、神经运动障碍和甲状腺功能低下,伴有甲状腺增大。可以概括为呆、小、聋、哑、瘫,每年有近千万婴儿因缺碘导致智力损伤。

1)发病机制:①胚胎期,由于缺碘,胎儿甲状腺激素供应不足,生长发育障碍。尤其是中枢神经系统的发育分化障碍。可引起耳聋、语言障碍、上运动神经元障碍和智力障碍。②出生后至2岁,出生后摄入碘不足,引起甲状腺激素缺乏,影响身体和骨骼的生长,表现出体格矮小、性发育落后、黏液性水肿及其他甲状腺功能低下等症状。

2)临床表现:①智力低下是该病的主要症状。轻者能做简单运算,稍重者不能做复杂劳动,严重者生活不能自理。②聋哑是该病的常见症状。由不同程度的语言障碍到不能说话的哑巴。③生长发育落后,身体矮小,下身相对上身短。囟门闭合晚,出牙、坐、走、站等延迟。乳牙不脱落,恒牙晚出,步态不稳。出现克汀病面容,头大额短,眼距宽,塌鼻梁,唇厚,舌厚大,流涎等。性发育落后。④神经系统症状,下肢痉挛性瘫痪,肌张力增强,腱反射亢进,出现病理反射及踝阵挛等。⑤甲状腺功能低下,甲状腺增大、黏液性水肿、皮肤粗糙,表情淡漠,嗜睡,对周围事物不感兴趣等。

3)临床分型:①神经型,有明显的智力低下和神经综合征。以听力、言语、运动神经障碍为主要表现。我国大多数病区属于此种类型。②黏液性水肿型,甲状腺功能低下症状表现突出,如体格矮小或侏儒、性发育障碍等。我国多见于新疆、青海、西宁及内蒙古等地。③混合型,一般兼有上述两型的特点。

4)诊断依据:①出生、居住于低碘地方性甲状腺肿地区;②临床表现除智力障碍外,同时有明显的神经综合征,包括听力和语言缺陷以及不同程度的姿态和步态的特异性失调;③有明显的甲状腺功能低下及发育障碍等,综合考虑作出诊断。

(6)碘缺乏病的预防

1)一级预防:①碘盐法:食盐加碘是防治碘缺乏病的简单易行、行之有效的首选方法。我国碘化物(碘化钾或碘酸钾)和食盐的比例以1:50 000~1:20 000为宜。由于碘盐中的碘化物易氧化升华,应保持碘盐严密包装,存放在干燥、低温和避光处。我国从1995年起在全国实行全民食盐加碘,以改善我国普遍存在的碘营养不良状况。在推行全民补碘时要进行病区人群补碘后的动态监测,依据监测结果对碘盐中碘含量进行调整。2011年9月15日,由卫生部发布《食用盐碘含量》新标准(GB26878-2011),再次调整碘盐中碘的含量。新标准规定了食用盐产品碘含量的平均水平(以碘离子计)为20~30mg/kg,碘盐中碘含量均匀度的允许波动范围为±30%。各省(区、市)人民政府的卫生行政部门可根据当地人群实际碘营养水平,选择适合本地情况的食用盐碘含量平均水平。②碘油法:有些缺碘地区偏远,得不到及时的碘盐供应,可选用碘油。碘油是以植物油,如豆油为原料加碘化合物制成的有机化合物,是一种长效、经济、方便、副作用小的防治药物。碘油分口服和肌内注射两种。一次性大剂量进入体内,可在体内形成碘库,通过缓慢地释放而长期供应身体的需要,以达到防治地方性甲状腺肿和克汀病的目的。推荐注射剂量为,成人一次注射含碘40%的碘油2.5ml,可保证五年内碘供应正常。0~4个月儿童0.2ml,1~6岁0.5ml,6岁以上1.0ml,每1~3年肌内注射一次。10岁以上同成人量。儿童注射于臀大肌,成人注射于三角肌。口服碘油的剂量一般是注射剂量的1.5倍,每2年服药1次。

另外,需合理膳食,增加含碘丰富的食物,如海带、海鱼等。

高碘性甲状腺肿预防是除去高碘来源,把过量摄入碘降到正常碘量,对饮水型病区可改为含碘正常饮水,进食海产品过多地区可发展蔬菜生产,以陆产蔬菜代替海产食品。存在致甲状腺肿物质时,则应进行有针对性的净化处理,除去或破坏该类物质。

2)二级预防:监测环境介质中含碘量及碘盐含碘量,定期调查和比较食用碘盐前后人群甲状腺肿发病率动态变化,必要时定期对病区居民进行碘代谢和垂体甲状腺系统功能检查,如尿碘测定、甲状腺吸I^{131}率测定、血清T_3、T_4、TSH测定等,做到早期发现、早期诊断、早期治疗。定期对碘盐中的碘浓度、包装、存放等进行检测和检查,防止碘的损失。

3)三级预防:采取积极的临床治疗措施治疗地方性甲状腺肿和地方性克汀病患者,防止病情恶化,预防并发症。对早期弥漫型地方性甲状腺肿可口服碘剂,若效果不佳,怀疑有致甲状腺肿物质或高碘性甲状腺肿者可采用甲状腺制剂、碘塞罗宁、L-T$_4$等治疗;对黏液水肿型甲状腺肿患者采用甲状腺制剂疗法效果较好,如甲状腺粉、甲状腺片、人工合成的甲状腺素等;对较大结节型甲状腺肿,尤其有压迫症状或怀疑有癌变者采用手术治疗。对地方性克汀病患者及早采取措施,治疗越早效果越好。适时适量的补充甲状腺激素,同时补充适量的钙、铁、维生素等以辅助治疗。加强营养,加强智力和生活训练,尽可能使患者在体能、智能及生存能力上有较大提高。

3. 地方性砷中毒 地方性砷中毒(endemic arsenic poisoning)是由于长期自饮用水、室内煤烟、食物等环境介质中摄入过量的砷而引起的一种地方病。以末梢神经炎、皮肤色素代谢异常、掌跖部皮肤角化、肢端缺血坏疽、皮肤癌变为主要表现,伴有多系统、多脏器受损的慢性全身性疾病。

(1) 砷在自然界的分布:砷是地壳的构成元素,广泛分布于自然界的岩石、土壤和水环境中。环境中的砷多以含砷矿石的形式存在,其中雄黄矿(二硫化二砷)、雌黄矿(三硫化二砷)、砷黄铁矿等的含砷量最高。含砷矿石自然风化后可向环境中释放砷,使土壤、空气、动植物体中均含有微量的砷,但不足以引起健康危害。

土壤含砷量因成土母质(岩)的种类而有较大差别。如砂岩含砷仅为1mg/kg,但有机质高的页岩砷可达13mg/kg,土壤平均含砷量为5mg/kg。随着矿藏的开采、冶炼,大量砷以废弃物的形式进入土壤,有可能使土壤砷逐步积累。

地表水中砷含量因地理、地质条件不同而有很大差别,淡水中砷含量在0.01~0.6mg/L之间,海水砷浓度在0.03~0.06mg/L。在地下水被开发利用的过程中,当流经含砷岩层时,大量的砷溶解于水中,使含砷量升高,如砷矿区附近的地下水含砷量高达10mg/L以上。含硫化物很高的温泉水、地热水,含砷量较一般浅层地下水高。

不同地区煤炭含砷量不同,我国贵州省西部农村,煤炭含砷量为876.3~8300mg/kg,个别地区达35 000mg/kg。居民在取暖、做饭、烘烤粮食蔬菜,致使室内空气及粮食作物中砷含量升高。

(2) 砷进入机体的途径、吸收、分布与代谢:生活环境中的砷,主要经呼吸道、消化道和皮肤吸收。室内外空气中的砷大部分是三价砷,主要来自于含砷煤炭的燃烧,并多以氧化物的形式向空气中排放。饮用水、粮食、蔬菜中的砷以三价砷或五价砷的形式经消化道摄入后95%~97%在胃肠道被吸收。有关砷经皮肤黏膜吸收的研究报道较少,吸收机制尚不明确。可以肯定的是,被吸收后的砷可以储存于皮肤角蛋白中。

砷吸收入血后,其中95%与血红蛋白中的珠蛋白结合,然后被运输至胃肠道、肝、肾、肺、脾、脑、皮肤及骨骼中。故砷可对多个器官造成毒性作用。砷在体内有较强的蓄积性,特别是三价砷极易与巯基结合,并于吸收后24小时内分布于富含巯基的组织器官,如肝、肾、脑等实质性脏器。三价砷也易与角蛋白结合,易蓄积于皮肤、指(趾)甲、毛发中。五价砷亦可储存于毛发、皮肤之中。由于砷在毛发中易蓄积,故在研究砷化物所致的健康损害时,毛发砷含量已成为人群早期、敏感的内暴露生物标志物。

砷在生物体内的半衰期较长,约为30小时以上,故排泄较慢。砷主要经肾排泄,故尿砷测定可灵敏地反映机体砷负荷水平。此外,经皮肤、汗腺、唾液腺、泌乳、毛发指甲的脱落等途径,也可排出部分砷。

(3) 砷的毒作用机制研究:砷毒作用的详细机制尚未完全阐明。现有的研究集中在砷对酶活性的抑制、代谢相关酶多态性、DNA损伤修复和甲基化、诱导氧化应激、导致细胞凋亡等。大量研究提示砷是一种细胞原浆毒,可特异性地与体内组织和器官中的物质相结合,从细胞水平、分子水平影响机体正常代谢,从而产生一系列的生物效应。

(4) 砷中毒的临床表现:地方性砷中毒是由于长期从饮用水、室内煤烟、食物等环境介质中摄入过量的砷而引起的一种生物地球化学性疾病。有饮水型(饮水含砷量在0.05mg/L以上)和燃煤污染型(煤炭含砷量在100mg/kg以上)砷中毒两种类型。多发于农业人口,且有家族聚集性。在砷暴露人群中,患者年龄范围很大,从幼儿到老人均可患该病。患病率有随着年龄增长而升高的趋势。随着年龄增长,机体累积砷量增高,故20岁以上居民患病率明显高于20岁以下,40~50岁年龄段是患病的高峰期。地方性砷中毒的性别间差异不明显,也有资料显示,成年男性患者略高于女性。

慢性砷中毒早期患者多表现为末梢神经炎症状,四肢对称性、向心性感觉障碍,如蚁走感、痛温觉减退、麻木等。继之出现四肢肌肉疼痛、收缩无力,甚至出现抬举、行走困难。患者毛发干枯,易折断、脱落。

皮肤色素异常是慢性砷中毒特异性体征,可出现褐色、灰黑色弥漫性斑点条纹;与此同时有些患者皮肤出现点状、片状、条纹状色素脱失,呈白色斑点或片状融合。皮肤"色素沉着"与"色素缺失"多同时出现在躯干部位,以腹部、背部为主,亦可出现在乳晕、眼睑、腋窝等皱褶处。患者皮肤角化、皲裂,以手掌、脚跖部为主。皮肤角化、皲裂处易形成溃疡,合并感染,甚至发展为皮肤癌。

慢性砷中毒还表现有肝损害、肾损害、神经系统损害、血液系统损害、心血管系统损害及生殖系统损害的一系列症状与体征。

(5)砷中毒的防治措施:在地下水含砷量较高的地区应改换水源,可用地面水或降水供居民饮用和灌溉农田;饮用水除砷,修建混凝沉淀池,投加明矾、活性氧化铝、硫酸铝等混凝剂和助凝剂除去水中砷;限制高砷煤炭的开采使用,减少环境中砷排放污染;改造炉灶,修建烟囱,加强室内通风换气减少室内砷污染等均为预防砷中毒的重要措施。

案例 4-6

男童,5 岁,河南省新密市低山丘陵地区农村人。在与小伙伴打闹中突然死亡。体表未见明显外伤。病理检验:心脏重 200g,外膜光滑,可见散在针尖大小的出血点,有的融合成出血斑。右室壁、左室壁、室间隔分别厚 0.3cm、0.8cm、1.1cm;左心室明显扩张,左室乳头肌、肉柱及少部分内层心肌不同程度发白、变硬。二尖瓣游离缘轻度增厚、卷曲;右心室轻度扩张。各瓣膜未见明显狭窄及关闭不全。镜下见左室乳头肌、肉柱及少部分内层心肌散在分布或融合成片的瘢痕组织,多数围血管分布,瘢痕组织有的较致密,有的因胶原纤维少而较疏松;局部见少量淋巴细胞、单核细胞浸润,少量钙盐沉积。瘢痕组织之间及周围可见多数明显肥大的心肌纤维,有的增生呈双核,多数心肌胞浆内有空泡形成。少数心肌溶解坏死,仅剩纤维支架。左心室内膜增厚,纤维组织增生。其余脏器不同程度淤血。

问题

1. 根据流行病学特征和临床特征分析该男童患的是哪种疾病?
2. 该患者疾病属于哪种类型?
3. 如何对该病进行预防?

---

4. 克山病 克山病(Keshan disease)是一种原因不明的以心肌坏死为主要病变的地方性疾病,也称地方性心肌病。1935 年在我国黑龙江省克山县首先发现该病,主要表现为心肌扩大、心力衰竭、心律失常,因其病因未明而以地方命名为"克山病"。

(1)克山病的流行病学特征

1)多发区域:病区分布与自然地理条件密切相关,病区地表水流失严重,各种可溶性化学元素被溶淋过度冲刷,造成硒、碘等元素贫瘠。一般山区、丘陵发病率高于平原。在我国主要分布于黑龙江、吉林、内蒙古、河南、河北、山东、山西、陕西、甘肃、四川、云南、贵州、西藏、湖北、重庆等地区(上述地区均处于低硒地带),病区患者人口约 1.24 亿。

2)多发年度和季节:该病年度发病率波动较大,有高发年、低发年、平年的区别,一般在全年各月份均可发生。但急型、亚急型发病有明显的季节多发现象,北方地区在每年 11 月到第二年 2 月之间集中,发病人数占全年发病人数的 90% 以上。因此,此种季节流行的急型、亚急型克山病被称为"冬季型"。

3)多发人群和家庭:克山病发病区多为农村,患者多为自产自给的农业人口,同一地区中非农业人口发病率极低。在农业人口中生育期妇女和儿童尤其为多发人群。多发家庭也多为农业人口家庭,以及生活条件差、子女多的贫困户。

(2)发病机制与病理表现:克山病病因尚未完全明了,但流行病学调查发现,克山病绝大部分分布在我国缺硒地区,病区粮食中硒含量、人群中血硒、发硒水平普遍低于非病区。用硒制剂治疗克山病有一定的疗效。另外,研究发现,生物感染和克山病的发生有关。如柯萨奇病毒 B 组的感染、真菌感染和心肌变性有关。膳食中优质蛋白、钙、铁、锌、维生素 B 族和维生素 E 等营养素缺乏,可加重病情。

克山病的主要受损部位为心肌,病理改变首先表现为心脏扩大、重量增加,可达正常人 2~3 倍多;心室壁切面可见界限清楚的灰黄、晦暗、质软的坏死病灶,随着时间推移,坏死病灶演变为灰白色、凹陷、质地坚实的瘢痕。光学显微镜下的心肌微细结构可见心肌纤维肿胀,横纹模糊,出现水泡和脂肪变性。原纤维稀疏,含有小气泡,且相互融合。细胞核肿大,核仁明显,染色质周边化等。

(3)临床表现:病变的轻重与心肌损伤的程度有关。急性克山病多见于成人,起病急,变化快。表现为心源性休克、急性左心衰竭和严重心律失常。亚急性克山病多发于2~6岁小儿，发病稍缓慢，表现为心脏扩大、水肿，一般可在数日内发生心力衰竭，多合并心源性休克。慢性克山病多由健康人在不知不觉中发病，小儿患者多由急性、亚急性发展而来，多以慢性心功能不全为主要表现。潜在型病变较轻，患者一般无明显症状，可正常劳动，仅在活动或劳累后出现头晕、心悸、气短等自觉症状，此型患者多不稳定，常导致急性、亚急性发作。

> **案例4-6分析**
>
> 　　患者为5岁儿童，生活于克山病的流行地区（河南省新密市低山丘陵地区农村），其心脏重量200g，为同龄正常儿童心脏重量的2倍（正常为80~100g）；左心室明显扩张，左室乳头肌、肉柱及内层心肌变性、坏死，坏死后形成替代瘢痕，瘢痕围绕血管分布，肥大心肌散在于瘢痕周围。这些病理改变均与克山病的特点相符合。由于本例的左室壁肥厚以游离壁为主，系游离壁心肌代偿性肥大所造成，心肌排列未见明显紊乱，故不能诊断为肥厚性心肌病。肥厚性心肌病以室间隔肥厚为主，心肌排列明显紊乱，多无明显心肌坏死及瘢痕形成。本例患者平时无症状，本次发病是在与同伴打闹中，因过于激动、劳累，诱发急性心功能衰竭而猝死，为克山病潜在型。

　　（4）预防措施

　　1）建立健全县、乡、村三级预防网络，对医务人员进行业务培训，宣传防病知识，开展疾病监测。

　　2）治理生态环境，加强水土保持，改善生态条件，提高环境中硒水平。有侧重的改良水质，改善居住条件，加强防寒、防潮、防烟等"三防"措施。

　　3）通过各种途径补硒：①硒盐法，将1.5g亚硒酸钠溶于少量水中，均匀喷加到100kg盐内，常年供病区居民使用；②口服硒片法，每周每公斤体重口服0.04mg亚硒酸钠，服药3个月；③硒粮法，在农作物结穗期，每亩地用0.5~1.0g亚硒酸钠溶液，分两次喷洒，以提高农作物的硒含量；④其他高硒食品的摄入，如海产品、动物肝肾。

　　4）改善生活环境条件，加强体育锻炼，增强自身免疫力。气温的过高过低、烟熏、精神刺激、过度疲劳以及上呼吸道感染等，均可导致克山病发作。提倡合理营养，适当增加蛋白质的摄入量，多吃新鲜蔬菜和水果。

　　5. 大骨节病　大骨节病是一种与环境低硒有关的生物地球化学性疾病。以四肢关节软骨和骺板软骨变性、坏死，继之增生、修复为主要病理改变，以骨关节增粗、畸形、强直、肌肉萎缩、运动障碍为主要临床表现。因本病造成患者行走困难，故又俗称为柳拐子病。国际上通称为"卡辛-贝克氏"病。大骨节病已有130多年的流行史，是我国积极防治的重点地方病之一。

　　（1）流行特征：本病多发生在荒凉偏僻山区。我国主要分布于东北、华北等地区。病区多分布于数条河流的上游地带，气候寒冷潮湿，植被茂盛，沼泽发育，腐殖质丰富。患者的性别间差异不明显，16岁以上患者男性略高于女性。不同民族、职业之间无差异，但农业人口多发，有家庭多发倾向。

　　（2）临床特征

　　1）症状：大骨节病病程进展缓慢，经常在不知不觉中手指、脚趾、肘、膝、踝等关节增粗、弯曲、变形。患者可有乏力、缺乏食欲、肌肉酸痛、四肢麻木等症状。有的患者可出现四肢关节晨起性僵硬，伴有疼痛。髋、膝、踝等负重关节疼痛较重。疼痛多为对称性、固定性、针刺样或酸沉胀痛，天气变化或劳动时加重。骨骼发育严重障碍者可发展到手足短粗、身材矮小、关节活动困难，以至形成残废。

　　本病主要侵犯生长发育期的儿童青少年的骨骼，由于软骨成骨作用障碍及骨骺板软骨、关节面软骨结构的破坏而影响儿童的生长发育。病程发展缓慢，无炎症反应。疾病晚期继关节软骨变性、坏死而出现关节周围代偿性软骨及骨质增生，使关节周径显著增粗变形，故称之为大骨节病。

　　2）体征：早期可见手指末节粗大如"鹅头"状（图4-3），向掌侧弯曲。随着病情进展，关节增粗、变形。指间关节、足趾、踝、腕、掌指关节等处肌肉萎缩，中期发展至肘、膝关节（图4-4），晚期累及肩关节、髋关节及脊柱关节。指间关节增粗后外观如"算盘珠"状。手腕部变得扁宽或厚窄，向尺侧或桡侧倾斜。增粗的肘关节弯曲、伸展受限。膝关节粗大，使下肢呈"X"或"O"型弯曲。踝关节、足趾增粗，可使脚部活动受限。成人的临床体征多见肘关节弯曲和指关节增粗。

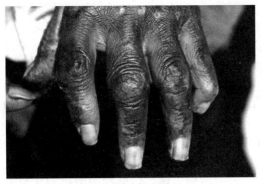

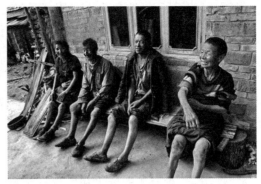

图 4-3　"鹅头"状指关节　　　　　　　图 4-4　膝关节粗大

（3）防治措施：改善饮用水卫生状况，注意粮食的清洁生产，科学储存和防止粮食污染、向饮食中补充无机盐类强化 S、Mg、Se、Zn、Cu、K、Na 等元素等是预防大骨关节病的主要措施。

6. 影响生物地球化学性疾病的流行因素

（1）营养条件：在生物地球化学性疾病的流行地区，居民生活水平和营养条件影响流行强度。在居民生活贫困、经济落后时期，碘缺乏病、地方性氟中毒、克山病和大骨节病等流行严重。患者家庭处于因病致贫、因病返贫、贫病交加的境地。随着生活水平的提高和营养条件的改善，大骨节病和克山病发病率呈明显下降趋势。氟中毒流行地区，随着改水降氟工程的实施及生活条件的改善，很少再出现中、重度病例。研究表明，蛋白质摄入量增加，可拮抗氟、砷等外来化学物质的毒性作用；维生素 C 有促进氟的排泄、拮抗氟对羟化酶的毒性作用，从而促进体内胶原蛋白的合成。膳食维生素 A、维生素 D 及 B 族维生素和钙、磷、锌等，对调节机体代谢、提高抗病能力均有良好促进作用。

（2）生活习惯：早期的调查发现，生物地球化学性疾病的病区类型以饮水型为主。但是自 20 世纪 60 年代以来，相继发现了燃煤污染型氟中毒和砷中毒的病例。我国贵州、四川、广西等分布着燃煤型氟中毒病区；而四川、内蒙古、西藏等少数民族地区发现因为饮茶而引起的氟中毒。在研究氟、砷等病因元素的生物化学效应时，应全面考虑经饮水、食物和空气三种介质的总摄入量，更客观、准确的评价人群外暴露水平。

（3）多种元素的联合作用：一些生物地球化学性疾病病区存在着两种或两种以上疾病。如某些氟中毒流行病区，同时存在着碘缺乏病；而碘缺乏病流行病区，存在着与硒缺乏有关的大骨节病、克山病。这些现象增加了环境化学元素对人群健康影响的复杂性。20 世纪 90 年代以来，人们开始关注多种化学元素、多种致病因子同时作用于人群的联合作用。资料表明，低硒与低碘之间有一定的协同作用，可使碘缺乏病流行强度加重；在碘（或硒）水平过低的地区，若同时存在高氟危害，可使人群较早出现氟中毒效应。

三、土壤污染对健康的危害

案例 4-7

湖南省株洲市某村位于湘江河畔，居民 1600 余人，世代以务农为生。2006 年年初，该村部分村民向有关部门反映身体不适，出现头昏、呕吐、腿脚无力等症状，怀疑与邻近的某实业有限公司排出的废水污染有关。有关部门对出现反应的村民进行调查，发现村民的尿镉含量普遍超标，大多数村民的检测结果都达到 15～30μg/g 肌酐（尿液中镉的含量标准参考值为小于 5.0μg/g 肌酐），感觉到腹痛、浑身关节疼痛、两手发抖。其身体不适反应与镉中毒的临床表现类似，其中 150 人被判定为慢性轻度镉中毒。这一情况引起了省、市、区三级政府的高度重视，迅速组成了由环保、卫生、国土、农业等部门参加的调查组进行调查。初步调查结果表明，该村的耕地土壤已受到镉污染，稻谷与叶类蔬菜中的镉含量超标。

问题

1. 根据所学知识，你认为如何开展进一步的调查工作？

2. 对慢性镉中毒患者的处理原则是什么？
3. 防治措施应从哪些方面考虑？

（一）土壤污染

土壤污染（soil pollution）是指在人类生产和生活活动中排出的有害物质进入土壤，并且达到一定的程度，直接或间接危害人畜健康的现象。

1. 土壤污染的来源 土壤是一个开放系统，土壤与其他环境要素间进行着不间断的物质和能量的交换。因而造成土壤污染的物质来源极为广泛。

（1）水型污染：主要是工业废水和生活污水灌溉农田而污染土壤。污染物的浓度与水流的走向有关，进水口附近的土壤中浓度高于出水处。污染物多分布于较浅的耕作层。由于土壤的渗水性，随污水灌溉时间的延长和灌溉用水量的增加，某些污染物可由上而下的扩散、迁移到土壤深层，以致污染地下水。污水灌田的农作物容易受到污染，有的作物能大量吸收富集某些有害物质，如含镉工业污水灌田，镉可以富集到稻米中引起镉中毒。有害物质也可以经生物富集作用迁移到食物中。

（2）气型污染：是由大气中的污染物自然沉降进入土壤而引起的污染。主要的污染物有铅、镉、砷、氟等。如汽车废气对土壤的污染、冶炼厂排放含氟污染物落到附近土壤中、大气的硫氧化物、氮氧化物形成酸雨降落土壤，使土壤酸化。该型污染的分布特点受大气污染源性质的影响，如点源污染和面源污染及排放方式的不同。气型污染也受气象因素影响，污染范围和方向各不相同。

（3）固体废弃物型污染：是工业废渣、生活垃圾及粪便无害化处理不当以及化肥、农药的使用等对土壤的污染。其污染范围比较局限和固定，但也可通过自然因素如风吹和雨水径流而污染较大范围的土壤。有些重金属和放射性废渣污染土壤，持续时间长，不易自净，影响长久。

2. 土壤污染的特点 土壤环境的多介质、多组分以及非均一性和复杂多变性，决定了土壤环境污染具有区别于大气环境和水环境污染的特点。

（1）土壤污染的隐蔽性：环境有害物质在土壤中总是和土壤相结合，被土壤生物所分解或吸收，从而改变了其本来性质和特征。当农作物通过食物链蓄积了土壤中的有害物质，对人畜健康产生损害时，土壤本身可能还会继续保持其生产能力。土壤对机体健康产生危害以慢性、间接危害为主。故土壤污染具有隐蔽性。

（2）土壤污染的累积性与地域性：土壤对污染物进行吸附、固定，也包括植物吸收，使得污染物不容易扩散和稀释。特别是重金属和放射性元素和土壤有机质或矿物质相结合，不断积累达到很高浓度，长久保持，表现为累积性、地域性的特点，成为顽固的环境污染问题。

（3）土壤污染的不可逆性：重金属污染物对土壤环境的污染基本上是一个不可逆转的过程。其他许多有机化合物对土壤环境的污染也需要较长时间才能降解，尤其是那些持久性有机污染物不仅在土壤环境中很难降解，还可能产生毒性较大的中间产物。如 DDT 和六六六，我国已经禁用 20 多年，但仍然能从土壤中检出。

（4）土壤污染的治疗周期长：土壤环境一旦被污染，仅靠切断污染源的方法很难自我修复，如被重金属污染的土壤可能需要 100～200 年时间才能恢复，需要有效的治理技术，但就目前的治理办法，仍然存在治理成本较高和周期较长的矛盾。

3. 土壤污染的危害 土壤污染直接影响土壤生态系统的结构和功能，造成有害物质在农作物中积累，并通过食物链进入人体，引发各种疾病。

（1）生物性污染的危害：病原微生物可通过施肥和污灌进入土壤，其中许多病原体在土壤中能存活一定的时间。天然的土壤中也常常存在着破伤风梭菌和肉毒梭菌，这两种菌致病力很强，在土壤中生存时间长，人因接触土壤而感染发病。存在于土壤中的病原体直接污染蔬菜、瓜果等食物或饮水经口进入机体，而导致肠道传染病与寄生虫病的发生。

（2）化学性污染的危害：化学性污染中包括各种有毒有害物质，其中最常见的是一些重金属和农药的污染，另外，持久性有机污染物（persistent organic pollutants，POPs），对全球环境和人类健康影响也已引起全世界范围的关注。

常见的重金属或类金属毒物有汞、镉、铅、砷、铊等有毒重金属，对居民健康造成的危害以镉污染土壤引起的痛痛病最为典型。

痛痛病(itai-itai disease)是发生在日本神通川流域,因用含镉废水灌溉农田而引起的公害病。

肾是镉中毒的重要靶器官。过量的镉损害了肾小管,使肾功能异常,引起尿中低分子蛋白增多,尿糖增加、尿钙、磷代谢障碍,导致骨质脱钙;同时镉直接损伤肠黏膜,使钙的吸收减少;镉能干扰与胶原代谢有关酶活性,抑制维生素 D 的合成,从而引起体内钙磷代谢障碍,尿钙、尿磷增加,最终导致骨质疏松或软化。镉还能干扰铁代谢,使肠道对铁的吸收减低,破坏红细胞,从而引起贫血。

痛痛病患者早期可有头晕、乏力、嗅觉障碍以及腰背、肢体疼痛。随着时间推移,疼痛遍及全身。疼痛的性质为刀割样刺痛,活动时加剧,休息时缓解。由于髋关节活动障碍,步态摇摆。数年后骨骼变形,身长缩短,可比健康时缩短 20～30cm,骨骼严重畸形。骨脆易折,轻微活动或咳嗽都能引起多发性病理骨折。患者多为更年期妇女,经产妇和多产妇多见,发病与妊娠、哺乳、老年化(多为 60 岁以上妇女)及营养不良有关。患者尿糖增高,尿钙增多,尿中低分子蛋白增多,尿酶有改变。尿中镉含量增高,最高可达 100μg/g 肌酐以上(人体尿镉含量大多在 2μg/g 肌酐以下,上限在 5μg/g 肌酐以下)。

案例 4-7 分析

居民最典型的临床特征是骨骼疼痛,化学分析结果也证实患者有轻重不等的尿镉含量超过正常值,故可以判定为镉中毒。根据现场流行病学调查,对某实业公司的工艺过程需进行进一步调查,对其排出的废水做化学分析,确认污染来源。对镉中毒患者以支持治疗为主,补充大量的维生素 D 及钙、磷,并给予高热量、高蛋白营养丰富的食物,以缓解病情。对体内蓄积的镉,目前尚无特效的排镉方法,依地酸钙钠驱镉效果不明显,故目前不推荐使用。防治措施,尤其是对镉对土壤环境的污染,首先应消除污染源,加强监测,控制摄入量,尤其对高危人群应定期进行健康检查,建立健康档案,进行健康动态监控。

四、防止土壤污染的基本措施

(一) 工业废渣治理

工业废渣产量大,种类繁多,化学成分复杂,有害成分约占 10%,常含有难以降解的有毒重金属。对其采取的措施有:①安全土地填埋;②焚烧法,即利用高温分解和深度氧化的过程;③固化法,将水泥、塑料、水玻璃、沥青等凝固剂和工业废渣混合后固化;④化学法,利用酸碱反应,氧化还原反应等将有害废渣转化为无害的终产品;⑤生物法,如活性污泥法、气化池法、氧化塘法等生物过程降解废渣的毒性;⑥有毒工业废渣的回收和处理,火力发电厂产生的煤灰渣,可以用作制砖、水泥以及填洼造地等。

(二) 粪便、垃圾无害化处理

可采用传统的粪尿混合密封发酵法、堆肥法处理人畜粪便,以及沼气发酵法等进行处理。生活垃圾也要经过有效的无害化处理,如含有病原体的垃圾用焚烧法处理,有机垃圾用堆肥发酵法、无机垃圾用填埋法等处理过后才能排放或利用。城市垃圾是丰富的再生资源,80% 的垃圾为可再生的原料资源,研究垃圾分选回收利用技术,变废为宝,减少对土壤的污染。

(三) 污水处理

含有毒污染物的工业废水,必须进行有效的净化处理,达到工业废水排放的水质标准后才可排放;医院污水要进行化学消毒,底泥也必须进行无害化处理,达标后才可排放。灌溉农田的污水,应符合我国《农用灌溉用水水质标准》(GB 5084-1992)的要求。

(四) 合理使用农药和化肥

根据农药的种类和特性,对不同的农作物针对性制定安全浓度和使用方法,同时根据农药的半衰期,制定出最后一次施药到收获之间的时间间隔。另外,研制高效低毒、低残留的新品种农药和化肥,提倡以虫治虫的生物防治和人工捕捉等物理防治方法,降低农药的使用量,减少农药对土壤和农作物的污染性危害。

思 考 题

1. 简述地方病的判断依据和地方病的病因分类。
2. 简述地方性氟中毒的发病原因、临床表现、分型和预防措施。
3. 简述地方性碘缺乏病的临床类型、发病机制和预防措施。
4. 简述大骨节病的临床症状和体征。
5. 痛痛病的临床表现有哪些?
6. 简述土壤污染的特点和污染来源。

(吕姝焱)

第四节　家用化学品与健康

案例 4-8

某医院皮肤科近两日接诊数例接触性皮炎,发生部位均位于面部。其共同特征为起病急、近期有到美容院做脸部皮肤护理史、皮疹局限于面部呈散在红斑。因病史中患者所诉均为同一美容院,故向当地卫生监督部门报告。经调查该美容院有正规营业执照,从业人员体检合格,使用的是进口品牌系列化妆品。

问题

根据化妆品皮肤病的发生,试分析可能的原因,应进一步如何调查取证?

一、常见家用化学品及对健康的影响

家用化学品是指用于家庭日常生活和居住环境的化工产品,是除了职业环境以外用于人们日常生活、办公、学习、交通等活动中的各种化学产品,如化妆品、化学消毒剂、黏合剂、涂料、家用杀虫剂及生活中使用的化学纤维制品、汽车护理产品等,已经构成人们居住、生活等日常活动场所中的重要环境因素。

进入人们居住环境和日常生活的化学品品种和数量在不断增多,它们的使用大大方便、丰富、美化了人们的生活和环境。但同时,这些化学品的使用也增加了人们在外环境接触化学物质的机会。

家用化学品的使用广泛渗透到人们的衣、食、住、行之中,遍及生活的各个方面。因此,家用化学品具有使用分散、需求量大、暴露人群广泛和暴露时间长等特点。各种家用化学品使用目的、方式、范围不同,可以通过不同途径进入人体而对健康造成危害。

(一) 化妆品

化妆品(cosmetic)是指以涂抹、喷洒或其他类似方法,施用于人体表面任何部位(皮肤、毛发、指甲、口唇、口腔黏膜等),以达到清洁、消除不良气味、护肤、美容和修饰目的的产品。化妆品使用的目的在于清洁人体、增加美感,不是为了治疗,使用对象是健康人,没有剂量和时间的限制,仅限于外用。

化妆品由基质和辅料组成。基质是化妆品的主体,是发挥主要功能的成分,常用的有油脂、蜡、粉类、胶质类、溶剂类等。辅料使化妆品稳定、成型、具有色香及其他特定作用,如香料和香精、色素、防腐剂、抗氧化剂、保湿剂、收敛剂、表面活性剂等。

1. 化妆品的种类　化妆品剂型多样,使用部位不同,按作用功能可分为两类:

(1) 一般用途化妆品:①护肤类化妆品:清洁皮肤用的洗面奶、浴液等,润肤用的冷霜、润肤防裂霜、护肤面霜等,营养皮肤用的珍珠霜、人参护肤霜等。②益发类化妆品:洗发类化妆品如洗发露等,护发类化妆品如发油、发乳等。③美容修饰类化妆品:脸部美容用的香粉、胭脂类等,眼部美容用的眉笔、睫毛膏等,指甲用的指甲油等。④芳香类化妆品:指以酒精溶液为基质,以香精、定型剂、色素为辅料的透明液体化妆品,如香水、爽身水、花露水、化妆水等。⑤口腔卫生用品:牙膏、牙线、牙粉、含漱剂等。

(2) 特殊用途化妆品:指用于生发、染发、育发、脱毛、除臭、美乳、祛斑、防晒等的化妆品。为获得某种特殊功能弥补缺陷达到美化的目的,这些化妆品需要加入某种活性物质。这类物质有一定副作用,在化妆品中被限制使用,如染发剂中的着色剂二氨基酚类。

2. 化妆品对健康的影响 正确选择和使用化妆品可以保护皮肤、毛发健康,减少外界因素对皮肤的刺激。化妆品的使用对机体的影响因素有:①化妆品中正常组分的化学特性、浓度、所含溶剂;②化妆品中包含的有毒化学物、杂质和微生物;③外部环境因素如温度、湿度等;④个体因素如皮肤的敏感度、过敏体质等;⑤能否正确使用。

(1) 化妆品对皮肤的不良影响:①刺激性接触性皮炎:皮肤损害限于接触部位,边界清楚。皮炎以红斑、丘疹、水肿、水泡为主,水泡溃破后可有糜烂、渗液、结痂。病变部位自觉有瘙痒、灼热或疼痛感。②变应性接触性皮炎:一般在初次接触变应原 5~7 天出现。主要表现为瘙痒,皮损形态多样,丘疹边界不清、红斑鳞屑、局部红肿等。再次接触时出现症状的时间大为缩短,皮损更严重。③化妆品光感性皮炎:化妆品中光感物质经过光照而引起的皮肤黏膜炎症性反应,又分为光变应性反应和光毒性反应。④化妆品痤疮:是由化妆品引起的面部痤疮样皮疹。⑤化妆品皮肤色素沉着:指应用化妆品引起的皮肤色素沉着或色素脱失,以色素沉着多见。

(2) 化妆品指(趾)甲损害:由使用化妆品所致的指(趾)甲本身及甲周围组织的病变。产品中的有机溶剂可致甲板脱脂而引起指甲损害,使甲板粗糙、变形、软化剥离、脆裂、失去光泽、增厚等;指甲油和清洁剂中含有的燃料或有机溶剂可引起甲周皮炎,如指(趾)甲周围皮肤红肿、疼痛甚至化脓。

(3) 化妆品眼损害:一些在皮肤不引起损害的化妆品,在眼部可引起不同程度的损害。一些眼部化妆品中含有的变应原物质可引起变应性眼睑或眼结膜部位的炎症。表现为眼睑或结膜红肿、充血、局部丘疹、水泡、自觉瘙痒和烧灼感、流泪等。

(4) 化妆品毛发损害:指使用化妆品后引起的毛发损害。如毛发脱色、变脆、分叉、断裂、失去光泽和脱落等。一般停止使用后可逐渐恢复。

(5) 化妆品微生物污染的危害:化妆品中的微生物污染来自于生产和使用过程,是除原料固有成分之外导致其安全性的一个主要因素。常见的微生物包括细菌、真菌、致病菌。受微生物污染的化妆品可出现变色、异味、发霉、酸败、膏体液化分层等。微生物污染除可引起化妆品腐败变质外,还可在其代谢过程中产生毒素或代谢产物。这些异物可作为变应原或刺激原对施用部位产生致敏或刺激作用。

(6) 化妆品化学物质的毒性作用:化妆品在生产或流通过程中也可被有毒化学物质污染,尤其是有毒重金属污染。常见的污染重金属有铅、汞、砷等。一些劣质化妆品的重金属污染是化妆品卫生质量差的主要原因。铅可经受损的皮肤、发生病变的皮肤或毛囊吸收。金属汞、有机汞的氧化物和盐类及有机砷均可经完整皮肤吸收。重金属在体内蓄积量增加,存在慢性中毒的潜在危险,金属毒物还可通过胎盘、乳汁传递而影响下一代健康。

一些化妆品中含有的变应原,对于变应性体质的个体可能诱发全身性的变态反应。如染发剂中的对苯二胺、指甲油中的有机溶剂、爽身粉中的滑石粉、发胶中的推进剂等,使用过程可经呼吸道进入人体而引起全身性不良反应。

化妆品组分中可含有致癌、致突变和致畸物质或受其污染。

化妆品中含有的某些特殊成分如雌性激素类物质,可能会引起儿童假性性早熟症状。

案例 4-8 分析

化妆品接触性皮炎是化妆品引起皮肤病变中最常见的。首先,刺激性接触性皮炎占绝大多数。其发生与化妆品原料中含有的原发性刺激物,pH、污染,皮肤的敏感性有关。该案例中的数例患者发病特征相似,均有使用相同化妆品的历史,可能与化妆品本身所含有的成分有一定关系。需要进一步对该化妆品的基质成分进行敏感性试验,以确定最后的原因。

(二) 洗涤剂

洗涤剂(detergent)是指能够去除物体表面污垢的一类专门配方制品的总称。通过洗涤过程达到保洁去污的目的。如肥皂、洗衣粉、洗洁精,以及各种物体和材料去污用的清洁剂。

1. 洗涤剂的种类 洗涤剂按其用途不同分为家用洗涤剂和工业用洗涤剂。家用洗涤剂按洗涤对象的表面性状或用途不同又分以下四种:

（1）纤维织物洗涤剂：用于衣服、被褥、地毯、毛皮等的洗涤剂。

（2）硬表面洗涤剂：用于金属、玻璃、卫生器具、餐具、汽车美容等的洗涤剂。

（3）个人清洁洗涤剂：香皂、沐浴液、洗发水、洗手液和剃须剂等，以及口腔卫生用品如牙膏、牙粉，除臭剂如人体去臭剂。

（4）特殊用途洗涤剂：全功能洗涤剂、地板蜡清洁剂、低泡清洁剂、墙壁清洁剂、水泥清洁剂、酸性洗涤剂（用于抽水马桶和厨房洗涤槽）、家用长效除臭剂和空气清洗剂。

另外，按表面活性剂来源不同可分为天然洗涤剂和合成洗涤剂；按酸碱度不同可分为酸性洗涤剂、碱性洗涤剂和中性洗涤剂。

2. 洗涤剂对健康的影响 洗涤剂对健康的影响主要来自合成洗涤剂，其毒性取决于合成洗涤剂的表面活性剂。表面活性剂有阳离子型、阴离子型、非离子型和两性型四类，其含量的高低是反映去污能力的关键因素。其中阳离子型表面活性剂毒性较大，非离子型毒性较小，阴离子型毒性介于两者之间。

洗涤剂可通过皮肤、呼吸道和消化道三种途径进入人体。尽管洗涤剂属于低毒物质，但对人体健康的损害日益受到关注，主要是皮肤损害和全身中毒。

（1）皮肤损害：将表面活性剂引起的皮肤损害分为四个方面：①原发性刺激；②变应性反应；③局部或全身出现皮疹；④继发细菌或真菌感染。

（2）全身中毒：含有硫化硒的洗发香波可致全身中毒。长期连续使用可导致全身性震颤、腹痛、嗜睡、食欲减退等症状。用含有三氯碳酰替苯胺的香皂洗涤婴儿尿布和被褥，引起变性血红蛋白血症。长期使用洗涤剂可能对血液系统、神经系统、生殖系统、内分泌系统产生慢性和（或）潜在危害。

合成洗涤剂不仅直接危害人体健康，也是环境污染不可忽视的来源。如污染水体，造成水体富营养化、对水生生物的直接危害、造成鱼类畸形等，从而对人体健康带来间接危害。

减少或消除洗涤剂对人体健康的影响，根本措施在于研发、生产和使用对人体安全、不污染环境、有可靠的去污效果且经济实用的洗涤用品和洗涤方式。前者体现在洗涤剂的三个发展方向：无磷洗涤剂、液体洗涤剂、含有新型表面活性剂的洗涤剂。新技术洗衣机的研发与使用也将为防止洗涤剂污染环境、增进人体健康，开辟新的有效途径。

（三）化学消毒剂

1. 化学消毒剂种类 化学消毒剂（chemical disinfectant）是指用于杀灭病原微生物的化学药物。根据化学成分与性质，化学消毒剂分为八类：①含氯消毒剂；②过氧化类消毒剂；③醛类消毒剂；④杂环类消毒剂；⑤醇类消毒剂；⑥酚类消毒剂；⑦季铵盐类消毒剂；⑧其他类消毒剂。

2. 常用化学消毒剂对健康的影响 家庭常用的化学消毒剂主要有次氯酸钙、过氧乙酸和环氧乙烷，以及苯扎溴铵、乙醇、碘酒等。

（1）次氯酸钙：又称漂白粉。皮肤长期接触可引起中、重度皮肤损害。高浓度溶液可引起皮肤的强烈刺激和腐蚀。其粉尘对眼结膜和呼吸道有刺激作用，过量吸入可引起肺水肿甚至死亡。低剂量长期反复吸入可导致慢性支气管炎。

另外，含氯消毒剂与含酸洗涤剂混合使用时产生的氯气，会引起氯气中毒，严重损害人体健康。

（2）过氧乙酸：也称过醋酸。它对皮肤、眼睛和上呼吸道黏膜有强烈的刺激作用，可引起烧灼感、咳嗽、喘息、气短、头痛、恶心和呕吐。吸入可引起咽喉及支气管的炎症、水肿和痉挛，甚至肺炎和肺水肿。过氧乙酸是一种可疑致癌物，可能与皮肤肿瘤有关。

（3）环氧乙烷：又称氧化乙烯。是一种致癌物和中枢神经抑制剂、刺激剂和原浆毒物，具有致敏作用。皮肤反复接触，会发生水肿，数小时后起泡。如其液体溅入眼内，可致角膜灼伤。急性中毒时，患者有剧烈的搏动性头痛、头晕、恶心和呕吐，以及流泪、呛咳、胸闷和呼吸困难等症状。重者全身肌肉颤动、语言障碍、共济失调、神志不清以致昏迷。中毒后，患者可出现心肌损害和肝功能异常，且在抢救恢复后，可出现短暂精神失常、迟发功能性失声或中枢性偏瘫。

（四）黏合剂

黏合剂（adhesive）又称胶黏剂或黏结剂，是用于黏合两种或两种以上相同或不同材料的物质。

1. 黏合剂种类 黏合剂按其来源主要可分为两大类：①天然黏合剂，是指用动物的骨、蹄、皮等熬制而成的动物胶水、天然橡胶胶水、阿拉伯树胶、酪蛋白黏合剂、大豆黏合剂、黏胶和糊精等；②合成黏合剂，是指合成橡胶乳胶及胶水、环氧树脂、酚醛树脂、脲醛树脂、密胺甲醛树脂、聚氨基甲酸酯、醋酸乙烯酯和氰基丙烯酸酯(瞬干黏合剂)等。

2. 黏合剂对健康的影响　家用黏合剂对人体健康的影响主要有两个方面:一方面是皮肤的直接接触引起皮肤刺激作用和过敏反应;另一方面居室内家具、建筑材料等所含黏合剂中有害成分的持续恢复,导致室内污染,引起呼吸系统损害。

(1) 皮肤黏膜损害:天然黏合剂往往含有蛋白质,接触后引起轻微致敏作用。淀粉糨糊长时间接触使用可使手指发生肿胀。合成黏合剂中,不同种类的黏合剂导致的皮肤黏膜损害不同:合成橡胶胶水可引起接触性皮炎,环氧树脂能引起接触性皮炎和变应性皮炎,同时可见眼睛黏膜刺激反应,长期接触还可引起皮肤干裂;酚醛树脂在使用中能产生酚和甲醛,对皮肤有致敏作用和黏膜刺激作用;脲醛树脂在使用中释出有害物质可刺激眼睛、呼吸道黏膜,刺激皮肤;瞬干剂污染皮肤或黏膜,能迅速引起污染部位刺激作用。

(2) 呼吸系统损害:合成橡胶胶水属于合成黏合剂,含有挥发性有害成分,使用过程中或使用后缓慢挥发的有害成分可经呼吸道进入人体,导致急性或慢性中毒,出现诱发性哮喘性支气管炎和支气管哮喘,或导致其病情加重。另外,长时间吸入低浓度或短期吸入高浓度的混合的芳香族溶剂和汽油蒸气,可能引发肺水肿;吸入液态苯或者二甲苯,引发肺水肿、化学性局部性肺炎,出血机会增加。

(3) 神经系统损害:使用中吸入丙烯腈、环己烷、甲苯、二甲苯和三氯乙烯等,会对中枢神经系统产生抑制,患者可能出现头痛、眩晕、动作失调、麻木和昏迷。

(4) 其他危害:刷胶可引起胃肠功能失调;孕妇接触有机卤可能发生流产或胎儿损害;苯致白血病;丙烯腈和丙烯酸乙酯是可疑的人致癌物等。

黏合剂的使用过程中可能产生多种危害,使用时应增强自我防护意识,环境中经常通风换气,降低黏合剂可能带来的各种危害。

(五) 涂料

涂料(paint)是指涂布于物体表面能形成坚韧的薄膜,起保护、装潢或其他特殊作用(绝缘、防锈、防霉、耐热、抛光等)的物质。常见的有地板用涂料、墙壁用涂料、家具用涂料、防锈涂料、木材抛光漆、汽车抛光漆以及日常用的鞋油、涂字灵等。

家用涂料在使用中,通过三个过程产生有毒有害的污染物质:①涂饰物体表面的前处理;②使用涂料;③使用后涂料的干燥过程。涂料中常见的污染物质有:甲醛、苯类物质、甲苯二异氰酸酯、漆酚。

涂料工业领域正在兴起环保涂料、健康涂料、生态涂料,是绿色环保产品的新成员,又称绿色涂料。绿色涂料具有以下特点:①无毒害、无污染、无放射性,有利于保护环境和人体健康;②使用寿命一般长达15～20年,高于传统涂料5年左右的使用寿命;③有多种功能,如防虫、防霉、防辐射、防紫外线、隔音阻燃等;④各项指标更趋合理,如防潮透气、耐湿耐擦洗、耐热,附着力、抗冻性、光洁度、硬度等和传统涂料相比有了很大的提高。

(六) 家用杀(驱)虫剂

家用杀(驱)虫剂(insecticide)主要针对危害家庭生活、传播疾病、影响人体健康的蚊子、苍蝇、蟑螂、臭虫、老鼠、虱子和跳蚤等,将其驱除或杀灭而使用的一类化学品。

家庭常用的驱蚊灭蚊剂有驱蚊灵、钛酸丁酯、甲苯二乙胺等;灭蚊灭蝇药如拟除虫菊酯、氨基甲酸酯等;灭蟑螂药如硼砂、倍硫磷等;灭鼠用的安妥、磷化锌、氟乙酰胺等。目前,家庭中普遍使用的各种气雾杀虫剂、灭蚊片、蚊香和灭蟑片等产品,大都采用溴氰菊酯作为杀虫有效成分。这些杀虫剂的辅助成分对人体有害。

拟除虫菊酯类产品是家用杀(驱)虫剂的常用产品。活性成分包括胺菊酯、氯菊酯、丙烯菊酯、氯氰菊酯和溴氰菊酯。这一类杀(驱)虫剂属于低毒或中等毒性。喷洒时杀虫剂的雾滴很容易留在墙壁、家具、地板和衣物上,并通过呼吸道吸入和皮肤接触,对人体造成危害。人体接触暴露后,可引起神经行为功能改变和皮肤黏膜刺激症状如流泪、打喷嚏、面部发痒或烧灼感、面部蚁走感或刺痛感等。

驱蚊剂中所含有的合成香料,可能具有变应原的作用,如除虫菊酯中含有v-内酯基团是主要的致敏成分。

灭蟑螂剂和灭鼠剂如使用不当造成食品(具)污染或误服,能引起中毒。卫生球即萘球,萘易升华,挥发到空气中被吸入后,可以引起头痛、乏力、食欲减退、恶心、皮肤过敏等反应。婴幼儿穿的衣服上有萘味时,易引起皮疹等。

(七) 其他家用化学品

1. 衣服面料与健康 为了提高纺织品质量、改善效果、简化工艺,同时使纺织品色彩靓丽、使用性能优异等,衣服用料尤其纯棉衣服面料,在加工的各个工序都要用到各种染料和整染助剂。某些染料和整染助剂对皮肤有刺激和致敏作用,有报道,被褥的挥发性化合物能够引起哺乳类动物的急性呼吸道毒性。

(1) 染料污染与健康:有害染料通过纺织品、防护品、再生纤维(包括内衣裤、床单、鞋袜等的棉、麻、丝等织物以及皮革制品)等方式沾染消费者皮肤或进入人体,造成皮肤过敏或刺激性皮炎甚至有潜在致癌性,尤其婴幼儿咬嚼衣服随唾液吞入人体内,被认为是近年来儿童白血病增多一个不可忽视的因素。

(2) 染整助剂污染与健康:染整助剂是对织物整理时使用的各种整理剂、洗涤剂和添加剂等,如用甲醛树脂处理以防止缩水,用荧光增白剂处理使织物增白,为了挺括必须上浆。染整助剂分两类;一类是无机盐类,有食盐、盐酸、低亚硫酸钠或连二亚硫酸钠等;另一类是有机溶剂类,有草酸、酒精甘油和表面活性剂等。衣服面料加工生产工序中使用的各种金属络合物是危害健康和污染环境的化学物。

干洗店使用的干洗剂是三氯乙烯或四氯乙烯,这些溶剂可被衣服纤维吸附,衣服干燥时可从衣服内释出,污染居室空气。人体过量吸入后,可引起呼吸困难和心律紊乱等。有研究表明,这些干洗剂可能具有致癌性,主要对婴幼儿危害大。干洗后的衣服应在干燥通风处存放,待干洗剂挥发完全后再存放或穿戴,减少或避免对人体健康的影响。

(3) 其他纺织品对健康的影响:有研究结果表明,聚酯内裤有暂时性抑制精子生成的作用,聚酯内裤的电场作用容易引起妊娠妇女体内激素水平降低,可能导致性功能减退或流产。

目前婴幼儿纸尿裤被普遍使用,有代替传统尿布的趋势。但不少纸尿裤透气性能差,长期使用不仅造成婴儿肌肤的伤害,还有引起不育症的危险。因为纸尿裤透气性差又紧贴婴儿皮肤,易使局部温度升高。而男婴睾丸温度在34℃左右,一旦温度升到37℃且持续时间长,可能会导致睾丸将来的生精功能降低。在过去的25年中,此现象在发达国家呈上升趋势。另外,选用劣质纸尿裤,孩子易患肛周炎、肛瘘等疾病。

(4) 衣服面料中的化学污染来源:衣服面料在生产加工过程中存在诸多污染来源,包括:纤维原料种植过程中使用的杀虫剂、除草剂和化肥;纺织原料储存中使用的防腐剂、防霉剂和防蛀剂;织造过程中的氧化剂、催化剂、去污剂和荧光增白剂;印染过程中的偶氮化剂、卤化物载体和重金属;衣服面料成品由于使用、清洗和保存过程中的环境化学物的污染。

2. 日用合成高分子产品与健康

(1) 塑料制品:主要包括聚乙烯(polyethylene,PE)注塑产品和聚氯乙烯(polyvinylchloride,PVC)制品。日常生活中的塑料盆、碗、勺、瓶等含有 PE。其本身没有毒性,但其制品往往加入染料、防老剂等。染料一般为酞氰,属于脂溶性的非食性染料。所以带色的 PE 容器不能用来盛装食物,尤其是含油脂的食物(如肉、油炸食品)等。另外,人们日常生活中接触的各种塑料袋及各种塑料玩具、文具等,在受热状态下,散发出的氯氟烃类化合物、石油醚、苯乙烯等污染物也是潜在的健康隐患。

聚氯乙烯制品一般要加入毒性较低的邻苯二甲酸二丁酯(酞酸二丁酯)、邻苯二甲酸二辛酯(酞酸二辛酯)、增塑剂、填料、润滑剂、硬脂酸钙,以及毒性较大的硬脂酸锌、硬脂酸铝、防老剂、N-苯基-2-萘胺、1-硫醇基苯并噻唑等。一般的 PVC 袋不能用来包装或盛装食品。有报道从塑料制品表面挥发到空气中的增塑剂可诱发或加重儿童哮喘病。穿上用 PVC 生产的塑料鞋后,发生接触性皮炎症状。此外,燃烧 PVC 塑料会产生大量的环境毒物如二噁英,聚苯乙烯(polystyrene,PS)制作的饭盒等塑料制品接触热水和某些溶剂后,发现有少量双酚 A 等环境激素类物质析出,对人体内分泌系统和生殖系统产生潜在的危害。

人们工作和生活中的光盘所造成的环境污染及对人体健康的危害,也已经引起人们的重视。光盘表面的涂层是一种类似油漆的有机涂料,含有苯和重金属等有害物质,可发出刺鼻的气味。澳大利亚研究显示,大量光盘存放在家中可能对儿童智力发育产生潜在危害。对 1200 名儿童进行的跟踪调查表明,在有很多光盘环境中生活 2 年以上的儿童,反应较其他儿童迟钝,智力发育较缓慢。

(2) 合成纤维:尼龙即锦纶,结实耐磨;聚酯即涤纶,挺括不皱;腈纶即人造羊毛,蓬松保暖;丙纶,轻盈坚牢;氯纶,耐磨耐腐;维尼纶即人造棉,舒适结实。

与天然纤维相比,合成纤维应用性能优良,如强度、挺括等,但是对人体健康的影响相对突出。合成纤维不吸汗,内衣透气性差,容易使细菌生长繁殖,引发尿道炎和膀胱炎。化纤衣服直接接触皮肤容易引起皮炎。国外报道,合成纤维做成的贴身内衣,会引起接触性皮炎和接触性荨麻疹,引发过敏性哮喘。

3. 家用汽车内污染与健康 随着家用汽车的普及使用,汽车内环境污染逐渐引起了人们的关注。一般来说,家用汽车内污染有两个来源,一是汽车本身,新出厂的车内人造革和纺织品两类内饰物品,含有大量甲醛、苯、二甲苯等有害物质;二是人呼出的气体和身体产生的气味与皮屑等,在封闭的车内累积,得不到散发或清除。此外,车用空调蒸发器若长时间不进行清洗护理,会产生胺、烟碱、细菌等有害物质,导致车内空气质量差甚至缺氧。汽车发动机产生的一氧化碳、汽油气味,也会降低车内空气质量。中国室内装饰协会室内空气监测中心曾对200辆车进行检测,和室内空气质量标准对照,发现有近90%的汽车都存在空气甲醛或苯含量超标问题,其中新车内的空气质量最差。有调查报道,车厢内存在大量的细菌、胺、烟碱等有害物质,会致乘车人头晕、恶心、打喷嚏。当车窗紧闭、新风量少时,部分司机驾车时会出现头晕、困倦、咳嗽等,司机感到压抑烦躁、注意力无法集中。

4. 其他 橡胶制品如乳胶手套、橡胶拖鞋等,部分使用者可发生变应性接触性皮炎和湿疹,可能与橡胶制品中具有变应原作用的硫化剂、抗氧化剂、促进剂有关。

首饰和金属制品以含具有变应原作用的镍引起变应性接触性皮炎和湿疹多见。贵金属的电离作用会扰乱人体的正常生物电流,从而对健康产生影响,引起疾病。此外,贵金属如金、银往往来自花岗岩石,富集放射性元素。在制成饰物后,通过呼吸道、消化道和皮肤进入人体并发生蓄积。达到一定剂量后,可能引起人体血液、骨髓和生殖系统的恶性病变。特别对易感人群,应该引起关注。

药物是人类接触到的最主要的环境化学物质。世界卫生组织的资料表明,世界上有1/3因病死亡者,是死于不合理用药。如药品的毒副作用、过敏反应、成瘾性,以及家庭(备)用药物的使用不当,甚至滥用、误用,对健康的损害和潜在影响,人们往往缺乏足够的认识。药物和其他家用化学品的危害相比更具有广泛性和隐蔽性,值得人们关注。

二、家用化学品的卫生监督与管理

(一) 化妆品的卫生监督与管理

1. 化妆品的卫生规范与标准 化妆品的卫生监督与管理,需要一定的准则或评价依据,用于判断化妆品产品卫生质量以及产品安全性。卫生行政部门、检验机构、厂商、经营者和消费者,可依据相关的卫生标准或规范来衡量化妆品产品在市场过程的价值。1987年国家卫生部颁布了中华人民共和国《化妆品卫生标准》,1989年颁布了中华人民共和国《化妆品卫生监督条例》,并于1991年颁布实施中华人民共和国《化妆品卫生监督条例实施细则》,至此我国化妆品的卫生监督和管理形成了体系。

2007年卫生部根据欧盟化妆品规程的最新版本,颁布了我国的《化妆品卫生规范》2007年版。该规范共分五个部分,包括总则、毒理学试验方法、化妆品卫生化学检验方法、化妆品微生物检验方法、人体安全性和功效评价检验方法。

(1) 总则:规定了化妆品原料及化妆品终产品的卫生要求,也适用于在我国境内销售的化妆品。一般要求是:化妆品不得对施用部位产生明显的刺激和损伤,化妆品必须使用安全,且无感染性。对原料的要求规定:化妆品中禁止使用的化学物质为1208种,禁止使用具有毒性、麻醉作用和精神药物作用的植物,包括其提取物及制品78种,限制使用的物质73种,限制使用的防腐剂56种,限制使用的防晒剂(紫外线吸收剂)28种。规定了156种着色剂允许(在不同部位使用的化妆品)使用的范围,并规定了暂时允许使用的93种染发剂。对化妆品产品的包装规定:化妆品的直接容器材料必须无毒,不得含有或释放可能对使用者造成伤害的有毒物质。

(2) 毒理学试验方法:规定了化妆品原料及其产品安全性评价的毒理学检测项目和要求。

1) 对化妆品原料的检测:化妆品新原料,一般需进行10项毒理学试验。包括急性经口和急性经皮肤毒性试验、皮肤和急性眼刺激/腐蚀性试验、皮肤变态反应试验、皮肤光毒性和光敏感试验(原料具有紫外线吸收特性需做该项试验)、致突变实验(至少应包括一项基因突变试验和一项染色体畸变试验)、亚慢性经口和经皮肤毒性试验、致畸试验、慢性毒性/致癌性结合试验、毒物代谢及动力学试验。同时,根据新原料的特性和用途,考虑其他必要的试验。当新原料与已用于化妆品的原料化学结构及特性相似时,可考虑减少某些试验。

2)对化妆品的检测:规定了新开发的化妆品产品投放市场前,应根据产品的用途和类别进行相应的试验,以评价其安全性。

(3)化妆品卫生学检验方法:规定了化妆品禁用、限用原料以及有毒物质的卫生化学检验方法。对各种化学物质允许使用的方法、试剂规格、仪器、分析步骤、结果计算、方法的精确度和准确度等均作出了具体规定。重点规定了化妆品中重金属、硼酸、氢醌、防腐剂、紫外线吸收剂等22种(类)化学物质的检验方法。

(4)化妆品微生物检验方法:规定了化妆品样品的采集、保存、供检样品的制备。具体规定了菌落总数、粪大肠菌群、铜绿假单胞菌、金黄色葡萄球菌、真菌和酵母菌的检验方法。

(5)人体安全性和功效评价检验方法:规定了化妆品安全性和功效评价的人体检验项目和要求。规定的基本原则有:选择适当的受试人群,有足够的例数;毒理学不合格的样品不再进行人体试验;化妆品斑贴试验适用于防晒类、祛斑类和除臭类化妆品的检验;人体试用试验适用于健美类、美乳类、育发类和脱毛类化妆品的检验;防晒指数测定方法适用于检验防晒类化妆品。

化妆品人体检验包括人体斑贴试验、人体试用试验安全性评价。各类型特殊用途化妆品的人体试用试验方法,包括受试者的选择、皮肤反应分级标准、要求例数、结果安全性评价及报告内容等均有明确的规定。

2. 化妆品生产经营的卫生监督与管理　为保证化妆品卫生质量和使用安全,加强化妆品卫生管理,卫生部于1989年颁布并于1990年1月1日起实施《化妆品卫生监督条例》(简称《条例》)。《条例》的实施,标志着我国化妆品卫生监督工作进入法制化管理阶段。从事化妆品生产、经营的单位和个人都必须遵守这一条例的各项规定。

为保证《条例》的实施,卫生部1991年3月又颁布《化妆品卫生监督条例实施细则》(简称《实施细则》)。《实施细则》对化妆品生产企业卫生许可证的审批、化妆品卫生质量和使用安全性监督、进口化妆品的审批、化妆品生产经营的经常性卫生监督机构与职责作出了具体规定,同时明确生产、经营和监督三方违反《条例》和《实施细则》的具体处罚。

2001年1月1日更新的《化妆品生产企业卫生规范》是对化妆品生产企业进行监督的重要依据,也是化妆品生产企业设计规划和质量控制的依据。

3. 对化妆品使用者不良反应的预防措施　化妆品使用者因产品原因或体质原因出现的不良反应,可通过加强化妆品生产和经营的卫生监督加以预防。油性皮肤者、儿童、过敏体质者和某些慢性病如肝脏疾病、糖尿病、月经不调等的患者,属于对化妆品不良反应的易感人群,应慎用各类化妆品。

对化妆品使用者引起不良反应的预防措施应包括:建立报告制度,及时发现存在卫生质量问题的化妆品;强化化妆品使用者的自我保护意识,正确选择和使用化妆品;化妆品的广告标签和说明书,应按国家管理规定给出正确的适用范围、使用方法、注意事项、使用期限等,避免误导消费者。

4. 我国化妆品的卫生监督体系

(1)国务院卫生行政机构的卫生监督职责:对化妆品新原料使用的审批,对特殊用途化妆品的生产审批及首次进口的化妆品审批,化妆品安全性评价单位的资格认证。

(2)省、自治区、直辖市卫生行政部门的卫生监督职责:化妆品生产的预防性卫生监督,化妆品生产企业卫生许可证发放,特殊用途化妆品生产的初审。

(3)县以上卫生行政部门的卫生监督工作:对取得化妆品生产许可证的企业及化妆品经营者组织定期和不定期检查,指定化妆品卫生检验机构,聘任各级化妆品卫生监督员对化妆品生产人员的健康检查。

(二) 其他家用化学品的卫生监督与管理

1. 安全性评价　为了评价进入家庭日常生活的化学品尤其是新的化学品对人体健康是否安全,有必要对这类物质的危害性进行检测和调查,并对其在家庭中使用的安全性进行评价,以避免家庭环境污染、保护人体健康。家用化学品可根据化学品安全评价方法,收集下面三个方面的资料,对其毒性和潜在危害进行安全性评价。

(1)基本资料:家用化学品的名称、规格、基本成分、杂质含量,以及用途、使用方式、可能接触途径和程度,过度接触及误用、滥用的可能性,在生产、配制、包装、运输、储存和销售过程中可能发生的变化等。

(2) 动物试验资料:根据被测家用化学品与人体接触情况,从接触途径、剂量、使用期限等不同情况进行动物试验设计,收集动物毒性试验资料。

(3) 人体接触资料:即收集人群使用或接触家用化学品的反应资料。不仅要观察人体试用时出现的各种不良反应资料,而且也要注意人体可能的潜在危害。

完整的安全性评价,通常分五个阶段进行,即产品合成设计阶段(毒性初步评估)、急性毒性试验阶段(急性毒性评价)、新产品中间试验阶段(亚急性毒性、慢性毒性、三致毒性等)、新产品正式投产阶段(中毒机制、早期诊断与治疗方案)和新产品推广使用阶段(接触人群健康状况调查)。

2. 卫生标准 各种家用化学品已经成为家庭环境的主要卫生问题之一。世界上许多国家(如日本、美国、德国、欧盟等)先后制定了相应的控制标准,以确保其使用安全。我国目前尚未完整制定家庭中的洗涤剂、涂料等家用化学品相应的卫生标准。

(1) 洗涤剂:食品用的洗涤剂,我国制定了《餐具洗涤剂标准》(GB9985-88),用于食具、餐具、食品容器和蔬菜、水果表面的卫生要求。具体卫生要求如下:①对人体无害。洗涤剂组成成分的理化性质稳定、无皮肤刺激、不引起人体的急慢性中毒和无致癌作用。不得使用一般洗涤剂常用的增白剂和酶制剂。对重金属铅、砷、锌、汞等制定了最大允许含量。②对洗涤物无损害。洗涤剂对餐具无腐蚀作用、洗涤后不留水纹。洗涤水果、蔬菜后不影响其原有色、香、味。不破坏食物中的营养成分如维生素等。③包装盒标签规范。洗涤剂的包装密封性良好。标签要标明用法、生产日期和有效期。

(2) 化学消毒剂:在确保消毒效果的前提下,要减少或避免消毒剂对人体健康的不利影响。首先应根据消毒对象不同,选择合适的消毒方法,掌握好所使用消毒剂浓度与消毒时间。同时,消毒剂的包装密封性良好,标签要标明使用方法、注意事项、生产日期和有效期,按其要求合理使用。最后,在消毒过程结束后,及时清洗或通风换气,减少甚至清除残留消毒剂。

(3) 涂料与黏合剂:我国制定了一系列用于食品容器内壁涂料的卫生标准(GB9680-88 ~ GB9693-88),规定了其涂料和助剂必须是国家规定允许使用的原料。具体的卫生要求为:①感官指标:涂料使用后其物体表面应光滑、均匀、无气孔,即使浸泡后也无龟裂、不起泡和脱落,涂膜浸泡液为无色、无异味、无异臭、无沉淀的透明液体;②理化指标:含铅量应低于 1.0mg/kg,游离酚与甲醛应 ≤0.1mg/L。

(4) 衣服面料等纺织品:衣服面料等纺织品中的甲醛问题已经受到世界各国的普遍重视。日本、美国、欧洲及有关国际组织的标准对甲醛含量做出了明确的限制和规定。我国在纺织品和服装产品标准中也制定了控制甲醛含量的指标,并于 2003 年 3 月 1 日开始执行强制性国家标准《纺织品甲醛含量的限定》(GB18401-2001)。其中规定婴幼儿纺织品甲醛含量不得超过 20mg/kg;接触皮肤的服装甲醛含量不得超过 75mg/kg;不接触皮肤的服装甲醛含量不得超过 300mg/kg。目前,我国燃料行业对偶氮染料的检测方法、技术指标等均采用德国卫生部现行技术规范。

(5) 汽车车内环境标准:我国私家车时代的到来,成为国家有关部门限定车内污染标准当务之急,如何避免损害司乘人员的健康,减少因车内污染引起的纠纷。制定车内污染标准,必将极大地促进汽车生产企业采用环保材料、研制清除车内污染的先进技术,从而更好地推动我国社会进入私家车时代。

3. 卫生监督与管理 为了预防家用化学品危害人体健康、污染环境,我国参照国外经验,结合我国实际情况,将陆续制定和完善相应的管理法规,对家用化学品从生产到销售进行卫生监督与管理。

(1) 洗涤剂:加强洗涤剂的配方监督管理,保证其成品的质量。配方具体要求包括泡沫丰富、洗涤能力强、易于漂洗、无不良气味、无皮肤刺激作用、不损害织物、对洗涤用具和设备无腐蚀作用。液体洗涤剂应清澈透明,不因温度变化而混浊、出现沉淀物等。膏状和浆状洗涤剂应是均匀、黏稠的胶状分散体,也不因储存时间长或气温变化而出现分层、结晶或变成流体等异常现象。

另外,要预防洗涤剂对水体环境的污染。目前各国对洗涤剂,主要是其中的表面活性剂的生物降解率要求在 80% 以上,用量大的国家甚至要求达到 90% 以上。同时要求其中磷酸盐含量在 9% 以下。我国轻工业系统规定,所用表面活性剂 7 天生物降解率必须大于 80%。我国还制订了《合成洗涤剂工业污染物排放标准》,要求排入水体后不应有泡沫出现,一旦出现泡沫应进行处理。《生活饮用水卫生标准》要求阴离子合成洗涤剂含量不超过 0.3mg/L,防止饮用水中出现泡沫,影响水质感官性状。

(2) 化学消毒剂:我国卫生部 2001 年 1 月 1 日颁布并实施了《消毒产品生产企业卫生规范》。除了对生产环境、生产区卫生要求作出了相应的规范之外,要求原材料必须无毒、无害、无污染,有相应的检验报告或证明材料。原材料和成品必须分开存放,待检产品、合格产品和不合格产品分开存放,有易于识别的明显标记。每批产品投放市场前必须进行卫生质量检验,合格后方可出厂。生产人员上岗前必须进行消毒卫生知识及有关卫生标准的培训。直接从事消毒产品生产的操作人员,上岗前及每年必须进行一次健康体检,患有活动性肺结核、病毒性肝炎、肠道传染病患者及病原携带者,化脓性或渗出皮肤病等传染病患者,不得从事一次性使用医疗、卫生用品的生产。

家庭在使用化学消毒剂的过程中,应严格按照使用说明书要求,储存、合理使用消毒剂,消毒过程中要严格执行操作规程,应将消毒剂放在小孩接触不到的地方。

(3) 涂料与黏合剂:高分子化合物是这些化学品的主要成分,易于干结、沉淀、胶化、易燃。要求生产人员对卫生标准中规定的生产使用的原料、配方、成品等进行检验,合格后方可生产出厂销售。采用新原料、新工艺时,应由生产单位或主管部门向当地卫生有关部门提供产品配方及卫生评价所需的资料如毒理学评价、检验方法和相关标准等。卫生部门还应对生产、供应部门加强经常性卫生监督。

(4) 其他:对纺织品生产销售的卫生管理,关键在于所含染料、染整助剂、重金属及甲醛含量等符合相关法规的要求。甲醛易溶于水,衣服面料在使用之前通过洗涤可以减少甚至排除甲醛对机体的不利影响。

家庭备用药品的管理要求:分类存放、定期清理;遵照医嘱、合理使用;家庭药箱应放在避光、干燥、阴凉处,小孩接触不到的地方。对过期药品的处理,妥善做法是:对药丸、药片、胶囊类药品,应分别用纸包好,再投入密闭的纸筒内丢弃;软膏、脂膏类药品,应将其膏体从容器中挤出,收集在信封内封好丢弃;药水、口服液等液体药品则应在不混杂的情况下,分别倒入下水道冲走;喷雾剂、气雾剂之类则应在户外空旷地上,在避免明火条件下彻底排空;针剂、水剂类注射用药应该连同其完整外包装一起,装入纸筒内密闭后丢弃。

新车内空气中化学性污染应注意:首先考证汽车安装的塑料件、车顶毡、座椅、脚垫等装饰材料是否达到环保标准;其次,不要随意进行车内装饰,更不能把劣质车饰引进车内成为污染源头;此外,不正确的使用习惯也是车内空气污染的主要原因,经常开窗通风、不依赖汽车空调会减轻车内环境的二次污染。

家庭中大量使用某些有害作用的化学品如消毒剂、油漆及黏合剂时,必须加强居室通风。另外,制定和完善相关家用化学品的卫生标准,为家用化学品的预防性与经常性卫生监督与管理提供法律保障。同时,利用当今科技发展的新技术、新方法和新材料,提倡清洁生产、绿色化学等理念,为家庭提供更多实用无害的"绿色家用化学品"。保障居室环境清洁、提高人们的生活质量和健康水平。

思 考 题

1. 简述家用化学品的概念和分类。
2. 简述化妆品的定义和分类。
3. 简述化妆品皮肤病的主要类型及表现。
4. 简述化妆品的卫生监督与管理。
5. 简述我国化妆品管理与其他国家的化妆品管理的差别。

附:近期全球范围内发生的重大环境污染事件

1. 比利时的马斯河谷事件 比利时的马斯河谷位于狭窄的盆地中,1930 年 12 月 1～5 日,气温发生逆转,致使工厂中排放的有害气体和煤烟粉尘在近地大气层中集聚不散,3 天后开始有人发病。其症状表现为胸痛、咳嗽、呼吸困难等,一周内有 60 多人死亡,其中心脏病、肺病患者死亡率最高。同时,还有许多家畜致死。事件发生期间,SO_2 浓度很高,并可能含有氟化物。事后分析认为,此次污染事件,是几种有害气体同煤烟粉尘对人体综合作用所致。

2. 美国多诺拉事件 多诺拉是美国宾西法尼亚州某河谷中的小镇。1948 年 10 月 26～30 日期间,这里大部分地区受反气旋逆温控制,且 26～30 日持续有雾,致使大气污染物在近地层大气中集聚。这期间,全镇 43% 的人口,591 人相继暴病,症状为喉痛、流鼻涕、干渴、四肢酸乏、咳痰、胸闷、呕吐、腹泻等症状,死亡 17 人。据估计,事件发生期间,SO$_2$ 浓度为正常值的数倍,并发现有尘粒。分析认为,SO$_2$ 及其氧化作用的产物同大气中的尘粒接合是致害因素。主要致害物是 SO$_2$ 与金属元素,以及金属化合物相互作用的生成物。

3. 英国伦敦的烟雾事件 详见教材第三章第二节环境污染及其对健康的影响。

4. 美国的洛杉矶光化学烟雾事件 详见教材第三章第二节环境污染及其对健康的影响。

5. 日本水俣事件 详见教材第三章第二节环境污染及其对健康的影响。

6. 神通川的骨痛病 详见教材第三章第二节环境污染及其对健康的影响。

7. 日本四日市事件 四日市位于日本东部海湾。1955 年这里相继兴建了十多家石油化工厂,化工厂终日排放的含 SO$_2$ 的气体和粉尘,使昔日晴朗的天空变得污浊不堪。1961 年,呼吸系统疾病开始在这一带发生,并迅速蔓延。据报道,患者中慢性支气管炎占 25%,哮喘病患者占 30%,肺气肿等占 15%。1964 年这里曾经有 3 天烟雾不散,哮喘病患者中不少人因此死去。1967 年一些患者因不堪忍受折磨而自杀,1970 年患者达 500 多人,1972 年全市哮喘病患者 871 人、死亡 11 人。据报道,事件期间四日市每年 SO$_2$ 和粉尘排放量达 13 万吨之多,大气中 SO$_2$ 浓度超过标准 5~6 倍,烟雾厚达 500m,其中含有害的气体和金属粉尘,他们相互作用生成硫酸等物质,是造成哮喘病的主要原因。

8. 日本米糠油事件 米糠油事件发生在日本九州爱芝县一带。生产米糠油在脱臭的工艺中,使用多氯联苯作载体,由于生产的失误,致使米糠油中混入了多氯联苯,结果有 1400 人食用后中毒。4 个月后,患者猛增到 5000 余人,并有 16 人无故丧生。这期间实际受害人在 13 000 人以上,而且由于米糠油中的黑油做家禽饲料,造成数 10 万只鸡死去。

9. 印度博帕尔事件 1984 年 12 月 3 日,美国联合碳化公司在印度博帕尔市的农药厂因管理混乱,操作不当,致使地下储罐内剧毒的甲基异氰酸脂因压力升高而爆炸外泄。45 吨毒气形成一股浓密的烟雾,以每小时 5km 的速度袭击了博帕尔市区。死亡近 2 万人,受害 20 多万人,5 万人失明,孕妇流产或产下死婴,受害面积 40 平方千米,数千头牲畜被毒死。

10. 广西龙江河镉污染事件 2012 年 1 月 15 日,因广西金河矿业股份有限公司、河池市金城江区鸿泉立德粉材料厂违法排放工业污水,广西龙江河突发严重镉污染,水中的镉含量约 20 吨,污染团顺江而下,污染河段长达约 300km,并于 1 月 26 日进入下游的柳州,引发举国关注的"柳州保卫战"。这起污染事件对龙江河沿岸众多渔民和柳州三百多万市民的生活造成严重影响。截至 2 月 2 日,龙江河宜州拉浪至三岔段共有 133 万尾鱼苗、4 万公斤成鱼死亡,而柳州市则一度出现市民抢购矿泉水情况。

11. 越战遗毒二噁英 详见教材第四章第一节大气环境与健康。

12. 墨西哥湾漏油事件 2010 年 4 月 20 日夜间,英国石油公司所属一个名为"深水地平线"(deepwater horizon)的外海钻油平台故障并爆炸,导致漏油事故。美国路易斯安那州、亚拉巴马州、佛罗里达州的部分地区以及密西西比州先后宣布进入紧急状态。在路易斯安那州,超过 160km 的海岸受到泄漏原油的污染,污染范围超过密西西比州和阿拉巴马州海岸线的总长。墨西哥湾沿岸生态环境正在遭遇"灭顶之灾",相关专家指出,可能成健康隐患,污染可能导致墨西哥湾沿岸 1000 英里长的湿地和海滩被毁,渔业受损,脆弱的物种灭绝。

13. 日本福岛第一核电站核泄漏 2011 年 3 月 11 日,日本东北地区宫城县北部发生里氏 8.8 级特大地震。12 日,福岛第一核电站的放射性物质泄漏到外部。福岛第一核电站 1 号至 6 号机组反应堆厂房、气轮机房和竖井等处积聚的放射性污水量达到 9.85 万吨。从 2、3 号机组转移至废水处理设施的污水达 7600 吨,总量超过 10 万吨。原子能研究开发机构研究员推测,福岛第一核电站排入海水中的放射性物质随海流 5 年后可到达北美,10 年后达亚洲东部,30 年后扩散至整个太平洋。可能会经食物链在生物体内积聚。

14. 苏联切尔诺贝利核泄漏事件 详见教材第三章第二节环境污染及其对健康的影响。

15. 湖南浏阳镉污染事件 2003 年,湖南省浏阳市镇头镇双桥村通过招商引资引进长沙湘和化工厂,次年 4 月,该厂未经审批建设了一条炼钢生产线,并长期排放工业废物,在周边形成了大面积的镉污染,进而导致植被大片枯死,部分村民因体内镉超标出现头晕、胸闷、关节疼痛等症状,2 名村民因此死亡。2009 年 7 月 29 日、30 日,当地上千名村民因不堪污染之害,围堵镇政府、派出所。2009 年 8 月 3 日下午 4 时,湖南省环保厅在浏阳市镇头镇向当地村民代表正式公布了长沙湘和化工厂镉污染事件环境调查监测结论。结论显示,此次镉污染事件,主要是由于长沙湘和化工厂废渣、废水、粉尘、地表径流、原料产品运输与堆存,以及部分村民使用废旧包装材料和压滤布等造成。

16. 江苏盐城水污染事件 2009 年 2 月 20 日,因自来水水源受到酚类化合物污染,江苏盐城市大面积断水近 67 小时,20 万市民生活受到影响,占该市市区人口的 2/5。据调查,制造这起污染事件的竟是被评为当地标兵企业的盐城市标新化工厂,该厂为减少治污成本,居然趁大雨天偷排了 30 吨化工废水,最终污染了水源地。事后,该厂 2 名负责人因"投放危险物质罪"分别被判处 10 年和 6 年有期徒刑,这也是我国首次以这一罪名对环境污染事件作出刑事处罚。

(吕姝焱)

第五章 食物与健康

食物是人类赖以生存、健康和长寿的物质基础。人们通过饮食获得机体所需的能量和各种营养素，同时要确保食物安全，防止其中的有害因素对机体健康造成不利影响。

营养(nutrition)是指食物被摄取后，经过体内的消化、吸收和(或)代谢以满足机体生长发育、生理功能和体力活动需要的生物学过程。营养学就是研究机体营养规律以及改善措施的科学，即研究食物中对人体有益的成分及人体摄取和利用这些成分以维持、改进健康的规律和机制，在此基础上采取具体的、宏观的、社会性措施改善人类健康、提高生命质量。营养学的研究领域主要有基础营养、食物营养、公共营养、特殊人群营养和临床营养。

根据 WHO 定义，食品安全是食物中有毒、有害物质对人体健康影响的公共卫生问题。2009 年颁布的《中华人民共和国食品安全法》对食品安全定义，"食品无毒、无害，符合应当有的营养要求，对人体健康不造成任何急性、亚急性或者慢性危害"。食品安全是全球性问题，是重大的民生问题，关系人民群众身体健康和生命安全，关系社会和谐稳定。要求食品绝对安全是不可能的，食品安全是相对的，即在可以接受的危险度下一般不会对健康造成损害。国家食品安全监管的任务，不是消除危害而是将风险控制在可接受的范围内。食品卫生学就是研究食品中可能存在的、危害人体健康的有害因素及其对机体的作用规律和机制，在此基础上提出具体、宏观的预防措施，以提高食品卫生质量，保护食用者安全的科学。食品卫生学研究内容包括食品的污染、食品及其加工技术的卫生问题、食源性疾病及食品安全评价体系的建立、食品卫生监督管理。本章主要介绍食源性疾病和食物中毒、常见的食品卫生问题及其预防等内容。

第一节 营养学基础

营养学基础主要研究营养素的生理功能、消化、吸收、代谢，缺乏和过剩对人体健康的影响及食物来源，确定营养素的需要量和推荐摄入量以及营养素之间的相互作用和平衡关系，用以指导平衡膳食。

一、营养素概述

营养素(nutrient)是指食物中可为人体提供能量、参与机体构成成分和组织修复以及生理调节功能的化学物质。人体需要的营养素主要包括蛋白质(protein)、脂类(lipids)、碳水化合物(carbohydrate)、各种矿物质(mineral)、维生素(vitamin)和水。由于蛋白质、脂肪和碳水化合物的摄入量较大，所以称为宏量营养素(macronutrient)，食物中碳水化物、脂肪和蛋白质经过氧化分解释放出一定的能量，满足人体的需要，又称三大能量营养素；维生素和矿物质的需要量相对较小，称为微量营养素(micronutrient)。根据在体内含量不同，矿物质又分为常量元素(macroelements)和微量元素(microelements)。维生素可分为脂溶性维生素(lipid-soluble vitamins)和水溶性维生素(water-soluble vitamins)。

机体对各种营养素的需求量差异很大，同时各种营养素在机体内的功能也不相同，因此，每日膳食中各种营养素必须种类齐全，数量充足，比例适当；同时还要合理搭配，科学烹调才能有利于健康。

食物中除了含有上述营养素外，还含有其他对人体有益的物质，被称为"非营养素生物活性成分(non-nutriment bioactive substances)"，也被称之为"生物活性的食物成分(bioactive food components)"。生物活性的食物成分包括来自植物性食物中的生物活性成分，称为植物化学物(phytochemical)，如类胡萝卜素、黄酮类、植物固醇、有机硫化物、皂苷等，也包括来源于动物性食物的生物活性成分如辅酶 Q、硫辛酸、褪黑素及左旋肉碱等。这类物质不是维持机体生长发育所必需的营养物质，但对维护人体健康、调节生理功能和预防疾病发挥重要作用，已成为营养学的一个重要研究内容和热点领域。

二、中国居民膳食营养素参考摄入量

膳食营养素参考摄入量(dietary reference intakes,DRIs)是在推荐的每日膳食营养素摄入量(recommended dietary allowance,RDA)基础上发展起来的一组每日平均膳食营养素摄入量的参考值。

RDA 是各国行政当局或营养权威团体,根据营养科学的发展提出的对社会各人群一日膳食中应含有的能量和各种营养素的参考摄入量。营养学的核心就是营养平衡(nutrition balance),如果长期摄取某种营养素不足或过多就可能产生相应的营养缺乏或中毒的危害。RDA 制定的目标主要是为了预防营养缺乏病,但是随着经济发展,生活方式和饮食模式的改变,慢性代谢性疾病的发病率逐年上升,研究表明营养素和膳食构成对某些慢性病的发生、发展以及防治具有重要的影响。因此,传统的 RDA 概念已不能满足当前发展的需要,营养学界在 RDA 基础上发展和提出了比较系统的 DRIs 概念。中国营养学会于2000 年 10 月正式颁布了《中国居民膳食营养素参考摄入量—Chinese DRIs》。

DRIs 包括四个营养水平指标:估计平均需要量、推荐摄入量、适宜摄入量和可耐受最高摄入量。

1. 估计平均需要量(estimated average requirement,EAR) EAR 系指某一特定性别、年龄及生理状况群体中个体对某营养素需要量的平均值。营养素摄入量达到 EAR 水平时可以满足群体中半数个体,即50% 人群的营养需要,而不能满足另外 50% 个体对该营养素的需要。EAR 用于制订推荐摄入量、评价或计划群体的膳食摄入量。针对个体可检查某营养素摄入量不足的可能性。

2. 推荐摄入量(recommended nutrient intake,RNI) RNI 是指可以满足某一特定性别、年龄及生理状况群体中绝大多数个体(97%~98%)需要量的摄入水平。长期摄入 RNI 水平,可以满足身体对该营养素的需要,保持健康和维持组织中有该营养素适当的储备。

RNI 是健康个体膳食摄入营养素的目标,不是评价群体膳食质量和为群体作膳食计划的根据。RNI 在评价个体营养素摄入量方面的作用有限,当某个体的营养素日常摄入量达到或超过了 RNI,可以认为该个体没有摄入不足的危险,但当某个体的营养素摄入量低于 RNI 时,并不一定表明该个体未达到适宜营养状态。

RNI 是以 EAR 为基础制订的。如果已知 EAR 的标准差,则 RNI=EAR+2SD。如果资料不充分,不能计算标准差时,一般设 EAR 变异系数为 10%,则 RNI=1.2×EAR。

3. 适宜摄入量(adequate intake,AI) 在个体需要量的研究资料不足而不能计算 EAR,因而不能得出 RNI 时,可设定 AI 来代替 RNI。AI 是通过观察或实验获得的健康人群某种营养素的摄入量。AI 和RNI 区别在于 AI 的准确性远不如 RNI;AI 与 EAR 之间的关系不能肯定,AI 可能高于 RNI。

AI 主要用作个体的营养素摄入目标,也用于计划群体的平均摄入量水平。当某群体的营养平均摄入量达到或超过 AI 水平,则该群体中摄入不足者的比例很低。当健康个体摄入量达到 AI 时,则认为出现营养缺乏的危险性很小。如长期摄入超过 AI,则有可能产生毒副作用。

4. 可耐受最高摄入量(tolerable upper intake level,UL) UL 是平均每日可以摄入某营养素的最高量,这个量对一般人群中的几乎所有个体无任何副作用和危害,但并不表示达到此水平可能是有益的。因此,UL 并不是一个建议的摄入水平。

当摄入量超过 UL 时,发生毒副作用的危险性会增加;当机体摄入量低于 UL 时可以肯定不会发生毒副作用。但不能以 UL 来评估人群发生毒副作用的危险性,因为 UL 对健康人群中最敏感的成员也不应造成危害。一般情况下,UL 包括膳食、强化食物和补充剂等各种来源所获得的该营养素之和。

膳食营养素参考摄入量主要用于膳食评价和膳食计划两大方面,详见表 5-1 与表 5-2。

表 5-1 应用膳食营养素参考摄入量评价个体和群体摄入量

	用于个体	用于群体
EAR	用以检查日常摄入量不足的概率	用于估测群体中摄入不足个体所占的比例
RNI	日常摄入量达到或超过此水平则摄入不足的概率很低	不用于评价群体的摄入量
AI	日常摄入量达到或超过此水平则摄入不足的概率很低	平均摄入量达到或超过此水平表明该人群摄入不足的概率很低
UL	日常摄入量超过此水平可能面临健康风险	用于估测人群中面临过量摄入健康风险的人所占的比例

表 5-2 应用膳食营养素参考摄入量计划膳食

	为健康个体计划	为健康群体计划
EAR	不应作为计划个体的摄入量的目标	作为摄入不足的切点,计划群体膳食,使摄入不足者占的比例数很低
RNI	计划达到这一摄入水平;如果日常摄入量达到或超过此水平,则摄入不足的概率很低	不应当用于计划群体的摄入量
AI	计划达到这一摄入水平;如果日常摄入量达到或超过此水平,则摄入不足的概率很低	用于计划平均摄入量水平;平均摄入量达到或超过此水平,则摄入不足的比例很低
UL	计划日常摄入量低于此水平以避免摄入过量可能造成的危害	用作计划指标,使人群中有摄入过量风险的比例很小

中国营养学会在修订的新版 DRIs 时又增加了三项新内容,即为预防慢性非传染性疾病而建议的营养素摄入量(proposed intskes for peventing NCD,PI-NCD)、可接受的摄入量范围(acceptable macronutrient distribution range,AMDR)和特定建议值(specified proposed levels,SPL)。膳食营养因素是慢性非传染性疾病(chronic noncommunicable diaseases,NCD)发生的主要风险因素之一,制定 PI-NCD 目的是为某些营养素建议一个摄入量,让居民习惯性地摄入量达到 PI-NCD,或保持在一定的范围内(AMDR),以便降低人群中与膳食营养因素有关的慢性病的发病率。SPL 是指其他膳食成分(特指植物化合物 phytochemicals)通过观察或实验获得的对健康人群有益作用或预防慢性病的适宜摄入水平。目前中国营养学会设立 SPL 的有大豆异黄酮、叶黄素、番茄红素、植物甾醇、原花青素、低聚果糖、花色苷、槲皮素;建议制定 UL 的包括大豆异黄酮、叶黄素、番茄红素、植物甾醇、原花青素、低聚果糖、绿原酸、白藜芦醇、姜黄素、硫辛酸、L-肉碱。

> **案例 5-1**
>
> 今有 20 岁女大学生,体重 60kg,身高 165cm,一日能量消耗为 100.46kJ(2400kcal)。一日食谱如下:早餐:鲜牛奶 150ml,馒头(面粉约 100g);中餐:米饭(大米 200g),猪肉炒芹菜(瘦猪肉 50g,芹菜茎 250g,酱油 10g,植物油 6g,盐 2g);晚餐:米饭(大米 200g),菠菜豆腐汤(菠菜 50g,豆腐 50g,虾皮 5g,植物油 3g,盐 2g),鱼片(草鱼 150g,小葱 5g,淀粉 3g,糖 2g,酱油 3g,醋 3g,姜末 1g)。
>
> 经计算一日食谱能量及营养素摄入量如下:能量 9209kJ(2200kcal)、蛋白质 72g、脂肪 43g、碳水化合物 395g、钙 447mg、铁 18mg、维生素 A 415μgRE、硫胺素 1.0mg、核黄素 0.68mg、烟酸 15mg、维生素 C 30mg。
>
> **问题**
> 1. 请确定该名女大学生的三大生热营养素及微量营养素的需要量。
> 2. 请根据以上数据评价该生的营养摄入情况并提出改善建议。

三、营养素与能量

（一）蛋白质

蛋白质(protein)是化学结构复杂的一类有机化合物,是人体的必需营养素,是一切生命的物质基础,没有蛋白质就没有生命。正常人体内,蛋白质占 16%~19%。

氨基酸是组成蛋白质的基本单位,构成人体蛋白质的氨基酸有 20 种,其中人体不能合成或合成速度较慢不能满足机体需要,必须从食物中获得的氨基酸称为必需氨基酸(essential amino acid,EAA),对于成人来说有八种,分别是亮氨酸(leucine)、异亮氨酸(isoleucine)、赖氨酸(lysine)、蛋氨酸(methionine)、苯丙氨酸(phenylalanine)、苏氨酸(threonine)、色氨酸(tryptophan)、缬氨酸(valine),另外组氨酸(histidine)是婴儿的必需氨基酸。半胱氨酸和酪氨酸在体内分别由蛋氨酸和苯丙氨酸转变而成,如果膳食中能直接提供这两种氨基酸,则人体对蛋氨酸和苯丙氨酸的需要可分别减少 30% 和 50%。所以,半胱氨酸和酪氨酸这类可减少人体对某些必需氨基酸需要量的氨基酸被称为条件必需氨基酸(conditionally essential amino acid,CEAA)或半必需氨基酸(semi-essential amino acid)。在计算食物必需氨基酸组成时,往往将半胱氨酸和蛋氨酸、苯丙氨酸和酪氨酸合并计算。其余九种氨基酸,人体自身可以合成并满足机体需要,故称非必需氨基酸(nonessential amino acid,NEAA)。非必需氨基酸对人体也很重要,只是不一定要从膳食中得到。

1. 蛋白质的生理功能

(1)构成和修复人体组织:蛋白质是构成机体组织、器官的重要成分。机体蛋白质处于不断地分解、重建及修复的过程中,因此人体每天都要摄入一定量的蛋白质维持组织的更新。

(2)调节生理功能:蛋白质在体内构成多种重要生理活性物质的成分,参与调节生理功能。如酶、激素、抗体、载体等。

(3)供给能量:1g 食物蛋白质在体内约产生 16.7kJ(4.0kcal)的能量。但是,蛋白质的这种功能可以由碳水化合物、脂肪所代替。因此,供给能量是蛋白质的次要功能。

(4)肽类的特殊生理功能:研究发现,直接从肠道吸收进入血液的活性肽不仅作为氨基酸的供体,而且具有许多重要的生理功能,如参与机体的免疫调节,促进矿物质吸收,降血压以及清除自由基等。

2. 食物蛋白质营养学评价 评价食品蛋白质的营养价值,对于食品品质的鉴定,新的食品资源的研究和开发,指导人群膳食等许多方面,都是十分必要的。营养学上主要从食物蛋白质的含量、被消化吸收的程度和被人体利用程度进行评价。

(1)蛋白质含量:是评价食物蛋白质营养价值的基础。一般食物蛋白质含氮量为 16%,故用凯氏定氮法测出食物氮含量后,再乘以 6.25(16% 的倒数),即可求出食物蛋白质的含量。

(2)蛋白质消化率(digestibility):指蛋白质在胃肠道内消化酶作用下被分解的程度。蛋白质消化率越高,则被机体吸收利用的可能性越大,其营养价值也就越高。由于蛋白质在食物中存在形式、结构各不相同,食物中含有不利于蛋白质吸收的其他因素的影响等,不同的食物,或同一种食物的不同加工方式,其蛋白质的消化率都有差异。如动物性食品中的蛋白质一般高于植物性食品。大豆整粒食用时,消化率仅 60%,而加工成豆腐或豆浆后,消化率提高到 90% 以上。

蛋白质消化率测定,无论以人或动物为实验对象,都必须检测实验期内摄入的食物氮、排出体外的粪氮和粪代谢氮,再用下列公式计算。粪代谢氮,是在试验对象完全不摄入蛋白质时,粪中的含氮量。成人 24 小时粪代谢氮一般为 0.9~1.2g。

$$蛋白质真消化率(\%)=\frac{食物氮-(粪氮-粪代谢氮)}{食物氮}\times100\%$$

上式计算结果,是食物蛋白质的真消化率(true digestibility)。在实际应用中,往往不考虑粪代谢氮。这样不仅实验方法简便,而且因所测得的结果比真消化率要低,具有一定安全性,这种消化率,称为表观消化率(apparent digestibility)。

(3)蛋白质利用率:指食物蛋白质被消化吸收后在体内被利用的程度,是食物蛋白质营养评价常用的生物学方法。衡量食物蛋白质利用率的指标有很多,大体上可分为两大类:一类是以氮在体内潴留为基础的方法;另一类是以体重增加为基础的方法。

1)蛋白质生物价(biological value,BV):反映食物蛋白质消化吸收后,被机体利用程度的指标。用被机体利用的蛋白质量与消化吸收的食物蛋白质量的比值的 100 倍表示。生物价越高,表明蛋白质被机体利用程度越高,最大值为 100,计算公式如下:

$$生物价=\frac{潴留氮}{吸收氮}\times100$$

$$吸收氮=食物氮-(粪氮-粪代谢氮)$$

$$潴留氮=吸收氮-(尿氮-尿内源性氮)$$

尿氮和尿内源性氮的检测原理和方法与粪氮、粪代谢氮一样。生物价对指导肝、肾患者的膳食很有意义。生物价高,表明食物蛋白质中氨基酸主要用来合成人体蛋白,极少有过多的氨基酸经肝、肾代谢而释放能量或由尿排出多余的氮,从而大大减少肝肾的负担。

食物蛋白质的生物学价值高低,主要取决于食物中必需氨基酸的含量和比值,即氨基酸模式(amino acid pattern)。所谓氨基酸模式,就是蛋白质中各种必需氨基酸的构成比例。其计算方法是将该种蛋白质中的色氨酸含量定为 1,分别计算出其他必需氨基酸的相应比值,这一系列的比值就是该种蛋白质氨基酸模式。食物蛋白质氨基酸模式与人体蛋白质氨基酸模式越接近,必需氨基酸被机体利用的程度就越高,食物蛋白质的营养价值也相对越高,如动物性食物蛋、奶、肉、鱼等以及大豆中蛋白,被称为优质蛋白质。反之,食物蛋白质中一种或几种必需氨基酸相对含量较低,导致其他的必需氨基酸在体内不能被充分利用而浪费,造成其蛋白质营养价值降低,这些含量相对较低的必需氨基酸称限制氨基酸(limiting amino acid)。植物性蛋白往往相对缺少赖氨酸、蛋氨酸、苏氨酸和色氨酸,所以其营养价值相对较低。如大米和面粉蛋白质中赖氨酸含量最少。为提高膳食蛋白质的营养价值,往往将两种或两种以上的食物混合食用,这种不同食物间相互补充其必需氨基酸不足的作用称为蛋白质互补作用(complementary action)。如肉类和大豆蛋白可弥补米面蛋白质中赖氨酸的不足。

2)蛋白质净利用率(net protein utilization,NPU):指机体利用的蛋白质占食物中蛋白质的百分比。由于它考虑了被测食物蛋白质消化和利用两个方面,所以能更全面地反映被测食物蛋白质的实际利用程度。

$$蛋白质净利用率 = 消化率 \times 生物价 = \frac{潴留氮}{食物氮} \times 100\%$$

3)蛋白质功效比值(protein efficiency ratio,PER):该指标是以体重增加为基础的方法,是用处于生长阶段中的幼年动物(一般用刚断奶的雄性大白鼠),在实验期内,其体重增加和摄入蛋白质的量的比值来反映蛋白质的营养价值的指标。由于所测蛋白质主要被用来提供生长的需要,所以该指标被广泛用来作为婴幼儿食品中蛋白质的评价。实验时,饲料中被测蛋白质是唯一蛋白质来源,占饲料的10%,实验期为28天。

$$蛋白质功效比值 = \frac{动物体重增加(g)}{摄入食物蛋白质(g)}$$

同一种食物,在不同的实验条件下,所测得的功效比值往往有明显差异。为了使实验结果具有一致性和可比性,实验时,用标化酪蛋白为参考蛋白设对照组,并将酪蛋白对照组PER值换算为2.5。被测蛋白质的功效比值按下式计算:

$$被测蛋白质功效比值 = \frac{实验组功效比值}{对照组功效比值} \times 2.5$$

4)氨基酸评分(amino acid score,AAS):氨基酸评分又称为蛋白质化学评分(chemical score),是目前被广为采用的一种评价方法,不仅适用于单一食物蛋白质的评价,还可用于混合食物蛋白质的评价。该方法是用被测食物蛋白质的必需氨基酸评分模式(amino acid scoring pattern)和推荐的理想的模式或参考蛋白质的模式进行比较,因此,氨基酸评分可反映蛋白质构成和利用的关系。不同年龄的人群,其氨基酸评分模式不同,不同的食物其氨基酸评分模式也不相同。氨基酸评分分值为食物蛋白质中的必需氨基酸和参考蛋白质或理想模式中相应的必需氨基酸的比值。

$$氨基酸评分 = \frac{被测蛋白质每克氮(或蛋白质)中氨基酸量(mg)}{理想模式或参考蛋白质中每克氮(或蛋白质)中氨基酸量(mg)}$$

确定某一食物蛋白质氨基酸评分,首先计算被测蛋白质每种必需氨基酸的评分值,然后在上述计算结果中,找出最低的必需氨基酸(第一限制氨基酸)评分值,即为该蛋白质的氨基酸评分(见表5-3)。

表5-3 几种膳食蛋白的氨基酸评分

蛋白质来源	蛋白质氨基酸含量(mg/g)				氨基酸评分(限制氨基酸)
	赖氨酸	含硫氨基酸	苏氨酸	色氨酸	
FAO/WHO标准	55	35	40	10	100
谷类	24	38	30	11	44(赖氨酸)
豆类	72	24	42	14	68(含硫氨基酸)
奶粉	80	24	37	13	83(含硫氨基酸)
混合蛋白:谷77,豆22,奶11	51	32	35	12	88(苏氨酸)

氨基酸评分的方法比较简单,缺点是没有考虑食物蛋白质的消化率。为此,美国食品药物管理署(Food and Drug Administration,FDA)通过了一种经消化率校正的氨基酸评分(protein digestibility corrected amino acid score,PDCAAS)。这种方法可替代蛋白质功效比值,对除孕妇和1岁以下婴儿之外的所有人群的食物蛋白质进行评价。其计算公式如下:

$$PDCAAS = 氨基酸评分 \times 真消化率$$

3. 蛋白质食物来源与参考摄入量 蛋白质广泛存在于动植物性食物之中。动物性食物蛋白质质量好、利用率高,但同时富含饱和脂肪酸和胆固醇,而植物性食物蛋白利用率较低,因此,注意蛋白质互补,适当进行搭配是非常重要的。大豆可提供丰富的优质蛋白质(蛋白质高达36%~40%),其保健功能也已越来越被世界所认识,牛奶是富含多种营养素的优质蛋白质食物来源,我国人均牛奶的年消费量很低,应大力提倡我国各类人群增加牛奶和大豆及其制品的消费。其他常见食物蛋白质含量为:瘦肉16%~20%、鱼类10%~12%、蛋类12%、牛奶3.4%、谷类7.5%~15%。

蛋白质摄入量过高或过低对健康都不利。不同人群蛋白质供给标准有所不同(见表5-4)。一般蛋白质的供热占总能量的10%~15%;食物中动物蛋白质一般应占30%~50%;如按体重计算,每日蛋白质供应约为1.12g/kg,婴幼儿可适当增加优质蛋白供应量(1.2g/kg)。

表 5-4 能量和蛋白质的推荐摄入量(RNIs)*

年龄(y)	能量				蛋白质/g	
	男(MJ)	女(MJ)	男(kcal)	女(kcal)	男	女
0 ~	0.4MJ/kg		95kcal/kg**		1.5~3g/(kg·d)	
0.5 ~						
1 ~	4.60	4.40	1100	1050	35	35
2 ~	5.02	4.81	1200	1150	40	40
3 ~	5.64	5.43	1350	1300	45	45
4 ~	6.06	5.83	1450	1400	50	50
5 ~	6.70	6.27	1600	1500	55	55
6 ~	7.10	6.67	1700	1600	55	55
7 ~	7.53	7.10	1800	1700	60	60
8 ~	7.94	7.53	1900	1800	65	65
9 ~	8.36	7.94	2000	1900	65	65
10 ~	8.80	8.36	2100	2000	70	65
11 ~	10.04	9.20	2400	2200	75	75
14 ~	12.00	9.62	2900	2400	85	80
18 ~						
轻体力活动	10.03	8.80	2400	2100	75	65
中体力活动	11.29	9.62	2700	2300	80	70
重体力活动	13.38	11.30	3200	2700	90	80
孕妇	+0.84		+200			+5,+15,+20
乳母	+2.09		+500			+20
50 ~						
轻体力活动	9.62	8.00	2300	1900		
中体力活动	10.87	8.36	2600	2000		
重体力活动	13.00	9.20	3100	2200		
60 ~					75	65
轻体力活动	7.94	7.53	1900	1800		
中体力活动	9.20	8.36	2200	2000		
70 ~					75	65
轻体力活动	7.94	7.10	1900	1700		
中体力活动	8.80	8.00	2100	1900		
80 ~	7.74	7.10	1900	1700	75	65

*中国营养学会2000年10月制定。 **为AI,非母乳喂养应增加20%。

1kcal=4.18kJ

（二）脂类

营养学上重要的脂类包括三酰甘油（triglycerides，又称为脂肪或中性脂肪）、磷脂（phospholipids）和固醇类（srerols），磷脂和固醇类又合称为类脂（lipoids）。食物中的脂类95%是三酰甘油，5%是其他脂类；人体储存的脂类中，三酰甘油高达99%。

1. 脂肪的生理功能

（1）供给机体能量：脂肪是高能量密度的营养素，每1g脂肪在体内氧化产生能量37.56kJ（9kcal）。正常人体脂肪，如皮下脂肪是体内能量的一种储存方式，当机体需要时可以动用这些脂肪而释放能量，这类脂肪因受营养状况和机体活动的影响而增减，变动较大，称为动脂（variable fat）。

（2）构成机体组成成分和内分泌作用：人的脂肪组织多分布于皮下、腹腔、肌纤维间，有保护脏器、组织和关节的作用；皮下脂肪还具有调节体温的作用。类脂是脂蛋白和组织细胞的基本成分，如细胞膜就是由磷脂、糖脂、胆固醇等组成的类脂层；脑髓及神经组织含有磷脂和糖脂；一些固醇类则是体内合成固醇类激素的必需物质。类脂在体内相当稳定，不受营养状况和机体活动的影响，称为定脂（fixed fat）。此外，脂肪组织内分泌功能的发现是近年来内分泌领域的重大进展之一，也是人们进一步认识脂肪组织作用的新起点。脂肪组织分泌一系列因子，如瘦素、肿瘤坏死因子、白细胞介素、雌激素、胰岛素样生长因子、脂联素等参与机体代谢、免疫、生长发育等生理过程。

（3）提供必需脂肪酸：脂肪酸是构成脂肪的基本单位，按其饱和度可分为饱和脂肪酸（saturated fatty acid，SFA）、单不饱和脂肪酸（含有一个不饱和双键，monounsaturated fatty acid，MUFA）和多不饱和脂肪酸（含有不饱和双键≥2个，polyunsaturated fatty acid，PUFA）。必需脂肪酸（essential fatty acid，EFA）是指人体不可缺少而自身又不能合成，必须通过食物供给的脂肪酸。目前认为$n-6$系列的亚油酸（linoleic acid，C18：2）和$n-3$系列的α-亚麻酸（linolenic acid，C18：3）是人体必需的两种脂肪酸。前者可在体内转变为花生四烯酸；后者可在体内转变为二十碳五烯酸（eicosapentaenoic acid，EPA）和二十二碳六烯酸（docosahexaenoic acid，DHA）。必需脂肪酸在体内有着重要的生理功能，它们是构成线粒体和细胞膜的重要成分，与胆固醇代谢有密切的关系，并可作为前列腺素等活性物质在体内合成的原料。

（4）促进脂溶性维生素的吸收：脂肪不仅含有丰富的脂溶性维生素，而且还有利于脂溶性维生素的吸收。若长期缺乏油脂或脂肪吸收不良，可造成脂溶性维生素的缺乏。

（5）促进食欲及增加饱腹感：食物中的三酰甘油除了给人体提供能量和脂肪的合成材料以外，还有一些特殊的营养学上的功能，如增加饱腹感，改善食物的感官性状，提供脂溶性维生素（如维生素A、维生素D、维生素E、维生素K等）。

2. 膳食脂肪的营养价值评价

（1）脂肪的消化率：食物脂肪的消化率与其熔点高低有关。不饱和脂肪酸和短链脂肪酸含量越多的脂肪熔点越低，越容易消化。一般来说，植物油不饱和脂肪酸含量较高，因此消化率要高于动物脂肪。

（2）必需脂肪酸的含量：脂肪中必需脂肪酸的含量越多，其营养价值越高。日常膳食中植物油含必需脂肪酸较多，动物脂肪除鱼油外必需脂肪酸含量较少。

（3）脂溶性维生素的含量：脂溶性维生素含量高的脂肪营养价值高。动物肝脏、蛋黄和鱼肝油中富含维生素A、维生素D；植物油中富含维生素E。

3. 类脂及其功能

（1）磷脂：磷脂按其组成结构可以分为磷酸甘油脂和神经鞘磷脂两类，前者以甘油为基础，其中最重要的磷脂是卵磷脂（lecithin）；后者以神经鞘氨醇为基础。

磷脂不仅和脂肪酸一样可以提供热能，更重要的是构成细胞膜。由于其具有极性和非极性双重特性，可以帮助脂类或脂溶性物质（如脂溶性维生素、激素等）顺利通过细胞膜，促进细胞内外的物质交流。磷脂缺乏会造成细胞膜结构受损，出现毛细血管脆性增加和通透性增加，皮肤细胞对水的通透性增高引起水代谢紊乱，产生皮疹等。

此外，磷脂作为乳化剂，可以使体液中的脂肪悬浮在体液中，有利于其吸收、转运和代谢。由于磷脂具有乳化等特性，它在防止胆固醇在血管内沉积、改善脂肪的吸收和利用、降低血液黏度、促进血液循环等方面的作用正受到越来越多的关注。

（2）固醇类：固醇类是一类含有同样多个环状结构的脂类化合物，因其环外基团不同而不同，以游离状态或同脂肪酸结合成酯的状态存在于生物体内,主要有动物固醇(如胆固醇)、植物固醇(如豆固醇、谷固醇)、酵母固醇(如麦角固醇)等。

胆固醇(cholesterol)是细胞膜的重要成分,人体内90%的胆固醇存在于细胞之中。胆固醇还是人体内许多重要的活性物质的合成材料,如胆汁、性激素(如睾酮 testosterone)、肾上腺素(如皮质醇 cortisol)和维生素 D 等。胆固醇广泛存在于动物性食品之中,人体自身也可以合成,一般不存在胆固醇缺乏。由于它与高脂血症、动脉粥样硬化、心脏病等疾病相关,人们往往关注体内胆固醇过多的危害性。

植物固醇是存在于植物中的分子结构与胆固醇相似的含有 28 ~ 29 个碳原子的化合物,属于植物甾醇类。机体对植物固醇的吸收能力很低。机体吸收谷固醇和菜固醇后的血清水平是胆固醇浓度的0.1%~0.14%。植物固醇具有降低人和动物血清胆固醇的作用。

4. 脂类的食物来源及参考摄入量 人类膳食脂肪主要来源于动物的脂肪组织和肉类以及植物的种籽。动物脂肪相对含饱和脂肪酸和单不饱和脂肪酸多,而多不饱和脂肪酸含量较少;植物油主要含不饱和脂肪酸。亚油酸普遍存在于植物油中,亚麻酸在亚麻籽油、紫苏籽油和豆油中较多,鱼贝类相对含 EPA 和 DHA 较多。含磷脂较多的食物主要有蛋黄、瘦肉、肝、肾等动物内脏,尤其蛋黄含卵磷脂最多,达9.4%。植物性食物中大豆磷脂含量可达到 1.5%~3.0%,其他植物种籽如向日葵、亚麻籽、芝麻等也有一定含量。胆固醇主要含于动物性食物,以动物内脏,尤其是脑中含量高,蛋类和鱼子、蟹籽含量也高,其次为蛤贝类;鱼类和奶类含量较低。植物性食物中均含有数量不等的植物固醇,如植物油、种籽、坚果等食物中含量较高。

脂肪摄入过多,可导致肥胖、心血管疾病、高血压和某些癌症发病率的升高。限制和降低脂肪的摄入,已成为发达国家包括我国许多地区预防此类疾病发生的重要措施。中国营养学会结合我国膳食结构的实际,建议每日膳食脂肪推荐摄入量按其能量占总能量的百分比来计算,一般成年人脂肪摄入量应控制在20%~30%的总能量摄入的范围之内,中国居民膳食脂肪适宜摄入量(AI)见表5-5。

表5-5 中国居民膳食适宜摄入量(AI)(脂肪能量占总能量的百分比)

年龄/岁	脂肪	SFA	MUFA	PUFA	$(n\text{-}6):(n\text{-}3)$	胆固醇量/mg
0 ~	45 ~ 50	—	—	—	4 : 1	—
0.5 ~	35 ~ 40	—	—	—	4 : 1	—
2 ~	30 ~ 35	—	—	—	(4 ~ 6) : 1	—
7 ~	25 ~ 30	—	—	—	(4 ~ 6) : 1	—
13 ~	25 ~ 30	<10	8	10	(4 ~ 6) : 1	—
18 ~	20 ~ 30	<10	10	10	(4 ~ 6) : 1	<300
60 ~	20 ~ 30	6 ~ 8	10	8 ~ 10	4 : 1	<300

(三) 碳水化合物

碳水化合物(carbohydrate),也称糖类,是由碳、氢、氧三种元素组成的一类化合物。依据聚合度可分为单糖(monosaccharide)、双糖(disaccharide)、寡糖(oligosaccharides)和多糖(polysaccharides)。

单糖是不能被水解的最简单的碳水化合物,如葡萄糖(glucose)、果糖(fructose)和半乳糖(galactose)等。糖醇是单糖的重要衍生物,常见有山梨醇(sorbitol)、甘露醇(mannitol)、木糖醇(xylitol)等。双糖是由两分子单糖缩合而成,天然存在于食品中的双糖常见的有蔗糖(sucrose)、乳糖(lactose)和麦芽糖(maltose)等。寡糖是指由≥3和<10个单糖构成的一类小分子多糖,比较重要的寡糖有棉子糖(raffinose)、水苏糖(stachyose)、异麦芽低聚糖、低聚果糖、低聚甘露糖、大豆低聚糖等。多糖(聚合度≥10)包括淀粉(starch)、糖原(glycogen)和膳食纤维(dietary fiber)。

1. 碳水化合物的生理功能

(1) 储存和提供能量:碳水化合物是最主要的能量来源,碳水化合物产生热能快,1g 碳水化合物在体内氧化可产生 16.7kJ(4kcal)能量。糖原是肌肉和肝内碳水化合物的储存形式,肝脏约储存机体内 1/3 的糖原。一旦机体需要,肝中的糖原分解为葡萄糖进入血液循环,提供机体尤其是红细胞、脑和神经组织对能量的需要。肌肉中的糖原只供自身的能量需要。体内的糖原储存只能维持数小时,必须从膳食中不断得到补充。

（2）构成机体的重要物质:碳水化合物同样也是机体重要的构成成分,并参与细胞的多种活动。如结缔组织中的黏蛋白,神经组织中的糖脂,细胞膜表面的具有信息传递功能的糖蛋白。另外 DNA 和 RNA 中也含有大量的核糖,在遗传中起着重要的作用。

（3）节约蛋白质作用:当体内碳水化合物供给不足时,机体为了满足自身对葡萄糖的需要,则通过糖原异生作用（gluconeogenesis）产生葡萄糖。由于脂肪一般不能转变成葡萄糖,所以主要动用体内蛋白质,甚至是器官中的蛋白质,如肌肉、肝、肾、心脏中的蛋白质,对人体及各器官造成损害。节食减肥的危害性也与此有关。另外,即使不用机体内蛋白质,而动用食物中消化吸收的蛋白质来转变成能量也是不合理的。当摄入足够的碳水化合物时,可以防止体内和膳食中的蛋白质转变为葡萄糖,这就是节约蛋白质作用（sparing protein action）。

（4）抗生酮作用:脂肪在体内彻底被代谢分解,需要葡萄糖的协同作用。当食物碳水化合物供应不充足时,脂肪酸不能彻底氧化分解而产生酮体,尽管肌肉和其他组织可利用酮体产生能量,但过多的酮体则可引起酮血症（ketosis）,影响机体的酸碱平衡。而体内充足的碳水化合物,就可以起到抗生酮的作用（antiketogenesis）。人体每天至少需 50～100g 碳水化合物,才可防止酮血症的产生。

（5）提供膳食纤维:膳食纤维（dietary fiber）是食物中不被人体消化吸收的多糖和木质素的总称,包括纤维素、半纤维素、果胶、海藻胶、木质素等。膳食纤维功能:①大多数纤维素具有促进肠道蠕动和吸水膨胀的特性,因而可增强肠道功能、有利于粪便排出;②膳食纤维,特别是可溶性纤维,可以减缓食物由胃进入肠道的速度和吸水作用,从而产生饱腹感而减少热能摄入,达到控制体重和减肥的作用;③可降低血糖和血胆固醇,可溶性纤维可减少小肠对糖的吸收,使血糖不致因进食而快速升高,因此也可减少体内胰岛素的释放,而胰岛素可刺激肝合成胆固醇,所以胰岛素释放的减少可以使血浆胆固醇水平受到影响。各种纤维因可吸附胆汁酸、脂肪等而使其吸收率下降,也可达到降血脂的作用。另外,可溶性纤维在大肠中被肠道细菌代谢分解产生一些短链脂肪酸（如乙酸、丁酸、丙酸等）,这些短链脂肪酸一旦进入肝,可减弱肝中胆固醇的合成;④研究表明膳食纤维具有预防结肠癌的作用。

2. 食物来源与参考摄入量　碳水化合物的主要食物来源是植物性食物。粮谷类和薯类食物是淀粉的良好来源。单糖和双糖的来源主要是蔗糖、糖果、甜食、糕点、甜味水果、含糖饮料和蜂蜜等。膳食纤维来源为谷类、薯类、豆类及蔬菜、水果等植物性食物。植物成熟度越高其纤维含量也就越多,谷类加工越精细则所含膳食纤维就越少。

碳水化合物的摄入量取决于机体对能量的需要,2000 年中国居民膳食营养参考摄入量推荐:除婴幼儿（<2 岁）外,碳水化合物的适宜摄入量应占总能量的 55%～65%,应含有多种不同种类的碳水化合物,应限制纯热能食物（如糖）的摄入量。中国居民的膳食纤维的适宜摄入量是根据《平衡膳食宝塔》推算出来的。即低能量（7535kJ）膳食为 25g/d;中等能量膳食（10046kJ）为 30g/d;高能量膳食（11721kJ）为 35g/d。

（四）能量

1. 概述　能量是营养学的基础。人体的一切活动都与能量代谢分不开,体内的能量,一方面不断地释放出热量以维持体温的恒定并不断地向环境中散发,另一方面供其他生命活动的需要。

能量的国际单位制单位是焦耳（Joule,简称为 J）或千焦（kJ）、兆焦（MJ）。营养学上还习惯用卡（calorie,cal）或千卡（kcal）作为能量单位。焦耳与卡之间的换算关系如下:

$$1cal = 4.186J \quad 1kcal = 4.186kJ \quad 1MJ = 1000kJ = 10^6J \quad 1kJ = 0.239kcal \quad 1MJ = 239kcal$$

可产生能量的营养素有碳水化合物、脂肪和蛋白质。此外,乙醇也可产生能量,但这种能量只以热能的形式出现,并向外界散发,不能用于机体作功。每克碳水化合物、脂肪、蛋白质在体内氧化产生的能量值称为能量系数。生热营养素碳水化合物、脂肪、蛋白质的能量系数分别为:16.8kJ（4.0kcal）、37.6kJ（9.0kcal）、16.7kJ（4.0kcal）。另外,1g 乙醇在体内产生的热量为 29.3kJ（7.0kcal）。

2. 人体能量的消耗　人体对能量的需要与消耗是一致的。成人的能量消耗主要包括基础代谢、体力活动和食物热效应三方面。对于孕妇应还包括子宫、乳房、胎盘、胎儿的生长发育及母体体脂的储备,乳母则需要合成和分泌乳汁,婴幼儿、儿童、青少年则应包括生长发育的能量需要。

（1）基础代谢（basal metabolism,BM）:是指维持生命的最低能量消耗,即人体在安静和恒温条件下（一般 18～25℃）,禁食 12 小时后,静卧、放松而又清醒时的能量消耗。实际上是机体处于维持最基本的生命活动的状态下,亦即用以维持体温、心跳、呼吸、各器官组织和细胞基本功能等最基本的生命活动的能量消耗。基础代谢的能量消耗占机体能量总消耗(total energy expenditure,TEE)的60%~70%。

基础代谢的水平用基础代谢率(basal metabolic rate,BMR)来表示,即人体处于基础代谢状态下,每小时每平方米体表面积(或每公斤体重)的能量消耗。日常工作中,常用静息代谢率(resting metabolism rate,RMR)代替,是在机体休息、禁食后3~4小时测定的,是接近于基础代谢的状态,RMR的值略高于BMR。

人体的基础代谢不仅个体之间存在差异,自身的基础代谢也常有变化,影响因素主要有以下几个方面:

1) 体格的影响:体表面积大者,散发热能也多,所以同等体重者,瘦高者基础代谢高于矮胖者。人体瘦体组织消耗的热能占基础代谢的70%~80%,这些组织(和器官)包括肌肉、心、脑、肝、肾等,所以瘦体质量(lean body mass)多,肌肉发达者,基础代谢水平高。这也是男性的基础代谢水平高于女性5%~10%的原因。

2) 不同生理、病理状况的影响:儿童和孕妇的基础代谢相对较高。成年后,随年龄增长,基础代谢水平不断下降,30岁以后,每10年降低约2%,60岁以后下降更多。但如注意加强体育锻炼,这种降低相对缓慢得多。生病发热时、甲状腺等有关激素水平异常时,也能改变基础代谢的热能消耗。

3) 环境条件的影响:炎热或寒冷、过多摄食、精神紧张时都可以使基础代谢水平升高。也有人把这一部分的能量消耗称为适应性生热作用(adaptive therogenesis)。另外,在禁食、饥饿或少食时,基础代谢水平也相应降低。

4) 尼古丁和咖啡因可以刺激基础代谢水平升高。

5) 疾病也可以改变基础代谢水平,如创伤、感染的患者等,其基础代谢水平增高。

(2) 体力活动:通常情况下,由各种体力活动所消耗的能量占人体总能量消耗的15%~30%,但随着人体活动量的增加,其能量消耗也将大幅度增加。这是人体能量消耗变化最大,也是人体控制体重、保持能量平衡、维持健康最重要的部分。体力活动所消耗能量多少与三个因素有关:①肌肉越发达,活动时消耗能量越多;②体重越重者,做相同的运动所消耗的能量也越多;③活动时间越长、强度越大、消耗能量越多。

人体活动水平直接影响机体对能量需要量。2000年中国营养学会在制订中国居民膳食营养素参考摄入量时,将中国居民劳动强度分为三级,即轻、中、重体力活动水平(见表5-6)。

表5-6 中国营养学会建议的我国成人活动水平分级

活动水平	职业工作时间分配	工作内容举例	PAL 男	PAL 女
轻	75%时间坐或站立 25%时间站着活动	办公室工作、修理电器钟表、售货员、酒店服务员、化学实验操作、讲课等	1.55	1.56
中	25%时间坐或站立 75%时间特殊职业活动	学生日常活动、机动车驾驶、电工安装、车床操作、金工切割等	1.78	1.64
重	40%时间坐或站立 60%时间特殊职业活动	非机械化农业劳动、炼钢、舞蹈、体育运动、装卸、采矿等	2.10	1.82

(3) 食物热效应(thermic effect of food,TEF):即食物特殊动力作用(specific dynamic action,SDA),TEF是食物在消化、吸收、转运、代谢和储存过程中需要额外消耗能量,同时引起体温升高和散发热量。这种因摄食而引起的能量的额外消耗称为食物热效应。

食物热效应与食物营养成分、进食量和进食频率有关。不同的产能营养素其食物热效应不等。脂肪的食物热效应消耗本身产生能量的4%~5%,碳水化合物为5%~6%,而蛋白质特别高,可达30%。因此,含蛋白质丰富的食物,其食物热效应最高,其次是富含碳水化合物的食物,最后才是富含脂肪的食物。混合性食物其食物热效应占其总热能的10%。进食量越大,能量消耗也越多。进食快比进食慢者食物热效应高,进食快时,其中枢神经系统更活跃,激素和酶的分泌速度快、量更多,吸收和储存的速率更高,其能量消耗也相对更多。

(4) 生长发育:处于生长发育中的儿童,除了上述三方面的能量需求外,其能量消耗还包括生长发育所需要的能量。新生儿按体重(kg)与成人比较,能量消耗多2~3倍。3~6个月的婴儿,每天摄入能量的15%~23%被用于生长发育的需要而被保留在体内。体内每增加1g新组织约需20.0kJ的能量。

3. 能量来源与膳食能量参考摄入量 人体的能量来源是食物中的碳水化合物、脂类和蛋白质。这三类营养素普遍存在于各种食物中。粮谷类和薯类食物含碳水化合物较多,是膳食能量最经济的来源;油料作物富含脂肪;动物性食物一般比植物性食物含有更多的脂肪和蛋白质;但大豆和坚果类除外,它们含有丰富的油脂和蛋白质;蔬菜和水果一般含能量较少。

能量平衡与否,与健康的关系极大。由于饥饿或疾病等原因,造成能量摄入不足,可造成体力下降、工作效率低下。而能量摄入不足造成太少的脂肪储存,身体对环境的适应能力和抗病能力也因此而下降。体重太低的女性,性成熟延迟,易生产低体重婴儿。年老时,能量摄入不足会增加营养不良的危险。能量的供给应力求达到均衡,而不应该超过能量的需要。过多的能量摄入使机体储存过多体脂,很可能引起肥胖疾病的发生和机体不必要的负担,并成为心血管疾病、糖尿病、退行性疾病和某些癌症的易发危险因素。

因此,各个国家都有相应能量的供给量的推荐值,包括三大生热营养素合理的摄入比:碳水化合物55%~65%、脂肪20%~30%、蛋白质10%~15%。年龄越小,蛋白质与脂肪所提供能量比例相应增加。中国营养学会在2000年制订的中国居民膳食营养素参考摄入量(Chinese DRLs)中,不仅对各年龄组人群的能量摄入有具体的推荐量,而且也根据不同的活动强度,按轻、中、重体力活动推荐能量摄入量,详见表5-4。

(五) 矿物质

矿物质(minerals)又称无机盐,是构成人体组织和维持正常生理活动的重要物质。人体组织几乎含有自然界存在的所有元素,其中碳、氢、氧、氮四种元素主要组成蛋白质、脂肪和碳水化合物等有机物,其余各种元素大部分以无机化合物形式在体内起作用,统称为矿物质或无机盐。根据它们在人体内含量的多少分为常量元素(又称宏量元素)和微量元素。体内含量大于体重的0.01%者称为常量元素,它们包括钙、磷、钾、钠、镁、氯、硫七种,它们都是人体必需的元素。而含量小于体重的0.01%者称为微量元素,种类很多。1995年FAO/WHO将微量元素中的铜(Cu)、钴(Co)、铬(Cr)、铁(Fe)、氟(F)、碘(I)、锰(Mn)、钼(Mo)、硒(Se)和锌(Zn)列为维持正常人体生命活动不可缺少且必须由食物供给的必需微量元素;将硅(Si)、镍(Ni)、硼(B)和钒(V)列为可能必需微量元素;将铅(Pb)、镉(Cd)、汞(Hg)、砷(As)、铝(Al)、锂(Li)和锡(Sn)列为具有潜在毒性,但低剂量可能具有功能作用的微量元素。

与有机营养素不同,矿物质不能在人体内合成,在人体每天的新陈代谢过程中,通过粪、尿、胆汁、头发、指甲、脱屑等途径都会排出一定量的无机盐,因此,必须不断地通过膳食来予以补充。各种矿物质在体内的分布很不均匀,如钙、磷绝大部分存在于骨、牙和硬组织中,铁85%集中在红细胞,碘90%集中在甲状腺,锌集中在肌肉组织等。某些微量元素如硒在体内需要量少,但其生理作用剂量与中毒剂量范围较窄,摄入过多易产生毒性作用,因此,一定要很好地掌握它们的摄入量。矿物质相互之间存在协同或拮抗作用,如高钙膳食可降低锌的生物利用率,钠摄入量高时,会相应减少钙的重吸收,而增加尿钙排泄。

矿物质的生理功能:①参与机体组织的构成:钙、磷、镁是骨骼和牙齿的重要成分,磷、硫是构成组织蛋白的成分,铁为血红蛋白的组成成分等。②调节细胞膜的通透性:矿物质可调节细胞膜的通透性,以保持细胞内外液中酸性和碱性无机离子的浓度,维持细胞正常的渗透压和体内的酸碱平衡。③维持神经、肌肉应激性、维护心脏正常功能:必须使Na^+、K^+、Ca^{2+}、Mg^{2+}保持一定比例。而钙、镁、钾和一些微量元素对维护心脏正常功能、保护心血管健康有重要作用。④矿物质是组成激素、维生素、蛋白质和多种酶类的成分:如血红蛋白和细胞色素系统中的铁,甲状腺素中的碘和谷胱甘肽过氧化物酶中的硒。

本节主要讨论膳食中容易缺乏的宏量元素钙以及微量元素铁、碘、锌、硒等。

1. 钙 钙是构成人体的重要成分。成年人钙的含量为1000~1200g,占体重的1.5%~2.2%,是人体内含量最多的矿物元素。人体中99%的钙集中于骨骼和牙齿中;其余1%的钙,一部分与枸橼酸螯合或蛋白质结合,另一部分则以离子状态分布于软组织、细胞外液和血液中,统称为混溶钙池(miscible calcium pool)。混溶钙池的钙与骨骼钙保持着动态平衡,为维持体内所有的细胞正常生理状态所必需。

机体具有调控钙浓度恒定的机制,主要通过内分泌系统的甲状旁腺激素和降钙素及 $1,25\text{-}(OH)_2\text{-}D_3$ 相互作用调节钙平衡,当钙摄入严重不足或机体钙发生异常丢失时,可通过调节机制使骨脱矿化以保持人体血钙的相对稳定。

血清钙的正常浓度为 $2.25 \sim 2.75$ mmol$(90 \sim 110$mg$)$/L,其中离子钙占 47.5%,蛋白结合钙占 46%,复合钙占 6.5%。

(1)钙的生理功能

1)钙是构成机体骨骼和牙齿的主要成分:骨骼钙与混溶钙池钙维持着动态平衡。即骨中的钙不断从破骨细胞中释出进入混溶钙池,而混溶钙池中的钙又不断地沉积于成骨细胞。这种钙的更新速率随年龄的增长而减慢。幼儿骨骼每 $1 \sim 2$ 年更新一次,成年人 $10 \sim 12$ 年更新一次。$40 \sim 50$ 岁以后骨钙的溶出大于生成,骨组织的钙逐渐减少,其减少速率约为每年 0.7%,且饮食习惯或饮食中钙的质与量并不影响其下降速率。这种现象在女性发生早于男性,且可能出现骨质疏松症,但长期的体力活动可减缓此过程。

2)维持多种正常生理功能:混溶钙池的钙在机体内多方面的生理活动和生物化学过程中起着重要的调节作用。

(2)钙的吸收与代谢

1)吸收:人体摄入的钙,主要在小肠近端,一般大部分为被动吸收,小部分为主动吸收。吸收的机制随摄入量多少与需要量的高低而有所不同。当机体对钙的需求量较高或摄入量较低时,肠道对钙的主动吸收最活跃,此时需要和有关酶(如 ATP 酶)以及 $1,25\text{-}(OH)_2\text{-}D_3$ 的参与。当摄入量较高时,则大部分通过被动的离子扩散方式吸收。

影响钙吸收的因素很多,主要包括机体和膳食两方面:①年龄、性别与生理状况:钙的吸收率随着年龄增长而下降,婴儿的钙吸收率可达 60%~70%,儿童为 40%,成人可降至 20%,老年人更低。男性钙吸收率高于女性,这与雄性激素有关。孕妇、乳母的钙吸收率增高。②有利于钙吸收因素:维生素 D 促进钙吸收。能降低肠道 pH 或增加钙溶解度的膳食均能促进钙吸收。乳糖发酵导致 pH 降低,与钙形成乳酸钙复合物可增强钙的吸收。某些氨基酸如赖氨酸、色氨酸、精氨酸等也可与钙形成可溶性钙盐而利于钙吸收。此外,低磷膳食可升高钙的吸收率,如牛奶磷含量高于人奶,认为是母乳钙吸收率高于牛奶的原因。食用钙补充剂时,与正常餐饮同时摄入会有利于钙吸收。③不利于钙吸收的因素:在肠道中与钙形成不可溶性物质则会干扰钙的吸收。如粮食、蔬菜等植物性食物中含有较多的草酸、植酸、磷酸,均可与钙形成难溶的盐类,阻碍钙的吸收。膳食纤维中的糖醛酸残基可与钙结合,未被消化的脂肪酸与钙形成钙皂而影响钙吸收。使胃肠道 pH 升高的药物(如四环素等)都会使钙吸收减少。

2)排泄:钙的排泄主要通过肠道和泌尿系统,经汗液也有少量排出。肠道排出的钙,一般每日为 $100 \sim 150$mg,一部分是未被吸收的膳食钙,另一部分为内消化液分泌至肠道而未被吸收的钙,称之为内源性钙。肾是钙排出的主要途径,正常人每日从尿中排出 $160 \sim 200$mg 钙,最多能达 500mg。钙的摄入量对尿钙的排泄影响不大,而膳食钠和蛋白质是影响尿钙排泄的主要膳食因素。钠与钙在肾小管内的重吸收过程发生竞争,因此,高钠摄入时会使尿钙排出增加。高蛋白摄入使尿钙排出增多。

(3)钙的缺乏与过量:我国人群中钙的缺乏比较普遍,2002 年全国营养调查结果居民钙摄入量仅为推荐摄入量的 50% 左右。长期缺乏钙和维生素 D 可导致儿童生长发育迟缓、骨软化、骨骼变形,严重缺乏者可导致佝偻病;中老年人易患骨质疏松症。钙缺乏易患龋齿,影响牙齿质量。

钙摄入量增多,与肾结石患病率增加有关。由过量钙摄入所导致的高钙血症十分罕见。但是与可吸收的碱一起同时服用大量钙补充剂可引起奶碱综合征,其典型综合征包括高血钙症(hypercalcemia)、碱中毒(alkalosis)和肾功能障碍(renaldysfunction)。临床症状包括肌张力松弛、便秘、尿量大、恶心和呕吐,严重者最终致神志不清、昏迷和死亡。

(4)钙的食物来源及参考摄入量:奶和奶制品(每 100ml 鲜牛奶约含钙 100mg)含钙丰富且吸收率高,是重要的钙来源。小虾皮、鱼、海带、硬果类、芝麻酱、豆类和绿色蔬菜如甘蓝菜、花椰菜因含钙丰富也是钙的较好来源,必要时可补充钙剂。

针对我国居民钙的摄入量不足状况,考虑我国膳食以谷类食物为主,蔬菜摄入较多的特点,2000 年中国营养学会制订了钙的膳食参考摄入量,见表 5-7。

表 5-7　中国居民膳食钙参考摄入量（mg/d）

组别	AI	UL	组别	AI	UL
0 个月 ~	300	—	50 岁 ~	1000	2000
7 个月 ~	400	—	60 岁 ~	1000	2000
1 岁 ~	600	2000	70 岁 ~	1000	2000
4 岁 ~	800	2000	孕妇		
7 岁 ~	800	2000	早期	800	2000
11 岁 ~	1000	2000	中期	1000	2000
14 岁 ~	1000	2000	晚期	1200	2000
18 岁 ~	800	2000	乳母	1200	2000

2. 铁　铁（iron）是人体必需微量元素之一。正常人体的铁含量随年龄、性别、营养状况和健康状况等不同而异。一般含铁总量 3 ~ 5g，其中 60% ~ 75% 的铁存在于血红蛋白、肌红蛋白、含铁酶类（细胞色素、细胞色素氧化酶与氢过氧化酶等）、辅助因子及运载铁中，称为功能性铁，主要参与体内氧的运送和组织呼吸过程。其余 25% ~ 30% 的铁作为体内储存铁，主要以铁蛋白（ferritin）和含铁血黄素（hemosiderin）形式存在于肝、脾和骨髓中。

（1）铁的生理功能：①铁是血红蛋白、肌红蛋白、细胞色素以及某些呼吸酶的组成成分，参与体内氧的运送和组织呼吸过程；②维持正常的造血功能。铁与红细胞形成和成熟有关，铁在骨髓造血组织中，进入幼红细胞内与卟啉结合形成高铁血红素，后者再与珠蛋白合成血红蛋白；③铁与免疫的关系比较密切，可以提高机体的免疫力，增加中性白细胞和巨噬细胞的吞噬功能，同时也可使机体的抗感染能力增强；④此外，在催化促进 β 胡萝卜素转化为维生素 A、嘌呤与胶原的合成、脂类从血液中转运以及药物在肝脏的解毒等方面均需铁的参与。

（2）铁的吸收与代谢

1）铁的吸收：铁的吸收受膳食铁含量、膳食铁的生物利用率、储备铁的量以及红细胞生成速率等因素的影响。食物中的铁分为血红素铁和非血红素铁，两者的吸收机制不同。血红素铁主要存在于动物性食物中，可与血红蛋白和肌红蛋白中的原卟啉结合，很少受其他膳食因素包括铁吸收抑制因子的影响，直接被肠黏膜上皮细胞吸收。因此，血红素铁的吸收率较高，如肉中铁的吸收率为 30%，鱼中铁的吸收率为 15%。非血红素铁主要存在于植物性食物中，占膳食铁的绝大部分，特别是发展中国家膳食中非血红素铁占膳食中总铁的 90% 以上。非血红素铁吸收前必须与结合的有机物分离，并转化为亚铁后方能吸收，吸收率较低（3% ~ 5%）。非血红素铁的吸收明显受其在小肠上部的可溶性的影响，而其可溶性依赖于整个膳食组成。膳食中抑制非血红素铁吸收的物质有糠麸、植酸和多酚（存在于茶和某些蔬菜中）。最明确的促进剂有维生素 C，肉类中存在的一些因子。在膳食中即使添加较少量肉类或维生素 C，就可增加整餐膳食中铁的吸收。

铁的吸收与体内铁的需要量和储存量有关，一般储存量多时吸收率低，储存量低或需要量增加（如生长发育、月经、妊娠等）时则吸收率增高。

2）铁的储存与排泄：机体对铁具有储存、再利用的特点。正常成人每日血红蛋白分解代谢需要 20 ~ 25mg 铁，通常人体很难从膳食中得到满足。但是人体能保留代谢铁的 90% 以上，并能将其反复利用，包括细胞死亡后其内部的铁也同样被保留和利用。

机体对铁的排泄能力有限，成人每天排出铁 0.90 ~ 1.05mg，其中 90% 从肠道排出，尿中排出量极少。另外，月经、出血等也为铁的排出途径。

（3）铁缺乏或过量对健康的影响：铁缺乏（iron deficiency，ID）是全世界特别是发展中国家最常见的营养缺乏病。铁缺乏可导致缺铁性贫血（iron deficiency anemia，IDA）。据估计全球有 5 亿 ~ 10 亿人患铁缺乏，多见婴幼儿、孕妇和乳母。我国居民贫血患病率平均为 15.2%，2 岁以内婴幼儿、60 岁以上老人、育龄妇女贫血患病率分别为 24.2%、21.5% 和 20.6%。主要因机体需要量增加且膳食铁摄入不足引起。另外，因月经过多，痔疮、消化性溃疡、肠道寄生虫等疾病的出血，也是引起铁缺乏的重要原因。体内缺铁可分为三个阶段：第一阶段为铁减少期（iron deficiency store，ID），此时储存铁耗竭，血清铁蛋白浓度下降,无临床症状。第二阶段为红细胞生成缺铁期(iron deficiency erythropoiesis,IDE),此时除血清铁蛋白下降外,血清铁也下降,同时铁结合力上升(运铁蛋白饱和度下降),游离原卟啉浓度(FEP)上升,但血红蛋白浓度尚未降至贫血标准,处于亚临床症状阶段。第三阶段为缺铁性贫血期(IDA),此时血红蛋白和血细胞比容均下降,并伴有缺铁性贫血的临床症状,如头晕、气短、心悸、乏力、注意力不集中、脸色苍白等。贫血能引起机体工作能力的明显下降。IDA 可造成儿童认知能力的损害,即便以后补充铁也难以完全恢复。铁缺乏还可导致机体抗感染能力的降低。

通过各种途径进入人体的铁过量,也会对健康造成危害。铁摄入过量与多种疾病如心脏病、肝疾病及糖尿病和某些肿瘤有关。

(4)铁的食物来源和参考摄入量:铁广泛存在于各种食物中,但分布极不均衡,吸收率相差也极大,一般动物性食物的含量和吸收率较高。因此,膳食中的铁的良好来源,主要为动物肝脏(如猪肝含铁量为22.6mg/100g)、动物全血、畜禽肉类、鱼类。蛋类的铁吸收率不高。蔬菜和牛奶及奶制品中含铁量不高,且生物利用率低。

中国营养学会 2000 年制订的中国居民膳食参考摄入量(DRIs),成人铁适宜摄入量(AI)男性 15mg/d,女性为 20mg/d,详见表 5-8。

表 5-8　中国居民膳食铁、碘、锌、硒参考摄入量

年龄 age/岁 year	铁 Fe/mg AI	铁 Fe/mg UL	碘 I/μg RNI	碘 I/μg UL	锌 Zn/mg AI	锌 Zn/mg UL	硒 Se/μg RNI	硒 Se/μg UL
0 ~	0.3	10	50	—	1.5	—	15(AI)	55
0.5 ~	10	30	50	—	8.0	13	20(AI)	80
1 ~	12	30	50	—	9.0	23	20	120
4 ~	12	30	90	—	12.0	23	25	180
7 ~	12	30	90	800	13.5	28	35	240
	男　女	—	—	—	男　女	男　女	—	—
11 ~	16　18	50	120	800	18.0　15.0	37　34	45	300
	男　女	—	—	—	男　女	男　女	—	—
14 ~	20　25	50	150	800	19.0　15.5	42　35	50	360
	男　女	—	—	—	男　女	男　女	—	—
18 ~	15	50	150	1000	15.5　11.5	45　37	50	400
50 ~	15	50	150	1000	15.5　11.5	45　37	50	400
孕妇(早期)	20	50	200	1000	11.5	35	50	400
孕妇(中期)	25	60	200	1000	+5	35	50	400
孕妇(晚期)	35	60	200	1000	+5	35	50	400
乳母	25	50	200	1000	+10	35	65	400

注:凡表中数字缺如之处表示未制订该参考值

案例 5-2

1950 年,英国医生发现伊朗乡村病(~20y,男性):患者表现为身材矮小,皮肤粗糙,智力低下,没有出现性发育,有异食癖,伴严重贫血。补铁后,贫血略有改善,但其他症状却毫无减轻。调查发现患者以没有发酵的面食为主,少肉。

问题

1. 伊朗乡村病的发病原因是什么?

2. 如何进行治疗和预防?

3. 锌　锌(zinc)是人体必需微量元素,人体内含锌总量为 1.5 ~ 2.5g。锌可分布在人体所有的组织器官,以肝、肾、肌肉、视网膜、前列腺内的含量为高。总锌的 95% 存在于细胞内。血液循环中的锌占机

体总锌量的比例很小,其中75%在红细胞中,3%~5%在白细胞中,其余在血浆中。

（1）锌的生理功能：①体内约有200多种含锌酶,如超氧化物歧化酶、苹果酸脱氢酶、碱性磷酸酶、乳酸脱氢酶等,这些酶在参与组织呼吸、能量代谢及抗氧化过程中发挥重要作用。②促进生长发育：锌参与蛋白质合成及细胞生长、分裂和分化等过程。锌的缺乏可引起DNA、RNA以及蛋白质的合成障碍,细胞分裂减少,导致生长停止。锌参与促黄体激素、促卵泡激素、促性腺激素等有关内分泌激素的代谢,对胎儿生长发育、促进性器官和性功能发育均具有重要调节作用。③锌为维持免疫系统完整性所必需。锌可促进淋巴细胞有丝分裂,增加T细胞的数量和活力。锌缺乏可在多方面损失免疫系统,如胸腺萎缩,淋巴细胞减少,抑制T淋巴细胞功能,使B淋巴细胞抗体反应受损,改变单核细胞和巨噬细胞功能等。④维持生物膜结构和功能：在细胞质膜中,锌主要结合在细胞膜含硫、氮的配基上,形成牢固的复合物,从而维持细胞膜稳定,减少毒素吸收和组织损伤。⑤此外,锌与唾液蛋白结合成味觉素（gustin）可增进食欲,缺锌可影响味觉和食欲,甚至发生异食癖。锌对皮肤和视力具有保护作用,缺锌可引起皮肤粗糙和上皮角化。

（2）锌的吸收与代谢：锌在小肠被吸收,主要通过十二指肠和空肠吸收,吸收率为20%~30%。吸收率受摄入锌水平的影响,低锌摄入时,吸收效率增加。体内锌浓度高时可诱导肝脏金属硫蛋白（metallo-thionein,MT）合成增加,并与之结合存积于肠黏膜细胞内,当锌水平下降时,再释放至肠腔,以此调节体内锌的平衡。小肠内被吸收的锌在门静脉血浆中与白蛋白结合,被快速转运到肝,进入肝静脉血中的锌有30%~40%被肝摄取,然后释放回血液中。循环中的锌以不同速率进入到各种肝外组织中。体内的锌经代谢后主要由肠道排出,少部分随尿排出,汗液和毛发中也有少量排出。

（3）锌的缺乏与过量：引起锌缺乏的主要因素包括膳食摄入不平衡,动物性食物摄入偏少,有偏食习惯;生长发育期的儿童青少年及孕妇、乳母对锌的需求量增加而导致锌供给不足;手术患者和给予青霉胺、组氨酸等锌螯合剂时引起缺锌。慢性肾病患者可因尿中锌排出增多而引起缺锌。缺锌可引起食欲减退或异食癖,生长发育停滞,儿童长期缺乏锌可导致侏儒症。成人长期缺锌可导致性功能减退、精子数量减少、胎儿畸形、皮肤粗糙、免疫功能降低等。

在锌正常摄入量和产生有害作用之间,有一个相对较宽的范围,加之人体有效的体内平衡机制,所以一般来说人体不易发生锌中毒。但是,职业中毒、盲目过量补锌、医疗中口服或静脉注射大剂量的锌或误服可导致锌中毒的发生。人体慢性摄入过量锌抑制铜、铁和其他微量元素的吸收,并损害免疫功能。成人摄入2g以上锌可发生锌中毒,引起急性腹痛、腹泻、眩晕和恶心等临床症状。

（4）锌的食物来源和参考摄入量：锌的来源较广泛,贝壳类海产品、红色肉类和动物内脏是锌的极好来源。蛋类、豆类、谷类胚芽、燕麦、花生等也富含锌。蔬菜和水果类锌含量较低。中国营养学会2000年推荐锌的RNI为成年男性15mg/d,女性11.5mg/d,其他年龄组锌的推荐摄入量详见表5-8。锌的NOAEL为30mg/d,成年男性UL为45mg/d,女性为37mg/d。

案例5-2分析

根据患者的临床表现及膳食调查,确定患病原因为缺锌。锌含量丰富食物为动物性食物且利用率较高,而患者饮食少肉;另外患者以未发酵面食为主,植物性食物含锌量很低,并且没有发酵的面食植酸含量较高,植酸降低锌的吸收利用,因此造成了锌缺乏。

医师对这些缺锌患者补充锌制剂,补锌后生长速度明显加快,3个月内全部出现了性发育。预防锌缺乏的主要措施就是调整饮食,坚持平衡膳食,补充富含锌的动物性食物如贝壳类海产品、红色肉类和动物内脏、蛋类、豆类、燕麦、花生等。

4. 碘 碘（iodine,I）是人体所必需的微量元素,它被甲状腺摄取后合成甲状腺激素。正常成人体内的碘总量为20~50mg,其中70%~80%存在甲状腺组织内,其余分布在骨骼肌、肺、卵巢、肾、淋巴结、肝、睾丸和脑组织中。

（1）碘的生理功能：碘的生理功能是通过甲状腺激素来完成的。①甲状腺激素在蛋白质、脂肪、糖代谢中,促进生物氧化和氧化磷酸化过程,促进物质的分解代谢,产生能量,维持基本生命活动,保持体温。②发育期儿童的身高、体重、肌肉、骨骼的增长和性发育都必须有甲状腺激素的参与。甲状腺激素促进DNA和蛋白质的合成,促进维生素的吸收和利用,活化许多重要的酶（100多种）,这对儿童期体格发育极为重要。③在脑发育阶段,神经系统的发育必需依赖于甲状腺激素的存在。神经元的增殖、迁移、分化和髓鞘化,特别是树突、树突棘、突触及神经联系的建立都需要甲状腺激素的参与,它的缺乏会导致不同程度的脑发育落后。缺碘对大脑神经的损害是不可逆的。

（2）碘的吸收与代谢：人体所吸收的碘 80%～90% 来源于食物，10%～20% 来自饮用水，<5% 来自空气。消化道、皮肤、呼吸道、黏膜等均可吸收碘。食物中无机碘在胃肠道可 100% 吸收，有机碘在消化道被消化、脱碘以后，以无机碘形式被吸收。临床影像学检查中使用的碘化物放射性对比介质（iodinated radiocontrast media）也易于吸收。通常用于食盐强化以预防碘缺乏病的碘酸盐在肠道被迅速还原，其碘化物立即被吸收。

进入血液中的碘分布于各组织，如甲状腺、肾、唾液腺、乳腺、卵巢等，其中只有甲状腺能利用碘合成甲状腺素。体内的碘主要经肾排泄，80%～85% 的碘随尿排出，10% 由粪便排出，约 5% 通过汗液、毛发及肺排出。人体储存碘的脏器主要是甲状腺，储存满后，多余的碘都从尿排出而不再保存，甲状腺储存的碘在停止碘供应之后，只能够维持机体需要 2～3 个月。因此，一旦缺碘，甲状腺首先会受到影响。

（3）碘缺乏与过量对健康影响：长期碘摄入不足可引起碘的缺乏。机体因缺碘而导致的一系列障碍称为碘缺乏病（iodine deficiency disorders，IDD）。碘缺乏是全球可预防的智力迟钝的最普遍原因。碘缺乏的典型症状为甲状腺肿大，由于缺碘造成甲状腺素合成分泌不足，引起垂体大量分泌 TSH，导致甲状腺组织代偿性增生而发生腺体肿大。单纯缺碘就可以引起甲状腺肿，其他膳食因素可加重致肿作用。如长期摄入含抗甲状腺素因子的食物（如十字花科植物中的萝卜、甘蓝、花菜等含有 β-硫代葡萄糖苷，可干扰甲状腺对碘的吸收利用）和硒缺乏。孕妇严重缺碘可影响胎儿神经、肌肉的发育及引起胚胎期和围生期胎儿死亡率上升。婴幼儿缺碘可引起生长发育迟缓、智力低下，严重者发生呆小症（克汀病，cretinism）。碘强化措施是防治碘缺乏的重要途径，如在食盐中加碘、食用油中加碘及自来水中加碘等。我国为改善人群碘缺乏的状况在全国范围内采取食盐加碘的防治措施，经多年实践已取得良好的防治效果。

碘摄入过量可引起高碘性甲状腺肿、碘性甲状腺功能亢进、慢性淋巴细胞性甲状腺炎等。WHO/UNICEF/ICCIDD（国际控制碘缺乏病理事会）建议正常人每日碘摄入量在 1000μg/d 以下是安全的。根据我国高碘性甲状腺肿的发病情况，当人群（儿童）尿碘达 800μg/L，则可造成高碘性甲状腺肿流行。因此，补碘时碘摄入量不宜过高，不宜过快提高剂量，补碘后其尿碘水平应低于 300μg/L。

（4）碘的食物来源和参考摄入量：海产品含碘较丰富，如海带、紫菜、淡菜、海参、干贝、蛤干、海蜇等是碘的良好来源。陆地食品含碘量以动物性食品高于植物性食品，蛋、奶含碘量相对较高，其次为肉类，淡水鱼的含碘量低于肉类。水果和蔬菜等植物性食物含碘量低。

中国营养学会 2000 年推荐成年人碘的 RNI 为 150μg/d，UL 为 1000μg/d，其他年龄组碘的推荐摄入量详见表 5-8。

5. 硒　硒（selenium，Se）是地壳中含量极微，分布又很分散的稀有元素，最早于 1817 年发现。1957 年发现硒能阻止大白鼠食饵性肝坏死。1973 年发现硒是谷胱甘肽过氧化物酶（glutathione peroxidase，GPX）的必需组分，1979 年我国发布克山病防治研究成果，这些发现验证和肯定了硒是人体的必需微量元素。硒在人体内总量为 14～20mg，硒广泛分布于所有的组织和器官中，其浓度在肝、肾、胰、心、脾、牙釉质和指甲中较高，肌肉、骨骼和血液中次之，脂肪组织最低。硒半胱氨酸（selenocysteine，Sec）和硒蛋氨酸（selenomethionine，SeMet）是膳食硒的主要形式。硒酸盐（selenate，SeO_4^{2-}）和亚硒酸盐（selenite，SeO_3^{2-}）是常用的补硒形式。SeMet 和 Sec 也是体内硒存在的主要形式。

（1）硒的生理功能：①硒是抗氧化酶如 GPX、硫氧还蛋白还原酶（thioredoxin reductase，TR）等的必需组分，它通过消除脂质氢过氧化物，阻断活性氧和自由基的致病作用，而起到延缓衰老、预防某些慢性疾病的作用。因此，机体硒水平的高低直接影响了机体抗氧化能力，以及对相关疾病抵抗能力。②硒通过脱碘酶发挥对甲状腺激素调节作用，对全身代谢及相关疾病产生影响。如碘缺乏病、克山病、衰老等。③维持正常的免疫功能，硒几乎存在于所有免疫细胞中，补充硒可以明显提高机体免疫力而起到预防疾病效果。④保护心血管和心肌作用，调查发现机体缺硒可引起以心肌损害为特征的克山病。⑤促进生长，保护视觉器官以及抗肿瘤的作用。

（2）硒的吸收与代谢：硒主要在十二指肠、空肠和回肠中被吸收，硒化合物极易被人体吸收，吸收率可达 50%～100%，有机硒更容易吸收。体内的硒经代谢后大部分经尿排出，少量从肠道排出，粪中排出的硒大多为未被吸收的硒。硒摄入量高时可在肝内甲基化生成挥发性二甲基硒化合物，并由肺部呼气排出。此外，少量硒也可从汗液、毛发排出。

（3）硒的缺乏与过量：我国科学家首先证实缺硒是发生克山病的重要原因。克山病分布在我国从东北到西南的一条很宽的低硒地带内。主要易感人群为 2~6 岁儿童和育龄妇女。调查发现病区人群血、尿、头发及粮食中的硒含量均明显低于非病区人群,人体血中 GSH-Px 活力也明显低于非病区人群。克山病是一种以多发性灶状坏死为主要病变的心肌病,临床特征为心肌凝固性坏死,伴有明显心脏扩大,心功能不全和心率失常,严重者发生心源性休克或心力衰竭,死亡率高达 85%。硒对心脏有保护作用,用亚硒酸钠进行干预能取得较好的预防效果。

过量的硒可引起中毒,中国恩施地区和陕西紫阳县是高硒地区。20 世纪 60 年代,发生人因吃高硒玉米而急性中毒病例,摄入的硒量过高达 38mg/d,3~4 天内头发全部脱落。慢性中毒者平均摄入硒 4.99mg/d,中毒症状为头发脱落和指甲变形,皮肤损伤及神经系统损害,恶心、疲乏和腹泻,牙齿出现色斑。

(4) 硒的食物来源和参考摄入量:海产品和动物内脏是硒的良好食物来源,如鱼子酱、海参、牡蛎、蛤蜊和猪肾等。食物中的含硒量随地域不同而异,特别是植物性食物的硒含量与地表土壤层中硒元素的水平有关,如低硒地区大米为 2ng/g,而富硒地区大米可高达 20μg/g。

我国科学家在 20 世纪 80~90 年代对硒的安全摄入量范围进行了深入细致的调查研究,提出了迄今最适宜的人体硒推荐摄入量数据,已被国际营养学界广泛采用。根据研究结果确定预防克山病的"硒最低日需要量",男性为 19μg/d,女性为 14μg/d。生理需要量为 ≥40μg/d。2000 年中国营养学会建议成年人的硒 RNI 为 50μg/d,UL 为 400μg/d,详见表 5-8。

（六）维生素

维生素(vitamins)是维持机体正常生理功能及细胞内特异代谢反应所必需的一类微量低分子有机化合物。大多数的维生素都不能在体内合成,而必须由食物供给。虽然维生素每日的需要量很少,仅以毫克或者微克计,但在调节物质代谢和能量代谢过程中起着重要的作用。

维生素种类很多,化学结构和功能也不同,有些还具有一种以上的结构类似、生物活性相近的化合物。按其溶解性将维生素分为脂溶性和水溶性两大类。脂溶性维生素(fat-soluble vitamins)包括维生素 A、维生素 D、维生素 E、维生素 K,不溶于水而溶于脂肪及有机溶剂(如苯、乙醚及氯仿等)。脂溶性维生素在食物中常与脂类共存,其吸收与肠道中的脂类密切相关。脂溶性维生素可储存于体内,摄取过多时容易引起中毒,缺乏时缓慢出现症状。水溶性维生素(water-soluble vitamins)包括 B 族维生素(维生素 B_1、维生素 B_2、烟酸、维生素 B_6、叶酸、生物素、维生素 B_{12}、泛酸)和维生素 C,多数对光和热敏感,在紫外光照射或加热过度时易被破坏。水溶性维生素在体内没有非功能性单纯的储存形式,当机体饱和后,摄入的维生素从尿中排出,一般无毒性,可以利用负荷试验对水溶性维生素的营养状况进行鉴定。

常见脂溶性维生素和水溶性维生素如下。

1. 维生素 A　维生素 A 类(vitamin A)是指含有视黄醇(retinol)结构、并具有其生物活性的一大类物质,包括已形成的维生素 A(preformed vitamin A)和维生素 A 原(provitamin A)以及其代谢产物。已形成的维生素 A 只存在于动物性食物中,包括视黄醇、视黄醛、视黄酸和视黄基酯复合物。维生素 A 原是指存在于植物性食物中的类胡萝卜素(carotenoids)如 α-、β-、γ-胡萝卜素和隐黄素等,它们能在体内转化为维生素 A,以 β-胡萝卜素的活性最高,在人类肠道中的吸收利用率约为维生素 A 的 1/6。

维生素 A 和胡萝卜素都对碱和热比较稳定,一般的烹调和加工不易破坏,但很容易被氧化或受紫外线破坏;油脂在酸败过程中,其所含的维生素 A 会受到严重破坏;当食物中含有磷脂、维生素 E、维生素 C 或其他抗氧化剂时,视黄醇和胡萝卜素较为稳定,所以维生素 A 或含有维生素 A 的食物应低温、避光、隔绝空气保存。

(1) 生理功能:①维持正常视觉。视网膜上的感光物质视紫红质,由 11-顺式视黄醛与视蛋白结合而成,为维持暗视觉功能所必需。②维持上皮的正常生长与分化。维生素 A 在糖蛋白合成中发挥了重要作用,可稳定上皮细胞的细胞膜,对维持皮肤、消化道、呼吸道及泌尿生殖道等上皮组织的形态和功能具有重要作用。③促进生长发育。维生素 A 参与细胞的 RNA、DNA 合成,对细胞分化、组织更新有一定影响。④抑癌作用。维生素 A 或其衍生物(如 5,6-环氧视黄酸,1,3-顺式视黄酸)有抑癌防癌作用,与它们能促进上皮细胞的正常分化有关,也与阻止肿瘤形成的抗启动基因的活性有关。类胡萝卜素的抑癌作用比维生素 A 更受人们重视,可能与其抗氧化作用有关。⑤维持机体正常免疫功能。维生素 A 可调节机体的细胞免疫和体液免疫功能,而且维生素A可维持上皮组织完整和正常分化也有利于抵抗外来致病因子的入侵。

(2) 缺乏与过量对健康危害:维生素A缺乏和过多对健康都有影响。维生素A缺乏表现:①最早的症状是暗适应能力(dark adaptation)下降,严重者可致夜盲症(night blindness)。维生素A缺乏最明显的一个结果是眼干燥症,患者眼结膜和角膜上皮组织变性、泪腺分泌减少,可发生结膜皱纹、失去正常光泽、混浊、变厚、变硬,角膜基质水肿、表面粗糙混浊、软化、溃疡、糜烂、穿孔。患者常感眼睛干燥、怕光、流泪、发炎、疼痛,发展下去可致失明。②维生素A缺乏还会引起机体不同组织上皮干燥、增生及角化,以致出现各种症状。比如,皮脂腺及汗腺角化,出现皮肤干燥,在毛囊周围角化过度,发生毛囊丘疹与毛发脱落,多见于上、下肢的伸侧面,以后向臂部、腹部、背部、颈部蔓延;呼吸系统、消化系统、泌尿系统、生殖系统上皮细胞角化变性,破坏其完整性,容易遭受细菌侵入,引起感染。③生长发育迟缓:尤多见于儿童,影响骨骼发育,齿龈增生与角化,影响牙釉质细胞发育,使牙齿停止生长。

摄入大剂量维生素A可引起急性毒性、慢性毒性及致畸毒性。急性中毒见于一次或多次连续摄入大量的维生素A(成人大于RNI 100倍,儿童大于RNI 20倍),表现为嗜睡或兴奋、头痛、呕吐等高颅压症状。慢性中毒比急性中毒常见,维生素A使用量为RNI 10倍以上可出现头痛、食欲降低、肝大、肌肉疼痛或僵硬、皮肤干燥瘙痒、呕吐、昏迷等慢性中毒症状。孕期维生素A过量摄入可导致胚胎吸收、流产和出生缺陷。维生素A过量大多数是由于大量摄入了维生素A浓缩制剂,或食用了狗肝和鲨鱼肝等维生素A含量特别高的食物。

(3) 营养状况鉴定:维生素A营养状况应根据生化指标、临床表现,结合生理情况、膳食摄入情况综合予以判定,维生素A的营养状况可分为缺乏、边缘缺乏、充足、过多和中毒。常用检查方法如下:①血清维生素A水平。成人血清维生素A水平正常范围为1.5~3μmol/L。由于维生素A储存降低者血清水平可能正常,所以不能作为维生素A营养充足的标准。②改进的相对剂量反应试验(modified relative dose response test,MRDR)判断维生素A营养状况。③视觉暗适应功能测定,适用于现场调查。维生素A缺乏者,暗适应时间延长。但需注意眼部疾患或睡眠不足等也能降低暗适应能力。④眼部症状检查。WHO将维生素A缺乏的眼部症状予以分类,其中角膜干燥、溃疡、角化定为诊断维生素A缺乏有诊断意义的体征,毕脱氏斑用于诊断少儿维生素A缺乏。⑤其他:如血浆视黄醇结合蛋白可较好地反映维生素A营养水平。而近年来发展起来的稳定同位素稀释实验可了解机体维生素A的储存状态及动态平衡,可全面评价机体维生素A营养状况。

(4) 食物来源与参考摄入量:维生素A最好的来源是各种动物肝脏、鱼肝油、鱼卵、全奶、奶油、奶酪及蛋黄等。维生素A原的良好来源是深绿色或红黄色蔬菜和水果,如冬苋菜、菠菜、苜蓿、空心菜、莴笋叶、芹菜叶、胡萝卜、豌豆苗、红心红薯、辣椒、南瓜、胡萝卜、马铃薯和芒果、杏、西红柿等。

膳食中具有视黄醇活性的物质常用视黄醇当量(retinol equivalent,RE)来表示,包括已形成的维生素A和维生素A原。计算公式如下:

视黄醇当量(μgRE)= 视黄醇(μg)+β-胡萝卜素(μg)×0.167+其他维生素A原(μg)×0.084

根据中国营养学会2000年制定的DRIs,我国成人维生素A的RNI男性800μgRE/d,女性700μgRE/d;UL成人3000μgRE/d,孕妇2400μgRE/d,4~14岁儿童、青少年2000μgRE/d。详见表5-9。

除膳食来源之外,维生素A补充剂也可适当使用。现在市场上有强化维生素A的强化食品,如强化维生素A、D的牛奶或者奶粉,也可以在面粉制品或者糖果中补充维生素A。市场上还有强化维生素A的植物油,为大豆色拉油,每千克含维生素A(醋酸视黄酯)4000~8000μg。

2. 维生素D 维生素D类(vitamin D,calciferol)是指含环戊氢烯菲环结构、并具有钙化醇生物活性的一大类物质,以维生素D_2(ergocalciferol,麦角钙化醇)及维生素D_3(cholecalciferol,胆钙化醇)最为常见,主要存在于肝和脂肪组织中。前者由麦角中的麦角固醇经紫外光照射后产生,后者可由人体从食物摄入或由储存于皮下的7-脱氢胆固醇经日光或紫外光照射产生。维生素D_3是白色晶体,溶于脂肪和有机溶剂,在中性和碱性溶液中耐热,不易被氧化,但在酸性溶液中则逐渐分解。故通常的烹调加工不会引起维生素D的损失;但脂肪酸败可引起维生素D破坏。过量辐射线照射,可形成具有毒性的化合物。

(1) 生理功能:维生素D的基本生理功能是维持细胞内、外钙浓度,调节钙磷代谢等功能。①促进小肠钙吸收;②促进肾小管对钙、磷的重吸收,减少丢失;③对骨细胞呈现多种作用。在血钙降低时,它将储存在骨组织中的钙和磷释放出来进入血液,还能诱导肝细胞、单核细胞变为成熟的破骨细胞;④调节基因转录作用。1,25-(OH)$_2$-D$_3$通过调节基因转录和一种独立信息转导途径来启动生物学效应。已经证明具有调节基因转录作用的维生素D核受体靶器官,包括肠、肾、骨、胰、垂体、乳房、胎盘、造血组织、皮肤及各种来源的癌细胞等;⑤通过维生素D内分泌系统调节血钙平衡。

(2)缺乏与过量对健康危害:缺乏维生素D$_3$对儿童将引起佝偻病;对成人,尤其是孕妇、乳母和老人,可使已成熟的骨骼脱钙而发生骨质软化症和骨质疏松症。但摄入过量维生素D补充剂或维生素D强化食品,有可能发生中毒,表现为头痛、厌食、恶心、嗜睡,甚至发生软组织钙化和肾衰竭等。

(3)营养状况鉴定:25-OH-D$_3$是维生素D在血液中的主要存在形式。用高效液相色谱法测定血浆中的25-OH-D$_3$水平可反映维生素D的营养状况。成人血浆25-OH-D$_3$的正常值为20~150nmol/L(8~60ng/ml),如低于20nmol/L,则为明显的维生素D缺乏。

(4)食物来源与参考摄入量:维生素D的来源包括内源性(即日光/紫外光照射皮肤合成)和外源性(即食物来源)两方面。维生素D含量丰富的食物主要是海水鱼(如沙丁鱼、鱼)、肝、蛋黄等动物性食品及鱼肝油制剂中。牛乳和人乳中含量均不高,蔬菜水果和谷物几乎不含维生素D。

维生素D的参考摄入量必须与钙、磷的供给量一起来考虑。在钙、磷供给量充足的条件下,11~50岁成人维生素D的RNI值为5μg。其他人群,包括婴幼儿、孕妇、乳母、老人均是每天10μg,详见表5-9。

3. 维生素E 维生素E类(vitamin E,tocopherol)是指含苯并二氢吡喃结构、具有α-生育酚生物活性的一类物质。目前已知有四种生育酚(α-T、β-T、γ-T、δ-T)和四种生育三烯酚(α-TT、β-TT、γ-TT、δ-TT),其中α-生育酚的生物活性最高。α-生育酚是黄色油状液体,对热及酸稳定,对碱不稳定,对氧十分敏感,油脂酸败加速维生素E的破坏。

(1)生理功能:①抗氧化作用。维生素E与超氧化物歧化酶、谷胱甘肽过氧化物酶一起构成体内抗氧化系统,保护生物膜上多不饱和脂肪酸、细胞骨架及其他蛋白质的巯基免受自由基攻击。在非酶抗氧化系统中维生素E也是重要的抗氧化剂。②促进蛋白质更新合成。维生素E可促进某些酶蛋白的合成,降低分解代谢酶(如DNA酶、RNA酶、肌酸激酶等)的活性。③预防衰老。脂褐质是细胞内某些成分被氧化分解后的沉积物,随着年龄增长体内脂褐质不断增加。补充维生素E可减少脂褐质形成,改善皮肤弹性,使性腺萎缩减轻,提高免疫能力。④与动物的生殖功能和精子生成有关。⑤调节血小板的黏附力和聚集作用。

(2)缺乏与过量对健康危害:维生素E广泛存在,较少发生缺乏症。长期缺乏者血浆中维生素E浓度可降低,红细胞膜受损,红细胞寿命缩短,出现溶血性贫血(hemolytic anemia)。实验动物缺乏维生素E时,出现氧化磷酸化障碍,耗氧量增加,氧利用效率降低。肌肉中乳酸脱氢酶、门冬氨酸氨基转移酶、磷酸化酶激酶活性降低,而血浆中却有增加,这时可出现肌肉营养障碍,组织发生退行性病变、心血管系统损害、中枢神经系统变性。在脂溶性维生素中,维生素E的毒性相对较小。有证据表明长期摄入600mg/d以上的维生素E有可能出现中毒症状,如视觉模糊、头痛、极度疲乏和凝血机制受损等。

(3)营养状况鉴定:①用血清(浆)α-生育酚浓度可直接反映人体维生素E的储存情况。血浆生育酚浓度与血浆总脂浓度密切相关,故有人建议使用每克总血脂中的α-生育酚水平。②红细胞溶血试验(red blood cell hemolytic test)。红细胞与2%~2.4% H$_2$O$_2$溶液保温后出现溶血,测得的血红蛋白量(H$_1$)占红细胞与蒸馏水保温后测得的血红蛋白量(H$_2$)的百分比可反映维生素E的营养状况。

(4)食物来源与参考摄入量:维生素E在自然界中分布甚广,含量丰富的食品有植物油、麦胚、硬果、种子类、豆类及其他谷类。

维生素E的活性可用α-生育酚当量(α-tocopherol equivalence,TE)来表示。不同人群维生素E参考摄入量,详见表5-9。维生素E的摄入量应该考虑多不饱和脂肪酸摄入量。一般每多摄入1g多不饱和脂肪酸,应多摄入0.4mg维生素E。

4. 维生素K 植物来源的维生素K为维生素K$_1$,又称叶绿醌(phylloquinone)。维生素K$_2$可由细菌在肠道合成,又称甲萘醌(menaquinone-n)。维生素K对热稳定,但易遭受酸、碱、氧化剂和光(特别是紫外线)的破坏。

(1)生理功能:①维生素K是四种凝血因子(2、7、9、10)以及蛋白C、S、Z在肝内合成必不可少的物质,参与凝血过程;②调节骨组织钙化和形成。成骨细胞合成的一种蛋白质-骨钙素(osteocalcin,BGP)是依赖维生素K的Gla蛋白,可调节骨骼的钙化过程。

(2)缺乏与过量对健康危害:维生素K广泛存在于各种食物中并且肠道可以合成,成人缺乏仅见于慢性胃肠疾病、控制饮食和长期服用抗生素的部分人群。但是由于维生素 K 不能通过胎盘转运,新生儿肠道未建立正常菌群不能合成以及母乳中含量低等原因,新生儿是维生素 K 缺乏的敏感人群。维生素 K 缺乏影响凝血酶原合成,表现为凝血缺陷和出血。如果凝血酶原值低于10%,就可表现为新生儿出血病(hemorrhagic disease of the newborn,HDN)。HDN 一般见于产后 1~7 天,新生儿表现为皮肤、胃肠道、胸腔内出血,严重时有颅内出血。迟发性出血见于产后 1~3 个月,除了上述表现,通常伴有吸收不良和肝疾病。

天然形式的维生素 K 一般不会引起中毒。但维生素 K 前体 2-甲基萘醌可引起婴儿溶血性贫血、高胆红素血症等,不用于维生素 K 缺乏的治疗。

(3) 营养状况鉴定:除了病史和膳食史以及出血倾向的体格检查外,传统的方法是测定机体的凝血功能来评价维生素 K 的营养状况。近年可用高压液相色谱直接测定血浆叶绿醌水平,正常值为 0.3~2.6nmol/L。另外,血浆和尿液未羧化骨钙素和未羧化凝血酶原测定是评价维生素 K 营养状况的灵敏指标。

(4) 食物来源与参考摄入量:维生素 K 广泛分布于各种动物性和植物性食物中。奶酪、鱼肝油、动物肝脏、蛋黄、海藻、菠菜、甘蓝菜、莴苣、花椰菜、豌豆、香菜、豆油中含量丰富。母乳含量低,约 2μg/L。中国营养学会 2000 年制定的 DRIs 中,成人维生素 K 的适宜摄入量(AI)男性为 120μg/d,女性为 106μg/d,青少年的 AI 可以根据 2μg/(kg·d)计算。

5. 维生素 B₁ 维生素 B_1 又称硫胺素(thiamin)或抗脚气病因子。硫胺素略带酵母气味,易溶于水,微溶于乙醇。盐酸硫胺素为白色结晶,有特殊香味,在水中溶解度较大,在碱性溶液中加热极易分解破坏,而在酸性溶液中加热到 120℃ 也不被破坏。氧化剂及还原剂均可使其失去作用,亚硫酸盐可使其分解成噻唑和嘧啶两部分。成人体内含维生素 B_1 25~30mg,主要存在于肌肉、心脏、肝、肾和脑组织中,其中肌肉组织中约占 50%。

(1) 生理功能:维生素 B_1 以焦磷酸硫胺素(thiamine pyrophodphate,TPP)的形式作为体内 α-酮酸氧化脱羧反应和磷酸戊糖循环中转酮醇酶的辅酶参与碳水化合物和能量代谢。此外,维生素 B_1 可直接激活神经细胞的氯离子通道、控制神经传导的启动以及抑制胆碱酯酶等非辅酶功能。因此,维生素 B_1 在维持神经、肌肉特别是心肌的正常功能以及维持正常食欲、胃肠蠕动和消化液分泌等方面有重要作用。

(2) 缺乏与过量对健康危害:维生素 B_1 缺乏主要损害神经系统和心血管系统,成人和婴幼儿均可发生。

1) 成人脚气病(adult beriberi):患者初期症状表现为疲乏、淡漠、食欲差、恶心、忧郁、急躁、沮丧、腿麻木和心电图异常。根据临床症状可分为以下几型:①干性脚气病(dry beriberi):以多发性神经炎症为主,出现上行性周围神经炎,表现为指(趾)麻木、肌肉酸痛、压痛,尤以腓肠肌为甚;②湿性脚气病(wet beriberi):以心血管系统障碍为主,主要表现为下肢水肿和心脏症状;③混合型脚气病:严重缺乏者可同时出现神经和心血管系统症状。此外,少数患者在慢性缺乏维生素 B_1(如长期酗酒)基础上发生急性严重缺乏可引起脑型脚气病,即"Wenicke-Korsakoff"综合征。

2) 婴幼儿脚气病(Infantile beriberi):多发生于 2~5 月龄的婴儿,多是维生素 B_1 缺乏的乳母所喂养的婴儿,发病突然,病情急,初期表现有食欲缺乏、呕吐、兴奋、心跳快、呼吸困难;晚期有发紫、水肿、心脏扩大、心力衰竭、强直性痉挛,常在症状出现 1~2 天后突然死亡。

过量维生素 B_1 可从肾排泄,罕见人体中毒报道。

(3) 营养状况评价:①负荷试验。成人一次口服 5mg 硫胺素后,收集测定 4 小时尿中排出总量。以小于 100μg 为缺乏,100~200μg 为不足,大于 200μg 为正常。②任意一次尿硫胺素与肌酐排出量的比值。用相当于含 1g 肌酐的尿中硫胺素排出量的多少反映机体的硫胺素营养状况,以尿维生素 B_1μg/尿肌酐 g 表示。成人以小于 27 判为缺乏,27~65 为不足,大于 65 为正常。儿童、青少年的判定标准有所不同,应予以注意。③红细胞转酮醇酶活力系数(erythrocyte transketolase activity coefficient,ETK-AC)或 TPP 效应。采用红细胞体外实验,测定加 TPP 和不加 TPP 时红细胞转酮醇酶活力,以两者之差占基础活性的百分率即 ETK-AC 或称 TPP 效应来表示硫胺素的营养状况。一般认为 TPP 大于 16% 为不足,大于 25% 为缺乏。

(4) 食物来源与参考摄入量:维生素 B_1 的食物来源主要有两方面,一是谷类的谷皮和胚芽、豆类、硬果和干酵母,糙米和带麸皮的面粉比精白米面中含量高;二是动物内脏(肝、肾)、瘦肉和蛋黄。

硫胺素的供给应与每日的能量供给量平衡,应该达到 0.5mg/4.2MJ(1000kcal)。我国居民的硫胺素 RNI 为成年男性为 1.4mg/d,女性为 1.3mg/d,UL 为 50mg/d,详见表 5-9。

6. 维生素 B₂　维生素 B₂ 又称核黄素(riboflavin),是具有一个核糖醇侧链的异咯嗪类的衍生物,黄色针状结晶,微溶于水,在酸性溶液中对热稳定,碱性环境中易于分解破坏。食物中的核黄素大多数与磷酸及蛋白质形成复合物,因此,在食物加工蒸煮过程中损失较少。

(1)生理功能:维生素 B₂ 在体内可转化为活性磷酸化代谢物黄素单核苷酸(FMN)和黄素腺嘌呤二核苷酸(FAD)。脂酰辅酶 A 脱氢酶、L-氨基酸氧化酶、琥珀酸脱氢酶、黄嘌呤氧化酶等都属于黄素酶。除了在呼吸链能量产生中发挥重要的作用外,还在氨基酸和脂肪氧化、嘌呤碱转化成尿酸、芳香族化合物的羟化、蛋白质与某些激素的合成以及体内铁的转运过程中发挥重要作用。FAD 还是谷胱甘肽过氧化物酶的辅酶,因此,也是体内抗氧化系统的成员。核黄素还可参与叶酸转化成各种辅酶及其储存于人体的过程。

(2)缺乏与过量对健康的危害:核黄素缺乏的症状主要表现在唇、舌、口腔黏膜和会阴皮肤处,故有"口腔-生殖综合征"(orogenital syndrome)之称。首先出现咽喉炎和口角炎,然后为舌炎、唇炎(红色剥脱唇)、面部脂溢性皮炎、躯干和四肢皮炎,随后出现贫血和神经系统症状。有些患者有明显的角膜血管增生和白内障形成,以及阴囊炎、阴道炎等。但是,舌炎、皮炎不是维生素 B₂ 缺乏的特有症状,其他维生素缺乏也可出现皮炎。怀孕期间,尤其是胎儿形成的关键时期,如缺乏核黄素,也会出现唇裂、白内障等先天畸形。维生素 B₂ 在正常肾功能状况下几乎不产生毒性,大量服用时尿呈黄色。

(3)营养状况评价:①负荷试验。口服核黄素 5mg,测定服后 4 小时尿中排出量,小于 400μg 为缺乏,400~799μg 为不足,800~1300μg 为正常,大于 1300μg 为营养状况良好。②任意一次尿核黄素/肌酐比值(μg/g)。以<27 为缺乏,27~79 为不足,80~269 为正常。③全血谷胱甘肽还原酶活力系数(glutathione reductase activity coefficient,GR-AC)。在 CoA 饱和的溶血试样中加入一定量的底物谷胱甘肽,测定加与不加 FAD 时还原型谷胱甘肽的生成量,以两者的比值即 GR-AC 来作为评价维生素 B₂ 营养状况的指标。GR-AC<1.2 为充裕,1.2~1.5 为正常,1.51~1.80 为不足,大于 1.8 为缺乏。

(4)食物来源与参考摄入量:核黄素的良好来源主要是动物性食物,肝、肾、心、蛋黄、乳类尤为丰富。植物性食物中则以绿叶蔬菜如菠菜、韭菜、油菜及豆类含量较多,而粮谷类含量较低,尤其是精磨过的粮谷。核黄素在食品加工中容易损失。

与硫胺素类似,核黄素的供给量与能量摄入有关,一般为 0.5mg/4.2MJ(1000kcal)。我国的膳食核黄素参考摄入量,成年男性为 1.4mg/d,女性为 1.2mg/d,孕妇和乳母为 1.7mg/d,详见表 5-9。

案例 5-3

20 世纪初期,营养学领域的重要成就之一,就是维生素的接连发现。

1915 年,美国南部,在棉花田劳动的工人(黑人)患上一种被称为癞皮病的怪病:皮肤发红、皲裂、腹泻、严重者精神错乱。1918 年,约瑟夫·戈德伯格医生认为这是一种营养缺乏病。因为他发现种菜和养鸡养牛家庭没有发病;虽然医院有很多这样的患者,但饮食丰富的医生和护士却不被感染。监狱自愿参加实验的囚犯吃患者饮食(玉米、红薯和肥肉),数月后发病,后来饮食中加入肝、酵母和乳制品,治愈了疾病。肝和酵母中含有丰富的烟酸。

问题

1. 你知道患病者饮食(玉米、红薯和肥肉)易患癞皮病的原因吗?
2. 通过查找资料,你能讲述其他维生素发现的历史故事吗?

---

7. 尼克酸　尼克酸(niacin,nicotinic acid)又称烟酸、维生素 PP、抗癞皮病因子等,是吡啶-3-羧酸及其衍生物的总称,对酸、碱、光、热都比较稳定。

(1)生理功能:①尼克酸以尼克酰胺的形式在体内构成辅酶Ⅰ和辅酶Ⅱ,后者是组织中极其重要的递氢体。在糖、脂类、氨基酸、类固醇以及核酸等物质的代谢过程中起着重要的作用。②非辅酶形式的尼克酸还是葡萄糖耐量因子(GTF)的组成成分,具有增强胰岛素效能的作用。③大剂量烟酸具有降低血胆固醇、三酰甘油及 β-脂蛋白浓度和扩张血管的作用,对心血管有一定的保护。

(2)缺乏与过量对健康危害:尼克酸缺乏症又称癞皮病(pellagra)。临床上以皮肤、胃肠道、神经系统症状为主要表现。其典型病例可有皮炎(dermatitis)、腹泻(diarrhea)和痴呆(dementia),即三"D"症状。

本病常与脚气病、核黄素缺乏病及其他营养缺乏病同时存在。以玉米为主食的人群容易发生癞皮病,这与玉米中的烟酸为结合型,不能被人体吸收以及玉米中色氨酸含量低有关。过量摄入的副作用有皮肤发红、眼部感觉异常、高尿酸血症,偶见高血糖等。

(3) 营养状况评价:①负荷试验。口服 50mg 尼克酰胺,测定 4 小时尿中排出量 <2.0mg 为缺乏,2.0~2.9mg 为不足,3.0~3.9mg 为正常。②测定尿中 2-吡啶酮/N-甲基烟酰胺,一般认为比值在 1.3~4.0 为正常,小于 1.3 表明有潜在危险。这个指标受蛋白质营养状况的影响较大,故应用时应慎重。③测定尿中 N-甲基烟酰胺含量,使用任意一次尿中 N-甲基烟酰胺/肌酐(mg/g)作为评价指标,小于 0.5 为缺乏,0.5~1.59 为不足,1.6~4.2 为正常。

(4) 食物来源与参考摄入量:尼克酸广泛存在于动植物食品中,肝、肾、瘦肉、花生、茶叶、口蘑等含量较高,奶、干酪和蛋中尼克酸含量不高,但含有丰富的色氨酸,全谷类、绿叶蔬菜中也含有一定数量的尼克酸。尼克酸除了从食物中直接摄取外,还可在体内由色氨酸转化而来,大约 60mg 色氨酸可转化为 1mg 尼克酸。尼克酸的膳食参考摄入量应以尼克酸当量(niacin equivalent,NE)表示:尼克酸当量(mgNE)= 尼克酸(mg)+1/60 色氨酸(mg)。

中国居民膳食烟酸参考摄入量为维生素 B_1 的 10 倍,为 5mg/4186kJ。成年男性尼克酸 RNI 为 14mgNE/d,女性为 13mgNE/d,UL 为 35mgNE/d,详见表 5-9。

8. 维生素 B_6 维生素 B_6 的化学本质是 3-羟基-5-羟甲基-1,2 二甲基嘧啶,包括吡哆醇,吡哆醛和吡哆胺三种形式。磷酸吡哆醛(PLP)与磷酸吡哆胺(PMP)是维生素 B_6 在体内的活性形式。游离的维生素 B_6 在酸性溶液中对光、热比较稳定,在碱性中易受光、热破坏。

(1) 生理功能:由维生素 B_6 构成的 5-磷酸吡哆醛(pyridoxal 5′-phaosphate,PLP)和 5-磷酸吡哆胺(pyridoxamine 5′-phaosphate,PLM)是很多酶的辅酶,在参与重要氨基酸的代谢、血红蛋白合成、烟酸的形成、同型半胱氨酸分解中发挥重要作用,与蛋白质、脂质和能量代谢关系密切。

(2) 缺乏与过量对健康危害:维生素 B_6 缺乏的症状主要表现在皮肤和神经系统。眼、鼻和口部皮肤脂溢样皮肤损害,伴有舌炎和口腔炎。神经系统方面表现为周围神经炎,伴有滑液肿胀和触痛,维生素 B_6 缺乏还可导致体液和细胞介导的免疫功能受阻,迟发性过敏反应减弱,出现高半胱氨酸血症和黄尿酸血症,偶然可见小细胞贫血。肾功能正常时服用维生素 B_6 几乎不产生毒性。长期大量应用维生素 B_6 制剂可致严重的周围神经炎,出现神经感觉异常,进行性步态不稳,手、足麻木,停药后症状虽可缓解,但仍可感觉软弱无力。孕妇接受大量的维生素 B_6 后,可致新生儿产生维生素 B_6 依赖综合征。

(3) 营养状况评价:①直接测定血浆中维生素 B_6 及尿中维生素 B_6 代谢产物的浓度。②色氨酸负荷试验。按 0.1g/(kg·bw)口服色氨酸,测定 24 小时尿中黄尿酸排出量,计算黄尿酸指数(xantharenic index,XI),即 XI=24 小时尿中黄尿酸排出量(mg)/色氨酸给予量(mg)。

维生素 B_6 营养正常者 XI 为 0~1.5,不足者可大于 12。

(4) 食物来源与参考摄入量:维生素 B_6 的良好来源为肉类(尤其是肝),以及豆类中的黄豆、鹰嘴豆,坚果中的葵花籽、核桃等。维生素 B_6 的需要量直接受膳食蛋白质摄入量的影响。目前美国制定 B_6 的 RDA 的依据是 0.016mg/g 蛋白。中国营养学会 2000 年制定的维生素 B_6RNI 成年人为 1.2mg/d,50 岁以上人群为 1.5mg/d,孕妇和乳母为 1.9mg/d,详见表 5-9。

案例 5-3 分析

尼克酸缺乏可引起癞皮病,尼克酸的食物来源广泛,肝、肾、瘦肉、花生、茶叶、口蘑等含量较高,奶、干酪和蛋中尼克酸含量不高,但含有丰富的色氨酸,全谷类、绿叶蔬菜中也含有一定数量的尼克酸。尼克酸除了从食物中直接摄取外,还可在体内由色氨酸转化而来,大约 60mg 色氨酸可转化为 1mg 尼克酸。患病者饮食中红薯和肥肉尼克酸含量低甚至无,玉米中尼克酸含量并不少,但以结合形式存在,难以被机体利用。另外,玉米、红薯中色氨酸的含量低,不能满足人体合成尼克酸的需要。因此,长期偏食玉米,缺乏肉食、豆类、蔬菜等副食品情况下,容易发生癞皮病。

---

9. 叶酸 叶酸(folic acid)是蝶酸和谷氨酸结合构成的一类化合物总称。叶酸为黄色或橙黄色结晶性粉末,无臭、无味、微溶于热水,不溶于乙醇、乙醚及其他有机溶剂。叶酸的钠盐易溶于水,但在水溶液中容易被光解破坏,产生蝶啶和氨基苯甲酸谷氨酸盐。在酸性溶液中对热不稳定,而在中性和碱性环境中却很稳定。

（1）生理功能：叶酸在体内必须转变成四氢叶酸（tetrahydrofolic acid，FH_4 或 THFA）才具有生理活性。四氢叶酸是一碳基团转移酶系统的辅酶，具有一碳单位传递体的作用，参与重要化合物的生成和代谢，主要包括：参与嘌呤和胸腺嘧啶的合成，进一步合成 DNA，RNA；参与氨基酸之间的相互转化，充当一碳单位载体，如同型半胱氨酸转化为蛋氨酸、甘氨酸和丝氨酸的互换、组氨酸转化为谷氨酸等；参与血红蛋白及重要的甲基化合物合成，如肾上腺素、胆碱、肌酸等。

（2）缺乏与过量对健康危害：体内缺乏叶酸时，"一碳基团"转移发生障碍，核苷酸特别是胸腺嘧啶脱氧核苷酸的合成减少，更新速率较快的造血系统首先受累，典型症状为巨幼红细胞贫血（megaloblastic anemia）。白细胞分裂增殖同样需要叶酸，故叶酸缺乏时，尚可见周围血液中粒细胞减少，且粒细胞的体积也偏大，核分叶增多。类似的细胞形态变化可见于胃肠道、呼吸道黏膜和宫颈上皮细胞的癌前病变。

叶酸缺乏是婴儿神经管畸形（neural tube defect）发生的主要病因。叶酸缺乏会引起尿嘧啶错误地嵌入人类 DNA 中导致染色体断裂，这可能是使致癌危险性及智障性疾病增加的原因。叶酸缺乏可以使同型半胱氨酸向蛋氨酸转化出现障碍，进而导致同型半胱氨酸血症（hyperhomocysteinemia）。血清高浓度同型半胱氨酸可能是动脉粥样硬化及心血管疾病的重要致病因素之一。同型半胱氨酸还具有胚胎毒性，患同型半胱氨酸血症的母亲所生子女中神经管畸形发生率明显偏高。

肾功能正常者，长期大量服用叶酸很少发生中毒反应，偶而可见过敏反应。个别患者可出现厌食、恶心、腹胀等胃肠道症状。此外，大量服用叶酸可干扰抗惊厥药物的作用，诱发患者惊厥发作，还可掩盖维生素 B_{12} 缺乏的早期表现，导致神经系统受损。

（3）营养状况评价：测定血清叶酸水平是评价叶酸营养状况普遍采用的方法，但是血清叶酸水平受叶酸摄入量及其代谢因素的干扰。红细胞中的叶酸水平是血清中的 10 倍，在一定程度上反映叶酸的储备水平。维生素 B_{12} 对这两个指标都有影响，因此，最好同时测定血清、红细胞中的叶酸含量及反映维生素 B_{12} 营养状况的指标，进行综合分析。另外，评价叶酸营养状况还可使用组氨酸负荷试验。

（4）食物来源与参考摄入量：人体需要的叶酸主要来自食物，深色绿叶蔬菜、胡萝卜、肝、蛋黄、豆类、南瓜、杏等都富含叶酸。由于食物叶酸的生物利用率仅为 50%，而叶酸补充剂与膳食混合时生物利用率为 85%，为前者的 1.7 倍，故膳食叶酸当量（dietary folate equivalence，DFE）的计算公式为：DFE（μg）= 膳食叶酸（μg）+1.7×叶酸补充剂（μg）。

2000 年中国营养学会制定的中国居民膳食叶酸参考摄入量，14 岁以上儿童和成人每天推荐摄入量为 400μgDFE，孕妇为 600μg DFE，乳母为 500μg DFE，详见表 5-9；18 岁以上成人（含孕妇、乳母）可耐受最高摄入量为每天 1000μgDFE。

10. 维生素 C 又名抗坏血酸（ascorbic acid），它是含有内酯结构的多元醇类。维生素 C 含有不对称碳原子，具有光学异构体，自然界存在的、有生理活性的是 L-型抗坏血酸。维生素 C 在酸性水溶液中较为稳定，在中性及碱性溶液中易被破坏，有微量金属离子（如 Cu^{2+}、Fe^{3+} 等）存在时，更易被氧化分解。

（1）生理功能

1）参与体内的羟化反应：①胶原的合成。参与胶原蛋白合成过程中脯氨酸和赖氨酸的羟化作用。当维生素 C 缺乏时，血管和骨骼等组织的胶原合成障碍。②胆固醇的羟化。参与胆固醇转化为胆汁酸的羟化过程。维生素 C 缺乏时，可致胆固醇在肝内蓄积，血中胆固醇浓度升高。③芳香族氨基酸的羟化。苯丙氨酸羟化为酪氨酸、酪氨酸转变为儿茶酚胺或分解为尿黑酸，色氨酸转变为 5-羟色胺时也需要维生素 C 参与。④有机药物或毒物的羟化。羟化过程是药物或毒物在体内生物转化及解毒的重要过程，维生素 C 可升高混合功能氧化酶的活性，增强解毒过程。

2）还原作用：维生素 C 在体内作为重要的还原剂而起作用，主要有以下几个方面：①保护巯基和使巯基再生。维生素 C 可使许多含巯基的酶分子中的—SH 维持在还原状态，使酶保持活性。②促进铁的吸收和利用。维生素 C 使三价铁（Fe^{3+}）还原为二价铁（Fe^{2+}），促进铁的吸收，有助于缺铁性贫血的辅助治疗。

3）增强机体免疫功能：维生素 C 通过促进抗体的合成，增强白细胞对流感病毒的反应性以及促进 H_2O_2 在粒细胞中的杀菌作用等增强机体的免疫功能。

（2）缺乏与过量对健康危害：维生素 C 严重摄入不足可患维生素 C 缺乏病。临床的早期表现有疲劳、倦怠、皮肤出现瘀点、毛囊过度角化，其中毛囊周围轮状出血具有特异性，出现在臀部或下肢，继而出现牙龈出血、球结膜出血、机体抵抗力下降、伤口愈合迟缓、关节疼痛及关节腔积液，可伴有轻度贫血及多疑、忧郁等精神症状,还可伴有干燥综合征(sjogren syndrome),主要表现为口、眼干燥。婴儿坏血病的早期症状是四肢疼痛引起的仰蛙形体位,对其四肢的任何移动都会使其疼痛以至哭闹。

大剂量服用维生素C,如每日剂量超过1g时,尿酸排出明显增加;高达2~8g以上时将产生危害健康的作用,如恶心、腹部不适,甚至出现痉挛、腹泻、削弱粒细胞杀菌能力、破坏红细胞,以及形成肾、膀胱结石。

(3)机体营养状况评价:①测定血浆或血清维生素C含量是评价机体营养状况常用的方法,可显示近期摄入情况,而不能显示机体储备水平。用同位素稀释法虽可测定体内维生素池的大小,却难以应用于临床。②白细胞中维生素C含量,一般白细胞中抗坏血酸浓度>20μg/10^{8}为维生素C营养充足的指标,可以反映机体储备水平,而不受维生素C暂时摄入量的影响。③负荷试验。用500mg的还原型维生素C口服作为一种负荷剂量,然后收集4小时尿液以测定尿中还原型维生素C的含量。一般认为,4小时内排出量>10mg为正常,<3mg为维生素C缺乏。在大规模人群营养调查中也有人主张使用任意一次尿中维生素C排出量与肌酐比值作为标准。

(4)食物来源与参考摄入量:维生素C主要存在于蔬菜和水果中,植物种子基本不含维生素C。蔬菜中的柿子椒、番茄、菜花及各种深色叶菜,水果中的柑橘、柠檬、青枣、山楂、猕猴桃等维生素C的含量丰富。动物性食品除肝、肾、血液外含量甚微。

各个国家每日供给的标准差异很大。中国营养学会(2000)提出,成人维生素C的RNI值为每日100mg,孕妇从中期开始提高到130mg,乳母为150mg,详见表5-9。

表 5-9 维生素的 RNIs 或 AIs

年龄 Age/岁 year	维生素A RNI /μgRE 男	女	维生素D RNI /μg	维生素E AI /mg a-TE*	维生素B₁ RNI /mg 男	女	维生素B₂ RNI /mg 男	女	维生素B₆ AI /mg	维生素C RNI /mg	叶酸 RNI /μgDFE	烟酸 RNI /mgNE 男	女
0~	400(AI)		10	3	0.2(AI)		0.4(AI)		0.1	40	65(AI)	2(AI)	
0.5~	400(AI)		10	3	0.3(AI)		0.5(AI)		0.3	50	80(AI)	3(AI)	
1~	500		10	4	0.6		0.6		0.5	60	150	6	
4~	600		10	5	0.7		0.7		0.6	70	200	7	
7~	700		10	7	0.9		1.0		0.7	80	200	9	
11~	700		5	10	1.2		1.2		0.9	90	300	12	
14~	800	700	5	14	1.5	1.2	1.5	1.2	1.1	100	400	15	12
18~	800	700	5	14	1.4	1.3	1.4	1.2	1.2	100	400	14	13
50~	800	700	10	14	1.3		1.4		1.5	100	400	13	
孕妇													
早期	800		5	14	1.5		1.7		1.9	100	600	15	
中期	900		5	14	1.5		1.7		1.9	130	600	15	
晚期	900		10	14	1.5		1.7		1.9	130	600	15	
乳母	1200		10	14	1.8		1.7		1.9	130	500	18	

* a-TE 为 a-生育酚当量(a-tocopherol equivalent);DFE 为膳食叶酸当量(dietary folate equivalent)。(凡表中数字缺如之处表示未制定该参考值)。

四、植物化学物

随着营养科学的发展,在膳食营养与健康和疾病关系的研究中,食物中已知必需营养素以外的化学成分日益引起人们的关注。植物性食物除了富含人体必需的各种营养素(如蛋白质、脂肪、碳水化合物、维生素、矿物质等),还含有通过次级代谢(secondary metabolism)形成的各种低分子量产物,如多酚、皂苷、生物碱、含硫化合物等。这些次级代谢产物含量甚微,但种类繁多,是植物进化过程中为适应周围环境(如杂草、病虫害、紫外线等)而生成的各种活性分子,被称为植物性非营养生物活性物质,也统称为植物化学物(phytochemicals)。它们对保护机体健康和防治慢性疾病具有明显的有益作用。

天然存在的植物化学物的总数量估计有6万~10万种。植物化学物按照它们的化学结构或功能可分为:多酚类、萜类、有机硫化物、植物甾醇、植酸等。植物化学物的生物学作用广泛,但主要体现在抗癌作用、抗氧化作用、免疫调节作用和血脂调节作用等。下面将对几类重要的植物化学物质及其功能进行讨论。

(一) 植物多酚类化合物

植物多酚(plant polyphenols)是多羟基酚类化合物的总称,广泛存在于蔬菜、水果、豆类、谷物类、茶等植物中,参与植物生长繁殖过程,为植物带来五彩缤纷的颜色,赋予植物酸、甜、苦、涩的味道,协助植物防御病原、天敌等侵害。研究表明,多酚化合物具有抗肿瘤、抗氧化、抗动脉硬化、防治冠心病与中风等心脑血管疾病以及抗菌等多种生理功能。随着天然产物开发的逐渐兴起,植物多酚以其在植物界分布的广泛性、生理功能的多样性以及来源丰富性等特点,逐渐成为当前研究的热点。

1. 植物多酚的结构、种类与分布 植物多酚以苯酚为基本骨架,以苯环的多羟基取代为特征,从低分子量的简单酚类到分子量大至数千道尔顿的单宁类,目前已经分离鉴定出8000多种,按结构可分为如下几种类型:

(1) 酚酸类:植物性食物中酚酸(phenolic acid)含量十分丰富,以咖啡酸和阿魏酸最为常见。前者主要以酯的形式存在于许多蔬菜、水果及咖啡中;后者则广泛分布于植物细胞壁如米糠和麦麸中。

(2) 黄酮类:黄酮类化合物(flavanoids)是苯基色原酮/烷的衍生物,又名生物类黄酮,是人类膳食中含量最为丰富的多酚类物质。常将黄酮类化合物分为黄酮醇、黄酮、黄烷酮、黄烷醇、花色素(黄烷醇聚合物)、(二氢)异黄酮、二氢黄酮(醇)、查尔酮、双黄酮、新黄酮(如香豆素)等,其中以黄酮和黄酮醇最为常见,如槲皮素(quercetin)广泛存在于许多蔬菜、水果之中,尤以洋葱含量最高(约0.3mg/g鲜重)。此外,有些植物也特别富含某些黄酮类化合物,如绿茶富含儿茶素(属黄烷醇类),樱桃、葡萄及红酒花色素含量较高,柑橘类水果中橙皮苷(属二氢黄酮类)含量丰富,而大豆及其制品则是染料木黄酮、黄豆苷元等异黄酮的天然来源。在食物中,黄酮类化合物多与糖或酰化糖类结合形成糖苷类化合物。

(3) 1,2-二苯乙烯类化合物(1,2-chrysopheninoids):此类化合物在植物中的分布并不十分广泛,但近年来随着白藜芦醇(resveratrol)生理功能的揭示而备受关注。白藜芦醇即3,4′,5-三羟基-1,2-二苯乙烯(3,4′,5-trihydroxystlbene),呈无色针状结晶,易溶于乙醇、乙酸乙酯、丙酮、氯仿等,常与葡萄糖结合成苷,是葡萄、虎杖、藜芦、决明子和花生等植物的天然抗毒素。

(4) 木酚素(lignan):木酚素类物质最早在人类的血浆和尿液中发现,随后从亚麻籽及亚麻油中分离出来。亚麻木酚素与人体雌激素结构十分相似,一般占亚麻籽重量的0.9%~1.5%。芝麻含木酚素0.3%~0.5%,谷物中木酚素含量为2~7mg/kg,后者是人类木酚素的主要膳食来源。

2. 植物多酚的主要生理功能

(1) 抗氧化:组织器官老化及许多疾病的发生,发展都与自由基过多或氧化应激有关。植物多酚通过抑制体内自由基的形成或直接清除过剩的自由基而抑制脂质过氧化,对自由基诱发的生物大分子损伤起到保护作用。除直接清除自由基外,植物多酚还可能通过与蛋白质结合而抑制黄嘌呤氧化酶(XOD)、酪氨酸酶的活性,或可能通过螯合Cu^{2+}、Fe^{2+}而间接抑制自由基的产生,部分多酚还具有诱导SOD、GST而间接增强机体的抗氧化和解毒能力。

(2) 预防心脑血管疾病:血液流变性降低,血脂浓度增高,血小板功能异常是诱发心脑血管疾病的重要原因。植物多酚物质能抑制血小板的聚集粘连,舒张血管,有助于防止冠心病、动脉粥样硬化和脑卒中等常见的心脑血管疾病的发生。如槲皮素具有降血脂,阻断动脉粥样硬化,增强血管耐受力,防止动脉血栓形成,从而降低心肌梗死的危险。大豆异黄酮在降脂的同时,还可通过干预血小板和凝血酶的作用、抑制平滑肌细胞的增生,从而预防动脉粥样硬化的形成。葡萄原花青素可减轻大鼠缺血后的心肌损伤,降低心脏对缺血再灌注损伤的敏感性,还可通过非竞争性抑制血管紧张素转换酶ACE系统而降低大鼠自发性高血压。

(3) 抗肿瘤:植物多酚可以在癌变的不同阶段进行多方面的抑制,同时也是有效的抗诱变剂,能减少诱变剂的致癌作用,提高染色体的精确修复能力,提高细胞的免疫力,抑制肿瘤细胞的生长。有研究表明，染料木黄酮通过阻滞血管增生，可有效抑制白血病、乳腺癌、结肠癌、肺癌、胃癌的发生，提高某些药物的抗癌效果；原花青素对人乳腺癌、前列腺癌、结肠癌等肿瘤细胞具有生长抑制作用，对致癌因素诱发的皮肤癌、结肠癌、肺癌等肿瘤的发生发展具有抑制作用。

（4）抑菌消炎、抗病毒：植物多酚在不影响动植物体细胞的正常生长的情况下，对多种细菌、真菌、酵母菌甚至病毒都有明显的抑制作用。如茶多酚可抑制幽门螺旋菌的生长，柿子单宁可抑制破伤风杆菌、白喉菌、葡萄球菌等病菌的生长，苹果多酚等具有抗龋功能，二聚鞣花单宁、仙鹤草素可抑制 HIV 病毒的繁殖。植物多酚对微生物的抑制作用，可能是多种因素共同作用的结果：①结合和抑制微生物特定酶而破坏其代谢过程，如槲皮素是有效的拓扑异构酶抑制剂，具有抗病毒作用，与干扰素等药物合用效果更为明显；②螯合金属离子而破坏微生物的新陈代谢；③与微生物生长所需的某种物质结合，使其生长受到抑制而死亡；④与病毒的蛋白质外壳或寄主的细胞膜特异识别蛋白结合，使病毒不能附着在宿主细胞上而失去浸蚀力。

（5）雌激素样作用：大豆异黄酮的结构与动物体内雌激素类似，可与雌激素受体结合，但具有特殊的双向调节平衡效应：对低雌激素水平者表现弱的雌激素样作用，可防治一些与雌激素水平下降有关的疾病，如更年期综合征、骨质疏松等；对于高雌激素水平者，表现为抗雌激素活性，可防治乳腺癌、子宫内膜炎。

（6）护肝益肾：植物多酚可改善肝、肾血液循环，降低血糖浓度，减轻肝、肾的脂质过氧化。朝鲜蓟提取物具有利胆护肝作用，临床上对肝胆疾病和上腹胀满、食欲缺乏、恶心、腹痛等有良好疗效，其有效成分主要是黄酮类化合物和绿原酸。此外，黄酮及其苷类化合物还有利尿作用，尤其是在与生物碱结合时，利尿效应更为明显。

（7）抗老化和防晒美白：植物多酚独特的化学结构，使其在紫外线区有强吸收，被称为植物体内的"紫外线过滤器"，因而常被添加到护肤品中起到防护作用。此外，多酚类物质还可以通过抑制酪氨酸酶和过氧化氢酶的活性，清除皮肤细胞中的活性氧簇（ROS）而达到美容的功效。

（8）其他：植物多酚对多种天然毒素有一定的抑制作用，如柿子单宁通过抑制蛇毒蛋白的活性而对眼镜蛇的毒素有很强的解毒作用。石榴皮和槟榔中的多酚具有驱虫药效。茶多酚能缓解人的晶状体球蛋白的氧化压力，从而起到保护视网膜、防止视力下降的作用。

（二）萜类化合物

萜类化合物（terpenoids）是指具有 $(C_5H_8)_n$ 通式即以异戊二烯（isoperene）为基本单元，通过不同方式首尾相接构成的一类天然化合物，因此常又被称为萜烯。萜类化合物广泛分布于生物界，是植物体内最为丰富的次生代谢产物。种子植物，尤其是被子植物中含量最为丰富。萜类化合物常是中药发挥临床疗效的物质基础，如梓醇是地黄降血糖的主要成分；穿心莲内酯是穿心莲清热解毒、消炎止痛的有效成分；中药青蒿中的青蒿素对恶性疟疾有速效作用；从短叶红豆杉中提取的紫杉醇，具有良好的抗癌活性和独特的作用机制——抑制微管解聚和稳定聚合状态的微管结构。

膳食中的胆固醇、维生素 A、维生素 E、维生素 K 都属于萜类营养素，本节对其生理功能不再赘述。研究较多且与膳食或保健食品密切相关的非营养素类萜类化合物主要有类胡萝卜素、银杏萜内酯、皂苷等。

1. 类胡萝卜素 类胡萝卜素（carotenoids）是主要分布于生物体中的一类呈现黄、橙、红以至紫色的色素。类胡萝卜素属脂溶性色素，是由异戊二烯残基为单元组成的共轭双键长链为基础的一类化合物。在自然界中存在的 700 多种天然类胡萝卜素中，对人体营养有意义的有 40~50 种。通常将类胡萝卜素分为无氧（oxygen-free）和含氧（oxygen-containing，如叶黄素类）两种类型。

最著名的类胡萝卜素即 β-胡萝卜素在肠黏膜细胞内能转变为维生素 A，故可称为维生素 A 前体，是发展中国家维生素 A 摄入量的主要来源，因此，属于已知营养素范畴。其他类胡萝卜素能转变为维生素 A 的是 α-胡萝卜素和 β-隐黄质，但其效价只有 β-胡萝卜素的一半。还有许多类胡萝卜素不具有维生素 A 活性，但具有防治慢性疾病的生物效用，其中研究最多的是番茄红素，近年来，叶黄素和玉米黄素也受到重视。此外还有角黄素、链孢红素、虾青素等。

（1）β-胡萝卜素：在胡萝卜、红薯、南瓜、橘子等食物中含量丰富。β-胡萝卜素除了在体内转变为维生素 A 发挥作用外，还是体内重要的脂溶性抗氧化物质，可清除单线态氧、羟自由基、超氧自由基和过氧自由基,提高机体的抗氧化能力。动物实验发现 β-胡萝卜素有抑制化学物致癌作用,有增强巨噬细胞功能及预防白内障发生等作用。

(2) 番茄红素(lycopene):番茄红素是膳食中的一种天然类胡萝卜素,广泛存在于自然界的植物中,成熟的红色植物果实中含量较高,其中番茄、胡萝卜、西瓜、木瓜及番石榴等的果实中存在着较多的番茄红素,人体内各组织器官也有较多分布。番茄红素的生物学功能主要有:①抗氧化、延缓衰老:番茄红素是类胡萝卜中最强的抗氧化物,能清除单线态氧和捕捉过氧化自由基,预防脂类过氧化反应,保护生物膜免受自由基的损伤。此外,番茄红素还可诱导某些内源性抗氧化酶(如 SOD、GR、GSH-Px)的活性。由于番茄红素强效的抗氧化作用,使得其在防治与氧化损伤相关的心脑血管疾病、机体衰老、疲劳和皮肤损伤等方面应用前景广泛。②抑制肿瘤:多食蔬菜,水果可以降低癌症的发病率,增加摄入番茄红素可以降低食管癌、胃癌、结肠癌和直肠癌等消化道肿瘤的发病危险度。番茄红素对晚期和浸润性前列腺癌也具有显著抑制作用。③调节血脂:番茄红素能通过体内的抗氧化作用,阻止低密度脂蛋白胆固醇的氧化损伤,改善血脂代谢,减少动脉粥样硬化和冠心病的发生。④抗辐射:当紫外线照射皮肤时,皮肤中的番茄红素首先被破坏,照射过紫外线的皮肤中的番茄红素比未照射的皮肤减少 31%~46%。补充番茄红素可能减少紫外线对皮肤的过氧化损伤。

(3) 叶黄素与玉米黄素:存在于许多水果和蔬菜中,以绿叶菜中含量为高,如菠菜、西兰花等。它们不能转变为维生素 A,在体内不能合成,在眼组织中浓度很高,特别在晶体和视网膜的黄斑部。叶黄素与玉米黄素能吸收蓝光,减少对视网膜的光化学损害,又因其抗氧化性质能限制氧穿入膜的程度,减少氧化应激所引起的损伤,故可防止或减轻老年性黄斑变性和白内障的发生。在体外,玉米黄素可清除过氧亚硝基,减少主动脉内皮细胞表面的黏附分子,它在动脉硬化发病过程中起重要作用。血清或膳食中叶黄素高者,冠心病或脑卒中的发病率低。叶黄素与玉米黄素还能抑制乳腺癌细胞增殖。

2. 大豆皂苷 皂苷类(saponins)为三萜类化合物,即为萜类同系物(称为皂苷元)与糖缩和形成的一类化合物。许多皂苷具有特殊的生理活性,如人参皂苷、绞股蓝皂苷和柴胡皂苷等,人们对于它们的生理功能和药用价值已经作了较为透彻的研究。但与食品密切相关的皂苷主要是大豆皂苷,我国大豆资源丰富,具有重要的开发价值和利用价值。

大豆皂苷是从豆科植物中提取出来的一类化学物质,其分子由低聚糖与齐墩果烯型三萜连接而成,属五环三萜类皂苷。皂苷元与不同的糖结合以及结合部位的不一致就构成了多种皂苷,大豆皂苷主要有五种,分别是大豆皂苷 A1、A2 和大豆皂苷 I、II、III。大豆皂苷在大豆中的分布主要集中在胚轴。很早以前人们就发现了大豆皂苷,但由于它具有溶血作用,长期以来一直被当作抗营养因子。近年发现,大豆皂苷具有多种有益于人体健康的生物学功能。

(1) 对心脑血管有益作用:大豆皂苷具有抗凝血,预防血栓形成作用。大豆皂苷 I、II 均可激活纤溶系统,增加纤维蛋白原降解产物,强烈的抑制血小板聚集。大豆皂苷 I、II、III、A1、A2 还可抑制纤维蛋白原向纤维蛋白转化,使抗凝作用增强。大豆皂苷可以降低血中胆固醇和三酰甘油的含量。大豆皂苷能延长缺氧小鼠存活时间,说明它可改善心肌缺血和对氧的需求。大豆皂苷还可减少冠状动脉和脑血管阻力,增加冠状动脉和脑的血流量,改善心脑供血不足并减慢心律,对实验性大鼠急性心肌缺血所致的 T 波、ST 段缺血性改变有明显的对抗作用。

(2) 抗突变和抗癌作用:大豆皂苷具有保护哺乳类动物细胞免受电离辐射致染色体损伤的作用,从而表现出抗突变效应,其机制可能是通过减少自由基的产生或加速自由基的消除而使 DNA 免受损伤。大豆皂苷可抑制人类多种肿瘤细胞(胃癌、乳腺癌、前列腺癌等)的生长。其抑癌机制可能为:直接的细胞毒作用、免疫调节作用、胆汁酸结合作用和促使致癌物引起的细胞扩增转为正常。

(3) 免疫调节作用:大豆皂苷对 T 细胞功能有明显增强作用,具有使 IL-2 分泌增加、促进 T 细胞产生淋巴因子、提高 B 细胞转化增殖、促进机体体液免疫的功能。

(4) 抗氧化、抑制过氧化脂质生成:大豆皂苷能通过自身调节增加超氧化物歧化酶(SOD)含量,清除自由基、减轻自由基的损伤。

(5) 抗病毒作用:大豆皂苷对某些病毒感染有保护作用,能明显抑制 HSV-1(单纯疱疹病毒)、CoxB3(柯萨奇病毒 B3)的增殖。大豆皂苷不仅对 HSV-1、ADV-II(腺病毒)等 DNA 有作用,对 Polio(脊髓灰质炎病毒)和 CoxB3 等 RNA 病毒也有明显作用,这一结果表明大豆皂苷具有广谱的抗毒能力。国外还有人报道,大豆皂苷对人类艾滋病病毒具有一定的抑制作用,因此,认为大豆皂苷在艾滋病的防治上可能有积极作用。

3. 银杏萜内酯　银杏萜内酯包括银杏内酯(ginkgolide)和白果内酯(bilobalide),分别属于二萜和倍半萜类化合物,是天然的血小板活化因子(PAF)受体拮抗剂,而PAF是迄今发现的最有效的血小板聚集诱导剂。因此,银杏萜内酯临床上广泛用于心脑血管疾病的防治。此外,银杏萜内酯可减轻鼠神经的紧张和焦虑而保护中枢神经系统,通过改善微循环而防止或逆转脑缺血后遗症;缩小心肌梗死范围;提高肝、肾移植或缺血后的存活率;抗菌消炎,降低PAF的皮肤过敏反应,拮抗哮喘患者因抗原而引起的早期支气管收缩。

4. 其他萜类　柠檬烯为单环单萜类成分,在柑橘类水果、香料和草药的精油中含量较高,在食物、饮料和口香糖中被广泛用于调味剂。柠檬烯及其衍生物紫苏醇可通过抑制胆固醇合成的限速酶HMG-CoA还原酶的活性而抑制胆固醇的合成。柠檬苦素类化合物是一类含呋喃环的高度氧化的四环三萜类化合物,是柑橘汁苦味的成分之一。动物实验表明柠檬苦素类化合物具有诱导GST、抑制致癌因子的致癌作用及抑制肿瘤细胞的增殖等抗癌效应。此外,柠檬苦素类化合物还具有镇痛、抗炎及催眠、抗焦虑等作用。

（三）有机硫化物

有机硫化物是指分子结构中含有元素硫的一类植物化学物,它们以不同的化学形式存在于蔬菜和水果中。主要有异硫氰酸盐(isothiocyanates,ITC)和烯丙基硫化合物。

1. 异硫氰酸盐　以葡萄糖异硫氰酸盐缀合物形式存在于十字花科蔬菜中,如西兰花、卷心菜、菜花、球茎甘蓝、芥菜和小萝卜。已经报道的葡萄糖异硫氰酸盐超过百种。葡萄糖异硫氰酸盐经水解产生一系列具有生物活性的异硫氰酸盐水解产物。在动物实验中,异硫氰酸盐选择性地抑制动物组织肿瘤的发生,其作用机制与异硫氰酸盐有效抑制细胞色素P-450酶代谢致癌物,增强Ⅱ相代谢酶的活性、抑制肿瘤细胞分化和诱发肿瘤细胞凋亡有直接相关。

2. 烯丙基硫化合物　烯丙基硫化物主要来自葱蒜类蔬菜,包括大蒜、洋葱、大葱、小葱等。大蒜含有不同的有机硫化物多达30余种。其挥发油中最主要的成分是烯丙基硫醚(diallyl sulfide),化学式是$(CH_2=CHCH_2)_2S$。葱蒜组织破坏时散发出特有的气味是它们所含的蒜氨酸(alliin)在蒜氨裂解酶作用下形成的蒜素(allicin)引起的,它是多种烯丙基有机硫化物复合体,主要成分含50%~80%的二烯丙基三硫化物(DADS)、20%~50%二烯丙基二硫化物(DAS)。主要功能如下:

(1) 广谱杀菌作用:大蒜素中特有的有机含硫化合物不仅对许多革兰阴性菌和革兰阳性菌以及真菌有很强的杀菌作用。在磺胺、抗生素出现之前,大蒜曾广泛应用于防治急性胃肠道传染病以及白喉、肺结核、流感和脊髓灰质炎。

(2) 防癌、抗癌:近年国内外的流行病学调查和实验研究均表明,大蒜素对胃癌、结肠癌、肝癌、肺癌、前列腺癌、乳腺癌、白血病等多种肿瘤均有明显抑制作用。大蒜硫化物抗肿瘤的其作用机制可能是与抑制Ⅰ相酶细胞色素P-450和诱导谷胱甘肽硫转移酶(GST)和其他Ⅱ相酶来阻断致癌物的致癌作用,此外还可能与诱导细胞周期(G_2/M期)阻滞有关。进一步的研究发现,大蒜的含硫化合物能阻断细胞信号转导通路而导致核转录因子的表达的改变。如影响转录因子NF-κB活性,抑制NF-κB通路,导致肿瘤细胞中某些基因表达水平改变,从而达到抑制癌细胞的生长作用。大蒜素可抑制多种癌细胞增生并诱导其凋亡。

(3) 抗氧化:大蒜及其水溶性提取物对羟自由基($\cdot OH$)、超氧阴离子自由基(O_2^-)等活性氧有较强的清除能力,从而阻止体内的氧化反应和自由基的产生。此外,大蒜中的烯丙基硫化物还可抑制由丁基过氧化氢引起的肝微粒体内脂质过氧化物的早期生成。

(4) 对心血管系统有益作用:临床研究与流行病学研究结果都证实了大蒜的降血脂和防治动脉粥样硬化作用。大蒜主要通过抗血小板聚集、增加纤维蛋白溶解系统活性、降血脂与防治动脉粥样硬化等作用来抵抗心脑血管疾病。大蒜降血脂的机制可能是由于大蒜油抑制了含有硫基基因的酶或底物活性的结果。大蒜中几种硫化物可改变胆固醇的合成,其作用机制是特异性地抑制HMG-CoA还原酶的活性。

(5) 免疫调节:大蒜有机硫化合物提取物具有调节免疫功能,提高免疫功能低下的小鼠淋巴细胞转化率、对抗由环磷酰胺所致的胸腺、脾萎缩的作用。

(6) 其他:还有试验表明,大蒜素对化学性肝损伤具有保护作用。大蒜提取物能延长正常细胞的寿命,具有延缓衰老的作用。

（四）植物甾醇

植物甾醇(phytosterol)或植物固醇是一类广泛存在于各种植物油、坚果、植物种子及水果蔬菜中,以环戊烷全氢菲为主体骨架并具有3-位羟基的甾体化合物。自然界中存在的植物甾醇种类丰富,其中含量最多的是谷固醇(sitosterol)、油菜甾醇(campesterol)和豆固醇(stigasterol),分别占食物中植物甾醇的65%、30%和3%。人体可合成大量的胆固醇,但不能合成植物甾醇。植物甾醇尤其是甾烷醇在人体的消化吸收率极低(5%以下),远低于胆固醇(30%~80%),因此,人体血清植物甾醇浓度不到胆固醇的1%。被吸收的植物甾醇在体内的分布模式与胆固醇相似,肝可能是植物甾醇的主要潴留器官。

植物甾醇的降胆固醇作用最早被发现,研究最为深入。但近年来,人们陆续发现植物甾醇在防治前列腺疾病、抗癌、抗炎、提高免疫力等方面均具有重要作用。

1. 降胆固醇作用 植物甾醇主要通过抑制胆固醇在小肠的吸收而降低血清胆固醇。胆固醇与胆汁结合形成可溶性微团才能被吸收,由于植物甾醇疏水性高于胆固醇,因而容易取代胆固醇进入微粒团中,使微粒团中的胆固醇含量下降,从而减少胆固醇的吸收。此外,植物甾醇还可作为肝X受体(LXR)激动剂激活固醇流出转运体基因ABC家族(如ABCG5、ABCG8)而促进胆固醇的排泄,或通过抑制蛋白质的异戊二烯化而部分阻止胆固醇的从头合成。美国FDA也指出:植物甾醇(1.5~3.3g/d)对降低TC和LDL有效,可降低心脏病发生的风险。

2. 抗癌作用 已有的研究表明,植物甾醇具有阻断致癌物诱发癌细胞形成的功能,可以降低乳腺癌、结肠癌、胃癌、肺癌、皮肤癌、宫颈癌的发病危险,其中酯化的植物甾醇(如抗坏血酸酯化)似乎显示出更高的抗癌活性。应用2%的植物甾醇饲料饲养种接乳腺肿瘤的小鼠,可减少小鼠肿瘤的直径,减少肿瘤的淋巴转移和肺转移,抑制培养液中肿瘤细胞的生长。而对于结肠癌,植物甾醇可能通过刺激甲羟戊酸和MAPK途径或激活鞘磷脂循环,抑制胆固醇的合成,或改变胆酸的代谢,消除胆酸诱导的结肠癌细胞的增殖。

3. 其他作用 近来的研究表明,谷固醇和豆固醇可早期阻断人巨细胞病毒(HCMV)、单纯疱疹病毒(HSV)等多种病毒感染细胞抗原的表达;通过抑制炎症因子的表达而具有良好的抗炎活性,且没有可的松类激素药物的副作用。此外,植物甾醇还有一定的解热镇痛、刺激淋巴细胞增殖和调节免疫功能等方面的作用,还可作为口服药载体。

思 考 题

1. 试述营养素概念及人体需要的营养素类别,其中哪些营养素可为机体提供能量?其供能的适宜比例是什么?为什么?
2. 论述膳食营养参考摄入量(DRIs)的概念及各项指标的意义和用途。
3. 试述蛋白质的重要生理功能、食物蛋白质质量评价。
4. 简述必需脂肪酸概念、生理功能及食物来源。
5. 膳食纤维的概念及其生理功能有哪些?
6. 为什么说"人体每天至少需50~100g碳水化合物,才可防止酮血症的产生"?
7. 人体对热能的消耗包括哪些方面?影响基础代谢率的因素是什么?
8. 试述我国居民钙摄入量情况。影响钙吸收的因素有哪些?
9. 试述影响铁吸收的因素及主要食物来源。
10. 试述碘、硒缺乏和过量对机体健康影响及主要食物来源。
11. 维生素的分类及主要特点是什么?
12. 简述各种维生素(特别是维生素A、维生素C、维生素B_1、维生素B_2及烟酸)的生理功能及主要食物来源。
13. 各维生素缺乏病是什么?

(郝丽萍)

案例 5-4

　　李女士在家烹调青菜,为了清洗干净,李女士首先将青菜切碎,然后用清水清洗并浸泡半小时。烹调时放入两大勺油,她认为油大,青菜才好吃,并且植物油来自于植物,多吃一些也没关系。为了保持菜碧绿好看,李女士在烹调过程还加了少许食用碱。最后又加了一大碗水煮了 5 分钟,她希望把菜煮的烂糊一些,认为这样才好消化。

问题

　　请指出李女士烹调青菜过程中的不当之处及原因,并简述正确烹调绿叶蔬菜的要点。

第二节　各类食物的营养价值

　　人类每天必须从多种食物中摄取各类有益成分以满足自身的营养需求。根据食物提供主要营养素的不同,《中国居民膳食指南》(2007 版)将食物分为五大类。第一类谷类及薯类,第二类动物性食品,第三类豆类及坚果,第四类蔬菜、水果和菌藻类,第五类纯能量食物。

　　食物的营养价值(nutritional value)是指某种食物所含营养素和能量能满足人体营养需求的程度,主要取决于食物所含营养素的种类、数量及比例,以及被人体消化吸收和利用的程度。本节将分别论述粮谷及薯类、豆类、蔬菜水果类、肉、禽、水产品、蛋、奶类及食用油脂、酒类与食糖的营养价值。

一、谷类及薯类的营养价值

(一) 谷类

　　谷类食物主要包括小麦、大米、玉米、小米及高粱等,是我国传统膳食的主体,主要提供碳水化合物、蛋白质、膳食纤维及 B 族维生素等营养成分。谷类去壳后从外到内分别为谷皮、糊粉层、胚乳和胚四部分,不同部位营养素分布不均匀。

　　1. 碳水化合物　谷类提供的主要营养成分为碳水化合物,其中淀粉占 70% ~ 80% ,主要集中在胚乳淀粉细胞内,其余为糊精、葡萄糖和果糖等。淀粉是人类最经济的能量来源,根据结构可以分为直链淀粉和支链淀粉,前者更易溶于水、黏性差、易消化、易老化、使血糖升高的幅度较小。粮谷类淀粉以支链淀粉为主,如糯米中几乎全是支链淀粉,所以加工烹调后发生糊化比较黏稠,不易消化。此外,谷皮中还含有丰富的膳食纤维,加工越精细丢失越多。

　　2. 蛋白质　谷类蛋白质含量一般在 7.5% ~ 15% ,主要为清蛋白、球蛋白、醇溶蛋白和谷蛋白,后两者是谷类所特有的蛋白质。由于绝大部分粮谷类蛋白质中缺乏必需氨基酸(赖氨酸、苏氨酸、色氨酸、苯丙氨酸和蛋氨酸),因此,其蛋白质营养价值较低,除大米、莜麦及大麦生物学价值可达 70 左右外,其他谷类一般仅为 50 ~ 60。目前常采用蛋白质互补和氨基酸强化的方法来弥补。虽然谷类蛋白质含量和质量均较低,但是仍然是我国膳食模式中蛋白质的主要来源。

　　3. 脂肪　谷类脂肪含量普遍较低,仅 1% ~ 4% ,主要集中在谷皮、糊粉层和胚芽中,可随加工而丢失。谷类脂肪中以不饱和脂肪酸为主,如玉米胚芽中脂肪含量约 17% ,其中不饱和脂肪酸含量达 80% 以上,主要为亚油酸和油酸。除此之外,谷类还含有一定量的卵磷脂和植物固醇等类脂成分。

　　4. 矿物质　谷类矿物质主要分布在谷皮和糊粉层中,含量一般在 1.5% ~ 3% ,以钙磷为主,多以植酸盐形式存在,消化吸收较差。在烹调加工过程中采取措施,可将植酸去除,例如小麦粉经发酵后,可将大部分植酸水解,从而有利于人体对矿物质的吸收利用。不同谷类矿物质吸收率也有较大差异,如小麦粉中铁的吸收率是玉米的 2 倍,大米的 5 倍。

　　5. 维生素　粮谷类维生素主要分布于糊粉层和胚芽中,是 B 族维生素的重要来源,如维生素 B_1 、烟酸等。谷类食物一般不含维生素 C、维生素 D 和维生素 A,玉米和小米含有少量胡萝卜素,小麦胚和玉米胚中含有较多的维生素 E。

　　小麦、大米由于进行了精细加工,B 族维生素损失较多,而小米、糜子、高粱、荞麦和燕麦等杂粮不需过多研磨,其维生素保存相对较多,维生素 B_1 、维生素 B_2 的含量都高于我们日常所吃的大米、白面,是膳食中维生素 B_1 、维生素 B_2 很好的来源。

6. 植物化学物　谷类含有较多植物化学物,不同品种差异较大,杂粮相对含量较高,主要分布于谷皮部分,包括黄酮类化合物、酚酸类物质、植物固醇、类胡萝卜素、植酸、蛋白酶抑制剂等。

碾磨加工程度、烹调方式的选择及存储条件的差异等均会影响谷类食品中各营养成分的含量。谷类加工精度越高,出粉(米)率越低,糊粉层和胚芽层损失越多,营养素损失越大,尤以 B 族维生素损失最为显著,反之加工程度粗糙时,出粉(米)率增加,营养素损失减少,但是植酸和纤维素含量较多,感官性状较差且营养素消化吸收率降低。谷类烹调过程中主要损失的是 B 族维生素和水溶性矿物质,淘洗次数越多,浸泡时间越长,烹调温度越高营养素损失越多。储藏过程中各类维生素含量变化差异较大,储藏条件和谷类水分含量是主要影响条件。

(二) 薯类

常见薯类有甘薯、马铃薯、木薯和芋薯等,薯类淀粉和膳食纤维含量较丰富,蛋白质和脂肪含量较低,含一定量的维生素和矿物质。此外,薯类还含有各种植物化学物质,使薯类具有一定的生物活性作用。如山药块茎中含有山药多糖、胆甾醇、麦角甾醇、油菜甾醇、β-谷甾醇、多酚氧化酶、植酸和皂苷等多种活性成分。

二、豆类及其制品的营养价值

豆类分为大豆类(黄豆、黑豆、青豆、褐色及双色大豆)和其他豆类(豌豆、蚕豆、绿豆、小豆、芸豆等)。豆制品是由大豆或其他豆类作为原料制作的发酵或非发酵食品。

(一) 大豆的营养价值

1. 蛋白质　大豆蛋白是唯一来自植物的优质蛋白,主要由球蛋白、清蛋白、谷蛋白和醇溶蛋白组成,含量高达 35%～40%,除蛋氨酸外,其余必需氨基酸的组成和比例与动物蛋白质相似。

2. 脂肪　大豆脂肪含量为 15%～20%,以不饱和脂肪酸为主,约占总脂量的 85%,其中亚油酸为 52%～57%。此外,大豆脂肪中还含有 1.64% 的卵磷脂,对与营养相关的慢性疾病具有一定预防作用。

3. 碳水化合物　大豆中碳水化合物占 25%～30%,其中一半为人体不能消化吸收的低聚糖,如棉子糖和水苏糖,在大肠微生物作用下产酸产气,故被称为胀气因子,又因其可被肠道益生菌如双歧杆菌,所利用维持肠道微生物生态平衡,故又被称为"益生元"。

4. 矿物质　每 100g 黄豆含钙 191mg、铁 8.2mg,但由于植酸的存在可影响其吸收;大豆中富含维生素 B_1、维生素 B_2 和维生素 E。

5. 植物化学物　大豆中还含有多种植物化学物,虽然不是维持机体生长发育所必需的营养物质,但对维护人体健康、调节生理功能和预防疾病发挥重要的作用,如大豆异黄酮、大豆皂苷、大豆甾醇、植酸、蛋白酶抑制剂、植物红细胞凝集素等。

(二) 其他豆类的营养价值

其他豆类蛋白质含量一般为 20% 左右,脂肪含量仅为 1%～2%,碳水化合物占 50%～60%,其他营养素与大豆近似,详见表 5-10。

表 5-10　其他豆类的主要营养素含量(每 100g)

食物名称	蛋白质(g)	脂肪(g)	碳水化合物(g)	膳食纤维(g)	维生素A(IU)	维生素 B_1(mg)	维生素 B_2(mg)	烟酸(mg)	钙(mg)	磷(mg)	铁(mg)
豌豆	21.7	1.0	55.7	6.0	100.0	0.5	0.2	4.5	58.0	360.0	5.0
蚕豆	26.0	1.2	50.9	5.8	150.0	0.5	0.1	3.0	100.0	129.0	7.0
绿豆	23.0	1.7	54.7	4.0	100.0	0.5	0.2	3.0	110.0	430.0	6.0
豇豆	23.9	2.0	49.3	4.7	—	—	—	—	75.0	570.0	4.0
小豆	20.9	0.7	54.9	5.0	20.0	0.5	0.1	2.5	75.0	430.0	4.0
扁豆	19.6	1.6	54.5	5.9	—	—	—	—	75.0	570.0	4.0

（三）豆制品的营养价值

豆制品包括非发酵豆制品和发酵豆制品。常见非发酵豆制品包括豆腐、豆浆、豆腐干、腐竹等，在豆制品的加工过程中除去了大量粗纤维和植酸等不利因素，因此，营养素消化吸收率大幅度提高。例如，整粒煮熟大豆的蛋白质消化率仅为 65%，加工成豆浆后提高到 85%，制成豆腐后进一步提高到 92%～96%。同时大豆加工过程会产生某些新的营养素，如大豆中不含维生素 C，加工成豆芽后维生素 C 的含量可增至 5～10mg/100g。此外，淀粉含量较高的豆类还可以制成粉丝、粉皮等制品。发酵豆制品包括腐乳、豆豉、臭豆腐、豆酱等，发酵过程中大豆胀气因子被根霉分解，部分蛋白质降解，产生游离氨基酸，同时某些营养素含量增高如维生素 B_2、维生素 B_6 及维生素 B_{12}。

三、蔬菜、水果类的营养价值

蔬菜、水果是我国传统膳食的重要组成部分，其富含人体所必需的维生素、矿物质和膳食纤维；含有多种有机酸、芳香物质和色素等成分，赋予食物良好的感官性状，增进食欲、促进消化、促进营养素吸收；此外，还含有多种植物化学物，对增强机体抵抗力和抗氧化能力以及保持机体健康具有重要意义。

蔬菜按其结构和可食部分不同分为叶菜类、根茎类、瓜茄类、鲜豆类、花芽类和菌藻类。水果根据果实的形态和生理特征可分为仁果类、核果类、浆果类、柑橘类和瓜果类。

1. 蛋白质 大部分蔬菜水果蛋白质含量较低，蔬菜一般为 1%～2%，但是鲜豆类和菌藻类含量较高，后者蛋白质含量可高达 20%。新鲜水果蛋白质含量均不超过 1%。

2. 脂肪 蔬菜、水果中脂肪含量均极低，绝大部分含量不超过 1%。

3. 碳水化合物 蔬菜、水果所含的碳水化合物包括糖、淀粉、纤维素、半纤维素和果胶等。蔬菜中碳水化合物含量一般为 4% 左右。胡萝卜、西红柿和南瓜等含有较多的单糖和双糖；叶菜类和根茎类蔬菜含较多纤维素和半纤维素；根茎类和菌藻类蔬菜淀粉含量较高；此外，南瓜、胡萝卜、番茄含有一定量的果胶，菌藻类含有丰富的多糖物质。

水果含糖较蔬菜多，仁果类以果糖为主；核果类主要含蔗糖；浆果类则以葡萄糖和果糖为主。水果在成熟过程中，淀粉逐渐转化为可溶性糖，甜度也随之增加。

4. 矿物质 蔬菜、水果中含有较丰富的矿物质，是我国膳食矿物质的重要来源。蔬菜中含有丰富的钠、钾、钙、磷、镁等常量元素，以及铁、锌、硒、钼等微量元素，尤以钾的含量最高，为 100～300mg/100g。绿叶蔬菜及鲜豆类中钙、铁含量较高，如苜蓿、苋菜、油菜和雪里蕻的钙含量>100mg/100g，毛豆铁含量达 3.5mg/100g，但因草酸的存在可影响钙、铁的吸收。

水果也含有丰富的矿物质，不同种水果中矿物质含量差别很大，如山楂、柑橘中含钙较多，葡萄、杏、草莓等含铁较多，香蕉含磷较多。

5. 维生素 新鲜蔬菜含丰富的维生素 C、胡萝卜素、维生素 B_2 和叶酸。深色蔬菜维生素 C 含量较高，如柿子椒、油菜及小白菜；绿色、黄色或红色蔬菜中胡萝卜素含量较丰富，如胡萝卜、南瓜、苋菜等；绿叶菜中维生素 B_2 和叶酸含量较多，如菠菜。

新鲜水果中维生素 C 和胡萝卜素较多，如鲜枣、草莓、柑橘、猕猴桃维生素 C 含量较高；芒果、柑橘、杏等含胡萝卜素较高。

6. 蔬菜、水果中的特殊成分 蔬菜中的植物化学物主要有类胡萝卜素、植物固醇、皂苷、芥子油苷、多酚、蛋白酶抑制剂、单萜类、植物雌激素、有机硫化物和植酸等。

水果中除了富含各类植物化学物之外还含有多种有机酸使之呈现一定的酸味，其中枸橼酸、苹果酸、酒石酸相对较多。

蔬菜烹调加工过程容易造成水溶性维生素和矿物质的损失，尤其是维生素 C，因此要注意使用合理加工烹调方法，能生食的蔬菜洗净后直接食用或凉调，烹调时应先洗后切、急火快炒、开汤下菜、现吃现做，以降低营养素的损失。对于草酸含量较高的蔬菜，如菠菜、苋菜、鲜竹笋等，可以先焯水再加工以降低草酸含量，提高钙、铁吸收率。水果一般不需要经过烹调加工，生吃可避免营养素的损失。

蔬菜在保藏过程中可能会发生春化作用，如马铃薯发芽、洋葱抽苔等，消耗蔬菜的养分，导致营养价值降低。水果在保藏过程中会发生呼吸和后熟作用，呼吸作用会降低蔬菜、水果的风味和营养价值，后熟作用会进一步增加芳香和风味,从而改善水果质量。

案例 5-4 分析

烹调中不当之处:①青菜先切后洗,容易造成水溶性维生素的流失;②植物油摄入量过多也会造成能量摄入过高;③烹调蔬菜时加碱,会造成维生素 C、B 族维生素的破坏;④烹调青菜时加水长时间煮也会造成水溶性维生素的流失和破坏。

正确烹调要点:蔬菜在烹调时营养素多少会受到一些破坏,这是不能完全避免的,但如果采取一些保护性措施,则能使菜肴保存更多的营养素。青菜应该先清洗后切,而且应该现切现炒,烹调时尽量采用急火快炒的方法。在炒菜时最好避免用碱(苏打),应加醋或勾芡。

四、畜、禽、水产品的营养价值

畜肉、禽肉和水产品属于动物性食品,是平衡膳食的重要组成部分。该类食品不但为人体提供优质的蛋白质、脂肪、脂溶性维生素、B 族维生素和矿物质,而且经加工后可制成各种制品和菜肴,极大地丰富了我们的食物资源。

(一)畜禽肉类的营养价值

畜类包括猪、牛、羊、兔等;常见禽类包括鸡、鸭、鹅、鹌鹑、鸽子等。畜禽肉类食物是指动物的肌肉、内脏及其制品。营养素的分布因动物的种类、年龄、肥瘦程度及部位的不同而差异较大。

1. 蛋白质 畜禽肉类蛋白质含量较高,可达 10%~20%,且氨基酸组成与人体接近,属于优质蛋白。该类食品蛋白质主要存在于肌肉组织中;内脏器官如肝、心等蛋白质含量亦较高;皮肤和筋腱等结缔组织蛋白质主要以胶原蛋白和弹性蛋白形式存在,这些蛋白由于缺乏必需氨基酸色氨酸、蛋氨酸等,因此利用率较低。牛羊肉蛋白质含量一般(20%)高于猪肉(13.2%);鸡鹅肉蛋白质含量(19.3%、17.9%)高于鸭肉(15.5%)。

畜肉中含有肌凝蛋白原、肌肽、肌酸、肌酐、嘌呤、尿素和游离氨基酸等能溶于水的含氮浸出物和无氮浸出物,使肉汤具有鲜味,成年动物含量较幼年动物高。禽肉类质地细腻且含氮浸出物较多,故禽类炖汤味道较畜肉类更鲜美。

2. 脂肪 畜肉脂肪含量相对较高,且以饱和脂肪酸为主,禽肉脂肪含量相对较少,饱和程度低。畜肉当中脂肪含量最高的是猪肉,其次为羊肉,牛肉和兔肉脂肪含量最低;禽肉当中鸭肉和鹅肉脂肪含量最高,鸡肉和鸽子肉次之,鹌鹑肉较低(表 5-11)。

畜禽类动物内脏胆固醇含量较高,尤以脑组织中最高,如猪脑胆固醇含量可达 2571mg/100g。

表 5-11 常见畜禽类脂肪含量及脂肪酸组成比较(g/100g)

名称	脂肪	饱和脂肪酸	单不饱和脂肪酸	多不饱和脂肪酸
猪肉(后臀尖)	30.8	10.8	13.4	3.6
牛肉(均值)	4.2	2	1.7	0.2
羊肉(均值)	14.1	6.2	4.9	1.8
驴肉(瘦)	3.2	1.2	1.1	0.6
马肉	4.6	1.6	1.5	1.1
鸡	9.4	3.1	3.7	2.2
鸭	19.7	5.6	9.3	3.6
鹅	19.9	5.5	10.2	3.1
鸽子	14.2	3.3	8.1	1.8
鹌鹑	3.1	1.1	1.0	0.8

3. 碳水化合物 畜禽肉类碳水化合物含量极低,主要以糖原形式存在肌肉和肝中。

4. 矿物质 畜禽肉类食品矿物质齐全,含量为 0.8%~1.2%,其中内脏含量高于瘦肉,肥肉中含量最低。畜肉中含有较多的铁、磷、硫、钾、钠、铜;禽肉中也含钾、钙、钠、镁、磷、铁、锰、硒、硫等。例如,畜禽肉类和动物血中铁含量丰富且以血红素铁形式存在,受膳食影响因素较少,生物利用率较高。

5. 维生素 畜禽肉可提供多种维生素,主要以 B 族维生素和维生素 A 为主。内脏含量比肌肉中高,如肝富含维生素 A 和维生素 B_2,是多种维生素的丰富来源。牛肝和羊肝中维生素 A 含量最高,猪肝维生素 B_2 含量最丰富。

经过烹调加工后的畜禽类食物,蛋白质发生变性,更易被人体消化吸收,但在加工烹调过程中高温会导致含硫氨基酸和 B 族维生素的损失。

（二）水产品的营养价值

水产品广义上讲包括水产动物和藻类,这里主要是指水产动物的营养价值。除鱼类外水产动物还包括软体类和甲壳类。

1. 蛋白质 鱼类蛋白质含量一般为 15%~25%,富含各种人体必需氨基酸,尤其是亮氨酸和赖氨酸,但色氨酸含量偏低。鱼类肌纤维较短且间质蛋白较少,水分含量较多,因此口感细嫩易消化。鱼类结缔组织和软骨中亦含有含氮浸出物主要是胶原蛋白和黏蛋白。

其他水产动物蛋白质含量多在 15% 左右,尤以河蟹、对虾和章鱼等较高。

2. 脂肪 鱼类脂肪含量较低,但种类不同差异较大,如鳗鱼脂肪含量可达 12.8%,而鳕鱼仅为0.5%,一般鱼类脂肪含量在 1%~10%。鱼类脂肪主要分布在皮下和内脏周围,多由不饱和脂肪酸组成,单不饱和脂肪酸主要是棕榈油酸和油酸,多不饱和脂肪酸主要由亚油酸、亚麻酸、二十二碳五烯酸(EPA)和二十二碳六烯酸(DHA)组成。后两者具有降低血脂、防治动脉粥样硬化、抗癌等作用。

蟹、河虾等脂肪含量约为 2%、软体动物脂肪含量平均为 1%。

鱼类胆固醇含量一般为 100mg/100g,但鱼子的含量较高,如鲳鱼子胆固醇含量为 1070mg/100g。其他水产动物中乌贼、河蟹和明虾等胆固醇含量较高。

3. 碳水化合物 鱼类碳水化合物含量较低,约为 1.5%。草鱼、鲈鱼、青鱼、鳜鱼等几乎不含碳水化合物。其他水产动物中螺蛳、牡蛎和海蜇含量较高可达 6%~7%。

4. 矿物质 水产品是矿物质的良好来源,鱼类矿物质含量为 1%~2%,主要为磷、钙、钠、氯、钾、镁、锌、铁、硒等。此外,海水鱼还含有丰富的碘。其他水产品钙、钾、铁、锌、硒和锰含量较丰富。如鲍鱼、河蚌和田螺铁含量较高;生蚝含锌量高达 72.1mg/100g;海蟹、海参含硒量均超过 50μg/100g。

5. 维生素 鱼油和鱼肝油是维生素 A、维生素 D 重要来源,是维生素 E 的一般来源。多脂海鱼肉中也含有一定数量的维生素 A、维生素 D。鱼类硫胺素、核黄素、烟酸含量较高,但几乎不含维生素 C。某些生鱼制品含硫胺素酶和催化硫胺素降解的蛋白质,在生鱼存放或生吃时可破坏硫胺素,加热可破坏此酶。

软体动物维生素含量与鱼类相似,但硫胺素含量较低。

（三）乳类的营养价值

乳类营养素种类齐全、比例适宜、易于消化吸收能满足初生幼仔迅速生长发育的全部营养需求,也是各类人群的理想食品。乳类品种较多,如牛乳、羊乳、马乳等,其中以牛乳和羊乳较为常见。鲜乳主要包括水分(水分含量为 86%~90%)、蛋白质、脂肪、碳水化合物、各种矿物质、维生素等,是一种成分较为复杂的乳胶体状物质,经浓缩、干燥、发酵等工艺可以加工成奶粉、酸奶、奶酪等乳制品。

1. 蛋白质 牛乳中的蛋白质含量比较恒定,为 2.8%~3.3%,羊奶的蛋白质含量为 3.5%~3.8%,牦牛奶和水牛奶的蛋白质含量较高大于 4%。牛乳主要由酪蛋白(79.6%)、乳清蛋白(11.5%)和乳球蛋白(3.3%)组成。乳类蛋白质生物价达 85,属于优质蛋白。

牛乳中蛋白质含量是人乳的 2 倍,且酪蛋白和乳清蛋白的构成比与人乳相反,婴幼儿消化系统尚未发育成熟,故不适合直接饮用牛乳。

2. 脂类 乳中脂肪含量一般为 3.0%~5.0%,以高度乳化状态分散在乳浆中,吸收率可达 97%。羊奶脂肪球大小为牛奶的 1/3,因此更易消化吸收。乳类脂肪酸成分主要为油酸(30%)、亚油酸(5.3%)和亚麻酸(2.1%),另外还含有一定量短链脂肪酸,后者是乳类良好风味的来源。此外,乳类脂肪中还含有少量的胆固醇和卵磷脂。

3. 碳水化合物　乳类当中碳水化合物含量为 3.4%～7.4%，主要以乳糖形式存在。人乳中含量最高，其次是羊乳，牛乳中含量最低。乳糖能调节胃酸，促进胃肠蠕动和消化液分泌，还能促进钙吸收，有利于肠道乳酸杆菌增殖，抑制腐败菌的生长，因此，对幼仔的生长发育有重要的意义。如果肠道缺乏乳糖酶，在大量摄入乳类后，因乳糖不能被水解而出现腹泻、腹胀等不适症状，称为乳糖不耐受。可通过少量多次摄入或使用发酵乳制品等方式消除这种现象。

4. 矿物质　乳中含有钙、磷、铁、铜、锌、钾、钴、碘、锰、硫等多种人体必需的矿物质，特别是钙含量丰富，可达 110mg/100ml，且吸收率高，是膳食钙的良好来源。但是牛奶中铁含量很低，是贫铁的食物，因此，牛奶喂养的婴幼儿应注意补充铁元素。

5. 维生素　乳类几乎含有人体所需的各种维生素，包括维生素 A、维生素 D、维生素 E、维生素 K、各种 B 族维生素(尤其是维生素 B_2)和维生素 C。脂溶性维生素存在于牛奶的脂肪部分中，脱脂奶的脂溶性维生素含量随着脂肪的去除而显著下降，必要时需进行营养强化。放牧期牛奶中维生素 A、维生素 D、胡萝卜素和维生素 C 含量高于棚内饲养期。

(四) 蛋类营养价值

蛋类主要指鸡、鸭、鹅、鹌鹑、火鸡等的蛋，以及其加工制成的蛋制品如皮蛋、咸蛋、糟蛋、冰蛋等。各种蛋的结构和营养价值基本相似(见表 5-12)，其中食用最普遍、销量最大的是鸡蛋。

表 5-12　常见蛋类主要营养素含量(每 100g)

分类	蛋白质(g)	脂肪(g)	碳水化合物(g)	视黄醇(μg)	硫胺素(mg)	核黄素(mg)	钙(mg)	铁(mg)	硒(μg)	胆固醇(mg)
全鸡蛋	12.8	11.1	1.3	194.0	0.13	0.32	44.0	2.3	15.0	585.0
鸡蛋白	11.6	6.1	3.1	—	0.04	0.31	9.0	1.6	7.0	—
鸡蛋黄	15.2	28.2	3.4	438.0	0.33	0.29	112.0	6.5	27.0	1510.0
鸭蛋	12.6	13.0	3.1	261.0	0.17	0.35	62.0	2.9	15.7	565.0
咸鸭蛋	12.7	12.7	6.3	134.0	0.16	0.33	118.0	3.6	24.0	647.0
松花蛋	14.2	10.7	4.5	215.0	0.06	0.18	63.0	3.3	25.2	608.0
鹌鹑蛋	12.8	11.1	2.1	337.0	0.11	0.49	47.0	3.2	25.5	515.0
鹅蛋	11.1	15.6	2.8	192.0	0.08	0.30	34.0	4.1	27.2	704.0

蛋类含蛋白质一般都在 10% 以上，蛋黄含量高于蛋清。鸡蛋蛋白质含有人体所必需的各种氨基酸，且氨基酸模式与人体较为接近，易消化吸收，其生物价达 95%，常作为参考蛋白。蛋中 98% 的脂肪集中在蛋黄内，以不饱和脂肪酸为主，呈乳化状体，易消化吸收。此外，蛋黄还富含卵磷脂和脑磷脂。蛋黄中胆固醇含量较高，可达 1510mg/100g。蛋类维生素含量较为丰富，也主要集中在蛋黄中，以维生素 A、维生素 E、维生素 B_2、维生素 B_6 和泛酸为主。由于蛋黄中含有卵黄高磷蛋白影响铁的吸收，故蛋中铁的人体利用率较低。

五、食用油脂、酒类与食糖

(一) 食用油脂

食用油脂是人们日常膳食中的重要组成部分，包括植物油、动物脂肪及油脂的深加工产品。常用植物油，包括花生油、豆油、菜籽油、芝麻油、玉米油等；常用动物油脂包括猪油、牛油、羊油、鱼油等。油脂深加工产品主要有调和油、氢化植物油等。植物油来源于油料作物，不饱和脂肪酸含量较高，熔点低，常温下呈液态，消化、吸收率高，如花生油中不饱和脂肪酸的含量在 80% 以上(其中油酸 41.2%、亚油酸 37.6%)，软脂酸、硬脂酸和花生酸等饱和脂肪酸的含量约为 19.9%。动物油来源与动物的油脂和奶油以饱和脂肪为主，熔点较高，常温下一般呈固态，消化吸收率不如植物油高。详见表 5-13。

表 5-13　常用食用油脂中主要脂肪酸的组成(占食物中脂肪总量的百分数)

食用油脂	饱和脂肪酸	不饱和脂肪酸			其他脂肪酸
		油酸(C18:1)	亚油酸(C18:2)	亚麻酸(C18:3)	
橄榄油	13	72	9	1	5
菜籽油	13	20	16	8	43
花生油	19	40	38	Tr	3
油茶籽油	10	76	10	1	3
葵花籽油	14	22	68	Tr	0
豆油	16	22	52	7	3
棉籽油	24	25	44	Tr	7
芝麻油	14	39	46	1	0
玉米胚油	15	27	56	1	1
棕榈油	43	44	12	Tr	1
米糠油	15	35	48	Tr	2
猪油	43	44	9	Tr	14
牛油	62	29	2	1	6
羊油	57	33	3	2	5
黄油	56	32	4	1	7

　　植物油中脂肪的含量通常在99%以上。此外,还含有丰富的维生素E,以及少量的钾、钠、钙等元素。如100g菜籽油中含脂肪99.9g、维生素E 60.89mg、钾2mg、钠7mg、钙9mg、铁3.7mg、锌0.5mg、磷9mg等。动物油中脂肪的含量在未提炼前一般为90%左右,提炼后,也可达99%以上。动物油所含的维生素E不如植物油高,但含有少量维生素A,其他营养成分与植物油相似。

(二) 酒

　　酒的品种繁多,风味各异。按生产工艺的不同分为蒸馏酒(如白兰地、威士忌、朗姆酒、伏特加和我国白酒等)、发酵酒(如啤酒、红酒和黄酒)和配制酒(如鸡尾酒);按乙醇含量可分为高度酒(乙醇含量>40%)、中度酒(乙醇含量20%~40%)和低度酒(乙醇含量<20%)。

　　含酒精饮料主要成分为水及酒精,另外还含有数量不定的其他成分,如白酒中可检出微量氨基酸,葡萄酒和啤酒中可有一些蛋白质、肽类、氨基酸、糖类,酒精饮料也含有一些铁、铜等矿物质,但由于含量低,对人体营养贡献有限。此外,葡萄酒中还含有一定量的植物化学物,主要为酚类物质,如白藜芦醇、花色苷等,具有抗氧化、抗衰老、预防心血管系统疾病等作用。

(三) 食糖

　　食糖主要是以甜菜和甘蔗为原料压榨取汁加工制成,包括粗制糖(红糖或黄砂糖)和精制糖(白砂糖、绵白糖),其主要成分是蔗糖。除此之外还含有少量维生素和矿物质,例如红糖中含有丰富的硫胺素、尼克酸、钙、磷、钾、钠、镁、铁、锌、硒、铜、锰等。糖是人们生活中非常重要的食品之一,主要起调节口味,供应能量的作用。糖还是改善食品品质,延长食物货架期的重要成分。但过多的摄入食糖容易导致能量过剩,并产生其他一些对健康不利的影响。一般认为,食糖的摄入量不要超过1天总能量的10%。当前我国居民的食糖平均消费量还处于世界平均水平。

思　考　题

1. 试述谷粒的结构和营养素分布情况以及加工、烹调对谷类营养价值的影响。
2. 如何理解"五谷宜为养,失豆则不良"?
3. 发酵型乳制品的营养学特点是什么?

(衣卫杰)

案例5-5

王女士知道鱼类等海产品营养丰富,所以她在怀孕后几乎每天都摄入鱼贝类食物。但最近,她从杂志看到国外怀孕期的女性不敢吃鱼等海产品,她对此感到很困惑。

问题

请你用专业知识分析这一矛盾存在的原因,并提供合理建议。

案例5-5分析

1. 推荐怀孕期间摄入海产品的原因

(1) 鱼类等海产品蛋白质含量丰富,且易消化吸收,属于优质蛋白,能较好满足孕妇和胎儿对优质蛋白的需求。

(2) 鱼类等海产品脂肪含量相对较低,选择鱼类可以避免因孕中、末期动物性食品摄入量增加而引起的脂肪和能量摄入过多的问题。

(3) 鱼类等海产品DHA等多不饱和脂肪酸含量丰富,胎儿大脑发育过程中需要大量的DHA、EPA等多种多不饱和脂肪酸。

(4) 水产品是矿物质的良好来源,主要为磷、钙、钠、氯、钾、镁、锌、铁、硒等。此外,海水鱼还含有丰富的碘,生蚝含有丰富的锌。

(5) 鱼油和鱼肝油是维生素A、维生素D重要来源,多脂海鱼肉中也含有一定数量的维生素A、维生素D。此外鱼类硫胺素、核黄素、烟酸含量较高。

2. 国外怀孕女性不敢吃海产品的原因　鱼类营养丰富但易受到一些重金属的污染。例如,含汞的废水进入江河湖海后,其中所含的金属汞或无机汞可以在某些微生物作用下转变为毒性更大的有机汞(甲基汞),并可由于食物链的生物富集作用而在鱼体内达到很高的含量,故鱼贝类食品的甲基汞污染较为严重。所以,长期大量食用受污染的鱼贝类可引起甲基汞中毒,导致神经系统的损害。甲基汞还有致畸作用和胚胎毒性,所以有人在怀孕期不敢吃鱼贝类海产品。

建议:适当食用,选用受污染小的鱼贝类。

第三节　合理营养

一、合理营养的基本要求

合理营养(rational nutrition)是指全面而平衡的营养,即每日膳食中应包括人体所需要的足够的热量及各种营养素,并保持各种营养素间的平衡,避免缺乏或过多,以满足机体代谢和维持健康的需要。合理营养是人体获得全面而平衡营养的基本手段,而平衡膳食是合理营养的唯一途径。目前,还没有任何一种天然食物能供给机体所需的全部营养素,因此,人们应根据各种食物的营养价值特点,科学选择食物合理搭配,以满足机体需要,达到合理营养的要求。

合理营养应满足以下基本要求:

1. 提供种类齐全、数量充足、比例合适的营养素　膳食应提供足够的能量和各种营养素,并且应保持各营养素的平衡以及能量与营养素的平衡。

2. 科学加工与烹调食物　通过合理的加工烹调消除食物中抗营养因子和有害物质,提高食物的消化吸收率,最大限度减少营养素的损失,使食物具有良好的感官性状。

3. 保证食物安全　食物本身应该是新鲜、干净,对人体无毒无害的,食品中的微生物、有毒成分、化学物质、农药残留、食品添加剂、真菌及其毒素等应符合我国食品卫生国家标准的规定。

4. 养成良好的饮食习惯,建立合理的膳食制度　根据不同人群的生理需要、劳动强度和作业环境,合理安排餐次及食物;养成良好的饮食习惯,不偏食、不挑食、不暴饮暴食,不吃变质的食物;进餐时营造良好的用餐氛围。

二、膳食结构及我国居民营养状况

（一）膳食结构

膳食结构是指膳食中各类食物的数量及其在膳食中所占的比重。社会生产力水平、居民文化知识水平、饮食习惯以及自然环境条件等因素决定了膳食结构的形成。一个国家、民族或人群的膳食结构具有一定的稳定性，但当影响因素变化时，膳食结构也可不断发生改变，通过适当的干预可以促使其向更利于健康的方向发展。

1. 世界各国膳食结构模式 依据动、植物性食物在膳食构成中的比例以及能量和三大宏量营养素摄入量不同，一般将世界各国的膳食结构分为以下四种模式：

（1）东方型膳食模式：大多数亚非发展中国家膳食结构属于该种模式。以植物性食物为主，动物性食物为辅。谷类食物人均每日消费550g以上，动物性食物为25~50g，平均能量摄入量为8368~10 042kJ（2000~2400kcal）且以植物性食物提供能量为主，蛋白质仅50g左右，脂肪仅30~40g，膳食纤维充足。这种膳食模式容易发生蛋白质、能量营养不良以及动物性食物来源的营养素的缺乏，但因为膳食纤维摄入较为充分，有利于一些慢性疾病的预防，如冠心病、肥胖等。

（2）西方型膳食模式：是多数欧美发达国家典型膳食模式，以动物性食物为主，属于营养过剩型膳食。高能量、高脂肪、高蛋白、低膳食纤维为其主要特点。植物性食物，如粮谷类、蔬菜、水果消费量低，粮谷类食物人均每天仅150~200g。动物性食物及食糖的消费量大，肉类人均每天摄入300g左右，食糖可高达100g。在这种膳食模式下，人均每天能量摄入高达13 807~14 644 kJ（3300~3500kcal），蛋白质100g以上，脂肪130~150g。这种膳食模式容易造成肥胖症、高脂血症、心脑血管疾病、糖尿病、肿瘤等营养相关疾病的发病率升高。

（3）平衡型膳食模式：以日本为代表，特点是动、植物性食物消费量比较均衡，能量、蛋白质、脂肪的摄入量基本符合人体的营养需求，是目前较为合理的膳食结构模式。该种模式谷类的消费量为人均每日300~400g，动物性食物消费量为人均每日100~150g，其中海产品比例达到50%。人均每日能量摄入量10 884kJ（2600kcal）左右，蛋白质70~80g，动物性蛋白质占摄入总蛋白的50%左右，脂肪为50~60g，能量和脂肪的摄入量低于欧美发达国家。该膳食模式既保留了东方膳食的特点，又吸取了西方膳食的长处，有利于避免营养缺乏病和营养过剩性疾病。

（4）地中海膳食模式：该膳食模式以居住在地中海地区如意大利、希腊等国家的居民为代表。膳食结构的特点是食物的加工程度低，新鲜度高，以食用当季和当地产的食物为主；富含植物性食物包括全谷类、水果、蔬菜、豆类和坚果等；橄榄油是主要的食用油。橄榄油具有降低人体低密度脂蛋白、升高高密度脂蛋白的功能，同时还具有增强心血管功能及抗氧化、抗衰老的作用；每天食用适量鱼、禽肉、奶酪和酸奶以及少量蛋；每月只食用几次红肉（猪、牛和羊及其产品）；大部分成年人有饮用红酒的习惯。因此，这种膳食中含有大量的复合碳水化合物，饱和脂肪酸摄入量低，而不饱和脂肪酸摄入量高，蔬菜、水果摄入量较高。有关资料显示，地中海地区居民心脑血管疾病和癌症的发病率很低。

2. 中国居民膳食结构的变化 随着经济的发展和人民生活水平的提高，中国居民膳食结构在不断的变化。我国分别于1959年、1982年、1992年、2002年进行了4次全国居民营养健康调查。2005年7月下旬，我国首次发布《中国居民营养膳食与营养状况变迁》的报告。报告显示，这些年我国居民营养膳食状况明显改变。

至2002年城乡居民能量需要已经满足，据统计居民平均每日能量摄入为94.69kJ（2262kcal）。谷物食品消费量呈明显下降的趋势，从1992年的593.8g下降至2002年471.5g，如城市居民谷类食物供能比仅为47%，明显低于55%~65%的合理范围。脂肪人均摄入量为77g，脂肪供能比达到35%，超过WHO推荐的30%，其中油脂消费逐年增加，由1992年的37g增加到44g。城乡居民平均每日蛋白质摄入量达66g，与1992年相比，来源于谷类的蛋白质平均下降12%，来源于动物性食物和豆类的蛋白质平均升高11%。豆类和奶类消费量呈上升趋势，分别从8.1g、14.9g增长至11.8g、26.3g，但距营养学会推荐标准36g、45g还有一定差距。城市居民每天人均水果消费量由1992年的80g下降到2002年的不足70g，蔬菜的人均消费量由319.3g下降到251.9g。由于蔬菜水果和谷类摄入量的降低，膳食纤维、B族维生素、维生素 C 及一些微量元素的摄入量也随之降低。2002 年我国居民食盐的平均摄入量为 12g,略呈下降趋势,但还明显高于世界卫生组织建议的 6g。

对于目前我国膳食结构存在的问题,需要在政府的宏观指导下,加强营养健康教育,倡导平衡膳食与健康生活方式,使居民形成合理营养的消费意识。

(二) 中国居民营养状况

总体来说我国居民膳食质量有所提高,营养状况也有了明显的改善,但仍面临营养缺乏和营养过剩双重挑战。一方面,经济发达地区膳食结构的不合理以及贫困地区物资的缺乏,造成一些营养素缺乏疾病的存在;另一方面,膳食高能量、高脂肪和体力活动较少造成的超重、肥胖、糖尿病和血脂异常等的发病率正快速上升。根据 2002 年开展的中国居民营养与健康状况调查,中国居民营养状况如下:

1. 体格发育与营养状况

(1) 营养不良:5 岁以下儿童营养状况得到显著改善,城市和农村 5 岁以下儿童生长迟缓率分别为 4.9%、17.3%,比 1992 年降低了 74% 和 51%;低体重率分别为 3.1%、9.3%,比 1992 年降低了 70% 和 53%,但贫困农村儿童的营养不良仍然严重。青年人群中,营养不良率未见明显地区差异,中老年人群中,农村人群的营养不良率明显高于城市。

(2) 超重与肥胖:2002 年我国人群超重率为 17.6%,其中男性为 17.7%、女性为 17.5%。肥胖率为 5.6%,其中男性为 5.3%、女性为 6.0%。18 岁及以上人群超重率为 22.8%,肥胖率为 7.1%。随年龄增长,超重率和肥胖率都逐渐升高,以 45 ~ 59 岁年龄组最高,18 岁及以上人群中,经济越发达地区的超重率和肥胖率越高,且年龄越大,这种趋势越明显。

2. 慢性疾病患病状况 慢性非传染性疾病患病率不断上升,其危险因素的强度不断增加。我国人群高血压患病率达到 18.8%,患病人数达 1.6 亿,比 1991 年增加了 31%;全国 18 岁以上成人人群血脂异常总患病率为 18.6%;糖尿病患病率为 2.60%;超重率为 22.8%,肥胖率为 7.1%,与 1992 年比较,我国超重率上升了 38.6%,肥胖率上升了 80.6%;我国 18 岁以上的代谢综合征患病率为 6.6%。

3. 贫血状况 城乡居民贫血患病率呈下降趋势,过去十年,居民贫血患病率男性下降了 21.0%,女性下降了 22.0%,但 2 岁以下儿童的贫血率仍达 32.0%,育龄妇女 20.4%,孕妇为 27.9%,乳母为 30.7%,60 岁以上的老年人贫血患病率为 32.2%。

4. 维生素 A 的营养状况 我国 3 ~ 12 岁儿童维生素 A 缺乏率为 9.3%,其中男童为 9.6%,女童为 9.1%。儿童中维生素 A 边缘性缺乏率为 45.1%,其中男童为 46.0%,女童为 44.2%。随年龄增长维生素 A 缺乏率和边缘性缺乏率逐渐降低。

5. 钙摄入不足 膳食中钙的每人每天摄入量为 389mg,城市为 439mg,农村为 370mg,仅为所需量的一半。奶是钙的良好来源,近十年来,城市的奶类消费虽有所增加,但只有 27g,不足以补足钙摄入的缺口。

6. 叶酸缺乏 我国 3 ~ 12 岁儿童总体血浆叶酸平均水平为 7.62μg/L,男童水平(7.51μg/L)显著低于女童(7.75μg/L),总缺乏率为 7.52%,男童(8.42%)叶酸缺乏率显著高于女童(6.57%)。

三、中国居民膳食指南

(一) 中国居民膳食指南

《中国居民膳食指南》(2007)是在 1997 版《中国居民膳食指南》的基础上根据营养学原理,紧密结合我国居民膳食消费和营养状况的实际情况制定的,是指导广大居民实践平衡膳食,获得合理营养的科学文件。其目的是帮助我国居民合理选择食物,并进行适量的身体活动,以改善人们的营养和健康状况,减少或预防慢性疾病的发生,提高国民的健康素质。

《中国居民膳食指南》(2007)包括一般人群膳食指南、特定人群膳食指南和平衡膳食宝塔。其中特殊人群膳食指南是根据各人群的生理特点及其对膳食营养的需要而制定的,包括孕妇、乳母、婴幼儿、学龄前儿童、儿童青少年和老年人。一般人群膳食指南共有 10 条,适合于 6 岁以上的正常人群。具体内容如下:

1. 食物多样,谷类为主,粗细搭配 平衡膳食必须由多种食物组成,才能满足人体各种营养的需求,达到合理营养、促进健康的目的。谷类食物是中国传统膳食的主体,是我国居民能量的主要来源,可供给碳水化合物、蛋白质、膳食纤维、矿物质及 B 族维生素。坚持谷类为主可避免高能量、高脂肪和低碳水化合物膳食的弊端。所谓粗细搭配,一方面指增加传统粗粮的摄入量;另外也应增加一些粗加工米面摄入。

2. 多吃蔬菜、水果和薯类 新鲜蔬菜、水果是人类平衡膳食的重要组成部分,也是我国传统膳食重要特点之一。蔬菜、水果是维生素、矿物质、膳食纤维和植物化学物质的重要来源,水分多、能量低。薯类含有丰富的淀粉、膳食纤维以及多种维生素和矿物质。富含蔬菜、水果和薯类的膳食对保持身体健康,维持肠道正常功能,提高免疫力,降低患肥胖、糖尿病、高血压等慢性疾病风险具有重要作用。

3. 每天吃奶类、大豆或其制品 奶类营养成分齐全,组成比例适宜,容易消化吸收。除含丰富的优质蛋白质和维生素外,含钙量较高,且利用率也很高,是膳食钙的最佳来源。大豆含丰富的优质蛋白质、必需脂肪酸、B 族维生素、维生素 E 和膳食纤维等营养素,且含有磷脂、低聚糖,以及异黄酮、植物固醇等多种植物化学物质。

4. 常吃适量的鱼、禽、蛋和瘦肉 鱼、禽、蛋和瘦肉属于动物性食物,是人类优质蛋白、脂类、脂溶性维生素、B 族维生素和矿物质的良好来源,是平衡膳食的重要组成部分。动物性食物中蛋白质不仅含量高,而且氨基酸组成更适合人体需要,尤其富含赖氨酸和蛋氨酸,如与谷类或豆类食物搭配食用,可明显发挥蛋白质互补作用,但动物性食物一般都含有一定量的饱和脂肪酸和胆固醇,摄入过多可能增加患心血管疾病的危险性。

5. 减少烹调油用量,吃清淡少盐膳食 烹调油能提供人体必需脂肪酸,有利于脂溶性维生素的吸收,但摄入过多会引起肥胖、高血脂等多种慢性疾病。膳食盐的摄入量过高与高血压的患病率密切相关。建议我国居民应养成吃清淡少盐膳食的习惯,即膳食不要太油腻,不要太咸,不要摄食过多的动物性食物和油炸、烟熏、腌制食物。

6. 食不过量,天天运动,保持健康体重 进食量和运动是保持健康体重的两个主要因素,如果摄入的能量大于消耗,多余的能量就会在体内以脂肪的形式积存下来,造成超重或肥胖;相反若摄入量不足,可由于能量不足引起体重过低或消瘦。所以,应保持进食量和运动量的平衡,使体重维持在适宜范围。同时也应注意,个体体质存在差异,所能承受的运动负荷也不同,应找到适合自己的活动强度和活动量,这样锻炼才会安全有效。

7. 三餐分配要合理,零食要适当 合理安排一日三餐的时间及食量,进餐定时定量。早餐提供的能量应占全天总能量的 25%～30% ,午餐应占 30%～40% ,晚餐应占 30%～40% ,可根据职业、劳动强度和生活习惯进行适当调整。要天天吃早餐并保证其营养充足,午餐要吃好,晚餐要适量。零食作为一日三餐之外的营养补充,可以合理选用,但来自零食的能量应计入全天能量摄入之中。

8. 每天足量饮水,合理选择饮料 饮水量过多或过少都会影响机体健康,一般情况下健康成人每天必需摄入 1200ml 水,才能满足机体基本需求。高温或强体力劳动的条件下应当适当增加。应养成良好的饮水习惯,少量多次,不要感到口渴时再喝水。白开水是最好的饮料,其他饮品多种多样,可以根据实际情况合理选择。

9. 如饮酒应限量 白酒基本上是纯能量食物,其他营养素含量极低。无节制的饮酒,会使食欲下降、食物摄入量减少,甚至出现多种营养素缺乏以及多种疾病患病危险性的增加。若饮酒尽可能饮用低度酒,并控制在适当的限量以下,建议一天饮用酒的酒精量,成年男性不超过 25g,成年女性超过 15g。孕妇和儿童青少年应严禁饮酒。

10. 吃新鲜卫生的食物 膳食目的是为了获得营养满足人体的需要,另一方面又必须防止其中的有害因素诱发源性疾病。所以在选择购买、储存和烹调时尤其要关注食材的新鲜、卫生和安全性。

(二) 中国居民平衡膳食宝塔

中国居民平衡膳食宝塔是根据中国居民膳食指南结合中国居民的膳食结构特点而设计的食物定量指导方案,把平衡膳食的原则转化为各类食物重量,并以直观的宝塔形式表现出来,便于理解和实行。见图 5-1。

1. 平衡膳食宝塔的结构 膳食宝塔共分五层,宝塔各层位置和面积不同,反映了各类食物在膳食中的地位和应占的比重。

(1) 第一层:谷类,薯类及杂豆,每人每天应摄入 250～400g。谷类是面粉、大米、玉米粉、小麦、高粱等的总和,是膳食中能量的主要来源。多种谷类混合吃比单吃一种好,特别是以玉米或高粱为主要食物时,应当更重视搭配其他的谷类或豆类食物。

(2)第二层:蔬菜和水果类,每天应分别摄入300~500g和200~400g,重量按市售鲜重计算。蔬菜和水果有各有优势,不能完全相互替代。尤其是儿童,不可只吃水果不吃蔬菜。一般来说,红、绿、黄色较深的蔬菜和深黄色水果含营养素比较丰富,如胡萝卜、红薯、南瓜、西红柿等,含丰富的胡萝卜素。

(3)第三层:鱼、禽、肉、蛋类,每天应摄入畜禽肉类50~75g,鱼虾类50~100g,蛋类25~50g。重量是按屠宰清洗后的重量来计算。我国居民应注意调整肉食结构,减少猪肉摄入,增加禽肉和水产品的摄入量。蛋类含胆固醇相当高,一般成年人每天不超过一个为好。

(4)第四层:奶类和豆类,每天应吃相当于鲜奶300g的奶类及奶制品,以及相当于干豆30~50g的大豆及其制品。奶类及奶制品当前主要包含鲜牛奶和奶粉,奶类应是首选补钙食物,很难用其他类食物代替。豆类及豆制品包括许多品种,宝塔建议的50g是个平均值,根据其提供的蛋白质可折合为大豆40g或豆腐干80g。

(5)第五层:烹调油和食盐,每天烹调油不超过25g或30g,食盐不超过6g。应注意食盐摄入量应包括酱油、酱菜和酱中的食盐量。

新膳食宝塔增加了水和身体活动的形象,强调足量饮水和增加身体活动的重要性。在温和气候条件下生活的轻体力活动成年人每日至少饮水1200ml(约6杯);在高温或强体力劳动条件下应适当增加。目前,我国大多数成年人身体活动不足或缺乏体育锻炼,应改变久坐少动的不良生活方式,养成天天运动的习惯,坚持每天多做一些消耗体力的活动。建议成年人每天进行累计相当于步行6000步以上的身体活动,如果身体条件允许,最好进行30分钟中等强度的运动(图5-1)。

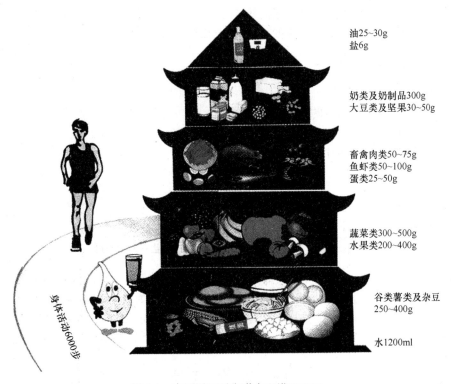

油25~30g
盐6g

奶类及奶制品300g
大豆类及坚果30~50g

畜禽肉类50~75g
鱼虾类50~100g
蛋类25~50g

蔬菜类300~500g
水果类200~400g

谷类薯类及杂豆
250~400g

水1200ml

身体活动6000步

图5-1 中国居民平衡膳食宝塔(2007)

2. 中国居民平衡膳食宝塔的应用

(1)确定适合自己的能量水平:膳食宝塔中建议的每人每日各类食物适宜摄入量范围适用于一般健康成人,在实际应用时要根据个人年龄、性别、身高、体重、劳动强度、季节等情况适当调整。

(2)根据自己的能量水平确定食物需要:按照7个能量水平分别建议了十类食物的摄入量,应用时要根据自身的能量需要量进行选择(表5-14)。膳食宝塔建议的各类食物摄入量是一个平均值,每日膳食中应尽量包含膳食宝塔中的各类食物。

表5-14　按照7个不同能量水平建议的食物摄入量(g/d)

食物类别	1600kcal	1800kcal	2000kcal	2200kcal	2400kcal	2600kcal	2800kcal
谷类	225	250	300	300	350	400	450
大豆类	30	30	40	40	40	50	50
蔬菜	300	300	350	400	450	500	500
水果	200	200	300	300	400	400	500
肉类	50	50	50	75	75	75	75
乳类	300	300	300	300	300	300	300
蛋类	25	25	25	50	50	50	50
水产品	50	50	75	75	75	100	100
烹调油	20	25	25	25	30	30	30
食盐	6	6	6	6	6	6	6

注:1kcal=4.186kJ

（3）食物同类互换,调配丰富多彩的膳食,合理分配三餐:应用膳食宝塔可把营养与美味结合起来,按照同类互换、多种多样的原则调配一日三餐。同类互换就是以粮换粮、以豆换豆、以肉换肉。多种多样就是选用品种、形态、颜色、口感多样的食物和变换烹调方法。

（4）要因地制宜充分利用当地资源:我国各地的饮食习惯及物产不尽相同,只有因地制宜充分利用当地资源才能有效地应用膳食宝塔。

（5）要养成习惯,长期坚持:膳食对健康的影响是长期的结果。应用于平衡膳食宝塔需要自幼养成习惯,并坚持不懈,才能充分体现其对健康的重大促进作用。

思 考 题

1. 什么是合理营养？合理营养的基本要求有哪些？
2. 简述世界各国膳食结构模式的特点。
3. 一般人群的膳食指南包括什么？
4. 简述膳食宝塔的各层特点。

（衣卫杰）

第四节　营养状况的调查与评价

人群营养状况调查与评价是全面了解个体或群体营养状况的基本方法,目的是了解不同生理状况、不同生活环境、不同劳动条件下各种人群营养状况和存在的问题,为有计划地改善和提高人民膳食质量和为国家或地区制定相关营养政策提供科学依据。营养状况的测定和评价,一般是通过膳食调查、人体测量和资料分析、人体营养水平的生化检验以及营养不足或缺乏的临床检查来进行综合评价。

一、膳 食 调 查

膳食调查（dietary survey）是营养调查的组成部分,是营养工作的基本手段。膳食调查的目的是了解在一定时间内调查对象通过膳食所摄取的能量和各种营养素的数量和质量,并借此评定调查对象通过膳食营养需要满足的程度。同时,了解膳食计划、食物分配和烹调加工过程中存在的问题,提出改进措施。

（一）膳食调查的方法

膳食调查的方法通常采用称重法、记账法、化学分析法、膳食回顾法和食物频率法等,这些方法可单独进行,也可联合进行。根据调查研究的目的、研究人群、对结果的精确性要求、经费以及研究时间的长短来确定适当的调查方法。

1. 24 小时膳食回顾法　这种方法可用于家庭或个人的膳食调查,是通过访谈的形式收集膳食信息的一种回顾性膳食调查方法。询问被调查对象过去 24 小时实际的膳食情况,对其食物摄入量进行计算和评价。常用开放式调查表进行面对面询问获得信息。此法优点是所用时间短,在实际工作中一般选用 3 天连续调查方法。缺点是数据不太准确,进行时必须尽量排除主观因素的偏性影响,严格控制。

2. 记账法　此种方法适用于有详细膳食账目的机关、学校、部队、托儿所等集体单位的膳食调查,也适用于家庭调查。一般在调查前一天晚餐后将库存的各种食品进行称重,此后逐日登记食品购买数量,最后将原库存量加上逐日购买量减去调查期最后一餐的库存量,则为调查期间共消耗的食品量。将调查期间共消耗的食品总量除以调查期间进膳总人数和调查天数,得出平均每人每天摄取的生食品的重量,经计算得平均每人每天摄入热能和各种营养素的量。记账法操作较简单,费用低,所需人力少,能够得到较准确的结果,可以进行长时间调查。缺点是调查结果只能得到人均的膳食摄入量,难以分析个体膳食摄入情况。

3. 称重法　是对调查对象每日每餐所消耗的全部食物分别称重,来计算平均每人每日营养素摄入量的方法。应对生熟食物、吃剩的食物以及调味品等分别称重并记录。此法适用于单位、家庭和个人的膳食调查,连续调查 3~7 天,所得数据准确可靠,但较费时、费力。

4. 称重记账法　是称重法和记账法相结合的一种膳食调查方法。这种膳食调查方法兼具了称重法的准确和记账法的简便,是目前应用较广泛的一种膳食调查方法。由调查对象或研究者称量记录一定时期内的食物消耗总量,研究者通过查阅这些记录,并根据同一时期进餐人数,计算每人每天各种食物的平均摄入量。此法较称重法操作简单,所需费用低,人力少,适合大样本调查,并且记录较单纯记账法精确,能够得到较准确的结果。

5. 化学分析法　是收集调查对象一日膳食中要摄入的所有的食品,通过实验室的化学分析法来测定其能量和营养素的数量。此法要求高,分析过程复杂,除非特殊需要,一般不采用此法。

6. 食物频率法　估计被调查者在指定的一段时期内摄取某些食物频率的方法。这种方法以问卷的形式进行膳食调查,根据每天、每周、每月甚至每年所食各种食物的次数或食物的种类来评价膳食营养状况。食物频率法可得到日常各种食物摄入的种类和数量,反映长期的膳食行为和习惯,其结果可以作为研究膳食习惯和某些慢性疾病的依据。

常用的五种膳食调查方法应用范围和优缺点见表 5-15。

表 5-15　常见的五种膳食调查方法应用范围和优缺点比较

调查方法	优点	缺点	应用范围
24 小时膳食回顾法	简单易行,省时、人、物	主观,不太准确,回忆偏倚	家庭、个人
记账法	简单易行,省时、人、物	难以分析个人膳食摄入情况	账目清楚的单位、集体
称重法	准确	费时、力,不适用大规模	家庭、个人、集体
化学分析法	准确	费时、力、财	科研、治疗膳食
食物频率法	经济、方便可调查长期	量化不准确(偏高),易遗漏	个人,膳食习惯与某些慢性疾病的关系

(二) 膳食评价

1. 评价每人每天能量和各种营养素摄入量占推荐摄入量的百分比　一般认为,能量摄取量为其推荐摄入量的 90% 以上可认为正常,低于 80% 即为摄入不足。其他营养素摄取量为推荐摄入量的 80% 以上,一般可以保证大多数人不致发生缺乏,长期低于这个水平可能使一部分人体内营养素储存降低,有的甚至出现营养素缺乏病症状,低于 60% 则可认为明显不足。

2. 评价产能营养素来源及能量分配

(1) 评价蛋白质、脂肪、碳水化合物占总热能的百分比:合理膳食中,三大产能营养素占总能量的比例分别为蛋白质占 10%~15%、脂肪占 20%~30%、碳水化合物占 55%~65%。

(2) 评价早、中、晚三餐摄入能量分别占总能量的百分比:一般早、中、晚三餐提供的能量占总能量的比例分别为 30%、40%、30%。

(3) 评价蛋白质食物来源百分比:计算每日粮谷类、豆类、动物类、蔬菜、水果类等食物中蛋白质的摄入量分别占蛋白质总摄入量的百分比,并计算优质蛋白质的来源百分比。

（4）评价脂肪食物来源：计算每日植物性脂肪和动物性脂肪的摄入量，分别占脂肪总摄入量的百分比。

（5）其他：如结合人体测量资料及临床检查结果评价调查对象的膳食构成、膳食制度等是否合理，并针对膳食中存在的问题提出综合改善意见。

二、人体营养水平鉴定

人体营养水平鉴定是借助生化、生理实验手段，确定机体营养储备水平，营养缺乏的种类、缺乏程度或营养过剩，以便及时采取必要的预防措施，同时为营养评价提供客观的依据。监测的样品可以是血液、尿液、粪便、毛发和指甲等。人体营养状况生化检验常用指标及参考值见表 5-16。

表 5-16　人体营养状况生化检验常用指标及参考值

检测项目	指标及参考值
蛋白质	血清总蛋白:64.0~83.0g/L　清蛋白:35~55g/L　球蛋白:20~30 g/L 血红蛋白:男 120~160g/L,女 110~150 g/L　视黄醇结合蛋白:26~76 mg/L
血脂	血清三酰甘油:0.22~1.20mmol/L　　血清胆固醇:2.9~6.0 mmol/L
维生素 A	血清维生素 A:成人 300~900μg/L,儿童 300~700μg/L 血清 β-胡萝卜素:>800μg/L
维生素 B$_1$	负荷试验:空腹口服维生素 B$_1$5mg 后测 4 小时尿中排出量: 200~400μg 正常,100~200μg 不足,<100μg 缺乏 红细胞转羟乙醛酶活力(TPP 效应): <15% 正常,15.1%~25% 不足,>25% 缺乏
维生素 B$_2$	负荷试验:空腹口服维生素 B$_2$5mg 后测 4 小时尿中排出量: 800~1300μg 正常,400~799μg 不足,<400μg 缺乏 红细胞谷胱甘肽还原酶活性系数(AC): <1.2 正常,1.2~1.4 不足,>1.4 缺乏
维生素 PP	负荷试验:空腹口服维生素 PP50mg 后测 4 小时尿中 N·-甲基尼克酰胺排出量: 3~4mg 正常,2~3mg 不足,<2 mg 缺乏
维生素 C	血浆维生素 C 含量:4~8mg/L 正常,<24mg/L 不足 负荷试验:空服口服维生素 C500mg 后测 4 小时尿中排出量 5~13mg 正常,<5 mg 不足
维生素 D	血浆 25-(OH)D$_3$:25~150nmol/L
叶酸	血清叶酸含量:>6ng/ml 正常,3~6ng/ml 不足,<3ng/ml 缺乏
钙	血清钙 2.25~2.75mmol/L(90~110mg/L,其中游离钙 45~55 mg/L)
铁	血清铁 14.3~26.9μmol/L(800~1500μg/L)
锌	血清锌 109.5±9.2μmol/L[(7160±600)μg/L]
其他	尿糖(-),尿蛋白(-),尿肌酐 0.7~1.5g/24h 尿

三、人体测量资料分析

人体测量资料分析的根本目的是评价机体营养状况。不同年龄、不同生理状况，选用不同的体格测量指标进行评价。成年人最常用的体格测量指标包括身高、体重、上臂围、腰围、臀围和皮褶厚度等，其中以身高和体重最重要。儿童生长发育测量常用的指标有体重、身高、坐高、头围、胸围、上臂围等。营养状况评价常用的测量指标具体如下。

（一）婴幼儿身长、顶-臀长和儿童身高、坐高

1. 婴幼儿身长和顶-臀长　婴幼儿采用卧位分别测量头顶臀部和足底的距离，即头顶至臀长和身长来反映婴幼儿体格纵向发育的情况。纵向测量主要反映婴幼儿长期的营养状况、疾病和其他不良环境因

素的影响。

2. 儿童身高和坐高 儿童身高只能反映儿童较长时间的营养状况。坐高可反映躯干的生长情况，与身高比较时可说明下肢与躯干的比例关系。

（二）婴幼儿、儿童体重

在一定程度上反映婴幼儿和儿童的营养状况和骨骼、肌肉、皮下脂肪及内脏质量的综合情况。低体重不仅表示营养不足，而且能反映新的疾病，如腹泻或其他使体重减轻的疾病发生的频率。

（三）成人身高和体重

1. 身高 从足底到颅顶的高度。测量身高一般在上午 10 时左右进行测量，此时身高为全天的中间值。身高与遗传、环境因素有关，在生长发育阶段身高与营养状况有关。成人身高发育已经完成，需和体重指标结合起来才能评价营养状况，成人身高的意义在于计算标准体重或用于计算体质指数，来反映能量和蛋白质的营养状况。

2. 体重 人体各部分组织和器官的重量之和。个人体重测量宜在早晨空腹排便之后进行，群体也可在上午 10 时左右进行测量。在生长发育阶段，体重反映蛋白质和能量营养状况的重要指标。对成人来说，体重的变化主要反映了能量的营养状况，长期能量过剩会引起体重增加，而长期能量不足会导致体重降低。

3. 身高和体重的体格测量评价指标

（1）标准体重（理想体重）：

身长 165cm 以上者：标准体重（kg）= 身长（cm）−100

身长 165cm 以下者：标准体重（kg）= 身长（cm）−105（男）

标准体重（kg）= 身长（cm）−100（女）

（2）体质指数（BMI）：BMI = 体重（kg）/[身高（m）$]^2$，详见表 5-23。

（四）体格围度的测量

1）头围：是指经眉弓上方突出部，绕经枕后结节一周的围度。头围主要反映颅脑的发育情况。儿童的头围值明显超出正常范围，则可能患脑积水、巨颅症及佝偻病等疾病；头围过小，则可能患有脑发育不全、小头畸形等疾病。测量儿童头围对营养状况评价有一定意义，是婴幼儿和学龄前儿童生长发育的重要指标。

2）胸围：测量时需根据不同人群确定不同的固定点，男性及乳腺尚未突起的女童通常以被测者胸前乳头下缘为固定点，乳腺已突起的女性以胸骨中线第 4 肋间高度为固定点。固定点确定后用软尺使其绕经右侧后背以两肩胛下角下缘经左侧面回至零点，平静呼吸时读数。胸围是表示胸腔容积、胸肌、背肌的发育和皮脂蓄积状况的重要指标之一，借此可了解呼吸器官的发育程度以及成人健康状况。

3）腰围：被测者站直，双手自然下垂，绕经两侧在其肋下缘与髂前上棘连线中点一圈的值。腰围测量对于成人超重和肥胖的判断尤为重要。

4）臀围：被测者站直，双手自然下垂，绕经耻骨联合和背后臀大肌最凸处。臀围反映髋部骨骼和肌肉的发育情况，与腰围一起可以评价和判断腹型肥胖。腰臀围比值越大，腹型肥胖程度越高。

（五）上臂围和皮褶厚度的测量

1. 上臂围 量取上臂自肩峰至鹰嘴连线中点的臂围长。5 岁以前儿童上臂围变化不大，我国 1~5 岁儿童上臂围 13.5cm 以上为营养良好，12.5~13.5cm 为营养中等，12.5cm 以下为营养不良。

2. 皮褶厚度 衡量个体营养状况和肥胖程度较好的指标。WHO 推荐选用肩胛下角、肱三头肌和脐旁三个测量点。消瘦、中等和肥胖的界限，男性分别为小于 10mm、10~40mm 和大于 40mm，女性分别为小于 20mm、20~50mm 和大于 50mm。皮褶厚度反映人体皮下脂肪的含量，它与全身脂肪含量具有一定的线性关系，可以通过测量人体不同部位皮褶厚度推算全身的脂肪含量。

思 考 题

1. 简述常用的膳食调查方法有哪些？
2. 怎样对膳食调查结果进行膳食评价？

3. 简述人群营养状况调查与评价的主要意义。

(曲 巍)

第五节 特殊人群的营养

案例 5-6

　　乳母王某,26 岁,产后 2 个月,泌乳量正常,身高 162cm,体重 62kg,BMI=23.6。无其他疾病。

问题

　　如何为其设计食谱?举例说明?

一、孕妇与乳母营养

　　孕妇、乳母是处在妊娠和哺乳特定生理状态下的人群。孕妇、乳母具有良好的营养状态是保证胎儿生长发育、乳汁正常分泌的前提。孕期和哺乳期的合理营养对母体健康和婴幼儿的正常身心健康均具有重大的意义。

(一) 孕期的营养需要

　　1. 能量 为了提供胎儿生长、胎盘和母体组织增长所需,孕期妇女总热能需要量增加。中国营养学会建议,孕妇于妊娠 4 个月起在相同体力活动非孕妇女的基础上能量每天增加 0.83MJ(200kcal)。孕期妇女可根据体重变化情况来调整能量摄入,同时要防止能量摄入过多。

　　2. 蛋白质 孕期母体有关器官及胎儿的发育需蛋白质约 900g。为满足需要,蛋白质的供给要求量足、质优。中国营养学会建议妊娠早、中、晚期,蛋白质 RNI 分别增加 5g/d、15g/d、20g/d。动物类和大豆类等优质蛋白质的摄入量应占总蛋白质摄入量的 1/3 以上。

　　3. 脂类 孕妇妊娠过程、胎儿发育、泌乳均需要脂肪储备,必需脂肪酸对胎儿脑及神经发育尤其重要。中国营养学会建议孕妇膳食脂肪供能比 25%～30% 为宜,$n\text{-}6$ 与 $n\text{-}3$ 多不饱和脂肪酸的比值为(4～6):1。为促进胎儿的脑发育应注意摄入富含磷脂的豆类、蛋黄等食物。

　　4. 碳水化合物 胎儿组织的脂肪酸氧化酶活力很低,葡萄糖几乎是提供胎儿能量的唯一形式。为保证胎儿的能量需要,母体的葡萄糖消耗增加。如果碳水化合物摄入不足,母体易出现酮症酸中毒,同时影响胎儿发育。因此,孕妇每天至少应摄入碳水化合物 150～250g,碳水化合物供能占总能量的 60% 左右,以高分子碳水化合物为主。

　　5. 矿物质 孕期妇女容易缺乏的矿物质主要是钙、铁、锌、碘。

　　(1) 钙:足月胎儿体内约储存 30g 钙,多于孕中、后期转移入胎体。当膳食钙摄入不足时,母体可通过骨骼和牙齿的钙溶出来保证胎儿的需要,而自身可出现肌肉痉挛或手足抽搐,甚至发生骨质软化症。因此,为保证胎儿生长发育及预防母体钙的营养不良,钙的摄入量应适当增加。中国营养学会建议孕期妇女钙的 AI 值为:孕早期 800mg/d、孕中期 1000mg/d、孕晚期为 1200mg/d。孕妇膳食中应增加含钙高的牛奶、豆类、芝麻酱、海带、虾皮等食物,必要时可适量补充钙制剂。

　　(2) 铁:妊娠期总铁消耗量估计为 1000mg,包括满足胎儿和胎盘需要,孕期红细胞增加,分娩时失血所丢失的铁。资料显示,与一般人群相比,孕期缺铁性贫血发病率更高、更为常见。中国营养学会建议孕期妇女铁的 AI 值:孕早、中、晚期分别为 15mg/d、25mg/d、35mg/d。孕期妇女应注意增加动物肝脏、动物血、瘦肉等食物,如需要可遵医嘱服用铁制剂。但过多铁的摄入(>30mg/d)可干扰锌的吸收,因此,治疗缺铁性贫血时,孕妇应补充锌 15mg/d。

　　(3) 锌:妊娠期间锌的储留总量约为 100mg,其中胎儿体内储存约 53mg。孕妇缺锌可致胎儿发生宫内发育迟缓、免疫功能低下及畸形。中国营养学会建议孕妇锌 RNI 为:孕早期为 11.5mg/d,孕中、晚期为 16.5mg/g。对于多次妊娠者、药物滥用者、大量吸烟者,建议额外补充锌 15mg/d。

　　(4) 碘:碘是合成甲状腺素的原料,而甲状腺素对大脑的正常发育和成熟具有重要的作用。孕妇碘缺乏可致胎儿甲状腺功能低下,从而引起以严重智力发育迟缓和生长发育迟缓为主要表现的克汀病。我国推荐孕期碘的 RNI 为 200μg/d。

6. 维生素

（1）维生素 A：孕妇对维生素 A 的需要量增加，摄入足量的维生素 A 可维持母体健康及胎儿的正常生长，但是摄入过量维生素 A 可致中毒和胎儿先天畸形，孕早期尤其应该注意。中国营养学会建议维生素 A 的 RNI：孕早期为 800μgRE/d，孕中、晚期 900μgRE/d；维生素 A 的 UL 值为 2400μgRE/d。由于类胡萝卜素的安全性高，建议孕妇可通过摄取富含类胡萝卜素的食物补充维生素 A。

（2）维生素 D：孕期缺乏维生素 D 影响胎儿的骨骼发育，导致新生儿的低钙血症、手足搐搦、婴儿牙釉质发育不良及母亲骨质软化症。但过量维生素 D 可导致婴儿发生高钙血症，严重者可出现维生素 D 中毒。中国营养学会建议孕妇中、晚期 RNI 为 10μg/d，孕早期与非孕妇女相同，为 5μg/d。维生素 D 的 UL 值为 20μg/d。

（3）B 族维生素：由于 B 族维生素参与机体物质代谢和能量代谢，且具有水溶性，机体对 B 族维生素的代谢较快，因此，足够的摄入量对母体和胎儿均具有重要意义。中国营养学会建议孕期 B 族维生素 RNI：维生素 B_1 为 1.5mg/d，维生素 B_2 为 1.7mg/d，烟酸为 15mg/d。值得注意的是，孕期叶酸缺乏可引起胎盘早剥、胎儿神经管畸形和新生儿低出生体重，孕期叶酸 RNI 为 600μg/d。

（4）维生素 C：维生素 C 对胎儿骨骼、牙齿的正常发育、造血系统功能和机体抵抗力等都有促进作用。为保证胎儿及母体的需要，孕期维生素 C 的 RNI 为 130mg/d。

（二）孕期营养不良对胎儿的影响

1. 低出生体重　低出生体重（low birth weight，LBW）是指新生儿出生体重小于 2500g。孕妇营养不良，胎儿出生时体重低，智力与体格发育迟缓，与成年后慢性疾病（如糖尿病、心血管疾病等）的发生率增加有关。

2. 早产儿及小于胎龄儿　早产儿（premature）及小于胎龄儿（small for grstational age，SGA）分别指妊娠期小于 37 周即出生的婴儿和胎儿大小与妊娠月份不符，即新生儿体重低于平均体重的 2 个标准差。在发展中国家多数低出生体重儿属于小于胎龄儿。

3. 脑发育受损　从孕 30 周至出生后 1 年，胎儿脑细胞数快速增殖，是大脑发育的关键时期。孕妇的营养状况，尤其是蛋白质和能量的营养状况，关系到胎儿大脑发育，并影响以后的智力发育。这段时期营养不良，可致胎儿大脑发生永久性的改变。

4. 先天畸形　孕期某些营养的缺乏或过多，可导致先天畸形儿的出现。例如，维生素 A 缺乏可致无眼畸形、脑积水、心血管先天异常；叶酸缺乏可致胎儿神经管畸形。

5. 巨大儿　巨大儿是指新生儿体重超过 4000g。巨大儿的出现与孕妇在妊娠期间过度进食有关。巨大儿可增加分娩难度，容易造成产伤，成年后发生肥胖、高血脂、高血压、心脑血管疾病、糖尿病等退行性疾病的危险性增加。

6. 围产期新生儿死亡率增高。

（三）孕期的合理膳食原则

妊娠不同时期胎儿生长状况不同，孕妇的生理状态、代谢变化和对营养的需求也不同，膳食应进行适当调整，满足不同时期的需要。《中国居民膳食指南》对孕前期、孕早期及孕中晚期的膳食原则分别做出了要求。

1. 孕前期膳食原则　孕前的营养及健康状况是决定能否成功受孕的前提条件，也是保证胎儿正常发育的重要因素。孕前期膳食在健康成人合理膳食基础上，注意以下几点：

（1）增加富含叶酸的食物和补充叶酸：妊娠开始的前 4 周是胎儿神经管分化和形成的重要时期，叶酸缺乏可增加胎儿发生神经管畸形及早产的危险。建议应从孕前 3 个月开始每日补充叶酸 400μg，并持续至整个孕期。富含叶酸的食物包括动物肝脏、深绿色蔬菜及豆类等。

（2）常吃含铁丰富的食物：孕前缺铁易导致早产、新生儿低出生体重。建议孕前期妇女适当多摄入含铁丰富的食物，如动物血、肝脏、瘦肉、黑木耳、红枣等食物。同时，注意多摄入富含维生素 C 的食物，如各类蔬菜、水果，以促进铁的吸收和利用。

（3）保证摄入加碘食盐，适当增加海产品的摄入：妇女在围孕期和孕早期碘摄入不足，可增加新生儿发生克汀病的危险性。因此，孕妇除注意摄入加碘盐外，建议至少每周摄入一次富含碘的海产食品，如海带、紫菜、海鱼、虾、贝类等。

(4) 戒烟、禁酒：夫妻双方应戒烟、禁酒,避免酒精导致的精子或卵子畸形,受精卵着床障碍、胎儿宫内发育不良以及中枢神经系统发育异常等。

2. 孕早期膳食原则 孕早期胎儿较小,发育相对缓慢,孕妇的营养需要与孕前差别不大。但是多数孕妇会受到妊娠反应的影响出现恶心、呕吐,造成食物摄入的减少。孕早期是胎儿的器官形成期,对外界环境因素极为敏感。各种致畸因素都可能对胎儿产生不良影响,造成损伤、畸形甚至死亡。因此,孕早期的膳食应特别注意以下几点：

(1) 少食多餐,选择易于消化、清淡、能符合孕妇口味的食物：出现妊娠反应时孕妇不必拘泥于一日三餐的固定习惯,能吃就吃,想吃就吃,尤其要多吃富含蛋白质、维生素和矿物质的食物。选择易消化、少油腻、清淡的食物,以减轻妊娠反应。在不妨碍营养需要的前提下,尽量照顾孕妇的口味,提供孕妇喜好的食物。妊娠反应较重时注意补充 B 族维生素和维生素 C。

(2) 保证摄入足量富含碳水化合物的食物：保证每天至少摄入 150g 碳水化合物(约合谷类 200g),以防因饥饿所致的血中酮体蓄积。酮体可通过胎盘引起胎儿脑发育不良。

(3) 多摄入富含叶酸的食物和补充叶酸：叶酸有助于预防胎儿神经管畸形,也有利于降低妊娠高脂血症发生的危险。

(4) 戒烟、禁酒。

3. 孕中、晚期膳食原则 胎儿在孕中、晚期开始迅速发育,并从母体获取营养进行储备,以满足出生后发育的需要。与此同时,母体也为产后泌乳进行营养储备。因此,孕中、末期需增加食物摄入量,以满足孕妇显著增加的营养素需要。在健康成人合理膳食的基础上,孕中、晚期膳食还应注意以下几点：

(1) 适当增加鱼、禽、蛋、瘦肉、海产品的摄入量：从孕中、末期每日增加总计 50~100g 的鱼、禽、蛋、瘦肉等食物。鱼类不仅提供优质蛋白质,还含有较多的 n-3 多不饱和脂肪酸,有利于胎儿脑和视网膜功能发育,可做为首选。蛋类是卵磷脂、维生素 A 和维生素 B_2 的良好来源,每天应摄入 1 个鸡蛋。

(2) 适当增加奶类、豆类及其制品的摄入：绝大多数的钙主要在孕中、晚期沉积在胎儿体内,因此,从孕中期开始,每日至少摄入 250ml 的牛奶及补充 300mg 的钙,或喝 400~500ml 的低脂牛奶,以满足钙的需要。豆类含丰富的优质蛋白质、不饱和脂肪酸、钙及 B 族维生素。豆类及其制品每天摄入 50~100g。

(3) 常吃含铁丰富的食物：孕中期开始增加铁的摄入量,多摄入含铁丰富的食物,如动物血、肝脏、瘦肉等,必要时可在医生指导下补充小剂量的铁剂(每天 10~20mg 铁)。

(4) 维持体重的适宜增长：怀孕第 4 个月起,妊娠反应减轻,食欲趋于好转,孕妇要避免盲目摄入过多食物,造成营养过剩。适宜的体力活动有利于维持体重的适宜增长和自然分娩。孕妇可根据自身的体能每天进行不少于 30 分钟的低强度体力活动,如散步、体操等。

(5) 禁烟戒酒,避免刺激性食物。

(四) 乳母的营养及膳食要求

我国大力提倡母乳喂养,乳母的营养状况影响乳汁的质与量,关系到婴儿的健康生长,应重视乳母的营养需要。

1. 乳母的营养需要 哺乳期的营养需求远大于妊娠期的营养需求,良好的乳母营养供给能保证乳汁的正常分泌并维持乳汁的质量的恒定,并保证恢复或维持母体的健康。因此,必须对哺乳期妇女的营养需求加以调整。

(1) 能量：乳母对能量需要量增加,乳母的能量需要除要满足乳母自身的能量代谢以外,还要供给分泌乳汁过程消耗的能量和乳汁本身所含的能量。乳母额外的能量需要量与泌乳量、体重变化、活动量及基础代谢率等因素有关。乳母每分泌 100ml 乳汁需要热能 356kJ(85kcal),此外,乳母的基础代谢也有所增高。因此,乳母哺乳期能量的 RNI 为：在非孕妇女基础上,1~6 个月乳母增加 2093kJ/d,6 个月后仍保持完全母乳喂养者增加 2093~2721kJ/d。

(2) 蛋白质：膳食中蛋白质的供给量是影响乳汁分泌的主要因素,膳食蛋白质的质和量不理想,不仅会使乳汁的分泌量减少,还会影响到乳汁中蛋白质的氨基酸组成。中国营养学会推荐乳母蛋白质的 RNI 为在非孕妇女基础上每日增加 20g,保证优质蛋白质的供给。鱼、禽、蛋、瘦肉、大豆类等食物提供的蛋白质应占总蛋白的 1/3 以上。

（3）脂类：乳汁中的脂类对婴儿中枢神经系统的发育和脂溶性维生素吸收都有促进作用。膳食中脂肪的种类影响乳汁脂肪成分，应增加多不饱和脂肪酸的供给。乳母营养不良时，乳汁中的多不饱和脂肪酸的含量降低，尤其是亚油酸。目前，我国乳母脂肪推荐摄入量与成人相同，脂肪供能占总热能的20%~25%。

（4）矿物质：乳汁中钙含量相对稳定（除非乳母严重缺钙），乳母每天通过泌乳损失的钙约为300mg。当膳食摄入钙不足时可消耗母体的钙储存。因此，必须保证乳母充足的钙摄入。中国营养学会建议乳母钙的AI为1200mg/d。膳食中要多选用一些奶制品、海产品、芝麻酱、豆类等含钙丰富的食品。铁不能通过乳腺输送到乳汁，母乳中铁含量极少。增加膳食中铁的摄入量虽不能增加母乳中铁含量，但是可以补充母体分娩时的消耗，预防或纠正乳母缺铁性贫血。中国营养学会建议乳母铁的AI为25mg/d。锌与婴儿生长发育及免疫功能等关系密切，锌还能提高乳母对蛋白质的吸收及利用。乳汁中锌含量与乳母膳食中锌的摄入量有关。故乳母的锌供给量应增加。中国营养学会推荐的乳母锌RNI为21.5mg/d。乳母的基础代谢率和能量消耗增加，故碘的摄入量也应随之增加。我国营养学会建议乳母碘的供给量应在正常碘供给量基础上每日增加50μg，即每日供给200μg。

（5）维生素：母乳中维生素的含量取决于膳食中维生素的摄入量及乳母体内储存情况。增加维生素的摄入有利于维持乳母的健康及促进乳汁分泌。水溶性维生素可通过乳腺进入乳汁，但乳汁中水溶性维生素达到一定水平即不再增加。乳母膳食中应增加维生素 B_1、维生素 B_2、维生素 C 的供给量，其 RNI 分别为1.8mg/d、1.7mg/d 和130mg/d。维生素 A 可少量通过乳腺进入乳汁，增加母亲膳食维生素 A 的摄入，乳汁中维生素 A 的含量亦会有一定程度的增高，维生素 A 的 RNI 为1200μgRE/d。由于维生素 D 几乎不能通过乳腺进入乳汁，乳汁中维生素 D 含量极低，不能满足婴儿需要，故婴儿出生2周后，应加喂少量鱼肝油，以补充维生素 D 的不足。乳母维生素 D 的 RNI 为10μg/d。另外，乳母也要注意摄入含维生素 E、维生素 B_6、维生素 B_{12}、尼克酸、叶酸丰富的食物。

2. 乳母的膳食原则 根据哺乳期的生理特点及乳汁分泌的需要，合理安排膳食，保证充足的能量和各种营养素。

（1）食物多样化，粗细搭配：乳母的膳食要做到食物多样、充足而不过量，以利于乳母健康，保证乳汁的质与量和持续地进行母乳喂养。乳母如果每周能吃到50种不同的食物，食物多样性是做得比较好的。主食不能只吃精米、精面，应该粗细搭配，经常吃一些粗粮、杂粮和全谷类食物。

（2）供给充足的优质蛋白质：增加鱼、禽、蛋、瘦肉、大豆制品及海产品摄入，乳母每天应摄入总量200~250g的鱼、禽、蛋、瘦肉、大豆制品等食物，以上食物提供的蛋白质应占总蛋白质的1/3以上。经济条件有限时，可多食用大豆类食品以补充优质蛋白质。此外，乳母还应多吃些海产品，对婴儿的生长发育有益，特别是脑和神经系统发育。

（3）多摄入含钙丰富的食物：奶类含钙量高，易于吸收利用，是钙的最好食物来源。乳母每日饮用牛奶500ml，则可从中得到约600mg的钙。对条件有限的乳母，建议适当多摄入大豆及其制品、小鱼、小虾（连骨带壳食用）、芝麻酱及深绿色蔬菜等含钙丰富的食物。必要时可在医生的指导下适当补充钙制剂。

（4）多摄入含铁丰富的食物：为预防或纠正乳母缺铁性贫血，应多摄入些动物肝脏、动物血、瘦肉等含铁丰富的食物。

（5）重视及增加新鲜蔬菜、水果的摄入：每天要保证供应500g以上的蔬菜、水果。蔬菜、水果可提供丰富的维生素、矿物质、膳食纤维等营养成分，有利于乳汁分泌，增加肠蠕动，防治产后便秘。我国不少地方有"坐月子"不吃蔬菜水果的习俗，这种做法应给予纠正。

（6）注意烹调方法，多喝汤水：乳母摄入的水量影响乳汁分泌量。摄水量不足，可使乳汁分泌量减少，故乳母每天应多饮汤水。动物性食品的烹调方法应以煮或煨为最好，如鱼汤、鸡汤、肉汤等。

（7）科学运动和锻炼，恢复健康体重：哺乳期妇女除注意合理膳食外，还应适当运动，这样可促使产妇身体的恢复，预防产后肥胖。

案例5-6分析

1. 确定能量及蛋白质的需要量 中国营养学会建议哺乳期能量的RNI为：在非孕妇女基础上，1~6个月乳母增加2091kJ/d。乳母蛋白质的摄入量（RNI）是在非孕妇女基础上每日增加20g，并保证优质蛋白质的供给。18岁以上轻体力活动女性能量的RNI为2100kJ，蛋白质的RNI为65g，因此，乳母的能量的RNI应为10 884kJ（2600kcal），蛋白质的RNI为85g。

2. 确定脂肪及碳水化合物需要量　目前我国乳母脂肪推荐摄入量与成人相同,脂肪供能占总热能的 20%~30%,因此,乳母脂肪的需要量为(2600×25%÷9≈58g)~(2600×30%÷9≈87g);乳母碳水化合物供能占总能量的 55%~65%,乳母碳水化合物的需要量为(2600×55%÷4≈358g)~(2600×65%÷4≈423g)。

3. 确定全天的主食的数量和种类,按餐次进行食物分配　乳母一般不应少于五餐,可为三餐三点制。具体食谱见表 5-17。

4. 本食谱食物种类齐全　谷类、薯类 400g,蔬菜类 460g,水果类 260g,肉类(畜、禽)100g,鱼类、虾类 105g,蛋类 100g,豆类 20g,乳制品 400g,油 20g。蛋白质的供能比为 16%,脂肪的供能比为 23%,碳水化合物的供能比为 60%,可认为符合要求。

表 5-17　乳母一日食谱举例

餐别	食物及重量
早餐	鲜牛奶 250ml,红糖煮蛋(鸡蛋 50g,红糖 10g),花卷 50g,炒油菜(油菜 50g)
加餐	红枣粥(大米 50g,红枣 10g),香蕉 50g
中餐	米饭(大米 150g),鲫鱼汤(鲫鱼 100g,黑木耳 10g),芹菜炒肉丝(猪瘦肉 50g,芹菜 150g),素炒大白菜(大白菜 100g)
加餐	鸡蛋面(面条 50g,鸡蛋 50g,虾皮 5g)
	橙子 100g
晚餐	米饭(大米 100g),黄豆排骨汤(黄豆 30g,猪大排 50g),清炒西兰花(西兰花 150g)
加餐	酸牛奶 150ml 苹果 100g
	全天用植物油 20g

本食谱可供:蛋白质 108g,脂肪 68g,碳水化合物 395g,钙 1116mg,总能量 10963kJ(2619kcal)。

二、婴幼儿与儿童少年营养

(一)婴幼儿的营养需要

从出生至 1 岁为婴儿阶段,1~3 岁为幼儿阶段。婴儿期是人类生命生长发育的第一高峰期,12 月龄时婴儿体重将增加至出生时的 3 倍,身长增加至出生时的 1.5 倍。婴儿期脑神经发育极为迅速,脑细胞数目持续增加,至 6 个月龄时脑重增加至出生的 2 倍(600~700g),后 6 个月脑部发育以细胞体积增大及树突增多和延长为主,神经髓鞘形成并进一步发育,至 1 岁时,大脑接近成人脑重的 2/3。幼儿期生长发育虽不及婴儿期迅猛,但依然比较旺盛,智能发育较快,语言和思维能力增强。婴幼儿的消化器官尚处于发育阶段,功能不完善,腺体分泌少,消化酶活力低,对食物的消化、吸收和利用都受到一定的限制。

1. 能量　婴幼儿的能量主要用于维持基础代谢、生长发育、活动、食物的热效应消耗的需要,生长发育所消耗的能量与生长速率成正比,每增加 1g 新组织需要 18.4~23.8kJ(4.40~5.69kal)能量,如能量供给不足,可导致生长发育迟缓。中国营养学会推荐的婴幼儿能量摄入量为:0~1 岁(不分性别)397 kJ(95kcal)/(kg·d);1~2 岁分别为 4602kJ/d(1100kcal/d,男),4393 kJ/d(1050 kcal/d,女);2~3 岁分别为 5020 kJ/d(1200 kcal/d,男),4812 kJ/d(1150 kcal/d,女)。

2. 蛋白质　婴幼儿时期大量膳食蛋白质被用于满足生长发育的需要,年龄越小,生长发育越快,对蛋白质和氨基酸的需要量相对越高。蛋白质供给不足容易导致婴幼儿生长发育迟缓、贫血以及免疫力低下,甚至发生营养不良性水肿。婴儿摄入蛋白质不仅要数量充足,且质量要好,以满足对必需氨基酸的需要,优质蛋白质应达 50% 以上。婴幼儿肾功能发育尚未完善,蛋白质摄入量过高,会使肾发育和功能受到损害。中国营养学会推荐的蛋白质摄入量:婴儿为 1.5~3.0g/(kg·d),1~2 岁幼儿为 35g/d,2~3 岁幼儿为 40g/d。

3. 脂类　婴幼儿对脂肪的需要量高于成年人。脂肪是能量和必需脂肪酸的主要来源,并能促进脂溶性维生素的吸收。脂肪摄入过多或过少均将影响婴幼儿的生长发育。亚油酸主要促进生长发育、维持生殖功能和皮肤健康;DHA 在婴儿的视觉和神经发育过程中发挥重要作用;牛磺酸、卵磷脂等磷脂对婴幼儿的大脑、神经系统、智力和认知能力的发育有促进作用。中国营养学会推荐婴幼儿膳食中脂肪供给的能量占总能量的比例为:6月龄以内为45%~50%,6月龄至2岁为35%~40%,2岁以上为30%~35%。

4. 碳水化合物　碳水化合物提供给婴儿的能量占总能量的40%~50%,随着年龄的增大,比例逐步提高,可达50%~60%。碳水化合物摄入充足可以起到节约蛋白质的作用,有助于脂肪彻底氧化,满足大脑代谢所需要的能量。3个月内的婴儿缺乏淀粉酶,因此,淀粉类的食物应在3~4月后添加。

5. 无机盐　婴幼儿容易缺乏的无机盐主要有钙、铁、锌、碘等。婴幼儿在生长发育过程中长期缺钙,可导致佝偻病。中国营养学会推荐婴幼儿钙的AI值:6个月以下为300mg/d;7~12个月400mg/d;1~3岁600mg/d。婴儿体内有一定的铁储备,但只能满足4~6个月的需要,4~6个月后需要通过辅食及时补充铁。缺铁不仅可以引起缺铁性贫血,还会影响婴幼儿的智力发育和认知行为,增加婴幼儿的死亡率。婴幼儿铁的AI值:6个月以下为0.3mg/d,6个月以上为10mg/d,1~3岁为12mg/d。锌缺乏可以使婴幼儿出现食欲缺乏、发育迟缓、味觉异常或异食癖、认知行为的改变等症状和体征。母乳喂养的婴儿可以利用体内储存的锌维持4~5月的需要,之后需从膳食中补充。中国营养学会推荐锌的AI值:6个月以下为1.5mg/d;6个月以上为8.0mg/d。碘对婴幼儿的生长发育起着非常重要的作用。碘缺乏可以造成智力发育低下、体格发育迟缓及不可逆性的智力损害。中国营养学会推荐的婴幼儿碘的摄入量为:0~3岁50μg/d。

6. 维生素　膳食均衡的乳母,其乳汁中的维生素一般可以满足婴儿的需要。值得注意的是母乳和其他乳类中的维生素D含量较低,出生2周至1岁半之间的婴幼儿都应适量补充维生素D,如鱼肝油并经常晒太阳,以预防佝偻病的发生。人工喂养的婴幼儿还应注意适量补充维生素E及维生素C,早产儿更应注意补充维生素E。由于机体对脂溶性维生素的代谢较慢,摄入过多容易蓄积中毒,在给婴幼儿补充脂溶性维生素时,需掌握好用量。

（二）婴幼儿合理喂养

1. 婴儿喂养　可分为母乳喂养(breast feeding)、人工喂养(bottle feeding)和混合喂养(mixture feeding)三种方式,其中母乳喂养是婴儿最理想的喂养方式。人工喂养是不能母乳喂养时用牛乳或其他代乳品喂养婴儿。婴儿配方奶粉是人工喂养时最好的选择。混合喂养是母乳不足或不能按时喂养,在母乳喂养的同时用婴儿代乳品补充母乳的不足。2002年WHO和联合国儿童基金会(UNICEF)制定了《婴幼儿喂养全球策略》,提出了保护、促进和支持6个月的纯母乳喂养,然后添加安全适宜的辅食并继续母乳喂养至2岁或以上这一全球公共卫生建议。

（1）母乳喂养的优点:

1）母乳中营养素齐全,能满足婴儿生长发育的需要:充足的母乳所提供的热能及各种营养素的种类、数量、比例优于任何代乳品,并能满足4~6月龄以内婴儿生长发育的需要。这些营养素含量和比例与婴儿消化功能相适应,不增加婴儿肾负担,是婴儿的最佳食物。①富含优质蛋白质。母乳中蛋白质总量虽低于牛乳,但其中的乳清蛋白与酪蛋白比例为8:2,优于牛奶,乳清蛋白在胃内形成较稀软的凝乳,易于消化吸收。另外含有较多的牛磺酸,满足婴儿脑组织发育需要。②母乳中所含脂肪高于牛乳,以不饱和脂肪酸为主,并含有乳脂酶而易于婴儿消化吸收。母乳含有大量的亚油酸(LA)、α-亚麻酸(ALA),还含有花生四烯酸(AA)和二十二碳六烯酸(DHA),可满足婴儿脑部及视网膜发育的需要。③富含乳糖。乳糖在肠内可促进钙吸收,抑制致病菌在肠内繁殖,有利于婴儿肠道的健康。④矿物质丰富。母乳中钙含量低于牛乳,且钙、磷比例适宜,与婴儿肾溶质负荷相适应,可满足婴儿对钙的需要。母乳及牛乳中铁含量均较低,但母乳中铁的生物利用率高达50%。母乳中其他矿物质和微量元素齐全,可满足婴儿生长发育需要,且不增加肾负担。⑤维生素丰富。乳母膳食营养充足时,婴儿前6个月内所需的维生素基本上可从母乳中得到满足。维生素A和水溶性维生素随乳母饮食含量改变,维生素D在母乳中含量较少。

2）富含免疫物质:母乳中丰富的免疫物质可增加婴儿的抗感染能力。母乳中免疫物质包括特异性免疫细胞、免疫球蛋白、吞噬细胞、乳铁蛋白、溶菌酶、乳过氧化氢酶、补体因子C_3及双歧杆菌因子等。

3）母乳喂养经济、方便、卫生,不易引起过敏反应。

4）有利于母亲的产后康复:哺乳过程中婴儿不断吸吮乳房,能反射性地刺激母亲分泌缩宫素而引起子宫收缩,有助于产后恢复。

5）哺乳行为可增进母子间情感的交流,促进婴儿智力发育。

（2）母乳喂养的方法:

1）早期开奶:产后半小时即可喂奶,婴儿的吸吮有助于乳汁的尽早分泌。

2）按需哺乳:按照这种方法,只要婴儿想吃,就可以随时哺喂,是一种顺乎自然,最省力,最符合人体生理需要的哺乳方法。按需哺乳有利于乳汁及时排空,又能通过频繁的吸吮刺激脑下垂体分泌更多的催乳素,使奶量不断增多。

表 5-18　婴儿辅助食品添加顺序

时间	添加的辅食品种
2~3周	鱼肝油
5~6周	叶菜汁（先）、果汁（后）
4~6个月	米粉糊、稀粥、蛋黄、鱼泥、动物血、肝泥、豆腐、菜泥、水果泥
7~9个月	稀粥、面条、饼干、全蛋、肝泥、肉糜、蔬菜泥、水果泥等
10~12个月	稠粥、烂饭、饼干、面条、面包、馒头、全蛋、碎肉末、碎菜等

（3）婴儿添加辅食的原则和顺序:为满足婴儿营养需要,适应婴儿消化系统及心理发育需要,培养良好的饮食习惯以及为断奶做准备,需要逐步给婴儿添加辅食。辅食添加的时间通常在 4~6 个月龄间,不应早于 4 个月龄。辅食添加应按照从稀到稠、从细到粗、从少到多、从一种到多种的原则进行。首先添加的辅食通常是谷类及其制品,其次是蔬菜、水果,然后是鱼类、蛋类、肉类等。具体辅食添加顺序见表 5-18。

2. 幼儿营养与膳食　幼儿的生长发育虽不及婴儿迅猛,但与成人比较也非常旺盛。幼儿时期的膳食要合理搭配,营养齐全,做到以粮谷类为主的平衡膳食。幼儿膳食除应富含谷类食物之外,还应包括肉、蛋、鱼、禽、奶类及豆制品等。《中国居民膳食指南》中关于幼儿膳食指南建议每日膳食安排:米、面粉等粮谷类食物 100~150g,鲜牛奶不低于 350ml 或全脂奶粉 40~50g,鱼、肉、蛋、禽类或豆制品 100~125g,蔬菜、水果类 150~250g,植物油 20g,糖不超过 20g。

幼儿的膳食要合理加工、烹调。幼儿的咀嚼能力和消化能力虽逐渐增强,但消化能力仍很弱,胃肠道消化酶分泌和蠕动能力远不及成人,因此,不宜过早让孩子进食与成人相同的普通饮食。烹调食物时,既要保持营养成分不被破坏,又要使膳食的色、香、味、形多样化,以软饭、碎食为主。养成良好的饮食习惯,不挑食、不偏食。一般每日进食 5 次,早、中、晚三餐,再加上、下午点心各 1 次。注意饮食卫生,饭前要洗手,不吃不洁的食物,培养良好的卫生习惯。

（三）儿童青少年的营养需要与膳食要求

1. 学龄前儿童营养与膳食　学龄前儿童（pre-school children）是指 3~6 岁的儿童,生长速度比婴幼儿期减慢,但各器官持续发育并逐渐成熟。合理营养不仅保证学龄前儿童正常生长发育,也可为其成年后的健康打下坚实的基础。

（1）学龄前儿童营养需要:

1）能量:学龄前儿童生长发育迅速,活动能力、范围及活动量增加,能量需要仍相对高于成人。学龄前儿童能量的 RNI 值为 5.4~7.1MJ/d（1300~1700 kcal/d）,男童高于女童。

2）蛋白质:学龄前儿童蛋白质的 RNI 值为 45~60g/d。动物性蛋白质应达到蛋白质摄入总量的一半,其余蛋白质可由粮谷类、豆类提供,保证蛋白质在数量及质量上满足学前儿童的营养需要。

3）脂类:学龄前儿童每日膳食中脂肪供能应占总能量的 30%~35%,其中亚油酸供能不低于总能量的 3%,亚麻酸供能不低于总能量的 0.5%。

4）碳水化合物:碳水化合物是学龄前儿童主要的能量来源,要求碳水化合物供能占总能量的 50%~60%,以含有高分子碳水化合物的粮谷类为主。为预防肥胖、龋齿的发生,应避免过多摄入糖和甜食。膳食纤维摄入适量,过量的膳食纤维可以影响食欲及其他营养素的利用。

5）矿物质:学龄前儿童生长发育迅速,对矿物质的需求相对较多,容易缺乏的矿物质主要有钙、铁、锌、碘等。学龄前儿童钙的 AI 为 800mg/d,奶及奶制品钙含量丰富,吸收率高,是儿童理想的钙来源。学龄前儿童每日奶的摄入量不应低于 300ml,但不宜超过 600ml。学龄前儿童铁的 AI 值为 12mg/d。缺铁性贫血,是儿童期最常见的营养不良性疾病,可损害神经、消化和免疫等系统的功能,影响儿童的智力发育。动物肝脏、动物血、瘦肉是铁的良好来源。中国营养学会建议学龄前儿童锌的 RNI 值为 12mg/d,含锌丰富的食物有牡蛎、海鱼、畜禽肉类、蛋类等。

6）维生素:近些年来,人民生活水平逐步提高,儿童的营养状况在不断改善,典型的维生素缺乏症在临床上已不常见,但是儿童维生素的亚临床缺乏或水平低于正常值的情况还有相当比例。膳食供给足够的维生素,可保证儿童生长发育,预防缺乏症对儿童健康的损害。各种维生素 RNI 值分别是:维生素 A 600μgRE/d,维生素 D 10μg/d(400IU/d),维生素 B_1 0.7mg/d,维生素 B_2 0.7 mg/d,烟酸 7mg/d,维生素 C 70mg/d。

(2) 学龄前儿童合理膳食原则:《中国居民膳食指南》中明确指出学龄前儿童合理膳食原则包括:

1) 食物多样,谷类为主:儿童的膳食必须是由多种食物组成的平衡膳食,才能满足其各种营养素的需要。谷类食物为主的基础上,还应包括畜禽水产品类、蛋类、奶及奶制品、大豆及其制品、蔬菜和水果类、烹调油及食糖等。

2) 多吃新鲜蔬菜和水果:鼓励学龄前儿童适当多吃蔬菜和水果。蔬菜和水果不能相互替代。在制作膳食时,应注意将蔬菜切小、切细以利于儿童咀嚼和吞咽,烹调注意色香味,以引起儿童多吃蔬菜水果的兴趣。

3) 经常吃适量的鱼、禽、蛋、瘦肉:动物性食物是优质蛋白质、脂溶性维生素和矿物质的良好来源,同时也含有较多的饱和脂肪。因此,动物性食物摄入要适量。鱼、禽、兔肉等含蛋白质较高、饱和脂肪较低,建议儿童可经常吃这类食物。

4) 每天饮奶,常吃大豆及其制品:奶类是一种营养成分齐全、组成比例适宜、易消化吸收、营养价值很高的天然食品。学龄前儿童应每日饮奶,饮奶量每天 300 ~600ml。大豆含丰富的优质蛋白质、不饱和脂肪酸、钙、维生素 B_1、维生素 B_2、烟酸等。大豆及其制品可以提高儿童的蛋白质摄入量及质量并避免过多进食动物性食物带来的不利影响。

5) 膳食清淡少盐,正确选择零食,少喝含糖高的饮料:食物尽可能保持原汁原味,清淡、少盐、少油脂。避免添加辛辣等刺激性物质和调味品。学龄前儿童每日饮水量为 1000 ~1500ml,以白开水为主。过多饮用含糖和碳酸饮料,不仅会影响孩子的食欲,使儿童容易发生龋齿,而且还会造成能量过多摄入。

6) 食量与体力活动要平衡,保证正常体重增长:进食量与体力活动是控制体重的两个主要因素。儿童需要保持食量与能量消耗之间的平衡,防止消瘦和肥胖的发生。

7) 培养良好饮食习惯和合理的膳食制度:儿童应养成自己进食的习惯,定时、定量、定点进食。养成良好的饮食习惯,不挑食、不偏食、不暴饮暴食。

8) 吃清洁卫生、未变质的食物。

2. 学龄儿童和青少年期的营养与膳食 学龄儿童(school children)是指 6 ~12 岁的儿童。青少年期为 12 ~18 岁,包括少年期(juvenile)及青春发育期(adolescence)。儿童少年时期是由儿童发育到成年人的过渡时期,是体格和智力发育的关键时期。

(1) 学龄儿童合理膳食:这一时期儿童的身高、体重稳步增长,智力发育大大加快,小学生学习紧张,体力活动增多,对能量及营养素的需要虽较婴幼儿期相对减少,但仍高于成人。该期主要的营养问题是缺铁性贫血、维生素 A、锌的缺乏、农村地区的蛋白质、能量摄入不足及营养过剩而引起的超重和肥胖。根据儿童的生理特点和营养需要,《中国居民膳食指南》中明确指出学龄儿童合理膳食应特别注意:①饮食要多样化、粗细搭配、平衡膳食:膳食中应包含谷类、豆类和薯类 300 ~400g,至少 200 ~300ml 牛奶,1 ~2 个鸡蛋,其他动物性食物(鱼、禽、瘦肉)100 ~150g,谷类、豆类和薯类 300 ~400g,150g 蔬菜和适量水果。建议每周进食一次猪肝或猪血,每周进食一次富含碘、锌的海产品。②三餐安排合理,保证吃好早餐:学龄儿童的早餐不仅吃饱还要吃好,如果不吃早餐或吃不好,孩子在上课过程中常出现饥饿感,影响学习,有害健康。早餐所摄取能量应占全日总能量的30%。午餐的能量与营养素供给要满足下午学习和活动需要,提供每日能量的40%。晚餐注意不要油腻过重或吃得过饱。③培养良好的饮食习惯,少吃零食及含糖饮料,注意饮食卫生。④重视户外活动,增强体质,避免引起肥胖。

(2) 青少年的合理膳食:青春发育期是人生第二个生长高峰期,此期体格发育速度加快,生殖系统迅速发育,第二性征逐渐明显,加之活动量大,学习负担重,青少年对能量和营养素的需求均超过成年人。伴随第二性征的发育,女性月经初潮,铁丢失增加以及铁的供给不足可引起青春期缺铁性贫血。青少年期的膳食原则为:

1) 多吃谷类,供给充足的能量:谷类是青少年膳食中的主食,每天需要 400 ~500g 谷类食物,并适当选择食用杂粮及豆类食品,做到粗细粮搭配并多样化。

2) 保证足量的动物性食物及豆类食物的供给:每日应摄入鱼虾类25g,禽、畜、肉类100g,奶及其制品

200～250g,大豆及其制品 100～150g,保证蛋白质、矿物质、维生素 A、B 族维生素、卵磷脂及脂肪供应;注意膳食应荤素搭配。

3）保证新鲜蔬菜、水果的供给:每天蔬菜、水果供给 500g,其中绿叶蔬菜不低于 300g,以保证充足的胡萝卜素、维生素 C 和膳食纤维。

4）积极参加体力活动,避免盲目节食:养好良好的饮食习惯,一日三餐安排合理,重视早餐的供给及早餐的质量,不偏食及挑食,少吃零食。对于超重或肥胖的青少年,应指导他们通过合理控制饮食,增加体力活动,逐步减轻体重,避免节食减肥。

三、老年人营养

从 60 岁开始,人类进入老年期,身体形态和机能方面均发生了一系列变化,主要表现为代谢功能降低、体脂增多、脏器萎缩、器官功能减退。这些生理性变化,使老年人的营养需要也发生相应改变,表现出一定的特殊性。合理营养有助于延缓衰老、增强老年人体质,预防各种老年常见病,提高老年人的生存质量。

（一）老年人的营养需要

1. 能量 由于基础代谢下降、体力活动减少和体内脂肪组织比例增加,老年人对能量的需要量减少。中国营养学会建议,以 20～30 岁的能量供给量为基础,40～49 岁减少 5% ,50～59 岁减少 10% ,60～69 岁减少 20% ,70 岁以上减少 30% 。老年人能量的摄入与消耗应保持平衡,以维持正常的体重。

2. 蛋白质 由于分解代谢大于合成代谢,老年人易出现负氮平衡。同时老年人肝、肾功能降低,消化酶数量减少,消化能力减退,摄入蛋白质的利用率也降低,过多的蛋白质可加重肝、肾的负担,因此,老年人蛋白质的摄入应量足、质优,蛋白质供能比以 12%～14% 为宜,优质蛋白质应占 1/3 以上。

3. 脂类 老年人对脂肪的消化能力差,故脂肪的摄入不宜过多,一般脂肪供能比例以 20%～25% 为宜。以富含多不饱和脂肪酸的植物油为主,适当控制富含饱和脂肪酸和胆固醇的食物摄入,胆固醇应控制在 300mg/d 以内。过去认为,多不饱和脂肪酸可防止动脉粥样硬化,而现在发现它也可能会降低高密度脂蛋白和免疫功能,故也不宜摄入过多。膳食中饱和脂肪酸、单不饱和脂肪酸和多不饱和脂肪酸的比例以 1∶1∶1 为宜。

4. 碳水化合物 由于老年人糖耐量降低,胰岛素分泌量减少且对血糖的调节能力减弱,易发生血糖升高。因此,老年人应注意选择富含淀粉及膳食纤维的食物,要少摄取精制糖。碳水化合物的供能比例以 50%～60% 为宜。根据能量摄入的不同,总膳食纤维的推荐摄入量在 20～35g/d,过多地摄入膳食纤维有一定的副作用。

5. 矿物质 老年人应供给充足的钙、铁、硒等矿物质。老年人对钙的吸收能力下降,体力活动减少又降低了骨骼钙的沉积,故老年人易发生骨质疏松。50 岁以上老人钙的 AI 为 1000mg/d。老年人对铁的吸收利用能力下降,造血功能减退,血红蛋白含量减少,因此易发生缺铁性贫血。我国 50 岁以上老人铁的 AI 为 15mg/d。此外,硒、铜、锌、铬等微量元素也应注意膳食补充。

6. 维生素 维生素对调节体内代谢、增强机体免疫力和抗氧化、防治动脉粥样硬化具有一定的意义。因此,老年人各种维生素的摄入量都应达到我国的推荐摄入量。维生素 A 对老年人有重要作用,尤其是 β-胡萝卜素有很强的抗氧化作用和清除自由基的功能。维生素 A 主要来源于各种动物肝脏和蛋类。β-胡萝卜素以胡萝卜、绿叶蔬菜含量较高;维生素 E 可防止不饱和脂肪酸的过氧化,具有强抗氧化、抗衰老作用。蛋黄与油料作物及植物油中维生素 E 含量较高;维生素 C 具有强还原性,防止维生素 A、维生素 E 及不饱和脂肪酸的氧化,阻止体内氧化损伤过程。维生素 C 缺乏影响胶原形成,血管脆性和破裂危险增加,对老年人很不利。维生素 C 丰富的食物主要是新鲜蔬菜、水果。此外,老年人可经常参加户外活动,多晒太阳,以促进皮肤中维生素 D 的形成。

（二）老年人膳食原则

1. 饮食多样化,食物要粗细搭配,易于消化 老年人每日的膳食组成应包括谷类、瘦肉类、蛋类、奶类及鱼类、豆类及其制品、新鲜绿色蔬菜及水果等食物,以提供全面而平衡的营养。老年人容易便秘,高血压、心脏病、糖尿病等疾病的发生危险性增加,因此,食物要粗细搭配,建议老年人每天最好能吃到 100g

(2 两)粗粮或全谷类食物。烹调方法以蒸、煮、炖、炒为主,避免油腻、腌制、煎、炸、烤等方式,以适合老年人咀嚼功能。

2. 每天饮用牛奶或食用奶制品、大豆或其制品 老年人随年龄增加,骨矿物质不断丢失,骨密度逐渐下降;另一方面老年人钙吸收能力下降,如果膳食钙的摄入不足,就更容易发生骨质疏松和骨折。牛奶及其制品是钙的最好食物来源,建议老年人每天应摄入 200ml 牛奶。大豆不仅含有丰富的蛋白质、钙,还具有丰富的生物活性物质大豆异黄酮、大豆皂苷,可预防和治疗骨质疏松,建议每天摄入大豆或其制品 25~50g。

3. 合理的膳食制度及良好的进餐环境 老年人进食要有节制、有规律,定时定量、防止"饥一顿、饱一顿"或暴饮暴食;提倡少量多餐、每天 4~5 餐;保证良好的进餐环境及进餐情绪,促进老年人身心健康,延缓衰老,提高生活质量。

4. 多做户外活动,维持健康体重 适当多做户外活动,在维持健康体重的同时,还可接受充足紫外线照射,有利于体内维生素 D 合成,预防或推迟骨质疏松症的发生。老年人进行户外运动时应注意安全、适度。

思 考 题

1. 试述孕妇的膳食原则。
2. 婴儿采用母乳喂养有哪些优点?
3. 试述婴儿添加辅食的时间、顺序及添加原则。
4. 试述老年期膳食原则。

(曲　巍)

<h2 style="text-align:center">第六节　营养与疾病</h2>

案例 5-7

患者,女性,60 岁。因"反复口干、多尿、多饮 40 年,左眼视物模糊 3 个月"入院。患者 20 年前诊断为"1 型糖尿病",注射普通胰岛素治疗,每日用量不详。近 3 年规律注射胰岛素治疗(三餐前半小时注射常规胰岛素 16IU、16IU、12IU,睡前半小时注射中效胰岛素 10IU)。自称平时不吃甜食,很少监测血糖。3 个月前患者出现左眼视物模糊,当时曾指测 1 次空腹血糖 10mmol/L,未有特殊诊治。3 个月来视物模糊无明显缓解,遂于我院就诊。已绝经 8 年。

查体:身高 162cm,体重 60kg,神志清,全身浅表淋巴结未扪及肿大,皮肤、巩膜无黄染,心肺未见异常,肝脾肋缘下未触及,双下肢无水肿,足背动脉搏动有力。眼科查体:VOS 0.04,-3.5DS = 0.15,VOD 1.0,眼压 13.0/14.3mmHg(1mmHg = 0.133kPa)。左眼光定位正常,红绿辨色佳,结膜无充血,角膜透明,前房深,房水清,瞳孔正大等圆,对光反射灵敏,晶体皮质楔形混浊,核深黄色混浊,后囊下点状混浊,散瞳后眼底模糊,网膜平伏,黄斑不能窥清,右眼无异常。

实验室检查:随机指测血糖 13.5mmol/L(↑);C-肽(C-P)释放试验:空腹 0.26ng/L,1 小时 0.26ng/L,2 小时 0.38ng/L,3 小时 0.33ng/L(↑);尿糖(+++)(↑),血常规、肝肾功能均正常。

问题

请制定营养治疗方案。

(引自中国全科医学 2007 年第 10 卷)

随着我国社会经济的迅速发展,人民生活水平的不断提高,我国居民膳食结构、营养状况和疾病模式发生了重大的改变。一方面,人民的营养状况有了明显的改善,营养缺乏病的发病率大幅下降;另一方面,膳食结构的不合理,导致了与营养相关的慢性非传染性疾病的发病率呈不断上升趋势。因此,指导人群通过合理膳食来防治营养相关性疾病具有重要的意义。

一、营养与糖尿病

糖尿病(diabetes mellitus)是遗传因素与环境因素长期共同作用所引起的一种慢性、全身性、代谢性疾病。胰岛素绝对或相对不足,造成蛋白质、脂肪和碳水化合物三大物质代谢紊乱以及水电解质紊乱。患者可有多饮、多尿、多食和消瘦、乏力等症状(三多一少症状),严重时还可引起多种急、慢性并发症和伴发症。一旦患病,难以治愈,需终身治疗。

糖尿病的病因和发病机制极为复杂,至今未完全阐明。总的来说,遗传因素和环境因素共同参与其发病过程。营养过剩、热能摄入过多而导致肥胖是 2 型糖尿病的重要诱发因素之一。

(一) 糖尿病的分型

目前,国际上通用 WHO 糖尿病专家委员会提出的病因学分型标准(1999)。

1. 1 型糖尿病　胰岛 β 细胞受到破坏,胰岛素分泌绝对缺乏,必须依赖外源性的胰岛素治疗。好发于儿童及青少年时期,"三多一少"症状典型,易发生酮症酸中毒。

2. 2 型糖尿病　胰岛素分泌相对不足。发病隐匿,患者症状可不明显,除了应激情况外,一般不需要胰岛素治疗。任何年龄均可发病,40 岁以上发病率高。在我国 90%~95% 的患者属于该型。

3. 妊娠期糖尿病　妇女在妊娠期间发生或首次发现的糖尿病。多数妇女分娩后可恢复正常,但可成为今后发生糖尿病的高危人群。

4. 其他特殊类型糖尿病　如常染色体显性遗传糖尿病、胰岛素基因异常、胰腺外分泌疾病、内分泌疾病、药物或化学物质所致糖尿病等。

(二) 糖尿病的诊断

诊断标准如下:

正常:空腹血糖(FPG)<6.1mmol/L 并且餐后 2 小时血糖(2hPG)<7.8mmol/L。

糖耐量损伤(IGT):餐后 2 小时血糖(2hPG)>7.8mmol/L,但<11.0mmol/L。

空腹血糖损伤(IFG):空腹血糖(FPG)≥6.1mmol/L,但<6.9mmol/L。

糖尿病患者:有典型糖尿病症状(多尿、多饮和不能解释的体重下降)者,任意血糖≥11.1mmol/L 或空腹血糖(FPG)≥7.0mmol/L。

(三) 糖尿病的饮食治疗原则

国际糖尿病联盟(IDF)提出糖尿病治疗的五个要点分别为:医学营养治疗、运动疗法、血糖监测、药物治疗和糖尿病教育。其中医学营养治疗是所有类型糖尿病治疗的基础,需要糖尿病患者长期坚持。部分轻型患者(空腹血糖≤11.1mmol/L)单纯采用营养治疗即可。

表 5-19　成人糖尿病能量需求与体重关系

体重	不同劳动强度时能量需求[kcal/(kg·d)]			
	卧床	轻体力劳动	中体力劳动	重体力劳动
消瘦	20~25	35	40	45~50
正常	15~20	30	35	40
肥胖	15	20~25	30	35

注:1kcal=4.186kJ

1. 合理控制能量摄入,达到或维持理想体重　合理控制能量摄入是糖尿病营养治疗的首要原则。糖尿病患者能量摄入应以能维持理想体重或略低于理想体重为原则。根据患者的性别、年龄、身高、体重、病情、劳动强度和对治疗的反应,及时对能量供给进行调整,见表 5-19。

2. 选择合适的碳水化合物　研究证明,在合理控制总能量的基础上,适当增加碳水化合物摄入可以提高胰岛素的敏感性和改善葡萄糖耐量。目前认为,碳水化合物供能可以占到总能量的 50%~60%,但不宜超过 70%。一般成年患者每日碳水化合物摄入量为 200~350g,相当于主食 250~400g。

含不同种类碳水化合物的食物,对人体血糖水平的影响不同。1981 年 Jenkins 等提出了食物血糖生成指数(Glycemic index,GI)的概念,用来衡量某种食物或膳食组成对血糖浓度影响的程度。GI 是指餐后不同食物血糖耐量曲线在基线内面积与标准糖(葡萄糖)耐量面积之比。公式表示如下:

$$血糖指数 = \frac{进食某种食物 2 小时内血糖反应曲线下的增殖面积}{进食相等份量的标准食物 2 小时内血糖反应曲线下的增殖面积} \times 100$$

GI≤55 时,为低 GI 食物;GI 在 55~70 时,为中等 GI 食物;GI>70,为高 GI 食物。常用食物血糖指数见表 5-20。一般来讲,粗粮的血糖指数低于细粮,多糖低于单糖,多种食物混合低于单一食物。GI 可作为糖尿病患者选择食物的依据。低 GI 饮食在人体内消化和吸收较为缓慢,对血糖的升高作用较小,有益于控制餐后血糖和减少心血管危险因素。故糖尿病治疗膳食宜多用粗粮和复合碳水化合物,食物品种多样化,少用富含精制糖如蔗糖、麦芽糖等纯糖食品。

表 5-20　常见食物的血糖指数

编号	食物类别或名称	GI	编号	食物类别或名称	GI
	谷类杂粮		32	爆玉米花	55.0
1	大麦粒(煮)	25.0	33	桂格燕麦片	83.0
2	大麦粉(煮)	66.0	34	蒸粗麦粉	65.0
3	整粒黑麦(煮)	34.0	35	烙饼	79.6
4	整粒小麦(煮)荞麦	41.0	36	油条	74.9
5	荞麦方便面	53.2	37	白小麦面馒头	88.1
6	荞麦(煮)	54.0		水果和水果产品	
7	荞麦面条	59.3	38	樱桃	22.0
8	荞麦面馒头	66.7	39	李子	42.0
9	甜玉米	55.0	40	柚子	25.0
10	(粗磨)玉米粉(煮)	68.0	41	鲜桃	28.0
11	二合面窝头	64.9	42	熟香蕉	52.0
	米饭		43	淡味果汁杏罐头	64.0
12	黑米	42.3	44	干杏	31.0
13	大米饭	88.0	45	梨	36.0
14	小米(煮)	71.0	46	苹果	36.0
15	糙米(煮)	87.0	47	柑	43.0
16	糯米饭	87.0	48	葡萄	43.0
	谷类食物-面条		49	菠萝	66.0
17	粗的硬质小麦扁面条	46.0	50	(无核)葡萄干	64.0
18	加鸡蛋的硬质小麦扁面条	49.0	51	猕猴桃	52.0
19	细的硬质小麦扁面条	55.0	52	芒果	55.0
20	面条(一般的小麦面条)	81.6	53	西瓜	72.0
	谷类食物-熟食早餐			糖及其他	
21	稻麸	19.0	54	果糖	23.0
22	小麦片	69.0	55	乳糖	46.0
23	燕麦麸	55.0	56	白糖	81.8
24	高纤维玉米片	74.0	57	蔗糖	65.0
25	玉米片	73.0	58	葡萄糖	97.0
26	玉米面粥	50.9	59	蜂蜜	73.0
27	玉米糁粥	51.8	60	麦芽糖	105.0
28	黑五类	57.9	61	花生	14.0
29	小米粥	61.5	62	巧克力	49.0
30	大米糯米粥	65.3	63	胶质软糖	80.0
31	大米粥	69.4			

3. 控制脂肪的摄入　限制脂肪和胆固醇的摄入,对防止或延缓糖尿病患者血管并发症的发生与发展具有重要的作用。膳食中脂肪供能应占总热能的 20%～25%,最高不要超过 30%,饱和脂肪酸摄入量不超过总能量的 10%。胆固醇摄入量应低于 300mg/d,合并高脂血症者,应低于 200mg/d。富含饱和脂肪酸的牛、羊、猪油、奶油等动物性脂肪应限制食用,鸡、鱼油除外。豆油、花生油、葵花籽油、芝麻油等植物油富含不饱和脂肪酸,可适当选用。

4. 选用优质蛋白质　目前主张蛋白质供能占总热能的 12%～20%,按 1.0g/(kg·d)计算,其中优质蛋白质至少占到1/3,多选用乳、大豆、鱼、禽、瘦肉等食物。当糖尿病患者出现负氮平衡时,蛋白质供给量需适当增加,成人按1.2~1.5g/(kg·d)计算。对儿童青少年、孕妇及乳母,营养不良及消耗性疾病患者伴有糖尿病时,可将蛋白质提高至1.2~2.0g/(kg·d),或高于总热能的20%。如果患者伴有糖尿病肾病而肾功能正常者,蛋白质供给量应降至0.8g/(kg·d)。如果血尿素氮升高者应限制在0.6g/(kg·d)。

5. 提供充足的维生素和无机盐 提供丰富的维生素和无机盐,有利于纠正糖尿病患者的代谢紊乱和预防并发症。补充维生素C、维生素E及β-胡萝卜素等抗氧化营养素,可减少糖尿病患者的氧化应激损伤。由于患者糖原异生作用旺盛,B族维生素消耗增多,宜适当补充B族维生素。酮症酸中毒时要注意钠、钾、镁的补充以纠正电解质的紊乱。平时应限制钠盐,每天摄入6~8g,避免增加高血压和脑动脉硬化的风险。糖尿病患者还应注意摄入适当的铬、锌、钙、磷、镁等。在膳食中尽量多选用新鲜蔬菜、水果、大豆制品,保证粮谷类及适量动物食品等,可满足机体对无机盐和维生素的需要。

6. 适当增加膳食纤维的摄入 在糖尿病饮食中要增加膳食纤维的摄入量,但用量不宜过多。我国营养学会在2000年提出,成年人适宜摄入量为30g/d。

7. 饮食分配和餐次安排 糖尿病患者食物要多样化,一日3~6餐,定时定量。注射胰岛素或易出现低血糖的患者应在3次正餐之间增添2~3次加餐。

案例5-7分析

该患者为老年女性。已有40年的1型糖尿病病史,根据病史、查体及实验室资料,诊断"1型糖尿病、白内障"已明确。合理的饮食营养指导对于糖尿病或白内障患者都不容忽视,对并发白内障的糖尿病患者更为重要。具体营养治疗如下:

根据患者的性别、年龄、身高、体重、体力活动强度等资料,计算出理想体重,评价体形,计算全日能量供给量。确定碳水化合物、蛋白质和脂肪的供给量。再根据各营养素的单位产能值,计算出三大产能营养素的量。根据患者饮食习惯,合理餐次分配。

(1) 理想体重:理想体重=身高(cm)-100=162-100=62(kg)

(2) 总能量:该患者从事手工制作,属轻体力劳动,供能以125kJ/kg为宜,62kg×30kcal/kg=7158kJ(1710 kcal)

(3) 该患者血糖、尿糖均偏高,碳水化合物、蛋白质和脂肪分别占总能量的55%、18%、27%。它们的能量系数分别是4kcal/g、4kcal/g、9kcal/g(1kcal=4.186kJ)。

碳水化合物供给量:(1710 kcal×55%)÷4=235.12(g)

蛋白质供给量:(1710 kcal×18%)÷4=76.95(g)

脂肪供给量:(1710 kcal×27%)÷9=51.3(g)

该患者全日饮食中应供给碳水化合物约235 g,蛋白质约77 g,脂肪约51 g。根据本例患者饮食习惯,主食量分成3餐,早、午、晚餐比例分别为1/5、2/5、2/5。

(4) 患者并发白内障还需补充相关维生素、微量元素等营养物质,以治疗或延缓白内障进展。如补充富含维生素C、维生素E、维生素B₂、硒的食物。

(5) 选择食物,设计食谱。

(6) 食谱举例(见表5-21,表5-22)。

表5-21 糖尿病患者食谱举例

餐别	交换单位	食物及重量
早餐	3.5	牛奶250 ml,花卷(面粉50g)
中餐	7.5	蘑菇炖鸡块(蘑菇100g、鸡块100g),苦瓜炒蛋(苦瓜200g、鸡蛋55g),菠菜汤(菠菜200g),烹饪油3g,米饭(大米50g)
晚餐	7	清炖鲳鱼(鲳鱼150g),芹菜炒胡萝卜片(芹菜200g、胡萝卜100g),西红柿汤(西红柿200g),烹饪油3g,米饭(大米50g)
本食谱可供:总能量1710kcal,蛋白质77g,脂肪51g,碳水化合物235g		

注:1. 在设定一定热量及营养成分的前提下,适当途径补充维生素C、维生素E、维生素B₂、硒等营养素,能在一定程度上延缓白内障的发生及进展。

2. 1kcal=4.186kJ。

表5-22 不同能量糖尿病患者饮食方案(括号内为实际计算值)

能量(kcal)	交换单位	谷薯类		果蔬类		豆乳类			肉蛋类		油脂类	
		重量	单位	重量	单位	豆浆	牛奶	单位	重量	单位	重量	单位
1200(1287)	14	150g	6	500g	1	200ml	250ml	2	150g	3	2汤勺	2
1400(1463)	16	200g	8	500g	1	200ml	250ml	2	150g	3	2汤勺	2
1600(1639)	18	250g	10	500g	1	200ml	250ml	2	150g	3	2汤勺	2
1800(1815)	20	300g	12	500g	1	200ml	250ml	2	150g	3	2汤勺	2
2000(1991)	22	350g	14	500g	1	200ml	250ml	2	150g	3	2汤勺	2
2200(2167)	24	400g	16	500g	1	200ml	250ml	2	150g	3	2汤勺	2

注:1kcal=4.1816kJ

二、营养与肥胖症

肥胖症(obesity)是指体内脂肪堆积过多和(或)分布异常、体重增加,包括遗传和环境因素在内的多种因素互相作用所引起的慢性代谢性疾病。

2002年全国营养调查显示:中国成人超重率为22.8%,肥胖率为7.1%,估计患病人数分别为2亿和6000多万。与1992年全国营养调查资料相比,成人超重率上升39%,肥胖率上升97%。肥胖症作为代谢综合征的主要组分之一,与多种疾病如2型糖尿病、血脂异常、高血压、冠心病及某些癌症密切相关。肥胖症及其相关疾病使人民生活质量下降,预期寿命缩短,是世界性公共卫生问题之一。

(一)肥胖症的分类

按病因和发病机制,肥胖症可分为三种,本章主要讨论单纯性肥胖。

1. 单纯性肥胖(simple obesity) 是最常见的一种,约占肥胖人群的95%。这类患者主要由于能量过剩所造成的全身脂肪过量积累,没有明显的神经、内分泌系统形态和功能的改变,但伴有脂肪、糖代谢调节障碍。

2. 继发性肥胖(secondary obesity) 是以某种疾病为原发病的症状性肥胖。占肥胖患者的2%~5%,肥胖只是这类患者的重要体征之一。

3. 遗传性肥胖(genetic obesity) 指由于遗传基因及染色体异常所致的肥胖。

(二)肥胖症对健康的危害

研究表明,肥胖使人体的总死亡率增加。中、重度肥胖症患者可出现气急、关节痛、肌肉酸痛、体力活动减少、体力差、动作迟缓,以及焦虑、忧郁等精神和心理状态的异常。临床上,肥胖症与血脂异常、高血压、冠心病、糖尿病等疾病常同时发生,即代谢综合征。肥胖症患者还可伴有或并发睡眠呼吸暂停综合征、高尿酸血症、痛风、骨关节疾病、生育功能受损及某些肿瘤等。

(三)肥胖的判定标准

目前已建立了许多诊断或判定肥胖的方法,常用的可分为:人体测量法、物理测量法和化学测量法。实际工作中常用以下指标来判断:标准体重、体质指数(body mass index,BMI)、皮褶厚度(skin fold thickness)、腰臀比(waist to hip ratio,WHR)等。

1. 体质指数(BMI) BMI是衡量是否肥胖和标准体重的重要指标,但不适用运动员这一类特殊人群。2000年在亚太地区肥胖工作会议上,科学家们提出了针对亚洲成人的BMI判定标准(表5-23)。

2. 标准体重或理想体重 标准体重±10%为正常体重;超过10%~20%为超重;超过20%以上为肥胖。其中超过20%~30%为轻度肥胖,超过30%~50%为中度肥胖,超过50%以上为重度肥胖,超过100%为病态肥胖。

3. 皮褶厚度 常用肩胛下与上臂肱三头肌皮褶厚度之

表5-23 不同地区BMI标准

BMI分类	WHO标准	亚洲标准	中国参考标准
体重过低	<18.5	<18.5	<18.5
正常范围	18.5~24.9	18.5~22.9	18.5~23.9
超重	≥25	≥23	≥24
肥胖前期	25.0~29.9	23~24.9	24~26.9
Ⅰ度肥胖	30.0~34.9	25~29.9	27~29.9
Ⅱ度肥胖	35.0~39.9	≥30	≥30
Ⅲ度肥胖	≥40.0		

和代表全身皮褶厚度。皮褶厚度在一定程度上反映身体的脂肪含量,但误差较大,存在一定的局限性,一般不单独作为肥胖的判定标准,常与身高标准体重法结合起来使用。

4. 腰臀比(WHR) 是腰围和臀围的比值。腹型肥胖者脂肪主要沉积在腹部的皮下及腹腔内,腰围大于臀围,又称为向心性肥胖或苹果型肥胖。臀型肥胖者臀部肥胖堆积明显多于腹部,臀围大于腰围,又称为梨形肥胖。向心性肥胖是多种慢性疾病的重要危险因素之一。一般认为 WHR 超过 0.9(男)或 0.8(女)可视为向心性肥胖。

(四)肥胖症的营养治疗原则

肥胖治疗常用的方法包括调整膳食和体力活动水平、行为治疗、药物、外科手术等。膳食控制是肥胖治疗最基本的方法之一,无论采取其他哪种治疗方法,均需要辅以膳食控制。

1. 能量控制 控制热能要循序渐进,逐步降低,不可过急。成年轻度肥胖者,减少 0.523~1.046MJ(125~250kcal)/d 的能量,以每月减重 0.5~1.0kg 为宜。中、重度肥胖者,减少 2.092~4.184MJ(500~1000kcal)/d,每周减重 0.5~1.0kg。根据能量供给的不同,饮食疗法可以分为三种类型:

(1)节食疗法:摄入能量为 5.02~7.52MJ(1200~1800kcal)/d

(2)低能量疗法:摄入能量为 2.51~5.02MJ(600~1200kcal)/d

(3)极低能量疗法:摄入能量为 0.84~2.51MJ(200~600kcal)/d

节食疗法、低能量疗法主要适用于轻、中度肥胖。在医生的密切观察下,重度和恶性肥胖者可采用极低能量疗法,时间通常为 4 周,最长不超过 8 周。极低能量饮食不适于作为肥胖患者的常规膳食,亦不适用于生长发育中的儿童、孕妇以及患有重要器官功能障碍的肥胖患者,这是由于极低能量饮食中能量摄入过低,不能提供人体所必需的各种营养素。

在设计不同能量水平的膳食时,可参考表 5-24 中提供的食物参考用量。

表 5-24 不同低能量膳食时各类食物的参考量及其可提供的主要营养素含量

能量(kcal)	食物用量(g)								主要营养素含量(g)		
	谷类	肉、鱼、禽	蛋类	豆腐干	蔬菜	水果	牛乳	植油	蛋白质	脂肪	碳水化物
1100	150	70	40	40	400	100	250	10	54.0	40	149
1300	200	80	50	50	400	100	250	14	64.4	48	187
1500	240	90	50	60	400	100	250	16	72.4	53	217
1700	280	90	50	60	500	100	250	18	77.8	55	250
1900	320	90	50	60	500	100	250	20	82.2	58	280
2000	350	90	50	60	500	100	250	20	85.5	59	302

注:1kcal=4.186kJ

2. 摄入适量蛋白质 蛋白质提供能量占总能量 15%~20% 为宜,优质蛋白质应占 50% 左右,如牛奶、鱼、鸡、鸡蛋清、瘦肉等。

3. 限制脂肪 限制膳食脂肪有利于降低食物总能量。脂肪提供能量占总能量 25%~30%,其中饱合脂肪酸应少于 10%,胆固醇低于 300mg/d。若患者伴有高胆固醇血症,则膳食脂肪中饱合脂肪酸应少于 7%,胆固醇应低于 200mg/d。饮食中以控制动物性脂肪为主,宜用植物油。尽量采用煮、炖、蒸、煲、焯等烹调方法,减少食用油用量。

4. 限制碳水化合物 碳水化合物供给应控制在占总能量 50%~55% 为宜。应多选用膳食纤维丰富的全谷类食物、蔬菜、水果及豆类。

5. 限制食盐和嘌呤 食盐以 3~6g/d 为宜。嘌呤可增进食欲和加重肝肾代谢负担,故嘌呤含量高的动物内脏应加以限制,如肝、心、肾等。

6. 保证足够的维生素和矿物质 蔬菜、水果中含有丰富维生素,且含膳食纤维丰富,可增加饱腹感,可适当多食。

7. 良好的生活方式和饮食习惯 饮食规律有度、不暴饮暴食,一日 3~4 餐,每次进餐时间充分(20~30 分钟),养成细嚼慢咽的习惯,充分咀嚼不仅有助于食物的初步消化,还可避免摄食过量。

表 5-25　肥胖症患者食谱举例

餐别	食物及重量
早餐	豆浆 250ml,花卷(面粉 50g),煮鸡蛋(鸡蛋 50g)
加餐	西瓜 150g
中餐	米饭(籼米 125g),炒芹菜(瘦肉 30g、芹菜 200g),素炒小白菜(小白菜 150g)
加餐	西红柿 150g
晚餐	米饭(籼米 100g),滑鱼肉片(鲤鱼 100g、黑木耳 50g),拌黄瓜(黄瓜 100g),牛奶(脱脂)250ml
	全天用植物油 15g

食谱可供:总能量 6706kJ(1602kcal),蛋白质 72g,脂肪 32g,碳水化合物 256g。

三、营养与痛风

　　痛风(gout)与高尿酸血症(hyperuricemia)是嘌呤代谢障碍引起的代谢性疾病。痛风的临床特点为高尿酸血症、反复发作的痛风性急性关节炎、痛风石、慢性关节炎、关节畸形、慢性间质性肾炎和尿酸性尿路结石。高尿酸血症患者出现了上述临床表现时,称之为痛风。

　　痛风在我国过去较少见,但随着生活水平的提高其发病率有逐年上升的趋势,年龄呈下降趋势。发病年龄大部分在 40 岁以上,多见于中老年,男性占 95%,女性多于绝经期后发病,青少年患病人数不到 1%。

（一）痛风的病因

　　痛风分为原发性和继发性两类。原发性痛风多由先天性嘌呤代谢异常所致,常伴有肥胖、糖尿病、高血压、高血脂、动脉粥样硬化和冠心病等。继发性通风则由某些系统疾病或药物引起。

　　痛风的直接病因是高尿酸血症。男性和绝经后女性的血尿酸值>420μmol/L,绝经前女性>350μmol/L,可诊断为高尿酸血症。尿酸是嘌呤的最终代谢物,嘌呤是核酸的重要组成部分。约 80% 的尿酸源于体内核苷酸或核蛋白的分解,20% 的尿酸源于膳食中富含嘌呤的食物。血中的尿酸水平取决于尿酸产生量和排泄量之间的平衡。在高尿酸血症的发生中,内源性嘌呤代谢紊乱比外源性因素更重要。高嘌呤膳食虽不是痛风的原发病因,但是高嘌呤膳食可使血尿酸水平升高,诱发痛风的发作。限制膳食不仅可以降低外源性嘌呤的摄入量,还可以减少内源性嘌呤的生成,从而使血尿酸下降,对痛风的各个阶段均有辅助防治的作用。

（二）痛风的营养治疗原则

　　痛风营养治疗的目的是控制高嘌呤食物摄入,减少尿酸形成,增加尿酸的排泄,以减少或减轻急性症状的发作,并由此减少并发症的产生。

　　1. 限制嘌呤的摄入量　根据痛风患者的病情轻重、所处病期等情况,限制膳食中嘌呤的摄入量。急性痛风发作期时,患者可食用不含或含嘌呤很少的食物(见表 5-26),嘌呤的摄入量严格限制在 150mg/d 以下。缓解期患者禁止食用含嘌呤高的食物(每 100g 食品中嘌呤含量为 150 ~ 1000mg),可自由选择嘌呤含量低的食物(每 100g 食品中嘌呤含量<75mg),根据病情适当选用嘌呤含量中等的食物(每 100g 食品中嘌呤含量为 75 ~ 150mg)。在食用畜、禽、鱼肉时,可采用水煮后弃其汤食其肉的方式,以减少嘌呤的摄入。

表 5-26　食品中嘌呤含量分类

嘌呤含量很少或不含嘌呤食品：	
谷类	精白米、富强粉、玉米、精白面包、馒头、面条、通心粉、苏打饼干、甜馅饼(Pie)等
蔬菜类	卷心菜、胡萝卜、芹菜、球茎甘蓝、黄瓜、茄子、苣荬菜、莴苣、月豆、西葫芦、厚皮菜、甘蓝菜、南瓜、芜菁甘蓝、西红柿、萝卜、卷心菜、山芋、土豆、泡菜、咸菜、龙眼等
蛋类	
乳类	各种鲜奶、酸奶、奶酪、炼乳、麦乳精
各种水果	
干果类	(脂肪含量高的食品应控制食用)
糖及糖果	
各种饮料	汽水、茶、咖啡、巧克力、可可等
各类油脂 *	(应控制食用)
其他	果酱等
嘌呤含量较少，每 100g 食品中嘌呤含量不超过 75mg：	
谷类	麦片、麦麸面包等
蔬菜类	四季豆、芦笋、菜花、青豆、豌豆、菜豆、菠菜、蘑菇等
豆类	豆腐、豆浆、豆干等
嘌呤较高，每 100g 食品中嘌呤含量为 75～150mg：	
蔬菜类	豌豆、银耳、海带等
肉鱼虾类	猪肉、牛肉、羊肉、鸡肉、鹅肉、猪舌、猪心、鸡心、牛肚、鸽子肉、草鱼、鲤鱼、鳗鱼、鳝鱼、鳕鱼、乌贼、虾、螃蟹、鲍鱼、鱼翅、大比目鱼等
豆类	黄豆、黑豆等
其他	花生、腰果等
嘌呤含量极高，每 100g 食品中嘌呤含量为 150～1000mg：	
肉鱼类	牛肝、牛腰、胰脏、鸡肝、牛心、猪肝、脑子、浓肉汁、浓鸡汤、肉汤、肉卤(不同程度)、凤尾鱼、沙丁鱼、白带鱼、鲢鱼、鲱鱼、海曼、牡蛎、蛤蜊等
蔬菜类	紫菜、香菇等

2. 限制总热能，保持适宜体重　肥胖可使血尿酸增高，加重痛风，故应控制总能量的摄入，以维持标准体重。痛风患者体重应控制在低于理想体重的 10%～15%。肥胖患者的体重减得过快，易导致机体产生大量酮体，后者与尿酸相互竞争排出，反会使尿酸水平升高，促进痛风急性发作。

3. 合理供给蛋白质、脂肪和碳水化物　痛风的发病与高蛋白、高脂肪饮食等不良膳食习惯密切相关。在总能量限制的前提下，蛋白质应占总能量的 11%～15%，供给量应在 0.8～1.0g/(kg·d)。急性痛风发作期蛋白质可按照 0.8g/(kg·d) 供给。以植物蛋白为主，动物性食物中牛奶、鸡蛋不含核蛋白，摄食较安全；脂肪应占总能量的 20%～25%，供给量为 40～50g/d，尽量采用煮、炖、蒸、煲、焯等烹调方法，减少食用油用量；碳水化合物应占总能量的 55%～65%，为能量的主要来源。

4. 多食蔬菜、水果　蔬菜、水果可提供丰富的维生素、无机盐及膳食纤维，有利于尿酸盐的溶解与排除，对痛风治疗有利。

5. 多饮水，不饮酒　提倡大量饮水，保持尿酸稀释，促进尿酸排泄，每日应大于 2000ml 饮水量。为防止夜间尿液浓缩，可在睡前或夜间饮水。痛风合并肾功能损害时，应根据排出量计算每日液体的摄入量。酒能造成体内乳酸堆积，乳酸对尿酸排泄有竞争性抑制作用，同时乙醇促进嘌呤的分解使尿酸增高。啤酒本身含大量的嘌呤，故痛风患者禁止饮酒。

6. 其他　少食用刺激性调味品。茶、可可、咖啡可适量食用。痛风患者多伴有高血压，因此宜采用少盐饮食。

案例 5-9

患者,男性,56 岁,身高 176cm,体重 73kg,从事轻体力劳动,有痛风病病史 5 年。患者血脂、血压、肾功能均正常。

问题

试举例说明患者在急性发作期的膳食治疗方案。

分析:患者在急性发作期,禁止食用含嘌呤高的食物,如内脏、浓肉汁、浓鸡汤、肉汤、凤尾鱼、沙丁鱼、白带鱼、鲢鱼、鲱鱼、牡蛎、蛤蜊、火锅汤料。以牛奶、鸡蛋为优质蛋白质的主要来源。以细粮为主,蔬菜、水果应供应充足。食谱举例见下表(见表 5-27)。

表 5-27 痛风急性期食谱举例

餐别	食物及重量
早餐	牛奶(脱脂 250ml),花卷(面粉 50g),煮鸡蛋(60g)
加餐	苹果 150g
中餐	米饭(籼米 120g),番茄炒鸡蛋(番茄 100g,鸡蛋 50g),炒猪血(猪血 50g),拌白菜丝(白菜 100g)
加餐	橙子 150g
晚餐	米饭(籼米 100g),拌萝卜丝(萝卜 100g),炒黄瓜 100g,酸牛奶(中脂)250ml
	全天用植物油 15g,全天饮水大于 2000ml

食谱可供:总能量 7434kJ(1776kcal),蛋白质 62g,脂肪 35g,碳水化合物 303g

四、营养与骨质疏松症

骨质疏松症(osteoporosis,OP)是由各种原因引起的以低骨量及骨组织的微结构破坏为特征,导致骨骼脆性增加和易于骨折的一种全身性疾病。

目前,骨质疏松症已成为发病率高、涉及人群广、危害严重的公众健康问题。本病发病率随年龄增长而增加,是老年人的常见病,发病率女性高于男性。据资料统计,绝经期妇女骨质疏松症发病率为 25%～50%,绝经 20 年后的发病率达 57.9%。

(一)骨质疏松症的发病危险因素

骨质疏松症的病因尚不明了,受多种因素的影响,其中营养因素在骨质疏松症的发生发展中起着重要作用。

1. 遗传因素 骨质疏松的发生与年轻时骨峰值的高低和年老时骨量丢失速率关系密切。机体的骨峰值受遗传因素和环境因素的影响,遗传因素起主要作用。

2. 性激素缺乏 雌激素能维持成骨细胞的正常功能及减弱破骨细胞的活性。雌激素分泌降低后,骨对甲状旁腺激素的敏感性增加,加强了骨的吸收,使骨吸收过程远远超过骨形成过程,导致骨量丢失,引起骨质疏松。雌激素缺乏是绝经后骨质疏松症的主要病因,而雄激素缺乏在老年性骨质疏松症中亦起了重要作用。

3. 1,25-(OH)$_2$D$_3$ 缺乏和甲状旁腺激素(PTH)增高 由于高龄和肝、肾功能减退等原因 1,25-(OH)$_2$D$_3$生成减少,PTH 呈代偿性分泌增多,导致骨转换率加速和骨丢失。

4. 营养因素 各种营养因素在骨质疏松的发生中起重要作用,钙、磷、维生素 D、蛋白质等营养素的水平与骨质疏松的发生存在密切关系。

(1)钙:钙是影响骨密度的一个重要的营养因素。人的一生中对钙需求较高的时期分别为儿童青少年期、妊娠和哺乳期、绝经后和老年期。在儿童期给予足够的钙摄入和规律的运动,有助于获得理想的骨峰值。机体长期保持足量钙的摄入,可保证女性在绝经期后以及老年期具有较高的骨密度,从而延缓骨质疏松的速度和降低骨折的危险性。

(2)磷:相关研究显示,老年人由于对钙的吸收和存留功能减退,摄入高磷膳食可能引起低钙血症和继发性甲状旁腺功能亢进而促进骨吸收,加速骨丢失,骨量减少,在某种程度上成为骨质疏松的诱因。因此,膳食中的磷摄入应适量,钙磷比值应以2∶1为宜。

(3) 维生素D:从食物中摄入或从皮肤合成的维生素D在肝和肾进行羟化后转变成活性形式1,25-$(OH)_2D_3$,与甲状旁腺激素和降钙素一起参与骨代谢。适当补充维生素D,能够延缓骨质丢失和骨折的发生率,对防治骨质疏松症具有重要作用。

(4) 维生素C:维生素C可促进结缔组织中胶原蛋白及酸性黏多糖的合成。因此,当机体缺乏维生素C时,骨胶原的合成和分泌速度减慢,胶原纤维形成障碍,骨基质的多聚化解体,骨基质的质与量下降,所形成的骨质脆弱易折。

(5) 蛋白质:膳食中长期缺乏蛋白质可使骨基质蛋白合成不足,同时有钙缺乏时,骨质疏松将很快发生。但过多的动物性蛋白质摄入,将造成含硫氨基酸的摄入过多,这样可加速骨骼中钙的丢失,易产生骨质疏松。

(6) 其他膳食因素:研究表明,大豆及其制品中的异黄酮对骨质疏松症的发生有一定预防作用。异黄酮能促进骨中蛋白质的合成和成骨细胞增殖,抑制破骨细胞增殖,促进骨生成、抑制骨吸收,从而提高骨组织钙磷含量,增加骨密度。此外,大量的膳食纤维、植酸和草酸可影响钙的吸收,从而对骨量产生影响。

5. 不良的生活方式 酗酒、吸烟、体力活动减少、过多摄入咖啡和含咖啡因的饮料、制动等均是本病发生的危险因素。

(二) 骨质疏松症的营养治疗原则

通过膳食补充钙、维生素D等营养素,防止和减轻骨质丢失,避免发生骨折和残疾,有效防治骨质疏松症。

1. 合理膳食 中国居民的膳食结构以植物性食物为主,钙的摄入量及利用率较低。此外,以植物性食物为主的膳食中含有较多干扰钙吸收的因素,如植酸、草酸、膳食纤维等。合理调整膳食结构,增加乳及乳制品等含钙丰富食品的比例,组成平衡膳食,对预防骨质疏松症具有重要意义。

2. 适量的蛋白质 适量蛋白质可增加钙质的吸收与储存,有利于骨骼生长。健康成人每日摄入1.0~1.2g/kg蛋白质比较合适,若处于生长期、妊娠期、哺乳期则应酌量增加,膳食中优质蛋白质占1/2~1/3。牛奶、蛋类、核桃、猪蹄胶胨、猪皮、鱼皮等富含胶原蛋白和弹性蛋白,是合成骨基质的重要原料,可适当选用。

3. 保证充足的钙摄入 一般情况下,人体在35~40岁,单位体积内骨质密度达到顶峰,此后骨质逐渐丢失。如果在青春前期和青春期能供给充足的钙,就能使骨密度峰值达到最高,保证绝经期和老年期有较致密的骨质,使骨质疏松发生的年龄延迟,并可减少骨折的危险性。因此,从青少年开始就应注意钙的补充。中国居民每日膳食钙参考摄入量为:11~17岁1000mg,18岁及以上成人800mg,50岁及以上老人1000mg,孕妇:孕中期1000mg,孕晚期1200mg,乳母1200mg。

乳及乳制品含钙量多且吸收率也高,250g牛奶可以供给300mg钙,是优先选用的食物。其他含钙丰富的食物还有小虾、芝麻酱、海带、大豆及豆制品、绿叶蔬菜等。此外,还可采用钙剂或钙强化食品来补钙,但总钙摄入量不超过2000mg/d,当摄入量超过2500mg/d时,可引起尿钙排出增加、血钙升高、便秘等,并可干扰铁、磷、锌等元素的吸收。

4. 适量摄入磷 膳食磷的适宜摄入量为700mg/d。磷摄入过多可能会加重骨质疏松的危险性。磷的食物来源广泛,瘦肉、蛋、鱼、干酪、蛤蜊、动物的肝和肾中磷的含量都很高。

5. 丰富的维生素 满足机体对各种维生素的需要,尤其是维生素D的摄入。维生素D推荐摄入量为10μg/d,晒太阳是机体获得维生素D最经济、有效、安全的方式。

6. 科学的烹调 采用科学的烹调加工方法,一方面尽量去除影响钙吸收的膳食因素,另一方面尽量减少钙在烹调加工过程中的损失。

案例 5-10

患者,女性,55岁,身高165cm,体重62kg,经常感觉腰背疼痛。临床X线检查结果显示骨小梁减少,变细,无骨折。临床诊断为骨质疏松症。

问题

举例说明该患者的膳食治疗方案。

分析:患者,女性,55 岁,出现骨质疏松症的临床体征,钙摄入量可达到 1000 ~ 1500mg/d。具体食谱举例见下表(表5-28)。

表5-28 骨质疏松症食谱举例

早餐	脱脂牛奶150 ml,芝麻酱15g,面包(面粉60g)
加餐	猕猴桃(50g)
午餐	米饭(籼米125g),青椒干子炒肉(青椒75g、豆腐干50g、瘦猪肉25g),炒青菜(油菜100g),西红柿鸡蛋汤(鸡蛋45g、西红柿150g)
加餐	橙子100g
晚餐	米饭(籼米100g),清蒸鱼(鲤鱼50g),青菜豆腐汤(豆腐60g、小白菜100g)
加餐	牛奶(脱脂)150 ml
	全日烹调用植物油15g

食谱可供:能量 8058kJ(1928kcal),蛋白质 76.2g,脂肪 56.01g,碳水化合物 279.78g,钙 1056.2mg,铁 21.22mg

五、营养与原发性高血压

原发性高血压(primary hypertension)是以血压升高为主要临床表现伴或不伴有多种心血管危险因素的综合征,通常简称为高血压。高血压是许多心、脑血管疾病的重要病因和危险因素,影响心、脑、肾等器官的结构和功能,最终导致这些器官的功能衰竭,是心血管疾病死亡的主要病因之一。

1999 年世界卫生组织和国际高血压学会制订新的高血压诊断标准和分类,如表5-29。

表5-29 血压水平定义和分类(WHO/ISH)

分类	收缩压(mmHg)	舒张压(mmHg)	分类	收缩压(mmHg)	舒张压(mmHg)
理想血压	<120	<80	高血压Ⅱ级(中度)	160 ~ 179	100 ~ 109
正常血压	<130	<85	高血压Ⅲ级(重度)	≥180	≥110
正常偏高	130 ~ 139	85 ~ 89	单纯收缩期高血压	≥140	<90
高血压Ⅰ级(轻度)	140 ~ 159	90 ~ 99	亚组:单纯收缩期高血压	140 ~ 149	<90
亚组:临界高血压	140 ~ 149	90 ~ 94			

(中国高血压防治指南,高血压杂志,2000;8:94 ~ 112)

(一)营养因素与原发性高血压

1. 钠盐 钠盐摄入与高血压显著相关。钠盐摄入高的地区,高血压发病率也高,限制钠盐摄入则可明显降低高血压发病率。在成年人、儿童及青少年人群中,钠盐摄入量与高血压的正相关关系均能体现。

2. 钙、镁和钾盐 膳食中的钾盐、钙和镁都有降低血压的作用。钾盐降血压作用可能与钾促进尿钠排泄、舒张血管、降低血容量、抑制肾素释放、减少血栓素的产生等作用有关。一般认为膳食中每天钙的摄入少于600mg 就有可能导致血压升高。钙能促进尿钠排出,这可能是其降血压作用的机制之一。

3. 能量 机体能量摄入过多可导致肥胖和超重。研究已证实,肥胖或超重是血压升高的重要危险因素,特别是向心性肥胖是高血压的重要指标。高血压患者60% 以上有肥胖或超重,肥胖的高血压患者更易发生心绞痛和猝死。肥胖可引起高血脂,心排血量的增加,交感神经活动增加以及胰岛素抵抗等,进而引起血压升高。

4. 脂类 总脂肪和饱和脂肪酸摄入过高,特别是动物脂肪摄入过高,导致血液黏滞系数增大,血液流动的阻力增加,血压升高。n-3 多不饱和脂肪酸具有改变前列腺素的代谢,改善血管内皮细胞的功能,和抑制血管平滑肌细胞的增殖等作用,因此,对高血压及其并发症有一定的防治作用。目前,n-6 多不饱和脂肪酸是否具有降压作用有较多的争议。

5. 酒精 流行病学研究发现,饮酒和血压呈"J"型关系,少量饮酒者(每天 1 ~ 2 个标准杯,一个标准杯相当于 14 g 酒精)的血压比绝对禁酒者还要低,但每天超过 3 个标准杯(42 g 酒精)以上者的血压则显著升高。

（二）原发性高血压的营养治疗原则

1. 控制总热量,保持标准体重 控制体重可使高血压的发生率降低 28%~40%。尽量将体质指数（BMI）控制在<25。降低体重的措施有：①限制能量的摄入；②增加体力活动,运动有利于减轻体重,改善胰岛素抵抗,提高心血管调节能力,稳定血压水平。可选择步行、慢跑、太极拳和气功等低中等运动量的运动形式。

2. 限制膳食中的钠盐 高血压患者对钠盐的反应性存在个体差异,有 30%~50% 患者对钠盐敏感。高血压患者钠盐的摄入量应在 1.5~3.0 g。除了食盐外,还要考虑其他钠的来源,包括盐腌制的食品以及食物本身含有的钠盐。尽量减少腌制食品的摄入。

3. 增加钾、钙、镁的摄入 增加钾、钙、镁的摄入有助于钠和水的排出,对防治高血压有益。蔬菜、水果是钾的最好来源,如豆类、冬瓜、白菜、卷心菜、桂圆、冬菇等是高钾低钠的食物。奶和奶制品是钙的主要来源。

4. 减少膳食脂肪,补充适量优质蛋白质 高血压患者脂肪摄入量应控制在总热能的 25% 或更低。限制饱和脂肪酸的摄入量,同时饱和脂肪酸、单不饱和脂肪酸和多不饱和脂肪酸比例适当;不同来源的蛋白质对血压的影响不同,鱼类蛋白可降低高血压和脑卒中的发病率,大豆蛋白虽无降血压作用,但也有预防脑卒中发生的作用。

5. 增加新鲜水果和蔬菜的摄入 新鲜水果和蔬菜中含有丰富的钾、维生素 C、膳食纤维以及以多酚类为代表的植物化学物,有利于高血压的防治。

6. 注意戒烟、限制饮酒 不提倡高血压患者饮酒,如饮酒,应少量。中国营养学会建议成年人适量饮酒的限量值是：成年男性一天饮用酒的酒精量不超过 25g;成年女性一天饮用酒的酒精量不超过 15g。

7. 其他 芹菜、洋葱、大蒜、胡萝卜、荸荠、刺菜、菠菜、山楂、西瓜、桑葚、香蕉、柿子、苹果、桃、梨、海带、木耳、草菇、玉米等食品具有降血脂或降血压作用。

六、营养与甲状腺功能亢进症

甲状腺功能亢进症（hyperthyroidism,简称甲亢）是指甲状腺本身产生甲状腺激素过多,引起以神经、循环、消化等系统兴奋性增高和代谢亢进为主要变现的一组临床综合征。其病因以弥漫性毒性甲状腺肿（graves 病）多见。本病女性显著高发[女：男=（4~6）：1],高发年龄为 20~50 岁。主要表临床现为高代谢综合征、甲状腺肿大、突眼症等。

（一）营养代谢变化

1. 能量代谢 甲状腺激素可提高绝大多数组织,特别是心脏、肝、肾和肌肉等组织的耗氧率,增加产热效应。甲状腺素增加细胞内氧化速度,使基础代谢率增高,1mg 的甲状腺素可增加产热 4000kJ。甲状腺功能亢进症患者的基础代谢率可增高 35% 左右。

2. 糖代谢 甲状腺激素过多时能促进肝糖原的分解,加速糖的利用,促进胰岛素的降解。因此,甲亢可有高血糖症和葡萄糖耐量曲线降低,患者吃糖稍多,即可出现血糖升高,甚至尿糖。但是大剂量的甲状腺激素可加速外周组织对糖的利用,有使血糖降低的作用。所以甲亢患者空腹血糖仍可在正常水平,血糖耐量试验也可在正常范围之内。

3. 脂肪代谢 甲状腺激素具有刺激脂肪合成和促进脂肪分解的双重作用,但总的作用结果是减少脂肪的储存,降低血脂浓度。研究结果表明,虽然甲状腺激素促进肝组织胆固醇的合成,但更明显的作用是增强胆固醇降解,加速胆固醇从胆汁中排出,故甲亢时血胆固醇低于正常。

4. 蛋白质代谢 生理剂量的甲状腺激素通过刺激 mRNA 形成,促进蛋白质及各种酶的生成,肌肉、肝与肾蛋白质合成明显增加,细胞数与体积均增多,尿氮减少,表现为正氮平衡。甲状腺激素分泌过多时,蛋白质分解大大增强,尿氮增加,出现负氮平衡。肌肉蛋白质分解加强,使肌肉无力;此时中枢神经系统兴奋性高,肌肉受到频繁的刺激,表现为纤维震颤,进而消耗额外能量,这也是基础代谢率增加的重要原因之一。

5. 水盐代谢 甲状腺激素具有利尿作用。大剂量的甲状腺激素能促进蛋白质分解,使尿中钾的排出增多,所以甲亢时常因钾的丢失过多而见低钾血症。大剂量的甲状腺激素还可引起骨质脱钙、骨质疏松。

6. 维生素　甲亢时代谢增强,机体对维生素的需要量增加,易发生维生素的缺乏。

(二) 营养治疗原则

由于甲状腺功能亢进症表现为高代谢综合征,因此,营养治疗目的是供给高能量、高碳水化合物、高蛋白、高维生素膳食,以补偿其消耗,改善患者营养状态。

1. 保证足够的能量供给　一般情况下,能量供给为 12.54 ~ 14.63MJ(3000 ~ 3500kcal)/d,比正常人增加 50% ~ 75%,以满足过量的甲状腺素分泌所引起的代谢率增加。应注意的是能量及其他营养素的供给需要结合患者病情及时调整。

2. 增加碳水化合物的摄入　每日应保证足够的碳水化合物,通常碳水化合物供能占总热能 60% ~ 70%。

3. 蛋白质与脂肪　蛋白质可按每天 1.5 ~ 2.0g/kg 摄入,摄入量高于正常人,动物蛋白应占蛋白总量 33.3% 左右,摄入量不宜过多;脂肪摄入量保持正常或偏低。

4. 供给丰富的维生素及无机盐　甲亢时机体代谢增强,对维生素的需要量增加,尤其是 B 族维生素,同时保证维生素 D、维生素 A 和维生素 C 的供给。必要时补充维生素制剂。

5. 适当钙、磷摄入　为预防骨质疏松、病理性骨折应适量增加钙、磷的摄入,尤其是对症状长期不能得到控制的患者和老年人。

6. 限制膳食纤维的摄入　过多甲状腺激素可兴奋肠蠕动以致患者大便次数增多,有时因脂肪吸收不良而致脂肪痢。因此,应适当限制含膳食纤维多的食物。

7. 限制食用含碘丰富的食物　碘可诱发甲亢并使甲亢症状加剧,所以应限制含碘丰富食物的摄入量,如海带、紫菜、发菜、加碘食盐等。

8. 合理安排餐次　由于患者摄入食物的量相对较多,在每日三餐外,可加餐 2 ~ 3 次。

> **案例 5-11**
> 　　甲状腺功能亢进症患者,女性,40 岁,身高 170cm,体重 47kg。
> 　　1. 分析:患者 BMI 值为 16.3,属于消瘦。能量供给 12558 ~ 14651kJ(3000 ~ 3500kcal)/d。由于是女性,除一日三餐外,加餐 3 次。
> 　　2. 食谱举例(见表 5-30)。

表 5-30　甲状腺功能亢进症患者食谱举例

餐别	食物及重量
早餐	牛奶(鲜牛奶 250g、白糖 10g),煎鸡蛋 1 个(鸡蛋 50g),面包(面粉 50g),素炒油菜(油菜 100g)
加餐	苹果 200g,钙奶饼干 50g
中餐	米饭(籼米 150g),牛肉炖土豆(瘦牛肉 100g、土豆 50g),白菜炖豆腐(白菜 100g、豆腐 100g)
加餐	藕粉(藕粉 50g、白糖 10g),蛋糕 50g
晚餐	米饭(籼米 100g),青椒炒肉(瘦猪肉 50g、青椒 100g、木耳 100g),鸡肝 50g,西红柿鸡蛋汤(西红柿 50g、鸡蛋 50g)
加餐	牛奶(鲜牛奶 150g、白糖 10g),香蕉 100g
	全天用植物油 30g

本食谱可供:总能量 13010kJ(3108kcal),蛋白质 114g(14.7%),脂肪 78g(22.6%),碳水化合物 487g(62.6%)。

思　考　题

1. 目前常用的肥胖判定指标有哪些,如何计算体质指数?
2. 简述肥胖症饮食治疗的原则。
3. 糖尿病饮食治疗原则包括哪些方面?
4. 什么是食物血糖生成指数? 对糖尿病治疗有哪些营养学意义?
5. 发生骨质疏松症时如何调配膳食?
6. 痛风的营养治疗原则是什么?

7. 简述原发性高血压的膳食影响因素及其营养治疗原则。

8. 甲状腺功能亢进症的营养治疗原则是什么？

(曲 巍)

第七节 临床营养评价与治疗

一、临床营养评价

对患者进行营养评价是识别营养不良的重要手段,也是实施营养治疗和营养支持的前提。评价患者营养状况的内容和方法很多,主要包括膳食调查、人体测量、营养缺乏病的临床检查和临床生化检验四个方面。

(一) 膳食调查

通过膳食调查,了解患者在一定时期内膳食摄入情况,借此来评定患者的饮食摄入得到满足的程度,为纠正不合理膳食行为、改善营养状况提供依据。膳食调查的具体内容见本章第四节营养状况的调查与评价的内容。

(二) 人体测量

人体测量是评价人体营养状况的主要手段之一,通过测量相关指标可了解被测对象的一般营养状况。人体测量的指标主要包括体重、身长、体内脂肪储存量、上臂围、腰围、臀围等,处于生长发育期的儿童可加测头围、胸围及坐高。各指标的具体检测方法见本章第四节营养状况的调查与评价。

(三) 营养缺乏病的临床体征检查

营养素长期摄入不足或缺乏最终会导致机体出现病理改变及相应的临床症状与体征。通过临床体征检查可以及时发现患者的营养素缺乏情况。在临床体征检查中应注意:某种症状和体征的出现可能是由于一种或几种营养素缺乏所致,或某种营养素缺乏可出现多种症状和体征。常见的营养素缺乏的临床症状和体征见表 5-31。

表 5-31 患者的营养状况与临床表现

营养状况	临床表现	诊断依据
蛋白质与能量营养不良	①体重低于正常的15%以上;②身高略低;③腹部皮脂厚度减少	参考食物摄入情况综合考虑
维生素A缺乏	①暗适应时间延长(>50秒);②夜盲;③结膜干燥、结膜有皱褶;④角膜干燥、角膜软化、角膜穿孔;⑤毕脱斑;⑥皮肤干燥、鳞屑、毛囊角化	有①⑥或④⑤两项以上阳性者
维生素B₁缺乏	①食欲减退、倦怠无力;②多发性神经炎;③腓肠肌压痛;④心悸、气短;⑤心脏扩大;⑥水肿	1. 有⑤⑥两项阳性(排除其他疾病) 2. ②或③一项阳性
维生素B₂缺乏	①视物模糊、畏光;②睑缘炎;③角膜周围充血或血管形成;④口角炎;⑤舌炎;⑥唇炎;⑦阴囊、会阴皮炎;⑧脂溢性皮炎	1. 有③④⑤⑥⑧两项以上阳性者 2. 有⑤或⑧一项阳性
烟酸(尼克酸、维生素PP)缺乏	①暴露部位对称性皮炎;②舌炎(猩红色舌炎);③腹泻;④精神神经异常	有①或②项阳性者
维生素C缺乏	①齿龈炎;②皮下出血;③毛囊角化(维生素A治疗无效);④四肢长骨端肿胀	有①或②项阳性者
维生素D与钙缺乏	①兴奋不安、易哭、多汗;②肌肉松软、蛙状腹;③前囟大、方颅;④肋骨串珠、赫氏沟、鸡胸;⑤"手镯征"、"X"型或"O"型腿;⑥脊柱弯曲;⑦牙齿发育障碍	有一项以上阳性者
铁缺乏	①疲乏无力、头晕眼花;②心慌、气短;③面色苍白、口唇和眼结膜苍白;④匙状指;⑤异食癖	有④及其他一项以上阳性者
锌缺乏	①生长发育迟缓、性成熟迟缓;②食欲减退;③味觉异常、异食癖;④伤口不易愈合	有两项以上阳性者

（四）临床生化检验

临床生化检查主要是通过测定人体体液（如血液）或排泄物（如尿液）中营养素的量、与营养素代谢有关的代谢产物或酶的活性的变化等，来判断人体营养水平。临床生化检查可以早期发现营养缺乏的种类和缺乏程度，为营养评价提供客观的依据，指导临床营养治疗。其内容包括：①血液及尿液中营养素代谢产物含量的测定；②与营养素吸收和代谢有关的酶活性的测定等；③血液、头发、指甲中某种营养素含量的测定。详见表5-16。

二、营养风险筛查

营养不良以及营养风险在临床上普遍存在。目前，肠内营养（enteral nutrition，EN）和肠外营养（parenteral nutrition，PN）已大规模应用，客观上需要确定患者应用 EN 和 PN 的适应证，并为营养支持提供依据。这就要求一种合适的营养风险筛查方法。

营养风险筛查的方法有多种，近年来比较可靠的方法有主观全面评定量表（subjective global assessment，SGA）、微型营养评定量表（mini nutritional assessment，MNA）、营养不良通用筛查工具（malnutrition universal screening tool，MUST）以及营养风险筛查2002（nutrition risk screening 2002，NRS2002）等，每种方法各有其优缺点。

欧洲肠外肠内营养学会（European society of parenteral and enteral nutrition，ESPEN）工作小组于2002年制定了 NRS2002。ESPEN 认为，营养风险筛查是"一个快速而简单的过程，通过筛查，若发现患者存在营养风险，即可制订营养支持计划。若患者存在营养风险但不能实施营养计划和不能确定患者是否存在营养风险时，需进一步进行营养评估，营养风险筛查是发现患者是否存在营养问题和是否需要进一步进行全面营养评估的过程"。

NRS2002 简单易行，所有医护人员经过短期培训就可以掌握该方法。NRS2002 包括四个方面的评估内容，即人体测量、近期体重变化、膳食摄入情况和疾病的严重程度。NRS2002 评分由三个部分构成：①营养状况受损评分（0~3分）；②疾病严重程度评分（0~3分）；③年龄调整评分。在以上评分基础上若患者≥70岁者加1分。三部分评分之和为总评分（0~7分）。总分≥3分时表示有营养风险，需要根据患者的临床情况，制定基于个体化的营养计划，给予营养支持治疗。如低于3分，则每周复查营养风险筛查。NRS2002 突出的优点在于能预测营养不良的风险，并能前瞻性地动态判断患者营养状态变化，便于及时反馈患者的营养状况，并为调整营养支持方案提供证据。

NRS2002 作为迄今为止唯一一个有循证基础的营养风险筛查工具，在欧洲已经大规模应用。从2005年初开始，中华医学会肠外肠内营养学分会全国协作组开展了营养风险筛查的具体工作（表5-32）。

表5-32 NRS2002 的主要内容

（一）疾病诊断	_____；_____
	如果患者有下列疾病，在□内打√，并参照标准进行评分（无下列疾病为0分）
评分1分	营养需要量轻度增加：髋骨折□ 慢性疾病有并发症□ 慢性阻塞性肺病（chronic obstructive pulmonary disease，COPD）□ 血液透析□ 肝硬化□ 一般恶性肿瘤□
评分2分	营养需要量中度增加：腹部大手术□ 脑卒中□ 重度肺炎□ 血液恶性肿瘤□
评分3分	营养需要量重度增加：颅脑损伤□ 骨髓移植□ 急性生理学与慢性健康状况评分（acute physiological and chronic health evaluation，APACHE）>10分的ICU患者□
＊小结[1]	疾病有关评分：0分□ 1分□ 2分□ 3分□
（二）营养状态	
1. 人体测量	身高（经过校正的标尺，免鞋）_____（m，精确到0.5m）
	实际体重（经过校正的磅秤，空腹，病房衣服，免鞋）_____（kg，精确到0.5kg）
	BMI_____ kg/m^2（<18.5，3分）
＊＊小结	_____分
	注：因严重胸水、腹水、水肿等得不到准确BMI值时，用清蛋白替代（<30g/L，3分）

2. 近1~3个月体重下降	是□ 否□;若是,体重下降_____kg	
	体重下降>5%,是在:3个月内(1分)□ 2个月内(2分)□ 1个月内(3分)□	
**小结	_____分	
3. 1周内进食量减少	是□ 否□;若是,较以前减少:25%~50%(1分)□ 50%~75%(2分)□ 75%~100%(3分)□	
**小结	_____分	
**综合	营养受损评分:0分□ 1分□ 2分□ 3分□	
	注:在上述3个**小结评分中取1个最高值	
***年龄评分	超过70岁为1分,否则为0分	
****(三)营养风险总评分[2]	_____分(疾病有关评分+营养受损评分+年龄评分)	

注:1. 对于没有列出的疾病,参考以下标准,依照调查者的理解进行评分。1分:慢性疾病患者因出现并发症而住院治疗;患者虚弱但不需卧床;蛋白质需要量略有增加,但可以通过口服和补液来弥补。2分:患者需要卧床,如腹部大手术后。3分:患者靠机械通气支持

2. 营养风险总评分>3分,患者有营养风险,可制定营养支持方案;营养风险总评分<3分,每周进行一次营养风险筛查

三、医院膳食

医院膳食(hospital patient diet)可分为基本膳食、治疗膳食、诊断用的试验和代谢膳食三大类。

(一)基本膳食

医院的基本膳食按其质地可分为以下四种形式:普通膳食、软食、半流质饮食及流质饮食。

1. 普通膳食(general diets) 简称普食,是医院膳食中最常见的一种类型。

(1)适用范围:适应于消化吸收功能正常、体温正常或接近正常、无咀嚼困难、饮食上无特殊要求、不需对任何营养素进行限制的患者。

(2)膳食原则:各种食物均可食用,与正常人饮食基本相同,要求各种营养素种类齐全,数量充足、比例恰当;避免使用各种辛辣刺激性食物,少食难以消化的食物(如油炸)、过份坚硬的食物以及产气过多的食物。

2. 软食(soft diet) 是一种质软、少渣,比普食容易咀嚼、消化的膳食,是普食向半流质或半流质向普食过渡的中间膳食。

(1)适用范围:适合轻度发热、消化不良、咀嚼功能欠佳,吞咽困难的患者以及手术恢复期的患者。

(2)膳食原则:平衡饮食,要求基本上与普食相同;软饭的制备达到细、软、烂的要求,应选细、软的食物,少用含粗糙的植物纤维及较硬的肌肉纤维。在加工过程中,因蔬菜均被切碎、煮软,故维生素和矿物质损失较多,应注意适当补充;每日可安排3~4餐;禁用刺激性强烈的调味品、煎炸的食品。

3. 半流质(semi-liquid diet) 介于软饭和流质之间的一种比较稀软、呈半流质状态、比软饭更易于咀嚼、吞咽和消化的膳食。

(1)适用范围:适合高热、身体虚弱、患消化道疾病,口腔疾病和术后患者等。

(2)膳食原则:全天总能量6.28~7.53MJ(1500~1800kcal),蛋白质及其他营养素应尽量达到RNI值;食物呈半流体状,植物纤维较少,无刺激性,易于咀嚼、消化和吸收;每天5~6餐,每餐间隔2~3小时,适应患者的耐受能力;禁用生、冷、硬、含膳食纤维多的、不易消化的食品及刺激性调味品,不宜采用油煎炸、烧烤等方法烹调食物。

4. 流质(liquid diet) 是一种将食物制成流体或在口腔内能融化成液体的饮食,较半流质更易吞咽和消化。流质膳食是不平衡膳食,不宜长期使用。流质膳食又可分为普通流质、浓流质、清流质、冷流质及不胀气流质五种。

(1)适用范围:适合高热、咀嚼吞咽困难、急性消化道炎症、食管狭窄、急性传染病、大手术前后的患者及危重、极度衰弱的患者。

(2)膳食原则:流质膳食为不平衡饮食,仅能短时间作为过渡期膳食应用,通常给予2~4天。使用

流质膳食时可同时辅以肠内或肠外营养,以保证营养需要;食物均为流体,易吞咽,无刺激性;应选用营养密度高的食物,如奶类、蛋类、豆类、肉汤、肝汤、菜汁、果汁等,可加入适量的油脂以增加能量的摄入;每天6~7餐,每餐液体量为200~250ml,咸甜适宜,特殊情况遵医嘱;禁用一切非流质的固体食物、多膳食纤维的食物、刺激性食物、强烈的调味品等。

(二) 治疗膳食

治疗膳食(therapeutic diets)是在基本膳食的基础上,调整膳食营养素含量的高低,能够调整人体代谢,满足病情或治疗需要,以达到辅助治疗的一类膳食。治疗膳食的种类很多,应根据不同情况进行适当选择。

1. 高能量膳食 每日供能 147kJ(35kcal)/kg 理想体重,总能量在 8372kJ(2000kcal)以上。适用于营养不良、手术前后及处于分解代谢亢进状态下的患者。如营养不良、大面积烧伤、创伤、高热、甲状腺功能亢进等疾病。

2. 低能量膳食 适用于单纯性肥胖者及冠心病、糖尿病、高血脂等体重过重的患者。按肥胖情况每日可给予热量 5023kJ(1200kcal)、6279kJ(1500kcal)或 7535kJ(1800kcal)。低能量膳食在控制能量摄入的同时,应尽量满足机体对其他各种营养素的需要。此外,能量限制要渐进而行,避免骤然降低至安全水平以下。

3. 高蛋白膳食 每日蛋白质摄入为 1.2~2g/kg 理想体重,占总能量的 15%~20%。适用于营养不良、贫血、低蛋白血症、手术前后、结核病及各种慢性消耗性疾病、烧伤患者、甲亢、肾病综合征、孕妇和乳母等。机体氮排泄障碍时禁用此膳食。在摄入高蛋白食物的同时,避免过多摄入了胆固醇及饱和脂肪酸。

4. 低蛋白膳食 适用于急性肾炎、急慢性肾功能不全、慢性肾衰竭、肝昏迷前期等患者。根据肝、肾功能而确定每日膳食中的蛋白质供给量,一般日摄入量在 20~40g。在控制蛋白质摄入量的前提下,提供充足的能量和其他营养素。

5. 限钠(盐)膳食 适用于高血压、心力衰竭、急慢性肾炎、妊娠毒血症及各种原因引起的钠水潴留者。临床上限钠(盐)膳食一般分为三种:

(1) 低盐饮食:一般全日钠摄入 2000mg 左右。每日食盐摄入量控制在 2~4g 或酱油 10~20ml(1g 盐含钠量≈5ml 酱油)。禁用一切盐腌食物,慎用含盐量不明的食物和调味品。

(2) 无盐膳食:全日食物含钠量<1000mg。烹调加工食物过程中免加食盐、酱油和其他含钠盐调味品。

(3) 低钠膳食:全日钠的摄入量控制在 700mg(甚至 500mg)以下。除无盐膳食以外,禁用含钠高的食物,如芹菜、油菜、松花蛋、豆腐干等。

6. 低脂膳食 适用于急慢性肝胆胰疾病患者、肥胖症、高血压、冠心病及血脂异常、腹泻患者等。根据患者病情的不同,膳食可分为一般限制、中等限制和严格限制脂肪。一般限制脂肪膳食要求脂肪占总能量的 25% 以下,全日摄入脂肪总量(食物本身及烹调用油之总和)<50g;中度限制脂肪膳食中脂肪占总能量的 20%,总量控制在 30g/d 以下;严格限制脂肪膳食要求脂肪摄入量<15g/d,如急性胰腺炎、急性胆囊炎患者。

7. 低胆固醇膳食 适用于高血压、冠心病、高脂血症、胆结石等患者。要求每日膳食中的胆固醇含量需控制在 300mg 以下,甚至低于 200mg。禁用含脂肪高的食物,如肥肉、奶油、肥禽、酥油或奶油点心、油炸的食物及蛋黄、内脏、鱼籽等含胆固醇高的食物。

8. 高纤维膳食 适用于习惯性便秘,误食异物需刺激肠道蠕动使其排出,预防和控制高脂血症、糖尿病、冠心病、肥胖病等。全日膳食纤维的摄入总量不低于 25g。同时多饮水,每日饮水 6~8 杯,特别是清晨饮水,可刺激肠道蠕动。

9. 少渣膳食 适用于腹泻、结肠过敏、肠炎恢复期、食管静脉曲张、伤寒、肛门肿瘤、咽喉部及消化道手术、溃疡病恢复期的患者等。选择低膳食纤维的食物,减少对消化道的刺激,减少粪便量。

(三) 试验膳食和代谢膳食

1. 口服葡萄糖耐量试验膳食 临床上常用高碳水化合物膳食测试人体对葡萄糖的耐量,帮助诊断糖尿病和糖代谢异常。试验前吃正常餐至少 3 天,每天碳水化合物摄入量不少于 300g。试验日清晨空腹取静脉血查血糖、并留尿查尿糖。给予受试者葡萄糖75g或吃相当于75g葡萄糖的白面馒头一个,分别测定餐后0.5小时、1小时、2小时和3小时血糖。

2. 低钙、正常磷代谢膳食(24小时尿钙测定) 用来配合检查甲状旁腺功能亢进的一种膳食。每日膳食含钙量不超过150mg,磷600~800mg。试验期5天,前3天为适应期,后3天为代谢期。收集试验前及代谢期最后一天24小时尿,测定尿钙排出量。正常人进食低钙、正常磷膳食后,尿钙排出迅速减少为100~150mg,而甲状旁腺功能亢进者,尿钙排出量大于200mg。

四、营养支持

营养支持(nutritional support)指通过经口、肠道或经肠外途径为患者提供营养素,是现代治疗学的重要组成部分。当患者由于各种原因无法或不愿正常进食,有营养不良或有营养不良风险的患者经口提供食物中的营养素不足时,均应给予营养支持。营养支持包括肠内营养和肠外营养。EN是指经消化道用经口或管饲的方法来提供各种营养素的营养支持方式。PN是指经静脉输注能量和各种营养素的营养支持方式。肠内营养与肠外营养的营养液由中小分子的营养素组成,包括多种氨基酸、脂肪酸、糖类、平衡的多种维生素、平衡的多种微量元素等,与普通的食物有根本的区别。

营养支持在使用时最关键和最重要的应用原则是严格控制适应证,合理选择营养支持的途径,精确计算给予的量和持续的时间。肠内营养和肠外营养做为营养支持的两种主要形式,使用的适应证和禁忌证不同,具有不同的优缺点,选择EN或PN做为患者的营养支持方式时应遵循下列原则:①病情允许经口进食,则首选经口进食;②如不能经口进食,则首先考虑是否能用肠内营养。在胃肠功能不允许选用肠内营养时,才考虑选用肠外营养;③当患者胃肠功能恢复后,应尽早开始从肠外营养向肠内营养的过渡;④根据病情变化,及时调整营养支持方式。

思　考　题

1. 试述基本膳食的种类及其特点。
2. 试述治疗膳食的种类及其适用条件。

(曲　巍)

第八节　食源性疾病与食物中毒

案例 5-12

三鹿奶粉事件

2008年9月11日经卫生部及甘肃省卫生厅证实三鹿牌婴幼儿配方奶粉受化工原料三聚氰胺污染,随后又发现伊利、蒙牛、光明、圣元及雅士利等多个品牌乳制品含有三聚氰胺。调查发现,不法分子在收购原奶时,非法添加三聚氰胺,而企业在原料进厂和产品出厂时,没有进行有效的针对性检测,直接导致含有超水平浓度的三聚氰胺奶制品流入市场。该事件直接造成29.14万婴幼儿出现肾结石等泌尿系统结石、肾衰竭,住院52 019人,重症154人,并有6例患儿死亡,该事件不仅影响了婴幼儿的身心健康,而且对我国经济社会稳定及食品安全声誉造成了恶劣影响,并进一步暴露了我国食品安全监管体系存在的严重问题。

问题

1. 本案例中婴幼儿发生的肾结石属于哪类疾病?其病因和特征各有哪些?
2. 怎么预防类似事件的发生?

案例 5-12 分析

　　该案例中婴幼儿出现的泌尿系统结石、肾衰竭,是由于摄入了含有化学性致病因素三聚氰胺的食品而导致的食源性疾病。涉事责任方利用食品中蛋白质含量检测是通过检测含氮量的漏洞,人为添加化工原料三聚氰胺。可以通过健全食品卫生法律法规与标准体系,建立和完善食物污染监测网络及加强食物安全监督检验的力度等措施来预防,但是企业的自律、社会责任感等在食品安全中也起着重要作用。

一、食源性疾病概述

　　世界卫生组织(WHO)对食源性疾病(foodborne diseases,FBD)的定义是"指通过摄食进入人体的各种致病因子引起的,通常具有感染性质或中毒性质的一类疾病"。

(一)食源性疾病现状

　　食源性疾病已成为当今世界上最受关注的公共卫生问题之一。目前,不仅一些早已被人们认识的食源性疾病(如食物中毒等)的发病率不断上升,而且新的食源性病原体感染不断出现。无论是在发达还是发展中国家,食源性疾病的发病率都呈现出上升态势。受经济和医疗卫生条件的制约,发展中国家的食源性疾病发病率高于发达国家。据估计我国平均 6 个半人中就有 1 人次罹患食源性疾病,发达国家每年也有高达 30% 的人口感染食源性疾病。例如,美国每年约发生 7600 万例食源性疾病发生,其中约 1/3 入院治疗,约 5000 人死于该病。另外,由于食源性疾病病因多且多为散发,经常没有报道或漏报,因此实际发生的数量远远高于报道的数量。

(二)食源性疾病的特征

　　食源性疾病具备以下三个特征,可据此区别食源性与非食源性疾病。

　　(1)在食源性疾病暴发流行过程中,食物本身并不致病,只是起了携带和传播病原物质的媒介作用,如含镉高的稻米,被沙门菌污染的鸡蛋。

　　(2)常见的导致人体罹患食源性疾病的病原物质可分为生物性、化学性、物理性以及有毒动植物性。

　　(3)食源性疾病表现为以急性中毒性或感染性表现为主要发病特点的各类临床综合征。

(三)食源性疾病的分类

　　食源性疾病分类系统以 ICD-10 为编码工具,将食源性疾病按致病因素,分为细菌性食源性疾病、病毒性食源性疾病、化学性食源性疾病、食源性寄生虫病、食源性肠道传染病、食源性变态反应性疾病以及食源性放射病,共七类 90 种。

　　1. 细菌性食源性疾病　常见的致病菌有沙门菌、志贺菌、大肠埃希菌、空肠弯曲菌、小肠结肠炎耶尔森菌、金黄色葡萄球菌、肉毒梭菌、产气荚膜梭菌、副溶血性弧菌、腊样芽孢杆菌、坂崎肠杆菌、幽门螺旋菌、布鲁菌、李斯特菌(单核细胞增多性李斯特菌)、链球菌、椰毒假单胞菌酵米面亚种菌(椰酵假单胞菌)、变形杆菌。过去以沙门菌食物中毒最多,近十年来,由交叉污染导致肉类食品或生食水产品(包括淡水鱼污染)而引起的副溶血性弧菌中毒已取代沙门菌,跃居第一位。五大类食品(肉、鱼、蔬菜、即食肉类、奶类)中六种食物病原菌(沙门菌、副溶血性弧菌、单核细胞增多性李斯特菌、大肠埃希菌 O157、弯曲菌、阪崎肠杆菌)的 5 年监测发现:我国水产品中副溶血性弧菌、肉中沙门菌和单核细胞增多性李斯特菌、阜阳劣质婴儿配方粉中阪崎肠杆菌的污染状况严重。

　　2. 病毒性食源性疾病　常见的致病病毒有轮状病毒、诺沃克族病毒、腺病毒、脊髓灰质炎病毒、甲型肝炎病毒、戊型肝炎病毒和冠状病毒。

　　3. 食源性寄生虫病　常见的致病寄生虫有阿米巴病、兰氏贾第鞭毛虫、隐孢子虫、环孢虫、肉孢子虫、利什曼原虫、弓形虫病、吸虫、包虫、绦虫、囊虫病、裂头幼、钩虫、蛔虫、线虫、广州管圆线虫。

　　4. 化学性食物中毒　化学性食物中毒根据中毒物质的不同分为天然有毒物质中毒、天然植物毒素中毒和环境污染物中毒。

　　(1)天然有毒物质引起的中毒:动物中有毒物质引起的中毒,常见的有河豚鱼中毒、鱼肉中的组胺、有毒贝类中毒、动物甲状腺中毒、动物肝中毒。

（2）天然植物毒素：常见的有毒蕈中毒、发芽马铃薯中毒、菜豆中毒、鲜黄花菜中毒、有毒蜂蜜中毒、白果中毒、曼陀罗食物中毒、大麻油中毒、棉酚中毒。

（3）环境污染物：二噁英中毒、毒鼠强中毒、黄曲霉毒素和其他真菌毒素污染食物的毒性效应、亚硝酸盐食物中毒、多氯联苯中毒、丙烯酰胺中毒、兽药残留（兽用抗生素、瘦肉精）、植物激素残留、农药残留、重金属污染如含汞工业废水引起的水俣病、含镉废水灌溉农田导致稻米含镉量升高而引起痛痛病。

5. 食源性肠道传染病　常见的有霍乱、结核病、炭疽、牛海绵状脑病、口蹄疫。

6. 食源性变态反应性疾病　如对鱼虾过敏引起的胃肠炎、皮炎。

7. 食源性放射病　主要是由于放射性废物不合理排放及意外性泄露污染食品所致。

（四）食源性疾病的预防

食品安全对公众健康、国计民生和社会稳定具有重要的战略意义，被世界卫生大会列为公共卫生的优先领域。我国是人口众多的农业大国，小农经济模式下种植和养殖行业规模小且较为分散，90% 的食品加工企业是中小企业，还有很多是个体作坊，这些因素都制约了我国食品安全的统一监管。目前国家已经启动食品市场准入制度，政府对企业实行食品生产许可证制、强制检验制和合格食品加贴市场准入标志三项制度。为了加强食品安全，应从以下几个方面预防和控制食源性疾病的发生。

1. 健全食品卫生法律法规与标准体系　食品安全法律体系是指有关食品生产和流通的安全质量标准、安全质量检测标准及相关法律、法规、规范性文件构成的有机体系。中国食品安全法律体系主要由综合性法律法规、国家各部委制定颁布的专门性规章、国家制定的食品相关标准以及其他规范性文件构成。目前，我国食品安全事故的应急处理依据包括：《中华人民共和国食品安全法》、《中华人民共和国食品安全法实施条例》、《突发公共卫生事件应急条例》、《国家重大食品安全事故应急预案》、《突发公共卫生事件与传染病疫情监测信息报告管理办法》、《全国疾病预防控制机构突发公共卫生事件应急工作规范》、《食物中毒诊断标准及技术处理总则（GB14938-1994）》等。这些法律法规虽然数量较多，但因分段立法，条款相对分散，单个法律法规调整范围较窄，且由不同的国家机关制定和颁布的，所以执法难度大。

我国食品安全标准由国家标准、行业标准、地方标准和企业标准四个等级构成，是强制性标准。但是食品卫生和安全标准普遍存在着交叉、重复和空白的问题，导致同一产品有几个标准，检验方法不同，含量限度不同。有些食品标准因出口和内销的不同而形成两套标准，食品安全标准体系没有与国际接轨。

2. 建立和完善食物污染监测网络　自 1996 年美国建立食源性疾病主动监测网络（food net）开始，荷兰、英国等发达国家纷纷建立了各自的食源性疾病主动监测网络，我国自 2000 年开始建立国家食源性疾病监测网络，具备复合功能，即集中毒个案网络报告、逐级审核（区县、市、省、中心实验室）、食品中重要病原菌主动监测、微生物病原溯源、预警等为一体。重点监测生食水产品中的副溶血性弧菌、寄生虫，熟肉制品中的单增李斯特菌、沙门菌，生食蔬菜中的肠出血性大肠埃希菌 O157:H7，乳制品中的金黄色葡萄球菌，婴幼儿食品中的阪崎肠杆菌、沙门菌，家庭自制发酵淀粉类食品中的椰毒假单胞菌酵米面亚种及肠道传染病痢疾、霍乱、伤寒、副伤寒。在全国 31 个省的监测点对暴发疫情、病原学、耐药性、流行因素进行监测。2010 年我国正式启动了食源性疾病监测网络报告系统。

3. 落实食品良好生产规范（good manufacturing practice，GMP）　或食物卫生规范（good hygiene practice，GHP），加强食品生产经营的管理，采用危害分析与关键控制点（hazard analysis and critical control points，HACCP）的方法，对食品生产经营的危害关键控制点进行分析和控制，从食品生产上确保食品的卫生安全。

4. 加强食物安全监督、检验的力度　常规检查和突击检查结合，严厉打击危害食品安全的违法行为。加强执法队伍建设，进一步完善和强化责任制度和问责制度。

5. 加强宣传教育，提高人群的自我保护意识，减少食源性疾病的发生　目前，WHO 建议的食源性疾病预防五要点被认为是国际上最有效、最简单易学的预防措施，具体包括：①保持食品的清洁；②生熟食物分开；③彻底加热食品；④在安全的温度下保存食品；⑤使用安全的水和食物原料。

二、食物中毒

案例 5-13

2012 年 8 月 1 日,某市某酒店职工准备加餐,上午 8:00 左右从某熟食店购得 20 只盐水鸭,其中 4 只由冷盘间厨师领去制作冷盘供应顾客,其余 16 只存放于厨房生配案板上供职工加餐用,约 9:00 开始由帮厨切好装盘,仍放置在厨房内,上午 10:30~11:30 职工加餐食用。8 月 2 日凌晨 1:00 至上午 9:00 陆续有 50 名职工发病住院治疗。主要症状为腹痛、腹泻、呕吐,3 天后大多痊愈出院。

问题

1. 此次疫情是否是食物中毒?如果是,属于何种类型食物中毒?
2. 引起此次食物中毒的可疑食物是什么?
3. 此次食物中毒的原因是什么?
4. 职工和顾客都吃了盐水鸭,为什么职工发生了食物中毒,而顾客没有发生?

(一) 食物中毒的概念、特点与分类

1. 食物中毒(food poisoning)**的概念** 食物中毒是指食用了含有生物性、化学性有毒有害物质的食物或把有毒有害物质当作食物食用后出现的非传染性的急性、亚急性疾病。排除其他食源性疾病如暴饮暴食引起的急性胃肠炎、食源性变态反应性疾病、食源性肠道传染病和寄生虫病、营养不平衡慢性退行性疾病(心脑血管疾病、肿瘤、糖尿病等)、少量多次摄入某些污染物所致的慢性中毒性疾病等。

2. 食物中毒的特点

(1) 潜伏期较短,发病急剧,集体性发病呈暴发性,病程大多较短。

(2) 与食用某种食物有关。中毒患者均食用过共同的中毒食品,未食用者不中毒,停止食用中毒食品后,发病很快停止。

(3) 中毒患者的临床表现基本相似,多数表现为恶心、呕吐、腹痛、腹泻等肠胃炎症状。

(4) 常集体发病,一般无人与人之间的直接传染,发病呈剧升剧降趋势,停止食用中毒食品发病很快停止,无传染病流行时的余波。

3. 食物中毒的分类 一般按病原物质,将食物中毒分为四类。

(1) 细菌性食物中毒:细菌性食物中毒是指摄入含有细菌或细菌毒素的食品而引起的食物中毒。无论是食物中毒发生的例数,还是人数,由细菌引起的食物中毒占绝大多数。我国近五年食物中毒统计资料表明,细菌性食物中毒占食物中毒总数的 50% 左右。细菌性食物中毒具有明显的季节性,气候炎热的夏秋季为高发季节。常见的致病菌有:沙门菌、副溶血性弧菌、肉毒梭状芽孢杆菌、葡萄球菌、致病性大肠埃希菌、变形杆菌、空肠弯曲菌等。

(2) 真菌及其毒素食物中毒:真菌及其毒素食物中毒是指摄入被真菌及其毒素污染的食物而引起的食物中毒。摄入量越多,发病率较高,预后越差,有明显的地区性和季节性,如曲霉菌寄生曲霉产毒株所产生的黄曲霉毒素可引起中毒性肝炎、肝坏死等,谷禾镰刀菌产生的毒素可引起赤霉病麦中毒。

(3) 有毒动植物性食物中毒:有毒动植物性食物中毒是指摄入天然有毒动植物性食品而引起的食物中毒,如河豚鱼体内的河豚毒素,水产品腐败时所形成的组胺,苦杏仁及木薯中的氰苷类,四季豆中的皂素,鲜黄花菜中的类秋水仙碱,马铃薯发芽产生的龙葵素,粗制棉籽油中所含的毒棉酚。不同毒素中毒预后差异较大。

(4) 化学性食物中毒:化学性食物中毒是指误食有毒化学物质或食用被其污染的食品引起的中毒。如饲料中的瘦肉精,久放的蔬菜或腌制食品中的亚硝酸盐,反复高温加热油脂产生的油脂聚合物,烘烤或烟熏动物性食物产生的多环芳烃类,蔬菜水果中残留的农药等。发病数量较微生物食物中毒少,但病死率较高。

4. 食物中毒的诊断 食物中毒发生后,要尽快确诊,以便采取及时有效的治疗方法和预防控制措施。食物中毒诊断标准主要以流行病学调查资料及患者的潜伏期和中毒的特有表现为依据,实验室诊断

是为了确定中毒的病因而进行的。

（二）细菌性食物中毒

大部分情况下，细菌性食物中毒是所有食物中毒发生例数和人数最多的一类。细菌性食物中毒的发生与不同区域人群的饮食习惯有密切关系。当人们食用被污染过的食物时，细菌及其所产生的毒素就可引起中毒。主要原因有：①夏秋季气温高，细菌易孳生繁殖；②人们喜吃凉食、冷食；③人体胃肠道的防御功能降低。

由细菌引起的食物中毒的食品主要是营养丰富的动物性食品（如畜禽肉类、鱼类、奶类和蛋类等），也有植物性食品（如剩饭、豆制品等）。总体来说，我国发生的沙门菌食物中毒是细菌性食物中毒中最为常见，其次为副溶血性弧菌、蜡样芽孢杆菌食物中毒。

1. 细菌性食物中毒的发生原因

（1）食物被细菌污染：引起食物中毒的原因有很多，其中最主要、最常见的原因就是食物被细菌污染。动物性食物有生前感染和宰后污染。生前感染如禽畜在宰杀前就是病禽、病畜；宰后污染发生于食物在运输、销售、储存、加工过程中，如刀具、砧板及用具不洁，生熟交叉污染；卫生状况差导致蚊蝇孳生，污染食品；食品从业人员带菌污染食物。

（2）储存方式不当或在较高温度下存放较长时间：低温储存食品、盐腌、糖渍都可以抑制细菌的繁殖及其毒素的产生，是常见的保存食品的方法。

（3）食品加热不彻底：加热时间不够、加热温度不够、食物块过大、一次烹调太多食物等都可导致加热不彻底，细菌及其毒素不能被彻底破坏。

2. 细菌性食物中毒分类及中毒机制　按照发病机制不同可分为感染型食物中毒、毒素型食物中毒和混合型食物中毒。

（1）感染型食物中毒：中毒由食物中大量细菌引起，如沙门菌、致病性大肠埃希菌、变形杆菌、蜡样芽孢杆菌、耶尔森菌、枯草杆菌等。

病原菌随食物进入肠道，在肠道内继续生长繁殖，靠其侵袭力附于肠黏膜或侵入黏膜及黏膜下层，引起肠黏膜充血、白细胞浸润、水肿、渗出等炎性病理变化。某些病原菌如沙门菌进入黏膜固有层后可被吞噬细胞吞噬或杀灭，病原菌菌体裂解后释放出内毒素，内毒素可作为致热源刺激体温调节中枢，引起体温升高，亦可协同致病菌作用于肠黏膜，引起腹泻等胃肠道症状。

（2）毒素型食物中毒：葡萄球菌、肉毒梭菌、魏氏梭菌等污染食品，并大量繁殖，产生毒素，毒素同污染的微生物一起或单独随食物被摄入人体后，所引起的一系列中毒现象，称为毒素型食物中毒。如葡萄球菌肠毒素、魏氏梭菌毒素引起的食物中毒及肉毒毒素引起的食物中毒等，均属于毒素型食物中毒。肠毒素刺激肠壁上皮细胞，激活其腺苷酸环化酶，在活性腺苷酸环化酶的催化下，使细胞浆中的三磷酸腺苷脱去两个磷酸，而成为环磷酸腺苷（cAMP），cAMP 浓度增高可促进胞浆内蛋白质磷酸化过程，并激活细胞有关酶系统，促进液体及氯离子的分泌，抑制肠壁上皮细胞对钠和水分的吸收，导致腹泻。耐热肠毒素是通过激活肠黏膜细胞的鸟苷酸环化酶，提高环磷酸鸟苷（cGMP）水平，引起肠隐窝细胞分泌增强和绒毛顶部细胞吸收能力降低而引起腹泻。

（3）混合型食物中毒：有的细菌性食物中毒既有活菌的作用，也有细菌产生的毒素作用，兼有感染型食物中毒和毒素型食物中毒的特征，称为混合型食物中毒。如副溶血性弧菌等病原菌，进入肠道后除侵入黏膜引起肠黏膜的炎性反应外，还可以产生耐热溶血毒素引起急性胃肠道症状。这类病原菌引起的食物中毒是致病菌对肠道的侵入及其产生的毒素的协同作用，因此，其发病机制为混合型。

3. 细菌性食物中毒的流行病学特点

（1）致病因素：致病因素是活菌或者毒素。细菌性食物中毒的致病菌与不同区域人群的饮食习惯有密切关系。美国多食肉、蛋和糕点，葡萄球菌肠毒素食物中毒最多，欧美常吃色拉酱，沙门菌食物中毒也较多；日本喜食生鱼片，副溶血性弧菌食物中毒最多；我国食用畜禽肉、禽蛋类较多，引起细菌性食物中毒多见，常见的细菌有沙门菌属、副溶血弧菌、葡萄球菌、大肠埃希菌、肉毒杆菌等。这些细菌可能来自原发感染动物，存在于食物，也可经过食品操作人员的手或容器，污染食物。当人们食用这些被污染过的食物，细菌及其所产生的毒素就可引起中毒。

（2）明显的季节性：一般夏秋季为高发季节。

（3）地区性：有些细菌性食物中毒发生具有地区性，如副溶血弧菌食物中毒在沿海一带高发，肉毒毒素在西北地区发生较多。

（4）中毒食品：大多以动物性食物为主。

4. 细菌性食物中毒的临床特征

（1）感染型食物中毒的临床特征：

1）潜伏期短：潜伏期一般为数小时到 24 小时，平均为 12 小时左右，潜伏期长短主要与进入机体的细菌数量及个体体质状况有关。

2）病程短：通常为 1～3 天，个别细菌可长达 7～14 天，如沙门菌 3～7 天，小肠结肠炎耶尔森菌为 3～14 天，溶血性链球菌为 2～7 天等。

3）发病症状以急性胃肠炎为主，患者表现为恶心、呕吐、腹泻、体温升高、头痛等。

（2）毒素型食物中毒的临床特征：

1）潜伏期长短不一，如金黄色葡萄球菌肠毒素所引起的中毒潜伏期为 2～5 小时；肉毒毒素中毒潜伏期 2 小时到 10 天，甚至 10 天以上。

2）病程长短不一，如金黄色葡萄球菌毒素中毒能够迅速痊愈，而肉毒毒素中毒则恢复很慢，一般为 2～3 天，较长病程可达 2～3 周。

3）体温一般不升高，如肉毒毒素所引起的中毒，虽然初期表现为恶心、呕吐，有时伴有腹泻，但其主要症状为神经症状。

5. 细菌性食物中毒的诊断　根据短期内有多名临床表现相似的患者，结合发病季节及饮食情况，可做出临床诊断。病原学诊断时，应取患者吐泻物及可疑的残存食物进行细菌培养，重症患者应留取早期及病后 2 周的双份血清，培养分离可疑细菌，进行血清凝集试验，双份血清凝集效价递增者有诊断价值。疑似细菌毒素中毒者，可做动物试验，以检测细菌毒素的存在。如葡萄球菌培养阳性者，可取纯培养滤液加热后，喂猴或小猫，或行腹腔注射；副溶血型弧菌可用鼠或猫作试验，观察是否发病。

6. 细菌性食物中毒的治疗原则

（1）迅速排出毒物：一旦发生食物中毒，应及时采取催吐、导泻、解毒等急救措施。对肉毒毒素中毒的早期患者可用清水或用 1∶4000 高锰酸钾溶液洗胃。

（2）对症治疗：轻症采取对症治疗。腹痛严重者要解痉，给复方颠茄片口服或注射山莨菪碱（654-2）；吐泻严重者暂时禁食，及时纠正水电解质紊乱及酸中毒；高热者用物理降温或退热药；变形杆菌食物中毒过敏型以抗组胺药物治疗为主，如苯海拉明等，必要时加用肾上腺皮质激素；精神紧张不安时应给予镇静剂。患者饮食宜清淡，以流质或半流质为主，多饮糖盐水。

（3）特殊治疗：感染性食物中毒症状较重者应及时选用抗菌药物，如丙氟哌酸、呋喃唑酮、氯霉素、土霉素、庆大霉素等。肉毒毒素中毒患者应尽早使用多价或单价抗肉毒毒素血清，加用盐酸胍，促进神经末梢释放乙酰胆碱。

7. 细菌性食物中毒的预防

（1）首先应该加强对食品企业的卫生管理，特别加强对屠宰厂宰前、宰后的检验和管理。禁止使用病死禽畜肉或其他变质肉类。

（2）防止食品被细菌污染。食品做到生熟分开，特别是制作冷荤熟肉时。从业人员应该进行健康检验合格后方能上岗，如发现肠道传染病及带菌者应及时调离。炊事员、保育员有沙门菌感染或带菌者，应调离工作，待 3 次大便培养阴性后才可返回原工作岗位。

（3）控制细菌繁殖：主要措施是冷藏、冷冻。温度控制在 2～8℃，可抑制大部分细菌的繁殖。熟食品在冷藏中做到避光、断氧、不重复被污染，其冷藏效果更好。

（4）彻底杀灭细菌及破坏毒素：食品食前应彻底加热煮透，隔餐剩菜食前也应充分加热。高温杀菌的效果与温度高低、加热时间、细菌种类、污染量及被加工的食品性状等因素有关。

（三）常见细菌性食物中毒

1. 沙门菌属食物中毒

（1）病原：沙门菌属（salmonella）目前已有 2500 多种血清型，其中引起食物中毒最多见的为鼠伤寒沙门菌、肠炎沙门菌和猪霍乱沙门菌等。该菌为革兰阴性杆菌，需氧或兼性厌氧，不产生芽孢，无荚膜，绝大多数有鞭毛,能运动。对外界的抵抗力较强,在水和土壤中能活数月,粪便中能活 1~2 个月,在冰冻土壤中能越冬。不耐热,55℃、1 小时或 60℃、10~20 分钟死亡,可被氯、石炭酸、升汞杀灭。

沙门菌污染食品由生前感染或者宰后污染引起。生前感染是指家畜、家禽在宰杀前已感染沙门菌,包括原发沙门菌病(患病)和继发沙门菌病(因抵抗力下降,致肠道病菌进入血液),多种家畜(猪、牛、马、羊)、家禽(鸡、鸭、鹅)、鱼类、飞鸟、鼠类及野生动物的肠腔及内脏、肌肉中能查到大量细菌;宰后污染是指动物性食品在屠宰过程中或屠宰后被带菌的粪便、容器、污水等污染。

(2)流行病学特点:沙门菌属食物中毒全年均可发生,多见于夏秋季(5~10 月)。引起中毒的食物主要是肉类,其次是蛋类、奶类及其他动物性食品。沙门菌不分解蛋白质,因此,被沙门菌污染的食品无感官性状的变化而容易被忽视。

中毒发生的原因主要是食品被沙门菌污染,再加上烹调时加热温度、时间不够,未能杀死沙门菌。在加工被污染的猪肉及内脏时,常因加热不够或切块太大,食品中心部分仍有存活的细菌,食后可致中毒。另外,带菌的牛乳如加热不彻底也可中毒。生、熟肉食在加工及储存过程中,如被带菌的刀具、菜板、储存容器污染,也可导致中毒。

(3)中毒机制:沙门菌属的发病机制主要是由于大量活的沙门菌随食物进入消化道,并在肠道繁殖,经肠系膜淋巴组织进入血液循环,出现菌血症,引起全身感染。当细菌被肠系膜、淋巴结和网状内皮细胞破坏时,沙门菌体释放出内毒素,导致人体中毒,并随之出现临床症状。

(4)临床表现:沙门菌食物中毒的潜伏期最短 2 小时,长者可达 72 小时,平均为 12~24 小时。按临床特点可分为胃肠炎型、类伤寒型、败血症型、类霍乱型和类感冒型。以胃肠炎型最为常见。前驱症状有寒战、头痛、头晕、恶心与痉挛性腹痛,继之出现呕吐、腹泻、全身酸痛或发热。大便一般每日 3~5 次,常为黄绿色水样便,量多,可有少量黏液,有恶臭,偶可呈黏液脓血便。患者体温在 38~40℃,病程持续 3~5 天,一般 2~3 天腹泻停止,体温恢复正常,一般预后好。严重者,特别是儿童、老年人和体弱者常会出现脱水、酸中毒、无尿、心力衰竭等症状,若急救不及时可能会危及生命。

(5)诊断:沙门菌食物中毒的诊断一般根据流行病学特点、临床表现和实验室检查结果,综合分析后进行诊断。

1)流行病学特点:短期内多人发病,且进食同一可疑食物,临床表现相似。

2)临床表现:主要是胃肠道症状,伴有高热等全身症状。

3)实验室检验:包括细菌学检验、血清学鉴定与检测和沙门菌基因探针检测。

4)诊断原则:不能进行细菌学检验的食物中毒,应按照《食物中毒诊断标准及技术处理总则》执行,由 3 名副主任医师以上的食品卫生专家进行综合分析后集体诊断。

(6)预防措施:根据细菌性食物中毒预防的总原则,结合沙门菌食物中毒的具体情况,采取下列预防措施:

1)防止沙门菌污染畜禽肉、蛋:加强对畜禽屠宰前的检疫、宰后的检验及肉类食品生产企业的卫生监督;加强肉类食品在储藏、运输、销售、加工和烹调等环节的卫生管理,防止食品被污染。

2)控制食品中沙门菌的繁殖:生产、加工、销售的单位应配置冷藏设备,低温储存肉类、蛋类等食品;应减少加工后的熟肉制品在室温放置时间。

3)加热以彻底杀灭病原菌:烹调时要保证有足够的温度和烹调时间。加工烹调的肉块不宜太大,重量应不超过 1kg,使肉块中心温度至少达到 80℃,持续 12 分钟以上。

2. 大肠埃希菌食物中毒 大肠埃希菌食物中毒是近年来新发现的危害严重的食物中毒。自 1982 年以来,国内外已经发生多起严重中毒事件,其中以肠出血性大肠埃希菌 O157:H7 引起的最严重。

(1)病原:埃希菌属(escherichia)俗称大肠杆菌属。大肠埃希菌为革兰阴性短杆菌,多数菌株有周鞭毛,能运动,可有荚膜。体外抵抗力很强,在水和土壤中能存活数月,本菌属以菌体(O)抗原分群,以荚膜(K)抗原(A、B、L)和鞭毛(H)抗原分型,目前已发现 170 多个血清型。本菌为人和动物肠道正常寄居菌,一般不致病,特殊条件下可致病,当宿主免疫力下降或细菌侵入肠外组织和器官时,可引起肠外感染,大肠埃希菌中有少数菌株能直接引起肠道感染,称致病性(致腹泻)大肠埃希菌。所引起的肠道感染包括旅行者腹泻、婴儿腹泻、出血性结肠炎等。目前已知的致病性大肠埃希菌有:肠产毒性大肠埃希菌(enterotoxigenic escherichia coli,ETEC)、肠侵袭性大肠埃希菌(enteroinvasive escherichia coli,EIEC)、肠致病性大肠埃希菌(enteropathogenic escherichia coli,EPEC)、肠出血性大肠埃希菌(enterohemorrhagic escherichia coli,EHEC),包括大肠杆菌 O157∶H7。肠聚集-黏附性大肠埃希菌(intestinal aggregation and adhesion of escherichia coli,EAggEC)是最新发现的大肠埃希菌。

（2）流行病学特点：致病性大肠埃希菌食物中毒的流行季节,常见的中毒食品与沙门菌食物中毒相近。

1）季节性：夏秋季多发。

2）引起中毒的食品：引起中毒的食物主要是肉类,其次是蛋类、奶类及其他动物性食品。

3）食品被污染的原因：大肠埃希菌随粪便排出而污染水源和土壤,受污染的水源、土壤和带菌者的手均可直接污染食物或通过食品容器再污染食物。

（3）中毒机制与临床表现：大肠埃希菌食物中毒的发病机制与其类型有关,所以不同的致病性大肠埃希菌的致病机制不同,临床表现也不同。

1）肠产毒性大肠埃希菌：为毒素型中毒。其致病菌表面具有肠黏膜定居因子,使其黏附于小肠黏膜细胞,导致小肠黏膜细胞对水和电解质分泌过度。潜伏期一般为 10~15 小时。临床症状类似霍乱样,水样腹泻、腹痛、恶心、发热达 38~40℃。易患人群主要是婴幼儿和旅游者,是许多发展中国家儿童和旅游者腹泻及成人霍乱综合征的常见病原菌。病程一般 4~7 天。

2）肠出血性大肠埃希菌：为毒素型中毒。致病菌可通过其表面的定居因子在肠黏膜上皮定居并繁殖,致毒因子为该菌产生的志贺样毒素,该毒素是一种细胞毒素,具有肠毒素活性。O157∶H7 还可产生肠溶血毒素。肠出血性大肠埃希菌潜伏期为 1~14 天,常见为 4~8 天。感染的前驱症状为腹部痉挛性疼痛和短时间的自限性发热、呕吐,一般 1~3 天消退。1~2 天内出现非血性腹泻,先水样便,后导致出血性结肠炎,伴有严重腹痛和便血。严重者出现肾溶血性尿毒综合征,主要表现为急性肾衰竭、血小板减少症和微血管异常溶血性贫血,主要临床症状和体征为血尿、少尿、无尿、皮下黏膜出血等。在 O157∶H7 大肠埃希菌感染的人群中,儿童和老人最易患肾溶血性尿毒综合征,其病死率为 3%~5%,预后较差,多数患者 5~10 天内痊愈。

3）肠侵袭性大肠埃希菌：为感染型中毒。肠侵袭性大肠埃希菌主要黏附在结肠黏膜上皮细胞并生长繁殖,死亡后产生内毒素,引起肠黏膜细胞的炎性反应和溃疡,出现血性腹泻,病变类似志贺菌感染。潜伏期一般为 48~72 小时,临床上出现痢疾样症状,发热高达 38~40℃、头痛、恶心、呕吐、腹痛、腹泻、里急后重、水样便或黏脓血便。

4）肠致病性大肠埃希菌：为感染型中毒。肠致病性大肠埃希菌在十二指肠、空肠和回肠上段大量繁殖,潜伏期一般为 4~20 小时,临床表现主要为畏寒、低热（37~38℃）、食欲缺乏、腹痛、腹泻、黄色水样便、无里急后重。幼儿和儿童为易患人群,预后较好。

（4）诊断：

1）符合致病性大肠埃希菌食物中毒的流行病学特点。

2）主要临床表现符合致病性大肠埃希菌食物中毒常见的临床表现。

3）从可疑中毒食物和患者粪便、呕吐物中检出了致病性大肠埃希菌。

（5）预防措施：

1）做好垃圾粪便的管理,保持环境的卫生。

2）食品从生产、运输、销售、加工等各个环节要防止被大肠埃希菌污染。

3）需要加热的动物性和植物性食品要彻底加热,而生吃的蔬菜和水果要清洗干净,防止生熟交叉污染。吃剩的食品吃前要彻底加热。

4）养成良好的个人卫生习惯,饭前便后洗手。

3. 副溶血性弧菌食物中毒

（1）病原：副溶血性弧菌（*V. parahaemolyticus*）为嗜盐菌,属革兰阴性荚膜球杆菌,呈椭圆形。菌体两端浓染,一端有鞭毛,运动活泼。本菌广泛存在于海水中,偶亦见于淡水。在海水中能存活 47 天以上,淡水中生存 1~2 天。在 37℃、pH7.7、含氯化钠 3%~4% 的环境中生长最好。对酸敏感,食醋中 3 分钟即死。不耐热,56℃、5 分钟即可杀死,90℃、1 分钟灭活。对低温及高浓度氯化钠抵抗力甚强。致病性菌株能溶解人及家兔红细胞,称为"神奈川"试验（Kanagawa test）阳性。其致病力与其溶血能力平行,这是由一种不耐热的溶血素所致。

（2）流行病学特点：副溶血性弧菌食物中毒有明显的地区性和季节性,日本及我国沿海地区为高发区,以7～9月多见。引起中毒的食物主要是鱼、虾、蟹、贝等海产食品和盐渍食品。带鱼、黄鱼、乌贼、梭子蟹等海产品带菌率极高,被海水污染的食物、某些地区的淡水产品如鲫鱼、鲤鱼等,被污染的其他含盐量较高的食物如咸菜、咸肉、咸蛋亦可带菌。引起副溶血性弧菌食物中毒发生的可能原因为海产品带菌率高、生熟交叉污染以及人群带菌者对食品的污染。

(3)临床表现:潜伏期多数为2～40小时。患者每日腹泻3～20余次不等,大便性状多样,多数为黄水样或黄糊便,有些呈典型的血水或洗肉水样便,部分患者的粪便可为脓血样或黏液血样,但很少有里急后重。发热一般不如菌痢严重,但失水则较菌痢多见。近年来,国内报道的副溶血弧菌食物中毒临床表现不一,可呈典型胃肠炎型、菌痢型、中毒性休克型或少见的慢性肠炎型。本病病程可持续1～6日不等,预后好。

(4)诊断:①符合副溶血性弧菌食物中毒流行病学特点;②具有副溶血性弧菌食物中毒的临床表现;③实验室检查:从食品、食品加工工具及中毒患者吐泻物中检出副溶血性弧菌或者血清型别一致的副溶血性弧菌。动物(小鼠)试验具有毒性或与患者血清有抗体反应。

(5)预防措施

1)加强海产品的管理:海产品副溶血性弧菌带菌率高,因此要低温冷冻、冷藏或盐腌,抑制细菌繁殖。

2)防止海产品交叉污染非海产品,特别是熟制品。

3)海产品要加热煮透;吃剩的海产品要冷藏;吃前要加热;如果生吃海产品,要加醋浸泡。

案例 5-13 分析

采集8月1日加工午餐所用案板的刮取物、帮厨所用抹布及2例患者大便,均检出副溶血性弧菌;采集冷盘间冰箱剩余盐水鸭,未检出副溶血性弧菌。当日食用冷盘间制作的盐水鸭的顾客未发现异常。调查加工场所条件及人员得知,该帮厨平时负责宰杀海鲜,当日所用刀、板、抹布均为日常宰杀海鲜所用,且未作消毒。时值盛夏,气温在30℃以上,厨房无降温设施,温度更高,适宜细菌生长繁殖,食用间隔期(盐水鸭自购回到食用)在2小时以上,存放容器均为切配生菜所用容器,而供应顾客的冷盘在一专室制作,有降温及冷藏设施,工具容器均专用,并由专人操作。

---

4. 葡萄球菌食物中毒

(1)病原:葡萄球菌食物中毒主要是由产生肠毒素的金黄色葡萄球菌(staphylococcus aureus)引起,少数可由表皮(白色)葡萄球菌引起。该菌广泛分布于自然界,如空气、水、土壤等,同时存在于人体、动物体的皮肤及其与外界相通的腔道中。该菌为革兰阳性,不形成芽孢,无荚膜,加热60℃、1小时或80℃、30分钟被杀灭,能在冰冻环境下生存。在乳类、肉类食物中极易繁殖,在剩饭菜中亦易生长,在30℃经1小时后即可产生耐热性很强的外毒素(肠毒素 enterotoxin),此种毒素属于一种低分子量可溶性蛋白质,可分为8个血清型(A、B、C_1、C_2、C_3、D、E、F),其中以A、D型引起食物中毒最多见,B、C型次之,F型为引起毒性休克综合征的毒素。此菌污染食物后,在37℃经6～12小时繁殖而产生肠毒素,含淀粉和水分较多可促进肠毒素产生。此毒素对热的抵抗力很强,经加热煮沸30分钟不被破坏。常因带菌炊事人员的鼻咽部黏膜或手指污染食物致病。

(2)流行病学特点:引起中毒的常见食物是奶及其制品、剩饭、糯米糕及米粉、凉粉等。夏秋季发病较高,各年龄组均可患病。

(3)发病机制:本病病程短暂,其胃肠道功能的变化是肠毒素对胃肠黏膜直接作用的结果,与葡萄球菌本身无关。动物实验表明,静脉注射极少剂量肠毒素可致动物呕吐、腹泻、发热、低血压、心率加快、肺水肿等综合征。口服肠毒素2小时后,即出现急性胃肠炎症状,4～6小时达高峰。主要致病机制是肠毒素作用于肠壁上皮细胞,并与其受体结合,激活肠上皮细胞膜上的腺苷酸环化酶,使胞质中的腺苷三磷酸(ATP)脱去两个磷酸,转化为环腺苷酸(cAMP),cAMP量增加,促进胞质内蛋白质磷酸化过程,引起一系列酶促反应,抑制肠上皮细胞对钠、水的吸收,促进肠液与氯离子分泌,导致消化道大量液体蓄积而引起呕吐、腹泻症状。

(4)临床表现:潜伏期短,一般为2～5小时。起病急骤,有恶心、呕吐、腹痛和腹泻等表现,以呕吐最为显著。呕吐物可呈胆汁性,或含血及黏液。剧烈吐泻可导致虚脱、肌痉挛及严重失水等现象。体温大多正常或略高。一般在数小时至1～2日内迅速恢复。

（5）诊断：①符合葡萄球菌肠毒素食物中毒流行病学特点；②临床表现以剧烈呕吐、腹泻为主；③实验室检查：中毒食品可以测得肠毒素或者中毒食品患者呕吐物、粪便中可分离出金黄色葡萄球菌。

（6）预防措施：

1）防止金黄色葡萄球菌污染食品：加强饮食行业人员的卫生检查，加强奶牛的卫生检查。

2）防止肠毒素的产生：食物应冷藏或放置在阴凉通风处，食用前要彻底加热。

5. 肉毒梭菌食物中毒

（1）病原：肉毒梭菌芽孢杆菌（clostridium botulinum），属革兰阳性厌氧梭状芽孢杆菌，有芽孢及周鞭毛，能运动。肉毒梭菌广泛分布于土壤、尘土及动物粪便中。本菌芽孢体外抵抗力极强，干热 180℃、15 分钟，湿热 100℃、5 小时，高压灭菌 120℃、20 分钟则可消灭。5% 苯酚、20% 甲醛，24 小时才能将其杀灭。

本菌按抗原性不同，可分 A、B、C_α、C_β、D、E、F、G 八种血清型，对人致病者以 A、B、E 三型为主，F 型较少见，C、D 型主要见于禽畜感染。带菌土壤、尘埃及粪便污染食品后，在较高温度密闭环境中发酵或装罐，易于产生肉毒毒素从而引起食物中毒。各型均能产生外毒素肉毒毒素，A 型致死能力较强，对人的致死量为 0.01mg 左右，毒素对胃酸有抵抗力，但不耐热。A 型毒素 80℃、5 分钟即可破坏，B 型毒素 88℃、15 分钟可破坏。

（2）流行病学特点：3～5 月为高发季节，我国发病主要在西北地区。食物被肉毒杆菌芽孢污染，在适宜的温度、水分及厌氧的条件下产生肉毒毒素，进食前又未经适当加热，最终导致肉毒中毒。在我国，引起肉毒中毒的食品主要为家庭自制的豆谷类食品如臭豆腐、豆豉、豆酱等，密集堆放的牛羊肉也易引起肉毒梭菌食物中毒。在欧美国家引起中毒的常见食品为香肠、火腿肠，而在日本则为鱼子酱。

（3）中毒机制：肉毒梭菌引起的食物中毒主要是由其产生的肉毒毒素所引起的。肉毒毒素作用于脑神经核、神经-肌肉接头部位和植物神经末梢，抑制神经末梢乙酰胆碱的释放，神经冲动的传递受阻，导致肌肉麻痹、瘫痪。重症病例可见脑神经核及脊髓前角产生退行性变，脑及脑膜充血、水肿及血栓形成。如果发展为呼吸肌麻痹则可导致死亡。

（4）临床表现：患者摄入含有肉毒毒素的食物，经过 12～72 小时的潜伏期，可出现全身中毒症状。早期症状有恶心、呕吐及腹泻等，继之出现头痛、头昏、眩晕、软弱无力，中毒的重要特征为眼肌麻痹，表现为复视、斜视、瞳孔散大、视力模糊，同时伴有眼球震颤，病情严重者出现吞咽、咀嚼、语言、呼吸等困难，排痰及抬头困难，共济失调等，病情继续发展则出现进行性呼吸困难，全身肌肉松弛性麻痹，脉搏加快，血压下降，短时间抽搐，意识丧失，最终因呼吸衰竭、心力衰竭或继发肺炎等而死亡。患者一般体温正常，意识清楚，过去病死率高。近年来，国内广泛采用多价抗肉毒毒素血清治疗，病死率大大降低。患者经治疗，4～10 天即可恢复，一般无后遗症。

（5）诊断：①符合肉毒梭菌食物中毒流行病学特点；②具有肉毒梭菌食物中毒的临床表现；③在中毒食品、患者的吐泻物中检测出肉毒毒素。

（6）预防措施

1）防止食品被肉毒梭菌污染；家庭自制豆腐乳、豆豉时尽量保证原料的卫生；发酵后食用前要充分加热。

2）食品要冷冻冷藏，尽量避免将食品保藏于 16～50℃ 的环境中。

3）西北地区在冬季要避免越冬肉堆积，以免缺氧导致肉毒毒素产生。

4）婴儿不要食用没有加工的蜂蜜。

（四）常见真菌及其毒素中毒

真菌产生的有毒代谢产物称为真菌毒素，其特点是结构简单，分子量小，对热稳定。真菌及其毒素引起的食物中毒有一定的季节性和地区性，常见的有赤霉病麦食物中毒、霉变甘蔗中毒。

1. 赤霉病麦食物中毒

（1）病原：赤霉病麦是麦类、玉米等谷物被镰刀菌菌种感染引起的是一种世界性病害，谷物赤霉病的流行除造成严重减产外，还可引起人畜中毒。谷物中存留镰刀菌在温度 16～20℃、湿度 85% 的环境中易繁殖并产生有毒代谢产物——赤霉病麦毒素，如脱氧雪腐镰刀菌烯醇、镰刀菌烯酮-X，T2 毒素，这些镰刀菌毒素对热稳定，用碱及高压蒸汽处理，毒性可部分减弱。

（2）流行病学特点：麦类赤霉病多发生于气候潮湿的地区，一般发生于麦收之后，主要是食用了新收割的赤霉病麦所致，也有因误食库存的赤霉病麦或霉玉米引起中毒的。我国麦类赤霉病每 3～4 年会有一次大流行。

（3）临床表现及处理：赤霉病麦中毒潜伏期较短，一般为十分钟至半小时，也有 2～4 小时发病的，主要症状有恶心、呕吐、腹痛、腹泻、头昏、头痛、嗜睡、流涎、乏力，少数患者有发热、畏寒等，病程 1 天至 1 周不等，预后良好。个别患者出现醉酒状态，如四肢酸软、步态不稳，故也被称为"醉谷病"。赤霉病麦中毒可自愈，症状严重者可对症治疗。

（4）预防措施：预防赤霉病粮中毒的关键在于防止麦类、玉米等谷物受到真菌的侵染和产毒。主要措施有：

1）加强田间和储藏期的防菌措施：包括选用抗霉品种；降低田间水位，改善田间小气候；使用高效、低毒、低残留的杀菌剂；及时脱粒、晾晒，降低谷物水分含量至安全水分；储存的粮食要勤翻晒，注意通风。

2）去除或减少粮食中的病粒或毒素：可用比重分离法分离去除病粒，也可用稀释法使病粒的比例降低；由于毒素主要存在于表皮内，可用精碾法去除毒素；因为毒素对热稳定，一般烹调方法难以将其破坏，可用病麦发酵制成酱油或醋，达到去毒效果。

3）制定粮食中赤霉病麦毒素的限量标准，加强粮食卫生管理。

2. 霉变甘蔗中毒

（1）病原：霉变甘蔗中毒是指食用了保存不当而霉变的甘蔗引起的急性食物中毒。霉变甘蔗质软，瓤部比正常甘蔗色深，呈浅棕色，闻之有轻度霉味。甘蔗储存时间越长，发生霉病的概率越大。从霉变甘蔗中可分离出的真菌，称为甘蔗节菱孢霉，其毒素为 3-硝基丙酸，是一种神经毒，主要损害中枢神经系统。

（2）流行情况：霉变甘蔗中毒常发于我国北方地区的初春季节。发病者多为儿童，且病情常较严重，甚至危及生命。

（3）临床表现及处理：潜伏期短，一般为 10 分钟至 48 小时。潜伏期越短，中毒症状越严重。中毒症状最初为一时性消化道功能紊乱，恶心、呕吐、腹痛、腹泻、黑便，随后出现神经系统症状，如头晕、头痛、眼黑和复视。重者可出现阵发性抽搐；抽搐时四肢强直，屈曲内旋，手呈鸡爪状，眼球向上偏向凝视，瞳孔散大，继而进入昏迷。患者可死于呼吸衰竭，幸存者则留下严重的神经系统后遗症，导致终生残废。目前尚无特殊治疗方法，在发生中毒后尽快洗胃、灌肠以排除毒物，并对症治疗。

（4）预防措施：不成熟的甘蔗容易霉变，因此甘蔗必须成熟后收割；甘蔗不要存放太长时间，防止霉变；定期对甘蔗进行感官检查，已霉变的甘蔗禁止出售；加强预防甘蔗霉变中毒的教育工作，教育群众不买、不吃霉变甘蔗。

思 考 题

1. 什么是食源性疾病？分为哪些类型、有哪些特征？如何预防其发生？
2. 什么是食物中毒？其特点和诊断依据有哪些？
3. 感染性和毒素性细菌性食物中毒的临床表现各有什么特征？
4. 如何治疗和预防细菌性食物中毒？

（郭怀兰）

案例 5-14

某地 12 月 20 日晚 6 时，某工程队 14 名民工（来自湖南、湖北）中的 8 名在进食晚餐（晚 5 点）后，相继出现不同程度的口渴，口唇麻木、四肢麻痹、腹痛、头晕、呼吸困难等症状。晚 7 时 40 分，病情最严重的尹某被送至医院，此时其自主呼吸已经停止，医务人员立即予以洗胃，采取开通静脉、心电图监护、呼吸三联、呼吸支持等措施全力抢救。次日凌晨该患者因呼吸衰竭抢救无效死亡，其他 7 名患者在接受催吐对症治疗之后，病情逐渐好转，均于 1～2 天内恢复。经查这 8 名患者晚餐时均食用了鱼烧豆腐，而未食用这一食物的民工均未发病。经询问当晚所食用的鱼是民工在滩涂上捡来的，当日见过该鱼的民工称当时鱼已死亡,但较为新鲜,头小,尾小,肚子大,表皮有花纹。专业人员现场采集的食物中发现鱼的残骸,其头小,口腔有两颗尖锐的门齿。

问题

  1. 此次疫情是否属于食物中毒?

  2. 试分析引发此次食物中毒的可疑食物是什么?

  3. 如何预防此类事件的再次发生?

（五）常见有毒动植物中毒

  一些动植物本身含有某些天然有毒成分或由于储存条件不当而生成有毒物质,在加工烹调过程中又未将其去除或破坏,被人食用后所引起的中毒,称之为有毒动植物中毒。如河豚鱼中毒、木薯中毒、发芽马铃薯中毒、毒蕈中毒等。

  1. 河豚鱼中毒 河豚(puffer fish)又名河鲀,属于无鳞鱼,我国沿海地区均有河豚鱼类分布,其中黄海、渤海和东海海区河豚种类和数量均较多,清明节前后河豚由海中逆游至入海口河中产卵。河豚味道鲜美具有"天下第一鲜"的美称,但含有剧毒物质河豚毒素(tetrodotoxin,TXT),因此,江浙一带有"拼死吃河豚"之说。全球河豚品种有百种以上,我国产河豚鱼约40多种,其中常引起人中毒的主要有条纹东方豚、豹纹东方豚、弓斑东方豚、星点东方豚等。

  河豚鱼中毒主要发生在日本、东南亚各国和我国,多为误食,也有因喜食河豚鱼但未将其毒素除净而引起中毒。我国沿海地区曾发生因食用麦螺而引起河豚毒素中毒,因为麦螺可吸吞河豚毒液和卵籽。

  (1) 毒性成分及来源:河豚毒素是一种非蛋白类、低分子量、毒性极强的神经毒素。呈无色针状结晶,微溶于水,易溶于稀酸,在 pH >7 的碱性环境中易破坏。对光和热相当稳定,100℃加热 7 小时,200℃以上加热 10 分钟才被破坏。日晒、盐腌和一般烹调方式均不能破坏河豚毒素。用 4% NaOH 溶液处理 20 分钟或 2% Na_2CO_3 溶液浸泡 24 小时可去毒。

  河豚鱼所含毒素的量因性别、鱼体部位和季节不同而异。一般来说,卵巢和肝含毒素量最多,故毒性也最大,其次是肾、血液、眼、腮和鱼皮等处。新鲜河豚肌肉不含毒素或仅含少量毒素,但是鱼死后较久,毒素可从内脏渗入肌肉中,产于南海的河豚较为例外,新鲜肌肉也含有毒素。每年春季为雌鱼的卵巢发育期,卵巢毒性最强,再加上肝毒性也在春季最强,所以春季最易发生河豚中毒。夏、秋季雌鱼产卵后,卵巢即退化而令其毒性减弱。

  河豚毒素的毒性是氰化钾的 1000 倍,对人经口的致死剂量为 7μg/kg。

  (2) 中毒机制:河豚毒素主要作用于神经系统,可在低浓度下选择性阻断细胞膜 Na^+ 的通透性,从而阻断神经与肌肉间的传导,使神经末梢和中枢神经呈麻痹状态。初期表现为感觉神经麻痹,继而运动神经麻痹。严重时可造成脑干麻痹,引起外周血管扩张,血压急剧下降,最后呼吸中枢和血管运动中枢麻痹,导致急性呼吸衰竭,危及生命。另外河豚毒素可直接作用于消化道,引起局部刺激作用。

  (3) 临床表现:河豚毒素中毒的特点是发病快速而剧烈,一般预后较差。河豚毒素极易从胃肠道吸收,也可从口腔黏膜吸收,因此潜伏期短,一般为 10 分钟至 3 小时。河豚毒素中毒临床表现分为三个阶段。初期首感发热,继而感觉神经麻痹,如嘴唇、舌体、手指麻木,刺痛,同时出现头痛,剧烈恶心、呕吐,腹痛、腹泻。第二阶段出现运动神经症状,如手、臂、腿等处肌肉无力,运动艰难,身体摇摆,舌头麻木,语言不清,甚至因全身麻木而瘫痪。这是河豚毒素中毒重要特征之一。严重者可血压下降、心动过缓、呼吸困难。第三阶段患者意识消失,因呼吸麻痹、循环衰竭而死亡。河豚毒素中毒的另一个特征是患者直到临死前意识仍然清楚,当意识消失后,呼吸和心跳均很快停止。

  死亡通常发生在发病后 4~6 小时内,最快 1.5 小时,若超过 8 小时仍未死亡,一般可恢复。

  (4) 抢救与治疗:目前尚无特效解毒剂。一旦发生河豚鱼中毒,必须迅速进行抢救,以催吐、洗胃和导泻为主,配合对症治疗。

  (5) 预防措施:加强宣传教育,提高消费者对野生河豚鱼及河豚毒素识别能力,避免误食;严格执行《水产品卫生管理办法》,严禁野生河豚鱼流入市场销售;批准加工河豚鱼的单位应由专业人员按规定进行"三去"加工(去头、去内脏、去皮),洗净血污,盐腌晒干,废弃物妥善处理。

案例 5-14 分析

此次疫情发病情况符合食物中毒的特征，因此，可以初步认定为食物中毒事件。

根据发病潜伏期，患者临床表现及所食入鱼特征描述，可以认为引发此次食物中毒的可疑食物为河豚鱼。

预防此类事故发生，重点要加强宣传教育，提高消费者对野生河豚鱼及河豚毒素识别能力，避免误食；严格执行《水产品卫生管理办法》，严禁野生河豚鱼流入市场销售；批准加工河豚鱼的单位应由专业人员按规定进行"三去"加工（去头、去内脏、去皮），洗净血污，盐腌晒干，废弃物妥善处理。

2. 鱼类引起的组胺中毒 鱼类引起的组胺中毒大多是由于食入含有一定数量组胺的某些鱼类而引起的类过敏性食物中毒。该类食物中毒也与个人体质的过敏性有关。

（1）有毒成分及来源：组胺是组氨酸的分解产物，含组氨酸较多的鱼类如果受到富含组氨酸脱羧酶的细菌污染，在适宜条件下组氨酸会被脱羧产生组胺。含组氨酸较多的鱼类主要是海产青皮红肉鱼类，如秋刀鱼、金枪鱼、鲐鱼、鲭鱼、竹荚鱼、沙丁鱼、鲣鱼等。

（2）中毒机制：组胺刺激心血管系统和神经系统，促使支气管剧烈收缩和毛细血管扩张充血，从而引起支气管痉挛、血压降低、心律失常甚至心脏骤停。

（3）临床表现：该类中毒临床表现特点为发病急、症状轻、恢复快。一般在食入后 10 分钟至 2 小时内出现面部、胸部及全身皮肤潮红、刺痛、灼烧感；眼结膜充血伴头痛、头晕、恶心、腹痛、腹泻、心率加快、胸闷、血压下降、心率失常甚至心脏骤停。有时可出现荨麻疹，个别患者出现哮喘。体温正常，多在 1~2 天恢复正常。

（4）急救与治疗：一般采用抗组胺药物和对症治疗的方法。

（5）预防措施：鱼类储藏和运输时应保持冷冻环境，防止组胺产生；加强对青皮红肉鱼类组胺含量监测，腐败变质鱼类禁止销售；加强宣传教育，避免消费者摄入不新鲜鱼类，烹调青皮红肉鱼时可加醋或雪里蕻或红果或采取油炸方式降低组胺含量。

3. 毒蕈中毒 蕈类又称蘑菇，属于真菌植物。毒蕈是指食后可引起中毒的蕈类，在中国目前已鉴定蕈类中可食用蕈 300 多种，有毒蕈类约 100 多种，对人生命有威胁的毒蕈有 20 多种，其中含有剧毒可致死的不到 10 种，分别是褐鳞环柄菇、肉褐鳞环柄菇、白毒伞、鳞柄白毒伞、毒伞、秋生盔孢伞、鹿花菌、包脚黑褶伞、毒粉褶菌、残托斑毒伞等。毒蕈中毒多发生于气温高雨量多的夏秋季节，多为不认识毒蕈而采摘误食引起。

（1）毒蕈毒素与中毒表现：毒蕈含有毒成分较为复杂，一种毒蕈可能含有多种毒素，同种毒素可在不同毒蕈中检出，不同毒素引起的临床症状也各不相同，根据有毒成分引起的临床表现可将其分为胃肠毒素、神经精神毒素、溶血毒素、肝肾毒素和类光过敏毒素。

1）胃肠型：很多毒蕈可以引起该类型中毒，但主要为黑伞菌属和乳菇属某些蕈种。主要刺激胃肠道，引起炎症反应。患者临床表现主要为恶心、呕吐、阵发性上腹部疼痛，体温不高。经处理可在 2~3 天内恢复，很少发生死亡。

2）神经精神型：此类型中毒主要是由含有神经精神毒素的毒蕈引起，如毒蝇伞和豹斑毒伞等。常见该型毒素有毒蝇碱、蜡子树酸及其衍生物、光盖伞素、幻觉原等。潜伏期一般为 1~6 小时，临床表现主要以副交感神经兴奋症状为主，如多汗、流泪、流涎、瞳孔缩小、缓脉等，少数严重者可出现精神兴奋或抑制、精神错乱、谵妄、幻觉、呼吸抑制等。除此之外该型中毒还有轻度胃肠道症状。误食牛肝蕈属种的某些毒蕈者还可出现"小人国幻觉"、谵妄、甚至出现迫害妄想、类似精神分裂症。该型中毒经及时治疗后症状可迅速缓解，病程一般持续 1~2 天，死亡率低。

3）溶血型：该型中毒多由误食含鹿花菌素毒蕈引起，如鹿花蕈、褐鹿花蕈、赭鹿花蕈等，鹿花菌素具有一定挥发性、对碱不稳定、可溶于热水且具有强烈的溶血作用。溶血型毒蕈中毒潜伏期一般为 6~12 小时，临床表现初期为轻微胃肠道症状，发病 3~4 天后出现溶血型黄疸、肝脾大、少数出现血红蛋白尿。病程一般持续 2~6 天，病死率低。

4）肝肾损害型：主要因误食毒伞、白毒伞、鳞柄毒伞等毒蕈所引起的中毒，其主要毒素为毒肽类和毒伞肽类。此类毒素属于剧毒物质，对人致死量为 0.1mg/kg，主要损害人体的肝、肾、心脏和神经系统。该型中毒病情凶险复杂，病死率非常高。按病程发展可以分为六期：①潜伏期：潜伏期较长，多为 10~24 小时,潜伏期越短中毒越严重;②胃肠炎期:主要临床表现为恶心、呕吐、水样腹泻、脐周腹痛等,一般在 1 ~ 2 天后缓解;③假愈期:胃肠道症状缓解,患者暂无症状或仅有轻度乏力,精神状况较好,而实际毒素已经开始损害肝,轻度中毒者肝肾损害较轻可直接进入恢复期;④脏器损害期:病情较重者在发病 2 ~ 3 天后出现肝、肾、脑、心等实质器官损害,以肝损害最严重,可出现肝大、黄疸、肝功能异常,严重者可出现肝坏死、肝昏迷,肾损害可出现少尿、无尿、血尿,甚至尿毒症、肾衰竭等表现;⑤精神症状期:主要由肝功能严重损害出现肝昏迷引起,患者可出现烦躁不安、表情淡漠、嗜睡,继而惊厥、昏迷,甚至死亡,有些患者在胃肠炎期后立即出现烦躁、惊厥、昏迷,但无明显肝损害症状,此种类型属于中毒性脑病;⑥恢复期:经及时治疗后的患者在 2 ~ 3 周后进入恢复期,各项症状好转并痊愈。

5)类光过敏型:因误食胶陀螺(猪嘴菇)引起。中毒后身体暴露部位,出现明显的肿胀、疼痛,指甲根部出血,指尖疼痛。

(2)抢救与治疗:采取催吐、洗胃、导泻、灌肠等方法迅速排除毒物;胃肠炎型按一般食物中毒处理;神经精神型用阿托品治疗;溶血型可采用肾上腺皮质激素治疗;肝肾损害型采用二巯基丙磺酸钠治疗;并采取支持、对症治疗。

(3)预防措施:广泛宣传、避免误食,切勿采摘自己不认识和未吃过的蘑菇食用,毫无识别毒蕈经验者,千万不要私自采食蘑菇,特别是要教育儿童,这是预防毒蕈中毒最根本的办法。

4. 木薯中毒 该类型中毒常发生于我国南方地区,特别是木薯新开发种植区。木薯中毒是因为食用未经去毒或去毒效果不好的薯块而引起。引起中毒的物质为氰苷类,氰苷类在口腔和胃肠道经水解后可析出游离态的氢氰酸,致组织细胞窒息中毒。除此之外,苦杏仁、桃仁、枇杷仁也含有氰苷类,食用不当同样可以引起食物中毒,如儿童吃 6 粒苦杏仁即可中毒。

(1)临床表现:木薯中毒的潜伏期一般为 6 ~ 9 小时,主要表现为组织缺氧及中枢神经系统损害症状。早期主要表现为肠胃炎症状。较重者可出现呼吸困难、瞳孔散大、对光反射迟钝或消失、躁动不安甚至昏迷,最后因缺氧、休克或呼吸衰竭而死亡。

(2)抢救与治疗:一旦发生中毒,迅速采用催吐、洗胃、导泻等急救措施排除毒物;危重症患者,给予对症支持治疗的同时使用解毒剂。重症患者立即吸入亚硝酸异戊酯,相继静脉注射亚硝酸钠、硫代硫酸钠。

(3)预防措施:加强宣传教育,防止食入未去毒或去毒不完全的木薯,更不可生食木薯;掌握正确的食用方法,鲜木薯应去皮(90% 氰苷类存在于木薯皮中),切片后浸于水中,勤换水,可溶解氰苷类,蒸煮时将锅盖打开,使氢氰酸逸出,煮后弃汤食用。煮木薯的汤和泡木薯的水有大量氢氰酸,切不可饮用。

（六）化学性食物中毒

化学性食物中毒是指由于食用了被有毒有害化学物质污染的食品,或被误认为是食品级食品添加剂或营养强化剂的有毒有害化学物质,添加了非食品级的或伪造的或禁止使用的食品添加剂和营养强化剂的食物,超量使用了食品添加剂的食品或营养素发生了化学变化的食品(油脂酸败)等引起的食物中毒。

1. 亚硝酸盐食物中毒 亚硝酸盐食物中毒多是由于摄入了含大量硝酸盐及亚硝酸盐的蔬菜,或误食亚硝酸盐而引起了一种高铁血红蛋白血症。

(1)理化特性及中毒机制:常见亚硝酸盐多以钠盐或钾盐形式存在,呈白色或嫩黄色粉状晶体,无臭,有咸涩味,易溶于水。亚硝酸盐具有强氧化性,过量摄入可以将血红蛋白中的二价铁氧化成三价,使之失去携氧能力,导致组织缺氧。另外亚硝酸盐对平滑肌具有松弛作用尤其是血管平滑肌。亚硝酸盐的中毒剂量为 0.3 ~ 0.5g,1 ~ 3g 可致人死亡。

(2)引起中毒的原因:

1)食入大量含硝酸盐或亚硝酸盐的蔬菜或其腌制品:储藏时间过久的蔬菜、腐烂的蔬菜、烹调后放置过久的蔬菜或腌制时间过短的蔬菜,硝酸盐和或亚硝酸盐含量较高。尤其是患有胃肠道疾病或贫血的人群摄入大量硝酸盐含量较高的蔬菜时,机体不能及时将肠道内大量的亚硝酸盐分解为胺类物质,从而使大量亚硝酸盐吸收入血导致中毒。

2)苦井水:某些地区井水中硝酸盐含量较高(因味道苦涩称之为"苦井水"),用这种水烹煮食物,若放置时间过久或容器不洁,在硝酸盐还原菌的作用下硝酸盐被还原为亚硝酸盐。

3)滥用食品添加剂:亚硝酸盐不但可以使肉类具有良好的色泽而且还有一定的抑菌作用,因此,常被用来作为护色剂广泛添加到肉类食品加工中,若过量添加则可能引起食物中毒。

4）误食亚硝酸盐：亚硝酸盐外观与食盐十分接近，若将其当成食盐食用则可引起中毒。

（3）临床表现：因误食亚硝酸盐而引起的中毒潜伏期很短，一般为10~15分钟，大量摄入蔬菜或其腌制品引起的中毒，潜伏期一般为1~3小时，甚至长达20小时。主要临床症状为口唇、指甲及全身皮肤出现发绀等组织缺氧的表现。同时中毒者可能出现头痛、头晕、无力、胸闷、气短、嗜睡、心悸，以及恶心、呕吐、腹痛、腹泻等症状。严重者可有心率减慢、心律不齐、昏迷和惊厥等症状，常因呼吸循环衰竭而死亡。

（4）抢救与治疗：轻症中毒无需治疗或可口服维生素C 500mg，一日3次，或静脉注射维生素C 0.5~1.0g，一日2次。重症中毒者需要及时抢救和治疗，首先通过催吐、洗胃和导泻等措施尽早排出毒物；及时口服或注射特效解毒剂亚甲蓝（美蓝），亚甲蓝用量为1~2mg/（kg·bw），以25%~50%葡萄糖液20ml稀释后，缓慢静脉注射，1小时后如症状不见好转可重复注射1次。大剂量维生素C可直接将高铁血红蛋白还原，故亚甲蓝、维生素C、葡萄糖三者合用效果较好。

（5）预防措施：①加强宣传教育，尽量食用新鲜蔬菜；腌制蔬菜时选用新鲜蔬菜，盐含量应该达到12%以上，至少腌制15天后再食用；对饮水中硝酸盐含量较高的地区进行水质处理，不用苦井水煮粥，尤其不能在室温下放置时间过长；②肉制品中硝酸盐和亚硝酸盐的用量应严格执行国家卫生标准的规定；③妥善保管亚硝酸盐，避免误食。

2. 甲醇中毒 甲醇又称木醇、木酒精，为无色、透明、略有乙醇味的液体，是工业酒精的主要成分之一。甲醇中毒多因饮用含甲醇含量过高的酒或饮料引起。

（1）中毒机制：甲醇对神经系统具有明显的麻醉作用。甲醇及其代谢物甲醛、甲酸在眼房水和眼组织内含量较高，对视神经和视网膜有特殊的选择作用，导致视网膜代谢出现障碍，引起视网膜细胞、视神经损害及视神经脱髓鞘，最终致使双目失明。另外，甲醇在脱氢酶的作用下转化成的甲醛，甲酸可抑制某些氧化酶系统，致需氧代谢障碍，导致乳酸和其他有机酸蓄积，造成代谢性酸中毒。人体摄入4~10g甲醇即可引起中毒。

（2）临床表现及治疗：甲醇中毒潜伏期多为8~36小时。中毒主要表现为中枢神经系统损害、眼部损害和代谢性酸中毒。轻者表现为头痛、恶心、呕吐和视力模糊；严重者出现呼吸困难、嗜睡、意识丧失、瞳孔散大、昏迷，最后可因呼吸衰竭而死亡，经抢救康复者几乎均遗留不同程度的视力障碍。

目前尚无特效解毒药。首先要迅速催吐、洗胃和导泻，以促使毒物尽快排出。中毒严重者应及早进行血液透析或腹膜透析，加速甲醛的排除。代谢性酸中毒可用5%碳酸氢钠纠正。对其他症状采取适当的对症处理。

（3）预防措施：加强酒类卫生管理，严格执行酒中甲醇含量的卫生标准。我国规定以谷物为原料的白酒甲醇含量应≤0.04g/100ml，以薯干及代用品为原料的应≤0.12g/100ml，这个标准是以乙醇含量为60g/100ml制定的，酒精度不足60°者应按60°进行折算。

（七）其他常见非细菌性食物中毒

其他常见非细菌性食物中毒的特征及预防要点见表5-33。

表5-33　其他常见非细菌性食物中毒

病名	致病因素	潜伏期	临床特点	治疗	预防要点
麻痹性贝类中毒	石房蛤毒素，来自膝沟藻类	数分钟至20分钟	唇、舌、手指麻木，四肢末梢、颈部麻痹，共济失调，呼吸肌麻痹。病死率为5%~18%。	对症治疗	防止海洋污染及赤潮形成，禁食毒贝。
动物肝脏（狗、海豹、鲨鱼）中毒	大量维生素A	0.5~12小时	恶心、呕吐、腹痛、腹部不适，皮肤潮红，继之可脱皮。	对症治疗	不过量摄入可能含有大量维生素A的动物肝脏
甲状腺组织中毒	猪、牛、羊甲状腺素	2~24小时	头昏、头痛、乏力、心悸、多汗，四肢肌肉痛，重者狂躁、幻觉、昏迷、抽搐等	对症治疗	屠宰时要认真剔净甲状腺组织
含氰苷果仁中毒	苦杏仁苷分解产生氢氰酸	0.5~5小时	食量少者表现为一般胃肠道症状，大量进食出现口中苦涩、流涎、呕吐、心悸、呼吸困难、青紫，可窒息死亡	同木薯中毒	苦杏仁、桃仁、枇杷仁均含有氰苷，应教育儿童勿食。食用时必须充分加热、浸泡

病名	致病因素	潜伏期	临床特点	治疗	预防要点
鲜黄花菜中毒	秋水仙碱	0.5~4小时	恶心、呕吐、腹痛、腹泻、头昏、头痛、口渴、喉干	洗胃及对症治疗	吃干制的黄花菜无毒。新鲜的要水泡去汁,并煮熟、煮透
四季豆中毒	皂素、植物血球凝集素	1~13小时	恶心、呕吐、腹泻、头晕、四肢麻木,伴有中性白细胞增多,预后良好	对症治疗	充分煮熟后才能食用
发芽马铃薯中毒	龙葵素	0.5~4小时	喉咙瘙痒及烧灼感,胃肠炎,重症有溶血性黄疸,可因呼吸、循环麻痹死亡	对症治疗	吃发芽马铃薯要挖去芽及芽眼,去皮水浸,炒时加醋,发芽很多或内部变绿者禁食
白果中毒	银杏酸、银杏酚	1~12小时	除胃肠炎症状外,常出现头痛、恐惧感、抽搐、惊厥,重者意识丧失,1~2日内死亡	洗胃、灌肠及对症治疗	不吃生白果或变质白果,好白果应加水煮熟或炒熟食用,且不易多吃,儿童尤应注意
有毒蜂蜜中毒	各种有毒花粉	1~5天	头晕、疲倦、肢体麻木、发热、心悸、肝大、腰痛、血尿,可因呼吸循环衰竭死亡	对症治疗,重点保护心、肾	蜂蜜应经检验合格方能售卖,不吃有异味的蜂蜜

三、食物中毒的调查与处理

食物中毒是最常见的食品安全事故之一,卫生行政部分应按《中华人民共和国食品安全法》、《中华人民共和国突发事件应对法》、《中华人民共和国食品安全法实施条例》、《突发公共卫生事件应急条例》、《国家突发公共事件总体应急预案》、《国家食品安全事故应急预案》等要求及时组织和开展对患者的紧急抢救、调查和处理等工作。

（一）做好食物中毒调查处理的经常性准备

1. 明确职责 卫生监督、疾病预防控制、食品药品监督管理部门和医疗机构等应根据各自的工作领域,相互协调,充分发挥各自职能。

卫生监督机构的职责是对疑似食物中毒事件进行记录、核实和报告;会同相关部门调查取证;对可疑食品、工具及场所采取控制措施;提出处罚建议,监督职责单位整改;责令生产经营者召回引起中毒食品;执行同级卫生行政部门的处罚决定等。

疾病预防控制机构负责食物中毒事件的卫生学和流行病学调查;进行实验室诊断,确定中毒原因;填报食物中毒登记报告表,完成技术性总结报告;进行日常培训工作。

食品药品监督管理部门应配合对涉及餐饮服务环节的食物中毒事件的相关调查和处理工作。

医疗机构负责中毒患者的救治和报告;做好样品的采集和保存工作;配合卫监和疾控部门进行调查取证。

2. 制定食物中毒应急预案 《中华人民共和国食品安全法》规定由国务院制定国家食品安全事故应急预案。县级以上地方人民政府应根据相关法律法规和上级人民政府的食品安全事故应激预案,以及当地具体情况制定本行政区域预案,并报上一级人民政府备案。食品生产经营企业和餐饮业应当制定食品安全事故处理方案,定期检查各项防范措施落实情况,及时消除食品安全事故隐患。

3. 开展食物中毒调查处理的监测和培训工作 省级卫生行政部门应建立常设专家小组,有计划地开展食物中毒流行病学监测和常见食物中毒的病原学研究。卫生行政部门和其他相关部门应定期对相关人员开展技术培训。卫生监督机构应定期对食品经营单位和个人宣传食物中毒的防控知识,掌握食物中毒发生后的报告和应急处理方法。

4. 保障经费和所需物资设备 各级政府部门应充分满足食物中毒和相关突发事件调查处理的各项需求;疾病预防控制机构应配备常用食物中毒诊断试剂和工具器材;医疗机构应定期更新补充食物中毒特效治疗药物。

(二) 落实食物中毒报告制度

1. 一般报告制度

(1) 发生食物中毒或者疑似食物中毒事故的单位和接收食物中毒或对疑似食物中毒病人进行治疗的单位,应当及时向所在地人民政府卫生行政部门报告发生食物中毒事故的单位、地址、时间、中毒人数、可疑食物等有关内容。

(2) 县级以上地方人民政府卫生行政部门接到食物中毒或者疑似食物中毒事故的报告,应当及时填写《食物中毒报告登记表》,并报告同级人民政府和上级卫生行政部门。

(3) 每起食物中毒都应在接到食物中毒报告后一个月内填报卫生部《食物中毒调查报告表》,分别上报上级、省级卫生行政部门和卫生部制定机构。一个月内未调查终结的要继续进行补报。

2. 紧急报告制度 县级以上地方人民政府卫生行政部门对发生在管辖范围内的下列食物中毒或者疑似食物中毒事故,实施紧急报告制度。中毒人数超过30人的,当于6小时内报告同级人民政府和上级人民政府卫生行政部门;中毒人数超过100人或者死亡1人以上的,应当于6小时内上报卫生部,并同时报告同级人民政府和上级人民政府卫生行政部门;中毒事故发生在学校、地区性或者全国性重要活动期间的应当于6小时内上报卫生部,并同时报告同级人民政府和上级人民政府卫生行政部门;其他需要实施紧急报告制度的食物中毒事故。

(三) 食物中毒的调查

1. 调查前准备

(1) 人员准备:接到食物中毒报告后,应立即指派两名以上食品卫生专业人员赴现场调查,必要时还应配备检验人员和其他部门有关人员协作前往。

(2) 物资准备:包括交通工具、采样物品、法律文书、取证工具、现场快速检测装备、解毒药等。

2. 现场调查

(1) 现场调查的目的:确定是否为食物中毒及中毒类型;根据具体情况提供急救治疗措施;查明食物中毒原因并采取控制措施。

(2) 现场调查步骤:①首先应组织相关人员抢救食物中毒患者;②中毒患者调查。利用统一制定的《食物中毒患者进餐情况调查表》和《食物中毒患者临床表现调查表》调查患者基本情况、发病情况、发病前24~48小时进餐史等,填写完毕应请患者或监护人签字确认;同时对同单位或同生活的部分健康人进行膳食史调查,作为对照,以便确定可疑食物,应重视首发病例的调查,并详细记录第一次发病的症状和发病时间;③可疑中毒食物调查,包括对该单位一般食品卫生状况的调查、可疑中毒食物原料、加工过程、储存环境和时间的调查等;④食品从业人员的健康状况调查,如有无健康证、个人卫生情况、近期医疗就诊情况、近期是否有胃肠道和上呼吸道炎症以及皮肤化脓感染症状等,必要时进行现场体检、采便或咽部涂抹采样;⑤采集样品,包括食物样品采样、可疑食物制售环节采样、患者吐泻物采集、血尿样采集、从业人员可能带菌样品采集等。采样时应注意以下几点:食物中毒采样量不受常规数量的限制;样品应及时送实验室检验,不能及时送样时应将样品进行冷藏保存;采样应按照无菌采样方法采集;采样记录要详细。

3. 取证 食物中毒的调查过程是一个取证的过程,要充分利用照相机、录音机等工具,客观地记录下与当事人的谈话和现场卫生状况,现场记录应经被调查者签字认可。

(四) 食物中毒事件的控制和处理

1. 现场处理 控制食物中毒范围,封存可疑中毒食物、相关原料及半成品、加工炊具及餐具,并责令消毒处理。实施上述行政控制的方式是加盖卫生行政部门印章的封条,并制作行政控制决定书。在紧急情况下,现场人员可予现场封存并制作笔录,然后报卫生行政部门批准,补送行政控制决定书。

2. 追回、销毁导致中毒的食物 对已经确认的中毒食品,卫生行政部门可以直接销毁或监督肇事者自行销毁,对已发出或送出的中毒食品应责令食品生产经营者追回并销毁。

3. 检验或者卫生学评价 对封存的食品及食品用工具和用具,卫生行政部门应当在封存之日起十五日内完成检验或者卫生学评价工作,并作出以下处理:属于被污染的食品,予以销毁或监督销毁;未被污染的食品以及已消除污染的食品用工具及用具,予以解封。

4. 食物中毒的处罚 对造成食物中毒事故的单位和个人,由县级以上地方人民政府卫生行政部门按照《中华人民共和国食品安全法》和《食品卫生行政处罚办法》等有关法律法规,制作执法文书,按照法律程序追究违法行为责任人的法律责任。

5. 信息发布 依法对食物中毒事件和处理情况进行发布,并对可能产生的危害加以解释和说明。

6. 撰写调查报告 调查工作结束后应及时撰写食物中毒调查总结报告,包括发病经过、临床和流行病学特点、患者救治和预后情况、控制和预防措施、处理结果和效果评估等,同时按规定上报有关部门,此外调查报告应存档备查。

思 考 题

1. 河豚鱼中毒的机制是什么?预防河豚鱼中毒的措施有哪些?

2. 食物中毒现场调查步骤是什么?

3. 2007 年 7 月某校 67 名学生在吃了食堂烹调的四季豆后,出现口干、呕吐和头晕等症状,结合所学知识分析产生这些症状的可能原因,应如何预防此类事件发生?

(衣卫杰)

案例 5-15

　　1960 年,从春到夏短短数月时间,英格兰东南部农庄 10 万只火鸡因不明原因相继死亡,历史上称为"十万火鸡事件"。发病火鸡主要症状为:发病初期食欲减退,羽翼下垂,走路不稳,一般发病 1 周后死亡,并呈现特殊死相,火鸡头向后仰,脚向后伸。解剖后发现病死火鸡肝脏出血、坏死,肾脏肥大,病理检验显示肝实质退行性病变,胆管上皮细胞异常增殖。1961 年 Sargent 等人从火鸡饲料中霉变的花生饼中提取出无色晶体,经纸层析后在紫外线照射下发出蓝色荧光。该提取物可致使一日龄鸭雏死亡,其肝脏变化与发病火鸡典型病变一致。

问题

　　1. "十万火鸡事件"的"元凶"是谁?

　　2. 如何进行防止此类事件的再次发生?

第九节　常见食品卫生问题及其预防

一、黄曲霉毒素对食品的污染及其预防

霉菌(molds)是丝状真菌的通称,在自然界分布广泛,由于其可形成各种微小孢子,因而很容易污染食品。真菌污染食品后不仅可造成食品的腐败变质,而且有些真菌还可以在其所污染的食品中产生有毒代谢产物,称之为真菌毒素(mycotoxin),造成误食人畜真菌毒素中毒。目前已知的真菌毒素约有 200 种,其中黄曲霉毒素(aflatoxin,AF 或 AFT),即黄曲霉和寄生曲霉的代谢产物,由于污染范围较为广泛,且具有极强的毒性和致癌性,因而受到国内外科学界的广泛关注。

（一）化学结构及理化特性

黄曲霉毒素是一类结构相似的化合物的总称,其基本结构为二呋喃环和香豆素(氧杂萘邻酮)。目前已经分离鉴定出的二十余种 AF 中有六种毒性较强,分别为:AFB_1、AFB_2、AFG_1、AFG_2、AFM_1、AFM_2。此六种 AF 中,凡二呋喃环末端有双键者,如 AFB_1、AFG_1 和 AFM_1,毒性较强并有致癌性。在天然污染的食品中以 AFB_1 最多见,毒性和致癌性也最强,故在食品检测中常以 AFB_1 为检测指标。

黄曲霉毒素纯品为无色结晶体,在紫外线的照射下发出不同颜色的荧光,可据此鉴别其种类。B_1、B_2、G_1、G_2、M_1 和 M_2 分别呈现蓝色、蓝色、绿色、蓝绿色、蓝紫色和紫色。黄曲霉毒素几乎不溶于水,也不溶于乙醚、石油醚和己烷,但易溶于油、甲醇、丙酮和氯仿等有机溶剂。在酸性和中性溶液中黄曲霉毒素很稳定,但在碱性条件下,AF 的内酯环被破坏形成香豆素钠盐,可溶于水被洗脱。黄曲霉毒素具有耐高温的特性,裂解温度为 280℃,故一般的烹调温度很难将其破坏。

（二）体内分布与代谢

动物摄入 AF 后主要分布在肝，肾、脾和肾上腺中亦可检出，肌肉中一般不能检出。AFB_1 进入体内后，在细胞内质网微粒体混合功能氧化酶系的作用下发生羟化、脱甲基和环氧化反应，生成相应代谢产物。黄曲霉毒素发生环氧化反应后由前致癌物转变为终末致癌物。AF 代谢产物除 AFM_1 大部分从奶中排出外，其余可经尿、粪及呼吸等途径排泄。如不连续摄入，黄曲霉毒素一般不在体内蓄积。

（三）对人体的危害

黄曲霉毒素对人和多种动物表现出强烈的急性毒性，而且具有明显的慢性毒性和致癌性。由于黄曲霉毒素对肝有特殊亲和性，因此表现出较强的肝毒性和致癌作用。其主要致病机制为抑制肝细胞中 RNA 的合成，破坏 DNA 的模板，阻止和影响蛋白质、脂肪、线粒体、酶等的合成和代谢，从而干扰动物的肝功能，导致突变、癌症及肝细胞坏死。

1. 急性毒性　黄曲霉毒素是剧毒物质，其毒性为氰化钾的 10 倍，鱼、鸡、鸭、大鼠、豚鼠、兔、猫、狗、猪、牛、猴及人均对毒性敏感，最敏感的动物是鸭雏。一次大剂量口服后，可出现肝细胞坏死、胆管上皮增生、肝脂肪浸润及肝出血等急性病变。在人类历史上最严重的一起黄曲霉毒素急性中毒事件是：1974 年印度两个邦中有 200 个村庄的村民因食用了霉变玉米导致黄曲霉毒素中毒性肝炎的暴发，397 人发病，106 人死亡。中毒表现以黄疸为主，同时有呕吐、厌食和发热等，重者出现肝脾增大、腹腔积液，并很快死亡，尸解发现肝有广泛胆管增生及胆汁淤积。据推算此次事件中每人每天平均摄入 AFB_1 的量为 2～6mg。

2. 慢性毒性　长期小剂量摄入黄曲霉毒素还会产生慢性毒性，主要表现为肝功能降低，肝脏纤维细胞增生，甚至肝硬化等慢性损伤，实验动物亦出现食物利用率下降、生长发育缓慢、体重减轻、母畜不孕或产仔少等不良反应。

3. 致癌性　黄曲霉毒素为前致癌物，在体内代谢为黄曲霉毒素环氧化物形式具有较强致癌性，其诱发肝癌的能力比二甲基亚硝胺大 75 倍，是目前公认的较强化学致癌物之一。

动物实验证明小剂量反复摄入或大剂量一次摄入均能引起多种动物癌症的发生，主要是肝癌，此外还可以诱发胃腺癌、肾癌、直肠癌及乳腺、卵巢、小肠等部位肿瘤。

亚非国家及我国的肝癌流行病学调查资料均证实，某些地区人群膳食中黄曲霉毒素水平与原发性肝癌的发生率呈正相关。

（四）污染的食品

黄曲霉毒素主要污染农产品，其中以热带和亚热带地区的污染最为严重。在我国，长江沿岸及以南等高温高湿地区黄曲霉毒素污染较严重，北方地区污染较轻。各类农产品中，以花生、花生油、玉米污染最严重，大米、小麦、面粉污染较轻，豆类很少受到污染。此外，我国干果类食品、动物性食品和家庭自制发酵食品也曾报道有黄曲霉毒素的检出。

（五）预防措施

预防黄曲霉毒素危害人类健康的主要措施是防止食品受到黄曲霉菌污染，减少黄曲霉毒素的产生以及尽量减少其随同食物摄入体内。具体有以下三方面措施。

1. 防霉　预防食品真菌污染是预防黄曲霉毒素产生的最根本措施。

首先应加强田间管理，防虫、防倒伏；收获过程中避免农产品遭受机械损伤；收获后要及时降低粮食中水分含量，使之将至安全水分之下，一般粮粒含水量在 13% 以下，玉米在 12.5% 以下，花生在 8% 以下，真菌即不容易繁殖；低温（库温维持在 13℃ 以下）低氧储存粮食具有较好的防霉效果。另外，还可以采取培育和选用抗霉粮豆新品种，使用化学药品或辐射方式等防霉措施。

2. 去毒　通常采用物理、化学及生物学等方法去除或破坏食品、饲料中已经产生的黄曲霉毒素。

（1）物理去毒法：挑选霉粒法、碾压加工法、吸附法、加水搓洗法。

（2）化学去毒法：在碱性条件下，黄曲霉毒素结构中的内酯环被破坏，形成香豆素钠盐，后者能溶于水，因此，加碱后再用水洗可以使毒素的含量降至标准以下，甚至不能检出。

（3）生物学去毒法：橙色黄杆菌、食脉孢菌、无根根霉及米根霉等能将食物中的黄曲霉毒素去除，但食品中的营养素会有一定损失。

此外,利用紫外线照射、日晒、氨气处理等方法也可以达到去除毒素的效果。

3. 制定食品中黄曲霉毒素最高允许量标准 限制食品中黄曲霉毒素含量也是减少毒素对人体危害的重要措施之一。

我国各种主要食品中 AFB_1 允许量标准如下:玉米、花生油、花生及其制品不得超过 20 μg/kg;大米、其他食用油不得超过 10 μg/kg;其他粮食、豆类、发酵食品不得超过 5 μg/kg;婴儿代乳食品不得检出。我国还规定婴幼儿奶粉中不得检出 AFM_1,牛奶中 AFM_1 的含量不得超过 0.5 μg/L。

案例 5-15 分析

研究人员经过两年的调查研究,排除了其他可能的致死因素,最终将研究重点锁定为火鸡饲料中的花生粉成分,从花生粉中分离出的黄曲霉毒素可导致实验动物出现与"十万火鸡事件"相同的症状和病理改变,从而确定导致此次火鸡大规模死亡的真正"元凶"为黄曲霉毒素。

要防止此类事件再次发生,关键在于防止农作物被真菌污染及黄曲霉毒素的产生,一旦产生毒素,应及时采取去毒措施将黄曲霉毒素含量控制在安全范围之内。

食品在生产、加工、储存、运输、销售到食用前整个过程中的各环节,都可能受到生物性、化学性或物理性有毒有害物质的污染,以致降低食品卫生质量或对人体造成不同程度的危害。

二、N-亚硝基化合物对食品的污染及其预防

N-亚硝基化合物(N-nitroso compounds)是一类具有亚硝基(N-NO)结构的有机化合物。该物质对动物具有较强的致癌作用,迄今为止,已发现的 300 多种亚硝基化合物中,90% 以上对动物有不同程度的致癌性。

(一) 化学结构及理化特性

N-亚硝基化合物包括 N-亚硝胺(N-nitrosamine)和 N-亚硝酰胺(N-nitrosamide)两大类。

1. N-亚硝胺 其基本结构为:

$$R_1 \atop R_2 {\Large \diagdown \!\!\! \diagup} N-N{=}O$$

R_1、R_2 可以是烷基、环烷基、芳香基或杂环化合物。

在常温下低分子量的亚硝胺为黄色油状液体,高分子量的亚硝胺多为固体。除二甲基亚硝胺既能溶于水又能溶于有机溶剂外,其他亚硝胺只能溶于有机溶剂。N-亚硝胺在酸性和碱性环境中较稳定,但在特定条件下也可发生水解、加成、转亚硝基、氧化还原及光化学反应等,部分反应中间产物具有一定的致癌性。因此,N-亚硝胺属于间接致癌物。

2. N-亚硝酰胺 其基本结构为:

$$R_1 \atop R_2CO {\Large \diagdown \!\!\! \diagup} N-N{=}O$$

R_1 和 R_2 可以使烷基或芳香基,R_2 也可以是 NH_2、NHR 和 NR_2(称为亚硝基脲)或 RO 基团(即亚硝基氨基甲酸酯)。

N-亚硝酰胺的化学性质活泼,在酸性和碱性条件下都不稳定。N-亚硝酰胺虽然毒性低于 N-亚硝胺,但是它属于直接致癌物。

(二) 对人体的危害

人类对 N-亚硝基化合物的真正研究开始于 20 世纪 50 年代,研究人员先后报道了该类化合物的急性毒性和致癌性,随后大量的研究表明 N-亚硝基化合物还具有一定的致畸作用和致突变作用。

1. 急性毒性 各种 N-亚硝基化合物的急性毒性差异较大,大多数属于低毒和中等毒性,个别属于高

毒甚至剧毒。对于对称性烷基亚硝胺而言,其碳链越长,急性毒性越低。其毒作用机制也因化合物种类不同而有所差异,其中以肝损伤较多见。

2. 致癌作用 大量实验已经证实 N-亚硝基化合物对动物有很强的致癌性。目前尚未发现任何一种动物对 N-亚硝基化合物的致癌作用有抵抗力。不仅如此,任何一种给药途径(呼吸道吸入、消化道摄入、皮下肌内注射以及皮肤接触),无论是长期少量接触还是一次大剂量给药都能诱发肿瘤。N-亚硝基化合物致癌的靶器官以肝、食管和胃为主。同种化合物对不同动物致癌的主要靶器官可能有所不同,但总体上可以认为 N-亚硝基化合物可以诱发几乎所有动物所有组织和器官的肿瘤。此外,N-亚硝基化合物还可以通过胎盘和经乳汁分泌,从而使子代致癌。

虽然目前尚缺乏 N-亚硝基化合物对人类直接致癌的资料,但是许多国家和地区的流行病学资料表明,人类的某些癌症可能与接触 N-亚硝基化合物有关。例如,智利人群胃癌高发可能与该地大量施用硝酸盐肥料,造成土壤中硝酸盐和亚硝酸盐过高有关。日本人胃癌高发被认为与其爱吃咸鱼和咸菜的饮食习惯有关,咸鱼中仲胺含量较高,咸菜中亚硝酸盐和硝酸盐含量较高,均有利于亚硝胺的合成。我国林县等地属于食管癌高发区,该地区人群喜食的腌菜中亚硝胺的检出率和检出量均较高,用腌菜浓缩提取物喂养大鼠,其肿瘤发病率明显增高。此外,有调查表明在一些肝癌高发区,居民自制腌菜中亚硝胺的检出率高达 60% 以上。

3. 致畸作用 亚硝酰胺对动物有一定的致畸性,而亚硝胺致畸作用很弱。

4. 致突变作用 亚硝酰胺能引起细菌、真菌、果蝇和哺乳类动物细胞发生突变,且多数具有直接致突变性。亚硝胺则需经哺乳动物微粒体混合功能氧化酶系统代谢活化后才具有致突变性。N-亚硝基化合物致突变性强弱与其致癌性强弱无明显相关性。

(三) N-亚硝基化合物的来源

环境中 N-亚硝基化合物本身的含量并不高,但在适宜的条件下,其前体物质亚硝酸盐、硝酸盐和胺类通过化学或生物途径可形成各种 N-亚硝基化合物,这个过程可以发生在食物中,也可以发生在胃或体内的其他部位。

1. 食物来源

(1) N-亚硝基化合物的前体物质:蔬菜等植物体内的硝酸盐主要来源于土壤和肥料中的氮元素,由于作物种类、栽培条件(如土壤和肥料的种类等)以及环境因素(如光照等)的影响,新鲜蔬菜中的硝酸盐含量差异很大,可相差数十倍。其一般顺序为:根菜类>薯芋类>绿叶菜类>白菜类>葱蒜类>豆类>瓜类>茄果类>食用菌类。硝酸盐可以在硝酸盐还原菌的作用下转化成亚硝酸盐。新鲜蔬菜中的亚硝酸盐含量一般低于硝酸盐,但是在储存和腌制的过程中,亚硝酸盐的含量可迅速升高。动物性食品中的亚硝酸盐主要来自于人为的添加行为。由于亚硝酸盐能抑制多种腐败菌的生长,并能使肉制品呈现鲜艳的红色,所以常被用作动物性食品的防腐剂和护色剂。

N-亚硝基化合物的另一类前体物质是有机胺类。胺类是生物大分子合成的必需原料,所以广泛存在于各类天然的动植物食品中,以蛋白质含量高且易发生腐败变质的食物中含量较高。一些加工方式(如晒干、烟熏和装罐等)也可使食物中的胺类含量增高。此外,胺类物质也是药物、农药和化工产品原料,可通过各种途径直接污染食品。

(2) 食品中的 N-亚硝基化合物:食品中的亚硝酸盐和胺类在一定条件下可形成亚硝胺和亚硝酰胺。在酸性条件下,食品中的 N-亚硝基化合物的前体物质越多,合成速度越快。此外,胺类的种类也与合成速度有关,一般情况下,仲胺的合成速度最快。食品中亚硝胺含量一般以鱼类食品最高,其次为加工的肉类制品、腌制蔬菜及酱菜、发酵食品、啤酒和乳制品等。

2. 体内合成 人体除了通过食物摄入 N-亚硝基化合物外,体内也能利用其前体物质合成亚硝胺。合成主要影响因素是 pH 和微生物的存在,目前认为人体内合成亚硝胺的部位有口腔、胃和膀胱(尤其是尿路感染时)。由于在 pH<3 的环境中合成亚硝胺的反应较强,因此,胃可能是人体内合成亚硝胺的主要场所;当不注意口腔卫生时,口腔内的食物残渣在微生物作用下分解产生的胺类,与唾液中分泌的亚硝酸盐,在硫氰酸根的作用下可生成亚硝胺;膀胱在尿路系统感染时也可合成一定量的亚硝胺。

(四) 预防措施

1. 减少 N-亚硝基化合物及其前体物质的摄入 农田施用钼肥有利于降低植物中的硝酸盐和亚硝酸

盐的含量;食品加工时应保证食材新鲜并注意防止微生物污染,可以降低 N-亚硝基化合物的摄入量,因为某些微生物既可以还原硝酸盐为亚硝酸盐,也可以分解蛋白质产生胺类,从而促进亚硝基化反应;改进食品加工工艺,控制食品加工中硝酸盐和亚硝酸盐用量,或尽可能使用替代品;改变饮食习惯,减少腌制、烘烤食品的摄入。

2. 阻断 N-亚硝基化合物的体内合成 增加维生素 C、维生素 E、大蒜素、酚类和黄酮类化合物等有较强抑制亚硝基化反应物质的摄入;注意口腔卫生、防止泌尿系统感染可降低这些部位亚硝胺的合成。

3. 制定标准并加强监测 我国现行的标准《食品中污染物限量》(GB2762-2012)中规定的 N-二甲基亚硝胺限量标准为:水产动物及其制品(水产品罐头除外)中 N-二甲基亚硝胺 ≤4.0μg/kg;肉及肉制品(肉类罐头除外)中 N-二甲基亚硝胺 ≤3.0μg/kg。应加强对食品中 N-亚硝基化合物含量的监测,严禁销售和食用 N-亚硝基化合物含量超标的食物。

三、多环芳族化合物对食品的污染及其预防

多环芳族化合物(polycyclic aromatic compounds)是食品中常见的一类具有诱癌作用的食品化学污染物,其中多环芳烃化合物(polycyclic aromatic hydrocarbons,PAH)和杂环胺类化合物(heterocyclic amines,HCA)对食品的污染以及所产生的健康危害受到了较为广泛的关注。

(一)多环芳烃化合物

多环芳烃化合物是一类非常重要的环境污染物和化学致癌物,主要是在工业生产和日常生活中煤、石油、煤焦油、烟草和一些有机化合物的热解或不完全燃烧过程中产生。

1. 化学结构及理化特性 目前已经鉴别分离的多环芳烃化合物有数百种,其结构共同特征为均含有两个以上结合在一起的苯环结构。苯环的数目与致癌性有关,包含有 4~7 个之间苯环结构的多环芳烃具有致癌性,其中最重要并常见的是含 5 个苯环的苯并(a)芘[benzo(a)pyrene,B(a)P]。

在常温环境下,所有的 PAH 均为固体,水溶解度低,易溶于多种有机溶剂。

2. 对人体的危害

(1)毒性:PAH 的急性毒性属于中等毒性或低毒性,动物实验显示不同的 PAH 及接触途径可导致不同的毒作用表现(如支气管坏死、接触性过敏性皮炎和皮肤过度角化等)。对人类而言环境中的 PAH 含量不足以造成急性中毒,其对健康的影响多是慢性接触的结果。

(2)致癌作用:PAH 属于前致癌物,在体内需经过动物混合功能氧化酶的作用,代谢活化为多环芳烃环氧化物才能与 DNA、RNA 和蛋白质等生物大分子结合而诱发突变和肿瘤。目前对 PAH 中苯并(a)芘的致癌作用研究最多。

动物实验发现苯并(a)芘可导致不同动物种属、多种组织器官致癌,同时多种接触途径均可致癌,且存在剂量-反应关系。

人类流行病学研究也表明,食品中苯并(a)芘与胃癌等多种肿瘤的发生有一定关系。如 1961 年对冰岛居民的调查显示,该地区胃癌标化死亡率达到 125.5/10 万,男性死于胃癌的人数占死亡总数的 50% 以上。经研究发现当地居民常年喜食自家熏制的鱼、肉制品,其中所含苯并(a)芘及其他衍生物均高于市售同类制品。同时用当地居民自制熏羊肉喂养大鼠,亦可诱发胃癌等恶性肿瘤。

(3)致突变作用:PAH 多数为间接致突变物,其中苯并(a)芘致突变性较强。经 S_9 代谢活化后,苯并(a)芘的 Ames 试验、噬菌体诱发果蝇突变、DNA 修复、姊妹染色单体交换、染色体畸变、哺乳类细胞培养基因突变以及哺乳类动物精子畸变等试验均呈阳性。

(4)遗传毒性:苯并(a)芘可以通过小鼠和家兔的胎盘屏障,造成子代肿瘤的发生。此外,苯并(a)芘、二苯并(ah)蒽、苯并(a)蒽和苯并(a)萘可造成小鼠和大鼠胚胎畸形、死胎和流产等。

3. 食品中多环芳烃的来源

(1)食品成分加工过程中形成:该途径是食品中(尤其是动物性食品)多环芳烃的主要来源。在进行食品高温高热加工时(如油炸、烘烤及熏制过程等),由于温度过高,食品中的脂肪和蛋白质等发生热解、热聚等反应,形成大量的多环芳烃,以苯并(a)芘含量最高。一般情况下,直接用火烘烤比间接烘烤产生的 PAH 多,脂肪含量越高产生的 PAH 量越大。烧烤和熏制食品中的苯并(a)芘

含量一般在 0.5~20μg/kg,特别是烟熏过程,当温度达到400℃以上时,苯并(a)芘的生成量随温度的上升而急剧升高。

(2) 食品加工过程受到污染:燃料燃烧过程中产生大量的多环芳烃,直接接触食物从而引起食品污染。因此,加热方式不同,加工食品中苯并(a)芘含量有较大差异,一般用煤炭和木柴烧烤的食品中苯并(a)芘含量较高。

另外,食品的工业加工过程,可通过润滑油和包装材料造成食品的 PAH 污染;粮食在沥青铺成的柏油马路上晾晒,可造成粮食的 PAH 污染。

(3) 环境污染:工业生产过程中,由于有机物的不完全燃烧,产生大量的 PAH 排放到外界环境中,再通过空气、土壤和水体等环境介质污染食品。如水体被污染后,水产品可以通过生物放大作用富集 PAH。

(4) 植物及微生物自身合成:某些植物、藻类和细菌体内能合成微量的 PAH。

4. 预防措施

(1) 防止污染:改进熏制、烘烤食品及烘干粮食的燃烧过程,避免食品直接接触炭火,尽量使用熏烟洗净器或冷熏液;食品工业加工过程中避免润滑油污染食品或改用食用油作为润滑剂,不用 PAH 含量高的包装材料包装食品;禁止在柏油路面晾晒农作物;加强环境治理,减少工业三废中 PAH 对环境介质的污染,从而减少其对食品的污染。

(2) 去毒处理:可使用活性炭吸附、日光或紫外线照射等方法,减少食品中的 PAH 含量。

(3) 严格执行限量标准:我国现行的标准《食品中污染物限量》(GB2762-2012)中规定苯并(a)芘的限量标准为:粮食和熏烤动物性食品≤5 μg/kg,油脂及其制品≤10 μg/kg。

(二) 杂环胺类化合物

20世纪70年代,日本学者首次从烤鱼和烤肉中分离出杂环胺类化合物,其基本化学结构为带杂环的伯胺,所以称为杂环胺。之后进一步的研究证实,此类物质主要产生于食品高温加热过程中,同时具有较强的致突变性和致癌性。

1. 分类 杂环胺类化合物包括氨基咪唑氮杂芳烃(AIAs)和氨基咔啉两类。前者包括喹啉类(IQ)、喹噁啉类(IQx)和吡啶类;后者包括 α-咔啉、γ-咔啉和 δ-咔啉。

2. 对人体的危害 通过摄食途径进入人体内的杂环胺,可随血液迅速分布到全身大部分组织器官,其中肝是较为重要的代谢器官,肠道、肺和肾等也具有一定的代谢能力。杂环胺需要经过代谢活化后才具有致突变性和致癌性,其活性代谢产物为 N-羟基化合物。

Ames 实验证明在经过 S_9 活化后,杂环胺不但可以诱导细菌基因突变,还可以诱导哺乳类细胞基因突变、染色体畸变、姊妹染色单体交换、DNA 断裂及修复异常等遗传学损害,但对后者的致突变性相对弱于前者。

杂环胺对啮齿类动物有不同程度的致癌性,主要靶器官为肝,其次是血管、肠道、前胃、乳腺、阴蒂腺、淋巴组织、皮肤和口腔等。有研究表明某些杂环胺对灵长类动物也有致癌性。实验中所用的杂环胺的剂量远高于人体平均摄入量,因此,杂环胺对人类肿瘤的影响还有待于进一步的研究。

3. 食品中杂环胺的来源 食品中的杂环胺类化合物主要产生于高温烹调加工过程,烹调方式和食品成分是影响其产生的主要因素。一般情况下,加热温度越高、时间越长、水分含量越少,产生的杂环胺越多。如采用相同的烹调方式,蛋白质含量较高的食物(如鱼、肉类等)产生的杂环胺较多。此外,美拉德反应过程可以产生大量的杂环物质,其中一部分进一步反应生成杂环胺。

4. 预防措施

(1) 改进食物加工方法,减少膳食中杂环胺的摄入量:尽量避免烹调温度过高及明火直接接触食品,少吃烧烤煎炸食物。如条件允许,肉类食品烹调前可先用微波炉预热,以减少杂环胺的生成。

(2) 多摄取新鲜的蔬菜水果:蔬菜水果中含有大量的膳食纤维和某些活性成分,前者可以吸附食物中的杂环胺并降低其生物活性;后者可以降低杂环胺的致突变性。因此,新鲜的蔬菜水果对防止杂环胺的可能危害具有积极作用。

(3) 灭活处理:用次氯酸、过氧化酶等处理可使杂环胺氧化失活,亚油酸可降低其诱变性。

(4) 制定食品容许限量标准并加强监测管理:深入研究杂环胺的生成及其影响条件、体内代谢、毒作用及其阈剂量,尽早制定食品中的允许含量标准。建立和完善杂环胺的监测方法,加强食物中杂环胺含量监测。

四、食品添加剂

（一）食品添加剂的定义

食品添加剂一词源于西方工业革命,但它的直接使用可追溯到 1 万年以前。据记载,我国在远古时代就曾在食品中使用天然色素栀子染色,不过食品添加剂相应法规建立的历史并不长,世界各国对其理解也不同。根据《中华人民共和国食品安全法》(2009 年)规定,我国对食品添加剂的定义是:为改善食品品质和色、香、味以及防腐、保鲜和加工工艺的需要而加入食品中的人工合成或者天然物质。在我国,营养强化剂、食品食用香料、胶基糖果中基础剂物质、食品工业用加工助剂也属于食品添加剂范畴。

总体上,食品添加剂在食品加工中的功能作用可归纳为以下几点:①有利于提高食品的品质,不但能改善食品感官性状,还可以保持或提高食品的营养价值;②有利于开发食品新资源,增加食品的品种和食用的方便性;③有利于食品工业的机械化、自动化和规模化。

（二）食品添加剂的分类

食品添加剂可按其来源、功能和安全性评价来进行分类。

1. 按照来源分类　食品添加剂可以分为天然食品添加剂和化学合成食品添加剂两大类。天然食品添加剂主要由动、植物提取或来自微生物的代谢产物;化学合成食品添加剂则是通过化学方法获得。前者品种较少,价格较高,所以目前食品工业使用的添加剂主要为后者,但是后者的毒性往往高于前者。

2. 按照功能分类　是最常用的分类方法。我国《食品添加剂使用标准》(GB2760-2011)中,按功能将食品添加剂分为 23 类,分别为酸度调节剂、抗结剂、消泡剂、抗氧化剂、漂白剂、膨松剂、胶基糖果中基础剂物质、着色剂、护色剂、乳化剂、酶制剂、增味剂、面粉处理剂、被膜剂、水分保持剂、营养强化剂、防腐剂、稳定和凝固剂、甜味剂、增稠剂、食品用香料、食品工业用加工助剂及其他(表 3-34)。

表 3-34　食品添加剂功能类别(GB2760-2011)

代码	种类	功能
E1	酸度调节剂	用以维持或改变食品酸碱度的物质。
E2	抗结剂	用于防止颗粒或粉状食品聚集结块,保持其松散或自由流动的物质。
E3	消泡剂	在食品加工过程中降低表面张力,消除泡沫的物质。
E4	抗氧化剂	能防止或延缓油脂或食品成分氧化分解、变质,提高食品稳定性的物质。
E5	漂白剂	能够破坏、抑制食品的发色因素,使其褪色或使食品免于褐变的物质。
E6	膨松剂	在食品加工过程中加入的,能使产品发起形成致密多孔组织,从而使制品具有膨松、柔软或酥脆的物质。
E7	胶基糖果中基础剂物质	赋予胶基糖果起泡、增塑、耐咀嚼等作用的物质。
E8	着色剂	使食品赋予色泽和改善食品色泽的物质。
E9	护色剂	能与肉及肉制品中呈色物质作用,使之在食品加工、保藏等过程中不致分解、破坏,呈现良好色泽的物质。
E10	乳化剂	能改善乳化体中各种构成相之间的表面张力,形成均匀分散体或乳化体的物质。
E11	酶制剂	由动物或植物的可食或非可食部分直接提取,或由传统或通过基因修饰的微生物(包括但不限于细菌、放线菌、真菌菌种)发酵、提取制得,用于食品加工,具有特殊催化功能的生物制品。
E12	增味剂	补充或增强食品原有风味的物质。
E13	面粉处理剂	促进面粉的熟化和提高制品质量的物质。
E14	被膜剂	涂抹于食品外表,起保质、保鲜、上光、防止水分蒸发等作用的物质。
E15	水分保持剂	有助于保持食品中水分而加入的物质。
E16	营养强化剂	为增强营养成分而加入食品中的天然的或者人工合成的属于天然营养素范围的物质。

续表

代码	种类	功能
E17	防腐剂	防止食品腐败变质,延长食品储存期的物质。
E18	稳定剂和凝固剂	使食品结构稳定或使食品组织结构不变,增强黏性固形物的物质。
E19	甜味剂	赋予食品以甜味的物质。
E20	增稠剂	可以提高食品的黏稠度或形成凝胶,从而改变食品的物理性状、赋予食品黏润、适宜的口感,并兼有乳化、稳定或使呈悬浮状态作用的物质。
E21	食品用香料	能够用于调配食品香精,并使食品增香的物质。
E22	食品工业用加工助剂	有助于食品加工能顺利进行的各种物质,与食品本身无关。如助滤、澄清、吸附、脱模、脱色、脱皮、提取溶剂等。
E23	其他	上述功能类别中不能涵盖的其他功能。

此外,食品添加剂还可以按照安全性评价来划分。联合国食品添加剂法典委员会 JECFA(FAO/WHO 联合食品添加剂专家委员会)曾在讨论的基础上将其分为 A、B、C 三类,其中 A 类安全性最高。

(三) 食品添加剂的使用原则

为了确保食品添加剂的食用安全,防止滥用,我国《食品添加剂使用标准》(GB2760-2011)中规定了以下使用原则。

1. 基本要求 不应对人体产生任何健康危害;不应以掩盖食品腐败变质或以掺杂、造假、伪造为目的;不应降低食品本身营养价值;在达到预期效果前提下尽可能降低在食品中的用量。

2. 以下情况可以使用食品添加剂 保持或提高食品本身的营养价值;作为某些特殊膳食食品的必要配料或成分;提高食品的质量和稳定性,改进其感官特性;便于食品的生产、加工、包装、运输或储藏。

3. 质量标准 按照《食品添加剂使用标准》(GB2760-2011)使用的食品添加剂应当符合相应的质量标准。

4. 带入原则 在本标准允许的前提下,食品配料可以将一定种类和剂量的食品添加剂带入食品中,但其含量应明显低于直接将其添加到该食品中通常所需要的水平。同时应在正常生产工艺条件下使用这些配料,食品中该添加剂的含量不应超过由配料带入的水平。

(四) 常见食品添加剂

1. 防腐剂 防腐剂(preservative)是指能抑制食品中微生物繁殖,并防止食品腐败变质、延长食品保存期的物质。目前,用于食品防腐的药剂种类很多,一般可分为酸型防腐剂、酯型防腐剂、其他化学防腐剂和生物型防腐剂。

我国《食品添加剂使用标准》(GB2760-2011)公布的防腐剂主要有以下几类:苯甲酸及其钠盐、山梨酸及其钾盐、丙酸钠与丙酸钙、对羟基苯甲酸乙酯和丙酯、脱氢醋酸、乳酸链球菌素等。

其中苯甲酸及其钠盐和山梨酸及其钾盐较为常用。苯甲酸及其钠盐在酸性环境中,对多种微生物有明显的抑菌作用,但因曾有累积中毒现象的报道,所以在使用上存在一定争议,各国虽允许使用,但应用范围很窄。如日本的进口食品中苯甲酸及其钠盐的含量受到限制,甚至部分禁止使用,目前日本已停止生产苯甲酸及其钠盐;我国将其列为 A 级绿色食品不得使用的添加剂。山梨酸可以参与人体正常代谢,对人体无害,是目前国际上公认较好的防腐剂。

2. 抗氧化剂 抗氧化剂(antioxidant)是指能防止或延缓食品成分氧化,提高食品稳定性和延长食品储藏期的一类物质。其主要抗氧化机制可以分为三类:①提供氢原子阻断食品油脂自动氧化的连锁反应;②消耗食品内部和环境中的氧气;③抑制氧化酶的活性。

目前我国允许使用的抗氧化剂主要有丁基羟基茴香醚、二丁基羟基甲苯、没食子酸丙酯及异抗坏血酸钠等。

3. 漂白剂 漂白剂(bleaching agents)是指能够破坏、抑制食品发色因素,使其褪色或使食品免于褐变的物质。漂白剂不同于吸附方式去除着色物质的脱色剂,根据其漂白作用机制可以将其分为氧化型漂白剂和还原型漂白剂。前者是将着色物质氧化分解后漂白,主要包括氯制剂和一些过氧化物类物质,由于其性质普遍不稳定且毒副作用较强,因此,其用途及用量均有所限制。后者均为亚硫酸及其盐类,主要通过其所产生的二氧化硫的还原作用而使有色物质褪色。二氧化硫的残留量是还原型漂白剂主要的卫生学问题。

4. 着色剂 着色剂(colour)又称为食品色素,是以食品着色为目的的一类食品添加剂。食品着色剂按照来源和性质可分为合成色素和天然色素两类。

合成色素主要指用人工合成的方法从煤焦油中制取或以芳香烃化合物为原料合成的有机色素。合成色素着色力强、色泽鲜艳、稳定性好、易调色、成本低,但其安全性较低。目前我国允许使用的合成色素有苋菜红、胭脂红、赤藓红、柠檬黄、靛蓝等。天然色素主要是从动、植物和微生物中提取的一类色素,其安全性较高,但稳定性较差且成本高。常见天然色素有红曲米、焦糖、甜菜红、虫胶红、番茄红素和β-胡萝卜素等。

5. 增味剂 增味剂(flavor enhancers)是指能补充或增强食品原有风味的物质。增味剂可能本身并没有鲜味,但却能增加食物的天然鲜味。食品增味剂种类很多,目前使用最广泛的为氨基酸系列(如 L-谷氨酸钠)和核苷酸系列(如 5′-鸟苷酸钠、5′-肌苷酸钠)。后者对肉类食品的味道有显著影响,其增味效果是前者的 10 倍,如将两类增味剂合用,具有明显的协同增效作用。

近年来,在原有增味剂基础上又开发出许多新品种,如动物蛋白水解物、植物蛋白水解物、酵母抽提物、复合型增味剂和天然调味料等。

6. 甜味剂 甜味剂(sweetener)是指以赋予食物甜味为主要目的的食品添加剂。甜味剂是目前世界各地食品工业中使用最多的一类添加剂。

按照来源甜味剂可以分为天然甜味剂和人工合成甜味剂。前者主要包括糖醇类(如木糖醇、麦芽糖醇和山梨醇等)和非糖类(如甜菊糖苷、甘草素和罗汉果提取物等)。蔗糖、葡萄糖和果糖等虽然也属于天然甜味剂,但是这些糖长期被人类食用,是重要的营养素,因此,通常被视作食品原料,而不作为食品添加剂加以控制。人工合成甜味剂主要包括磺胺类(如糖精钠、甜蜜素和安赛蜜等)、二肽类(如阿斯巴甜和阿力甜等)及蔗糖的衍生物(如异麦芽酮糖和三氯蔗糖等)。

思 考 题

1. 黄曲霉毒素对人体有哪些危害?

2. 食物中 N-亚硝基化合物及其前体物质的来源主要有哪些?试举例说明在日常生活中如何降低 N-亚硝基化合物的摄入量。

3. 试述在日常生活中大量摄入烧烤、熏制、煎炸等高温加工食品可能对人体产生的危害。

4. 查阅相关资料,总结并分析近期发生的与食品添加剂有关的食品卫生事件。

附:近期全球范围内发生的重大食品卫生事件

附表1 近期重大食品卫生事件

事件	时间	地点	事件简介	简析
致癌大米事件	2000.12	广东	将霉变、生虫的陈旧米经过去皮、漂白、拌油之后摇身变成"优质大米"。	其主要有害物质为黄曲霉毒素,该物质具有极强的毒性和致癌性。
陈馅月饼事件	2001.9	南京	南京冠生园大量使用霉变及退回馅料生产月饼。	
敌敌畏火腿事件	2003.11	金华	用敌敌畏等违禁药物浸泡猪腿达到防蚊蝇、防生蛆的目的。	敌敌畏是有机磷杀虫剂的一种,中等毒性。敌敌畏中毒症状同有机磷农药中毒。
石蜡火锅底料事件	2004.2	重庆	为降低成本,并仿制出优质牛油的板结效果,往火锅底料中添加食品包装石蜡。	石蜡分解出的低分子化合物会对人的呼吸道、肠胃系统造成影响,有些物质还会在人体内蓄积,造成长期的慢性危害。
苏丹红事件	2005.2	英国	召回亨氏、联合利华等30家企业的359种可能还有"苏丹红1号"的食品。	"苏丹红1号"是一种常用于溶解剂、机油、蜡和鞋油等产品染色的化学制剂,会导致鼠类患癌,它在人类肝细胞研究中也显现出可能致癌的特性。

事件	时间	地点	事件简介	简析
	2005.3	中国	在辣椒酱、腌菜、番茄酱、腐乳、烤翅等食品中添加"苏丹红1号"。	
	2006.11	中国	给蛋鸭喂食"红药"（含"苏丹红4号"），产出红心鸭蛋。	"苏丹红4号"，是一种工业染料，通常用于鞋油和蜡烛等工业产品的染色，国际上将其列为三类致癌物。相比"苏丹红1号"，"苏丹红4号"的颜色更加红艳，毒性更大。
孔雀石绿事件	2005.12	广东	在水产品养殖中添加孔雀石绿，达到防病效果。	孔雀石绿易溶于水，既是杀真菌剂，又是染料，价格低廉，对水产品水霉病、鳃霉病、小瓜虫病和出血病的防治效果明显。但是具有高毒素、高残留特性，对人体有致畸、致癌、致突变副作用。
瘦肉精事件	1998.5－2011.3	中国 多地	在饲料中添加瘦肉精，促进蛋白质的合成，加速脂肪的转化和分解，以提高猪肉的瘦肉率。	瘦肉精通常是指β-兴奋剂（β-agonist）一类药物。在中国，通常所说的"瘦肉精"则是指克伦特罗，它曾经作为药物用于治疗支气管哮喘，后由于其副作用太大而遭禁用。瘦肉精对心脏有刺激作用，并能扩张支气管平滑肌，摄入过多会有心悸，面颈、四肢肌肉颤动，头晕，乏力等症状。
阜阳奶粉事件	2004.4	安徽埠阳	劣质奶粉中蛋白质等营养成分严重不足。	婴儿尤其是人工喂养儿，无法从劣质奶粉中获得充足营养而出现头大、水肿、低热等营养不良症状，甚至死于并发症。
福寿螺事件	2006.6	北京	未彻底加热导致螺肉中广州管圆线虫未被杀死，引起北京暴发广州管圆线虫病。	广州管圆线虫多存在于陆地螺、淡水虾、蟾蜍、蛙、蛇等动物体内，其幼虫主要侵犯人体中枢神经系统，表现为脑膜炎和脑炎、脊髓膜炎和脊髓炎，可使人致残，甚至致死。
三鹿奶粉事件	2008.3	河北	婴儿因使用含有三聚氰胺的奶粉导致泌尿系统结石。	三聚氰胺是一种化工原料，因其含有大量的氮元素，添加在食品中可以提高食品蛋白质测定数值。
染色馒头事件	2011.4	上海	回收过期馒头加上染色剂制成染色馒头。	掺杂造假，超范围使用食品添加剂。
塑化剂风波	2011.5	中国台湾	部分食品添加剂企业在其生产的起云剂中非法添加邻苯二甲酸酯，致使多种食品受牵连。	邻苯二甲酸酯类物质是目前使用较为广泛的一类塑化剂。研究表明该物质属于环境内分泌干扰物，可造成多种男性生殖问题。
染色燕窝事件	2011.6	中国	使用燕子粪便将廉价燕窝熏制成血红色，并用大量亚硝酸盐作为护色剂。	人体大量摄取亚硝酸盐可导致组织缺氧，出现头晕、呕吐、乏力、心悸，严重时呼吸困难、血压降低甚至昏迷、抽搐、衰竭死亡。同时亚硝酸盐也是致癌物N-亚硝基化合物的前体物质。
地沟油事件		中国	餐饮行业销售使用各种劣质油脂加工烹调食物。	地沟油泛指生活中各类劣质油，包括狭义的地沟油（从下水道油腻漂浮物或泔余泔水中提取的油脂）、劣质动物油脂内脏加工油和多次反复使用油脂。长期食用地沟油可引起消化系统疾病甚至癌症的发生。
雪印牛奶事件	2000.6	日本	问题牛奶受到金黄色葡萄球菌污染并产生大量毒素导致1.4万人出现不同程度胃肠道症状。	金黄色葡萄球菌食物中毒主要表现为明显的胃肠道症状，以呕吐最为显著，病程较短，预后较好。
花生酱事件	2006.8－2008.9	美国	多品牌花生酱受到沙门菌污染，导致多名食用者感染。	沙门菌食物中毒临床可表现为胃肠炎型、类霍乱型、类伤寒型、类感冒型及败血症型，以胃肠炎型最为常见。

续表

事件	时间	地点	事件简介	简析
毒菠菜事件	2006.9	美国	因食用被 O157:H7 大肠埃希菌污染菠菜导致至少 3 人死亡，200 多人感染。	O157:H7 大肠埃希菌是肠出血性大肠埃希菌的血清型之一，具有极强的致病性，可引起出血性结肠炎，严重者出现溶血性尿毒症。
牛肉召回事件	2008.2	美国	屠宰场处理过的牛肉没有按要求经过兽医"全面和适当"的检验，所以农业部下属的食品安全及检验局认定，这些牛肉不适合人们食用，并紧急召回 6.4 万吨牛肉。	
枫叶事件	2008.7	加拿大	枫叶公司熟肉制品被李斯特菌污染，造成多人感染，至少 20 人死亡。	李斯特菌可存在于土壤、水和食品中，人感染李斯特菌后会出现发热、头痛、恶心和腹泻等症状，病情严重时可致人死亡。
毒大米事件	2008.9	日本	将制造工业胶水用的有害米当食用米出售，这些工业用米中含有高致癌性黄曲霉毒素、杀虫剂甲胺磷等有害物。	
二噁英猪肉事件	2008.9	爱尔兰	因饲料被污染导致猪肉中二噁英含量超过安全级别 80～200 倍。	二噁英属于环境持久性有机污染物，可蓄积在动植物脂肪组织中，并经食物链在生物体内富集。除一般毒性外，二噁英还具有皮肤毒性、肝毒性、免疫毒性、生殖和内分泌毒性、神经毒性、遗传毒性和发育毒性以及致癌性。
二噁英鸡蛋事件	2010.12	德国	由于饲料原料提供企业将受到工业污染的脂肪酸提供给生产饲料的企业，导致鸡蛋、鸡肉和猪肉等食品中二噁英含量超标。	
毒面粉事件	2011.4	印度	掺假面粉导致 1 人死亡，至少 900 人中毒。	
毒黄瓜事件	2011.5	德国	因食用被肠出血性大肠埃希菌污染的黄瓜导致多人感染，至少 14 人死亡。	肠出血性大肠埃希菌(EHEC)可以引发致命性的溶血性尿毒症，可影响到血液、肾以及中枢神经系统等。
火鸡肉馅事件	2011.7	美国	嘉吉公司生产的火鸡绞肉疑似被沙门菌污染，导致多人感染，1 人死亡。	

（衣卫杰）

第六章　职业环境与健康

劳动是人类赖以生存、进化和获得健康的重要条件,良好的劳动条件能促进健康,获得快乐,而不良的劳动条件则影响劳动者的健康,引起不同程度的损害效应。从200多年前的西方产业革命至今,无论是工业发达国家还是发展中国家都发生过职业病危害和工伤事故问题,所以,有关职业卫生,历来是引起全世界广泛关注的问题。改革开放以来,随着我国工农业生产的快速发展,生产环境和劳动过程中有害因素的种类和数量不断增加,受危害的人群也愈来愈多,职业危害日趋严重,已成为我国经济和社会进一步发展的制约因素之一。我国职业危害的严重性在于传统的职业危害尚未得到完全控制,新的职业危害又随着新工种、新行业、新毒物的出现而不断产生。为此,对生产中存在的各种职业性有害因素识别、监测、评价和控制就成了我们公共卫生工作者的主要任务和目的,同时要做到有效消除和(或)控制职业性有害因素、改善劳动条件,最大限度地防治职业性有害因素对劳动者健康产生的不良影响,对已受到影响的职业人群进行"三早"处理,即早发现、早诊断和早治疗,防止病情进一步发展和恶化,促使其早日康复,保护职业人群的健康,提高其生命质量,促进社会和谐稳定和国民经济可持续发展。

第一节　职业性有害因素与职业性损害

案例 6-1

某矿山开采厂建造数年,采矿作业绝大多在地下进行,不见阳光,具有一些特殊职业健康问题。近来不断有职工向地方政府反映该厂的劳动条件较差,工人的因病缺勤率较高,希望有关部门给予关注。该市卫生监督部门携同专业人员进行了现场调查。调查表明:该厂属乡镇企业,建厂前并未报请卫生部门进行职业病危害预评价,建成开工后也未进行职业病危害控制效果评价,也从未进行过上岗前和在岗期间健康检查;井下采矿可分为掘进、采矿、运输、充填等基本过程。工作现场未见抽风除尘设备和其他技术性防护措施;个人防护用品中只有不定期发放普通纱布口罩。通过健康检查和询问病史,并对资料进行了分析,了解到该厂工人存在尘肺、急性一氧化碳或硫化氢中毒、听力损害、夏季中暑、腰背痛、关节炎、滑囊炎、瓦斯爆炸伤亡、化脓性皮肤病、风湿性疾病、胃肠疾病、上呼吸道感染等职业性损害。

问题

1. 井下采矿过程可能存在哪些职业性有害因素? 它们分属哪一类?
2. 对工人造成的职业性损害中哪些属于法定职业病? 哪些属于工作有关疾病?
3. 如果工人怀疑自己患了职业病该怎么办?
4. 如何有针对性地采取技术性防护措施和个人防护措施?

一、职业性有害因素

生产劳动条件的构成包括生产过程、劳动过程和生产环境三个方面。生产过程即生产的工艺过程,是指从对原材料加工开始一直到制成成品的过程,即指使用哪些原料和添加剂,经过何种设备、通过何种方式、进行何种化学反应,产生哪些中间产品、夹杂物、废弃物和最终形成产品的过程;劳动过程是指劳动者在生产劳动过程中所进行的各种操作的总和,即针对不同生产工艺流程而采取的生产设备布局、劳动过程的组织、作业者操作体位和劳动方式,以及智力和体力劳动比例等;生产环境是指工人进行生产劳动时所处的作业场所环境,包括室外的作业环境和按工艺过程建立的室内作业环境。

在生产过程、劳动过程和生产环境中产生和(或)存在的,对劳动者的健康、安全和作业能力可能造成不良影响的一切要素或条件,统称为职业性有害因素(occupational hazards)或生产性有害因素。

职业性有害因素不仅来源于生产过程,存在于生产环境中,而且还"隐藏"在劳动过程中,按其来源可分为三大类。

(一) 生产过程中的有害因素

生产过程中的职业性有害因素按其性质可分为三类。

1. 化学因素

(1) 生产性毒物(productive toxicant):在一定条件下,较小剂量即可引起机体暂时性或永久性病理变化,甚至危及生命的化学物质称为毒物(poison)。生产过程中产生的,存在于工作环境中的毒物称为生产性毒物,又称职业性毒物,包括使用的各种原料、辅助材料,也可以是产生的中间产品、副产品、产品、夹杂物和废弃物等,可以固态、液态、气态或气溶胶的形式存在。在实际生产中,最为常见的是以气体、蒸气、烟、雾和粉尘的形式存在于生产场所的空气中。气体指常温、常压下呈气态存在的物质;蒸气来源于固体的升华或液体的蒸发和挥发;雾指悬浮于空气中的液体微粒;烟指悬浮于空气中的直径小于 $0.1\mu m$ 的固体微粒;粉尘指能较长时间悬浮于空气中、直径大多数为 $0.1 \sim 10\mu m$ 的固体微粒。漂浮在空气中的粉尘、烟和雾统称为气溶胶(aerosol)。

生产过程中的生产性毒物种类繁多,毒性各异,常见的有:①金属、类金属及其化合物,如铅、汞、镉、锰、铬、砷、磷、硫等;②有机溶剂,如苯、甲苯、二甲苯、三氯乙烯、二硫化碳、四氯化碳、正己烷、汽油等;③苯的氨基和硝基化合物,如硝基苯、苯胺、三硝基甲苯等;④刺激性气体与窒息性气体,前者常见的有氯、氨、氮氧化物、光气、氟化氢、二氧化硫等;后者如一氧化碳、氰化氢、硫化氢等;⑤高分子化合物生产过程中产生的毒物,如氯乙烯、氯丁二烯、丙烯腈等;⑥农药,如有机磷酸酯类农药、氨基甲酸酯类农药、拟除虫菊酯类农药等。

(2) 生产性粉尘:如游离二氧化硅粉尘、石棉尘、煤尘、有机粉尘等。

2. 物理因素

(1) 异常气象条件:生产过程释放出大量热能、水蒸气或过冷,形成了作业场所的高气温、高气湿、强热辐射或低气温、高气流等气象条件。如高温强热福射或高温高湿作业环境,可引起作业人员机体热平衡紊乱,导致中暑。

(2) 异常气压:主要指高气压和低气压。高气压下作业人员进行潜水或潜涵作业,在返回正常气压环境时,如果减压速度过快或减压幅度过大,可使溶解在组织和血液中的空气形成气泡而阻塞血管和压迫组织,导致血液循环障碍和组织损伤,引起减压病(decompression sickness);低气压下作业人员可能发生高山病(mountain sickness)或航空病(aircraft disease),如高原作业或在海拔 3000m 以上的高空飞行者不能适应低氧环境或低气压。

(3) 噪声和振动:长期在强噪声环境中作业,可造成听觉系统和其他系统的损害;接触全身振动作业可致晕动病,局部振动作业可致局部振动病。

(4) 电离辐射和非电离辐射:前者指可以引起受作用物质产生电离效应的辐射,主要包括 X 射线、γ 射线、α 粒子、β 粒子、质子、中子等。后者指紫外线、可见光、红外线、高频电磁场和微波(射频辐射)、激光等。

3. 生物因素 在各类作业中,作业人员均有感染致病微生物或寄生虫等的危险。常见的致病微生物有炭疽杆菌、布鲁杆菌、森林脑炎病毒、支原体、衣原体、钩端螺旋体和真菌等;常见的寄生虫有钩虫、蜱类、螨类,在作业过程中也可遇到如蚊、蝇、松毛虫、桑毛虫等;有些动植物产生的刺激性、毒性和变态反应性生物活性物质可引起哮喘、皮炎和外源性变态反应性肺泡炎等,如蚕丝、蚕茧、粪便、花粉、松毛虫和桑毛虫的毒性分泌物等。

(二) 劳动过程中的有害因素

劳动过程中常见的有害因素有:①个别器官或系统过度紧张,如视觉器官过度紧张可引起视力障碍;发音器官过度紧张可能引起功能性发音障碍、声带水肿及声带小结等;运动器官过度紧张可能引起肩周炎、滑囊炎、神经肌痛、肌肉痉挛等;②长时间处于某种强迫体位或使用设计不合理的工具可能引起下背痛、扁平足、下肢静脉曲张、脊柱变形以及慢性肌肉骨骼疾患等;③劳动组织和作息制度不合理;④劳动强度过大或生产定额不当;⑤劳动过程中的精神(心理)紧张等。

(三) 生产环境中的有害因素

生产环境中的有害因素主要有厂房建筑或布局不合理,如将有害工序、工种和无害工序、工种等安排在同一个车间内;自然环境因素中一些有害因素,如炎热夏季的太阳辐射所造成的高温作业环境、冬季的低温所造成的冷伤等;不合理生产过程中所造成的环境污染;生产环境中缺少必要的、有效的防尘、防毒、防暑降温、防噪声等卫生防护和隔离设备。

在实际生产劳动过程中,往往是多种职业性有害因素同时存在,且相互作用和影响,对劳动者健康产生联合作用。

案例 6-1 分析

矿山开采厂存在的主要职业性有害因素包括:化学性有害因素中的刺激性和窒息性气体及矿物性粉尘,物理性有害因素中的强噪声和高温高湿异常气象条件,劳动过程中的有害因素为长时间处于强迫体位等。

二、职业性损害

(一) 职业性有害因素的致病模式

职业性有害因素是导致职业性损害的原因,即职业性有害因素的存在是引起职业性损害的必要条件,否则就不会有职业性损害。但是,并非所有的接触者都会产生职业性损害,而是只有当职业性有害因素、作用条件和接触者个体三者共同存在,并且作用条件达到一定的水平,接触者个体具有某些易感特征,符合一般疾病的致病模式时,才能造成职业性病损。职业性有害因素的致病模式如图 6-1 所示。

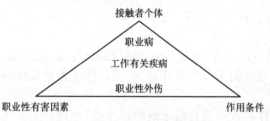

图 6-1 职业性有害因素的致病模式

1. 职业性有害因素作用条件

(1) 接触机会:主要指劳动者在工作中接触某种职业性有害因素的频度,如在生产过程中是密切接触、经常接触、有时接触、偶尔接触等;或用平均每天具体接触次数和接触时间表示。

(2) 接触方式:指劳动者以什么方式接触职业性有害因素,接触方式主要影响职业性有害因素进入人体的途径以及损伤部位。

(3) 接触时间:每天或在职期间(一生中)累计接触的总时间,包括短时间一次连续接触时间和长期累计接触时间。前者主要用于急性职业性损害;后者则主要用于慢性损害,如了解每周、每年,甚至一生中累积接触职业性有害因素的总时间。

(4) 接触浓度(强度):每次或总接触的浓度(强度),或称接触(暴露)水平。接触时间和接触浓度的乘积就是接触剂量,即接触水平(exposure level),是决定机体是否会发生损害以及损害类型的主要因素。

(5) 管理和防护水平:即有严格的管理制度和防护措施,可有效降低职业性有害因素的接触和危害,尤其可明显减少急性中毒事故和工伤事故的发生。

2. 接触者个体特征 在同一作用条件下,不同个体发生职业性损害的机会和程度不同,这与以下因素有关。

(1) 遗传因素(遗传易感性):指有某些遗传性疾病或存在某些遗传缺陷或遗传特质的人,容易受某些有害因素的作用。如有遗传性血清 α-抗胰蛋白酶(α-SAT)缺陷者,对于刺激性气体特别敏感;红细胞葡萄糖-6-磷酸脱氢酶(G-6-PD)缺乏者,接触具有氧化性的毒物会引起溶血;具有过敏体质者接触过敏原易引起过敏反应等。

(2) 年龄和性别因素:未成年人和老年人更易受到职业性有害因素的损害作用。未成年人可能会因体内某些代谢酶含量较少,各种生物膜(尤其是血-脑脊液屏障)的通透性较高,肝和肾的清除能力较差,因而对一些毒物的敏感性较高;老年人则可能因免疫功能降低等原因而对某些毒物的耐受性下降,如窒息性毒物。

不同性别对某些职业性有害因素敏感性不同。由于女性在机体的解剖结构、生理生化功能等方面与男性有所不同,因而对某些职业性有害因素的敏感性亦存在差异,如女性体脂比例较高,使苯等脂溶性毒物在体内的蓄积量和存留时间较长;通常女性对某些职业性有害因素更为敏感,尤其是在经期、孕期和哺乳期,孕期和哺乳期还涉及对胎儿的影响。

（3）营养因素:不合理的膳食结构一方面可降低机体的一般抵抗力,另一方面可因机体缺乏某种营养素而使其易受到某类有害因素的影响。如维生素 E 缺乏者对臭氧等氧化性物质的耐受性降低。

（4）患病状况:职业性有害因素通常有其主要的靶部位,当接触者该部位患有某种其他疾病时,往往会提高机体对有害因素的易感性。

（5）文化水平和生活方式:文化水平低者一般缺乏对职业性有害因素的认识,自我防护和保健意识差;不良的生活方式,如吸烟、酗酒、卫生习惯不良、不注意个人防护、不遵守劳动纪律和操作规程等,可增加毒物的摄入量或与毒物产生协同作用。

（6）心理和行为因素:存在心理问题者,在长期紧张的职业生活中更易患某些疾病,或更易发生工伤事故。缺乏锻炼、过度紧张等可降低机体对毒物的耐受性。

这些个体特征因素统称为职业性损害的"个体危险性因素"(host rist factors),具有这些个体特征的人群易受职业性有害因素的影响,故称为易感人群(vulnerable group)或高危人群(high risk group)。

充分认识和评价各种职业性有害因素及其作用条件,以及个体特征,并针对三者之间的内在联系,采取措施,阻断其因果链,才能预防职业性病损的发生。

（二）职业性损害

职业性有害因素对劳动者健康所造成的各种职业性损害统称为职业有关疾病,主要包括职业病(occupational disease)、工作有关疾病(work-related disease)和职业性外伤(occupational trauma)三大类。其程度可由轻微的健康影响到严重的损害,甚至导致伤残或死亡。

1. 职业病 职业性有害因素作用于人体的强度和时间超过一定限度时,造成的损害超出了机体的代偿能力,从而导致一系列的功能性和（或）器质性病理改变,出现相应的临床症状和体征,并在一定程度上影响劳动能力,这类疾病统称为职业病。

（1）职业病范围及规定范围的意义:广义的职业病是泛指职业性有害因素所引起的特定疾病;而狭义的职业病概念则是特指政府有关法律规定的法定职业病。法定职业病的范围,在各个国家以及同一个国家不同的历史阶段都是不一样的。2002 年,我国卫生部、劳动保障部颁布了新的《职业病名单》,将法定的职业病增为 10 类共 115 种:①尘肺(pneumoconiosis)13 种;②职业性放射性疾病(occupational radiation sickness)11 种;③职业中毒(occupational poisoning)56 种;④物理因素所致职业病(occupational disease due to physical factor)5 种;⑤生物因素所致职业病(occupational disease due to biological factor)3 种;⑥职业性皮肤病(occupational dermal disease)8 种;⑦职业性眼病(occupational eye disease)3 种;⑧职业性耳鼻喉口腔疾病(occupational ENT disease)3 种;⑨职业性肿瘤(occupational tumor)8 种;⑩其他职业病 5 种。

规定职业病名单,不但具有医学意义,使受害职工早日恢复健康,而且使患有规定职业病的人,按有关规定获得一定的经济补偿,因此,还具有立法意义。同时对企业领导应采取相应的防护措施也提出了要求。

（2）职业病的特点:职业病病因很多,其损害可累及机体各个器官、系统,涉及临床医学的各个分科,临床表现形式多样,但具有以下共同的特点:

1）病因明确:职业性有害因素和职业病之间有明确的因果关系,消除和控制了病因或限制作用条件后,就能有效减少或消除职业病的发病。

2）病因大多是可识别和定量检测:职业性有害因素的接触水平与职业病发病率或病损程度之间有明确的剂量-效应（或反应）关系(exposure-response relationship)。

3）发病具有群体性:接触同一种职业性有害因素的人群中有一定数量的职业病病例发生,很少出现个别病例的情况。

4）大多数职业病的病变在早期是可逆的,如能早期发现并及时合理的治疗和处理,预后一般较好,恢复也较容易;中晚期后大多发展为不可逆病变。

5）目前多数职业病尚无特殊治疗方法,只能对症综合处理,所以发现愈晚,疗效也愈差。

6）除职业性传染病外,治疗患者个体无助于控制人群发病。

从病因学上说,职业病是完全可以预防的,而且必须以预防为主,关键在于全面执行三级预防,特别是第一级和第二级预防。

（3）职业病的诊断：职业病的诊断是一项政策性和科学性很强的工作，它直接涉及患者的健康与劳保待遇、劳动能力鉴定，也涉及国家和企业的利益，而且也涉及对现场的处理和对其他接触者的及时预防等一系列问题。因此，在诊断上有别于一般疾病，必须根据国家颁布的有关法律法规和相应职业病的诊断标准，力求诊断的准确性，防止误诊、漏诊或冒诊。为了防止诊断上的差错，职业病的诊断必须由法定诊断机构集体诊断，其诊断应依据下列几个方面的资料进行综合分析。

1）职业史：详细、可靠的职业史是职业病诊断的重要前提条件，没有职业病危害接触史者诊断机构将不予受理。职业史内容主要包括：①详细描述该职工自参加工作起全部职业的工种和工龄；②接触职业性有害因素的情况，同一工厂，往往有很多工种，每种工种接触有害因素又不相同，目的是了解职业病危害的作用条件，主要包括所接触职业病危害因素的种类、接触机会、接触强度、防护情况等；③同工种人群的发病情况和健康状况：如有，可以佐证；如无，也不能轻易排除。门诊只是提供线索，根据这一线索，应进行现场调查；④非职业性接触和其他生活情况等。如家庭使用农药、有机溶剂、吸烟、服药史、居住区空气和水的污染等。另外，由于尘肺等职业病在脱离职业接触以后仍可发病，因而必要时还应当仔细询问既往职业史。

2）现场劳动卫生学调查：是职业病诊断的重要参考依据。职业卫生医师要深入现场进行全面系统的调查，清楚患者所在岗位的生产工艺过程，核实工作场所中存在的职业性有害因素种类、接触方式、浓度及防护设备等情况，从而判断在该作业环境工作发病可能性。同时调阅历年生产环境中职业性有害因素的监测档案和工人发病情况的资料，必要时进行现场测定，以了解工人的实际接触强度。

3）临床表现：职业病的临床表现复杂多样，应分析判断症状和体征是否符合某一职业病的特征，特别要注意出现的时间顺序和时间间隔与接触职业性有害因素的关系；同时要注意与临床表现相似的其他非职业性疾病的鉴别。

4）实验室检查：必须根据职业病诊断标准要求进行一系列的实验室辅助检查，除一般检查项目外，还应根据职业性有害因素的作用特点，有针对性地进行一些特殊项目检查，包括反映体内毒物负荷的吸收指标、反映毒物引起体内生化改变的效应指标和反映器质性改变的病损指标的检查，如接触粉尘作业工人的胸部 X 线片；噪声作业工人的听力测定；铅接触者的尿铅、血铅、血红蛋白含量，肌电图检查等。

根据 2002 年 5 月 1 日起施行的《中华人民共和国职业病防治法》和《职业病诊断与鉴定管理办法》，职业病的诊断应当由承担职业病诊断的医疗卫生机构承担组织三名以上具有职业病诊断资格的执业医师依据职业病诊断标准，进行综合分析、集体讨论作出诊断。对没有证据否定职业病危害因素与患者临床表现之间必然联系的，在排除其他致病因素后，应当诊断为职业病。职业病诊断证明书应当由参与诊断的医师共同签署，并经承担职业病诊断的医疗卫生机构审核盖章，向当事人出具职业病诊断证明书的同时，按规定向所在地区卫生行政部门报告。

（4）职业病的处理原则：职业病的处理主要有两个方面的工作，一是对患者进行及时有效的治疗；二是要按照《职业病防治法》的要求，落实职业病患者应享有的各种待遇。2001 年 10 月 27 日第九届全国人民代表大会常务委员会第二十四次会议通过的《中华人民共和国职业病防治法》以及 1987 年颁布的《职业病范围和职业病患者处理办法的规定》对职业病处理作出了明确规定，主要有以下几点：

1）医疗卫生机构发现疑似职业病患者时，应当告知劳动者本人并及时通知用人单位。

2）对已确诊为职业病的患者应及时给予治疗，并视病情的程度决定是否脱产。对可疑的患者应进行追踪观察。根据具体情况确定永久调离、暂时调离或暂不调离。

3）职业病患者的诊疗、康复费用，伤残以及丧失劳动能力的职业病患者的社会保障，按照国家有关工伤社会保险的规定执行《中华人民共和国职业病防治法》第五十一条规定办理。

4）用人单位对从事接触职业病危害作业的劳动者，应适当给予岗位津贴。

案例 6-1 分析

患病工人如欲申请诊断职业病，则可以在用人单位所在地或者本人居住地依法承担职业病诊断的医疗卫生机构进行职业病诊断。获取职业病诊断证明书后，可以依法直接向用人单位提出赔偿要求。

2. 工作有关疾病 又称职业性多发病,指职业性有害因素并非是所患疾病唯一直接的原因,而只是降低了机体的抵抗力,表现为特定职业人群中该病的患病率升高、潜在的疾病显露和(或)已患疾病的病情加重等,这些疾病统称为工作有关疾病(word-related disease)。例如,高温作业工人中的消化道疾病;粉尘作业工人中的上呼吸道炎症;长期接触高温和噪声的职业人群高血压病的发生率增高;接触 CO、CS_2、氯甲烷等化学物质,可导致冠心病的发病率和死亡率增高等,但不属于法定职业病范围。

(1)工作有关疾病的特点:

1)工作有关疾病多为多病因的常见疾病,职业性有害因素只是该病发生发展中的许多因素之一,但不是唯一直接致病的因素。

2)由于职业性有害因素的影响,造成了机体的抵抗力降低而促使潜在疾病暴露或病情加重、加速、恶化,使常见病、多发病的发病率增加。

3)通过控制职业性有害因素和改善工作环境,可降低工作有关疾病的发病率,但不可能杜绝。

4)工作有关疾病不属我国现行的法定职业病范围,但它对职业人群健康的影响也不容忽视。

(2)常见的工作有关疾病

1)呼吸系统疾病,如长期接触低浓度刺激性气体人员的慢性支气管炎、肺气肿等。

2)慢性肌肉骨骼损伤,如不良体位作业者的腰背疼痛、肩颈疼痛等。

3)心血管疾病,如接触二硫化碳、一氧化碳等化学物质导致冠心病的发病率及病死率增高。

4)生殖损伤,如接触铅、汞及二硫化碳工业毒物可导致早产、流产、死胎和死产等异常妊娠结局的发生率增高。

5)消化道疾病,如高温作业、煤矿井下作业可导致消化不良及溃疡病的发生率增高。

3. 职业性外伤 又称工伤(occupational trauma),是指劳动者在劳动过程中,由于外部因素直接作用,而引起机体组织的突发性意外损伤。工伤可造成劳动者缺勤及残废,重则导致死亡。导致工伤的主要原因如下。

(1)事故的类别:即直接使职工受到伤害的因素。直接引起职工伤害的因素可分为机械伤、温度伤、化学伤及电伤等,其种类极多,涉及面很广,严重的头部伤和重要内脏器官的损伤可以致命,眼外伤有时可致盲,上、下肢的严重外伤可致残,即使轻伤也常可引起一时性丧失劳动能力而误工和影响职工健康。

(2)工作的主要原因

1)生产设备缺陷:生产设备质量差或维修不善,容器管道不严密,工具、附件或设备有缺陷等。

2)防护设备缺乏或不全:生产设备上缺少安全防护装置,如机器的轮轴、齿轮、皮带、切刀等转动部分缺乏安全防护罩。

3)劳动组织不合理和生产管理不善:①生产设备及安全防护装置无专人管理及定期检修制度;操作规程和制度不健全;②对工人技术指导及安全教育不够;③个人防护用品缺乏或不适用。

4)个人因素:①健康状况。身体伴有疾病或某种缺陷,又从事不合适本人的作业;②工人的年龄、性别、精神因素、文化水平及生活方式等。

5)操作环境因素:如生产环境布局不合理,操作场所过于拥挤,照明不良或不合理,不良的微小气候,噪声或空气中含有毒物质或有害气体,这些因素在一定条件下,也可成为工伤的诱因。

此外,有些作用轻微的职业性有害因素,可引起机体产生一些代偿性或适应性变化,如从事手工操作者的胼胝、接触红外线工人的皮肤色素增加等体表改变,以及吹号手的肺气肿等,这些改变尚在生理范围之内,称之为职业特征(occupational stigma)。

案例 6-1 分析

该厂工人所患职业性损害中,尘肺、急性一氧化碳或硫化氢中毒、中暑、噪声聋属于法定职业病;腰背痛、关节炎、滑囊炎、化脓性皮肤病、风湿性疾病、胃肠疾病、上呼吸道感染属于工作有关疾病;瓦斯爆炸伤亡属于生产性外伤。

三、职业性损害的防治

职业性损害的发生主要取决于职业性有害因素的存在、职业性有害因素的作用条件和接触者个体三方面的因素,这三者之间的因果关系,决定着职业性损害的预防策略。我国在职业性损害防制方面遵循的基本原则是"三级预防"原则和"安全第一,预防为主"的安全生产原则,以一级预防为主。为职业性损害的综合干预提供更为科学的依据。

（一）加强健康监护和健康促进

1. 加强职业健康监护（occupational health surveillance） 职业健康监护是指以预防为目的,对接触职业性有害因素人员的健康状况进行系统的检查和分析,从而发现早期健康损害的重要措施。其目的是预测和防止疾病的发生。职业健康监护包括对职业性损害的医学监护和对职业性有害因素接触的监测（环境监测）两个方面。

（1）医学监护:包括健康检查、健康监护档案建立、健康状况分析和劳动能力鉴定等。其主要工作内容如下:

1）健康检查:主要包括就业前健康检查、定期健康检查和职业病普查等。

就业前健康检查（pre-employment examination）:指对准备从事某种作业人员在参加工作以前进行的健康检查。其目的主要有两个:一是掌握有关人员就业前的健康状况,发现职业禁忌证（occupational contraindication）,以确定该人员的健康状况能否从事该种作业;二是收集留取有关的健康基础资料,作为以后定期健康检查的对照,也可作为职业病诊断的参考依据,减少误诊和漏诊。

定期健康检查（periodic health examination）:是指用人单位按一定时间间隔对已从事某种作业人员的健康状况进行检查,目的是及时发现职业性有害因素对劳动者健康的早期损害或可疑征象,并为工作场所的防护措施效果评价提供资料。定期检查的时间间隔可根据有害因素的性质和危害程度、工人的接触水平以及生产环境是否存在其他有害因素而定。一般认为,属于过量接触并可能引起严重后果的,每半年或1年检查1次;低水平接触或对健康影响不甚严重的,每2~4年检查1次;生产场所同时存在其他有害因素,则应相应地缩短间隔期。定期检查的项目,除一般检查外,应针对有害因素可能损害的器官或系统进行重点检查,通常与该作业就业前检查的项目基本相同。

职业病普查是指在接触职业性有害因素的人群中进行普遍的健康检查,以检出职业病患者和观察对象,并可进行对照统计分析。通过普查,还可检出有职业禁忌证的人员。

在进行各种职业健康检查时,检查的项目和周期可按职业健康监护管理办法中规定的《职业健康检查项目及周期》进行,并填写《职业健康检查表》。表6-1列出了几种常见职业性有害因素的职业健康检查项目及禁忌证。

表 6-1　几种常见职业性有害因素的职业健康检查项目及禁忌证

有害因素	检查项目	职业禁忌证
铅及其化合物	常规项目:内科常规检查:指血压测定,心、肺、腹部检查,甲状腺,咽喉检查,下同;握力,肌张力,腱反射,三颤(指眼睑震颤、舌颤、双手震颤)。血、尿常规,尿铅和血铅,尿 δ-氨基乙酰丙丙酸或红细胞锌原卟啉,尿粪卟啉,肝功能,心电图,肝、脾 B 超,神经肌电图,胸部 X 线片(下同)	各种精神疾病及明显的神经症;神经系统器质性疾病;血液病,贫血;严重的肝、肾及内分泌疾病
汞及其化合物	常规项目,口腔黏膜,三颤,牙龈检查,尿汞定量,血、尿常规,肝功能 *,心电图 *,尿 β$_2$-微球蛋白 *,尿蛋白定量 *	神经精神疾病;肝、肾器质性疾病;内分泌疾病;植物神经功能紊乱
锰及其化合物	内科常规检查,三颤,握力,肌张力,腱反射,指鼻试验,尿锰或发锰定量,血常规,尿常规,心电图 *,神经肌电图 *	神经系统器质性疾病;明显的神经官能症;各种精神病;明显的内分泌疾病
苯	常规项目(血常规中必须包括血小板),皮肤检查,血常规,肝功能,肝脾 B 超,血小板 *,心电图 *,骨髓穿刺检查 *	就业前体检时,血常规检查结果低于正常参考值;各种血液病;严重全身性血液病;月经过多或功能性子宫出血
氯气	内科常规检查,血、尿常规,心电图,胸部 X 线片,肝功能 *,B 超 *,肺功能测定 *	明显的呼吸系统慢性疾病;明显的心血管系统疾病
有机磷	常规项目,晶状体检查,握力,肌张力,腱反射内科,全血胆碱酯酶活性测定,神经肌电图检查 *	神经系统器质性疾病;明显肝、肾疾病;明显的呼吸系统疾病;全身性皮肤病;全血胆碱酯酶活性明显低于正常者
矽尘石棉	内科常规检查,心电图,肝功能,血、尿常规,高千伏胸部 X 线片,肺功能	各型活动性结核病(肺、肠、肾、骨结核等);慢性呼吸系统疾病;明显影响肺功能的疾病

有害因素	检查项目	职业禁忌证
噪声	内科常规检查,耳鼻检查,血、尿常规,心电图,纯音听力测试	各种病因引起的永久性感音神经性听力损失(500～1000Hz 和 2000Hz 中的任一频率的纯音气导听阈)大于25dB;各种能引起内耳听觉神经系统功能障碍的疾病

注:①检查项目中有＊号的为根据职业危害严重程度和劳动者健康损害状况选检项目,其他为必检项目。②职业禁忌的确定应根据职业健康检查结果和(或)既往病史及其他健康档案确定。

2)健康监护档案建立:健康监护档案包括工业卫生和健康检查两方面资料。主要内容包括劳动者职业史、既往史、家族史、接触有害因素情况、相应作业场所职业性有害因素的监测结果、劳动者生活方式和嗜好等。职业健康监护档案应一人一册,用人单位应按规定妥善保存。

3)健康状况分析:健康状况的分析常通过计算职业病、工作有关疾病和工伤的发病率、平均发病工龄及病伤缺勤率等进行。

(2)职业环境监测(occupational environmental monitoring):职业环境监测是对工人作业环境进行有计划、系统的检测,分析作业环境中有毒有害因素的性质、强度及其在时间、空间的分布及消长规律,以便采取有效措施降低车间空气中有毒有害物质的浓度,使之不超过国家规定的《工作场所有害因素职业接触限值》。通过职业环境监测,可评价作业环境的质量及工人的接触水平,判断其是否符合职业卫生标准要求,并结合病因的分析,从而促进企业采取相应措施改善作业环境、控制接触,保护劳动者身体的健康。

2. 加强职业人群的健康促进(health promotion for working population) 职业人群的健康促进指从企业管理政策、支持性环境、健康教育、卫生服务、职工参与等方面采取综合性干预措施,控制健康危险因素,改善作业条件,降低病伤及缺勤率,从而达到促进职工健康,提高职业人群生命质量,以推动社会经济持续发展的目的。职业健康促进包括职业安全与职业卫生教育、职业心理学教育和"预防为主"的环境观念,在生产设备的技术性防护措施不够完善时,及时采用正确的个体防护措施,在预防职业性有害因素的综合措施中是保障健康的主要防护手段。个体防护用具主要有各种呼吸防护器、防护服、防护帽、防护面罩、防护眼镜、及防护油膏等。用人单位应按规定给劳动者提供足够有效的个体防护用品,并在使用前进行培训,以达到个体防护用品最大的防护效果。

3. 注重膳食保健 职业人群长期接触职业性有害因素,使营养素在体内的代谢过程发生变化。因此,在平衡膳食的基础上,应根据不同有害因素引起机体变化的不同情况,有目的地调整营养和膳食,提高机体的耐受性和抵抗力,对职业人群极为重要。例如,对从事高温作业的劳动者应补充含盐饮料和高蛋白食品,并适量补充水溶性维生素等;对接触铅及其他重金属等毒物的工人应给予充足的富含蛋氨酸的优质蛋白质供给,以提高谷胱甘肽还原酶的活性,增强机体的解毒作用,另外补充富含维生素 C、维生素 E 等抗氧化性营养素的食物,可清除毒物代谢产生的自由基,有利于保护机体免受氧化性损伤。

▌(二)采用技术措施,减少或消除职业性有害因素

职业性有害因素的种类繁多,接触人群广泛,因此,控制职业性有害因素,对预防职业性损害,促进国民经济的发展有重要意义。具体措施如下:

1. 消除或减少职业性有害因素的发生 改革生产工艺过程,采用无毒、低毒的物质代替有毒、高毒物质;储存和反应中注意温度、湿度等;在加料、出料及包装生产流程中,采用适当的生产工艺,减少对作业场所空气的污染。

2. 控制职业性有害因素的扩散 进行技术革新,实现生产过程的密闭化、管道化,加强通风,同时加强生产设备的管理、检查和维修,防止毒物的跑、冒、滴、漏和粉尘外逸。

3. 降低职业性有害因素的浓度 加强工作场所中通风排毒和除尘设备的合理设置,排除毒物和粉尘。通常采用局部抽出式机械通风系统及净化装置,以降低工作场所空气中毒物或粉尘浓度。

4. 防止直接接触 采取生产过程的机械化、自动化和远距离操作;厂房建筑和生产过程的合理设置;加强个人防护用品的应用。

▌(三)控制职业性有害因素的作用条件

减少接触机会和接触时间,降低接触浓度,阻断进入人体的途径,会减少职业性有害因素对职业人群所造成的职业性损害。

思 考 题

1. 如何进行职业病诊断?
2. 职业病与工作有关疾病有何异同?
3. 如何防治职业性损害?

(王 萍)

第二节　生产性毒物与职业性中毒

职业性中毒(occupational poisoning)是指劳动者在从事生产劳动过程中,组织器官由于接触生产性毒物而引起的功能性和器质性疾病。生产性毒物主要经呼吸道吸收进入人体,其次是经皮肤,亦可经消化道吸收。

职业性中毒是一类常见的职业病。根据接触生产性毒物的剂量大小、时间长短、发病缓急,职业性中毒可分为急性中毒(acute poisoning)、亚急性中毒(subacute poisoning)和慢性中毒(chronic poisoning)三种类型。急性中毒是指一次性或短时间内重复接触高浓度(或大剂量)的毒物,在经过一个较短潜伏期后即出现中毒症状者;慢性中毒是指长期反复接触较低浓度(或小剂量)毒物,在体内毒物蓄积的基础上发病者;亚急性中毒是指发病情况介于急、慢性中毒之间,即较短时间内(通常指3个月左右)反复接触较高浓度的毒物而发病者。此外,脱离接触毒物一定时间后,才呈现中毒临床病变,称迟发性中毒(delayed poisoning),如锰中毒等。职业中毒以慢性中毒最为常见,生产环境极差或发生急性泄漏事故时,可发生急性中毒。职业性中毒的治疗可分为病因治疗、对症治疗和支持治疗三类。职业性中毒在职业病中占很大比例,应遵循三级预防的原则,推行"清洁生产",重点做好"前期预防"。

一、金属与类金属

铅、汞等金属和类金属是工业上常用的生产原料,在工艺过程的各个阶段可以各种形式与生产者接触,尤其在建筑业、汽车、航空航天、电子、油漆、涂料和催化剂生产上大量使用。与此同时,这些物质也常污染工作场所,给工人健康造成潜在危害。因此,了解金属和类金属的理化特性,生产中的接触机会,对人体的毒性,可能引起的中毒及其预防措施,在职业医学中具有特殊重要性。

(一) 铅中毒

> **问题**
> 　　1. 如果患者所患疾病与职业有关,可能的病因是什么?上述资料还应该做哪些补充?
> 　　2. 哪些疾病可以引起腹绞痛,如何对它们进行鉴别诊断?
> 　　3. 可以进行哪些实验室检查协助诊断?
> 　　4. 使用络合剂时有哪些注意事项?

1. 理化特性　　铅(lead,Pb)是一种质地较软的蓝灰色或灰白色重金属,比重为 11.3,熔点为 327.4℃,沸点为 1525℃。加热至 400~500℃时即有大量铅蒸气逸出,逸出到空气中的铅蒸气可迅速被氧化为氧化亚铅(Pb_2O),或冷凝为铅烟。随着熔铅温度升高,可进一步氧化为氧化铅(密陀僧,PbO)、三氧化二铅(黄丹,Pb_2O_3)、四氧化三铅(红丹,Pb_3O_4)。铅的氧化物多以粉末状态存在,其在酸性条件下溶解度升高。除了铅的氧化物外,常用的铅化合物有碱式碳酸铅、铬酸铅、硅酸铅等。金属铅可溶于硝酸和热浓硫酸。铅化合物在水中的溶解度不同,如醋酸铅、氯化铅、铅白[$PbCO_3 \cdot Pb(OH)_2$]易溶于水,而硫化铅、硅酸铅则难溶于水。

2. 接触机会　　职业性铅接触的行业主要有:铅矿的开采和冶炼;溶铅作业制造铅制品,如制造铅线、铅管、金属铅处理等;使用氧化铅作业如蓄电池制造、含铅颜料生产、玻璃、景泰蓝、防锈剂及橡胶硫化促进剂;含铅油漆的生产与使用;电子行业中的含铅焊锡;陶瓷制造过程中的涂釉;制药、塑料中的稳定剂、汽油中的防爆剂等。我国铅危害最严重的行业为蓄电池制造、铅熔炼以及旧船拆修。另外,以汽油为燃料的机动车尾气排放引起的交通性污染日益增多;日常生活中接触铅的机会很多,如家具、塑料、化妆品、染发剂、皮蛋加工、用铅壶和含铅锡壶盛酒烫酒、滥用含铅的中药偏方治疗慢性疾病等;母源性铅中毒是铅由胎盘、乳腺分泌乳汁传递给胎儿、婴儿,引起发育迟缓所致。

> **案例 6-2 分析**
> 　　进一步追问患者的职业史,了解到该患者于 1985 年在当地某印刷厂从事浇版工作。患者将熔铅锅中的铅水浇进字模当中,当浇版时有大量的铅蒸气逸散到空气中。
> 　　**现场调查**:深入该印刷厂浇版车间调查,发现工人在浇版时有一股蓝灰色的烟,熔铅锅上方有一排毒罩,但经常不开,条件简陋,全部手工操作,工艺落后,无通风设备和防护设备。工人很少戴口罩、手套,也无工作服,每天工作 8 小时,下班后不洗澡,不换衣服。作业场所空气铅浓度为 0.6mg/m³(MAC 0.05mg/m³)。同车间工人 9 人中有 6 人尿铅、尿 ALA 高于正常值,其中 4 人有肢端麻木,一人有周围神经疾病。患者被疑为慢性铅中毒。

3. 毒理

(1) 吸收:在工业生产中铅及其化合物主要以粉尘、烟或蒸气的形态经呼吸道进入人体,经消化道摄入的量较少,金属铅及其无机化合物不能经完整的皮肤吸收,但四乙基铅等有机铅则可迅速经皮肤吸收。经呼吸道吸入的铅有 30%~50% 进入血液循环,其余由呼吸道排出。在消化道内的吸收率为 7%~10%。

(2) 分布:血液循环中的铅 90% 与红细胞结合,10% 在血浆中。血浆中铅主要由两部分组成,一部分是血浆蛋白结合铅,另一部分是生物活性较大的可溶性磷酸氢铅($PbHPO_4$)和甘油磷酸铅。血中铅初期主要分布于肝、肌肉、皮肤、肾、脾、肺、脑等组织器官中,以肝、肌肉、肾中浓度最高。数周后约有 95% 的铅由软组织转移到骨骼、牙齿、毛发、指甲等硬组织中,主要以难溶性磷酸铅[$Pb_3(PO_4)_2$]形式沉积。人体内 90%~95% 的铅稳定的存于骨内,生物半衰期长达 10 年以上;另一部分具有代谢活性,半衰期为 20~60 天,可迅速向血液和软组织转移,骨铅与血液和软组织中的铅保持着动态平衡。

(3) 代谢:铅在体内的代谢与钙相似,高钙饮食有利于铅在骨骼内储存,而在食物中缺钙或创伤、感染、发热、饥饿、饮酒、服用酸性药物等造成体内酸碱平衡紊乱时,可使骨中不溶解的磷酸铅转化为可溶性磷酸氢铅进入血液中,产生毒性作用。

(4) 排出:进入体内的铅主要通过肾随尿排出,其次随粪便排出,少量随毛发、乳汁、唾液、汗腺、月经和指(趾)甲排出。铅可通过胎盘屏障进入胎儿体内,其中胎盘和乳汁排除量虽较少,但可引起子代健康损害,应值得关注。

(5) 中毒机制:铅可影响体内许多代谢过程,作用于全身各系统器官,主要累及神经系统、消化系统、

血液和造血系统、血管及肾等。其中毒机制尚未完全阐明,目前认为铅的毒作用机制主要有以下几个方面:

1) 对造血系统影响:铅对卟啉代谢的影响是铅中毒重要的、早期变化之一,铅可抑制卟啉代谢过程中一系列酶的活性,导致血红蛋白合成障碍。其中主要抑制含巯基的 δ-氨基-γ-酮戊酸脱水酶(δ-ALAD)、粪卟啉原氧化脱羧酶和血红素合成酶(亚铁络合酶)。δ-ALAD 受抑制后,δ-ALA 形成卟胆原的过程受阻,使血和尿中的 δ-氨基-γ-酮戊酸(ALA)增高。粪卟啉原氧化酶受抑制后阻碍粪卟啉原Ⅲ氧化为原卟啉Ⅸ,使血和尿中粪卟啉含量升高。血红素合成酶受抑制后,阻碍原卟啉Ⅸ和二价铁结合成血红素,使红细胞中的原卟啉增多(称红细胞游离原卟啉,FEP),红细胞线粒体内含丰富的锌离子,可代替铁与原卟啉Ⅸ络合,形成锌原卟啉(ZPP),导致 ZPP 增加。由于血红蛋白合成障碍,导致骨髓内幼稚红细胞代偿性增生,使周围血中点彩红细胞、网织红细胞、碱粒红细胞增多。

2) 对神经系统影响:铅可使大脑皮质兴奋和抑制平衡失调,直接损伤周围神经髓鞘细胞,产生脱髓鞘病变,引起一系列临床表现。

3) 对消化系统影响:铅可引起肠壁和全身末梢小动脉壁平滑肌碱性磷酸酶和 ATP 酶活性,从而使平滑肌痉挛,导致腹部绞痛、暂时性高血压等相应损害表现。

铅还可干扰肾小管上皮细胞的线粒体酶,产生毒作用,可致肾功能异常。

4. 临床表现　铅中毒是常见的职业性中毒之一,目前工业生产中急性中毒已少见,但职业性慢性中毒的发病率仍较高,非职业性慢性中毒也时有发生。慢性铅中毒患者早期可有乏力、肌肉关节酸痛、胃肠道症状等,随着病情的进展出现神经系统、消化系统和血液系统的损害。

(1) 神经系统:主要表现为类神经症、周围神经炎,严重者出现中毒性脑病。类神经症是铅中毒早期和常见症状,主要表现为头昏、头痛、乏力、失眠、多梦、记忆力减退、肌肉关节酸痛等。随病情发展,可出现周围神经炎,根据损害表现不同有感觉型、运动型和混合型。感觉型表现为肢端麻木、四肢末端呈手套、袜套样感觉减退或缺失;运动型较为常见,主要表现是握力减退,伸肌无力,常有关节肌肉疼痛,重症者出现腕下垂、足下垂,又称铅麻痹。重症患者可发生铅中毒性脑病,主要表现为癫痫样发作、精神障碍或脑神经受损的症状。在我国铅中毒性脑病和腕下垂目前已极为少见。

(2) 消化系统:常见症状为消化不良,患者主要表现为食欲减退、纳差、恶心、腹胀、腹隐痛、腹泻或便秘等症状。中度及较重中毒病例,可以出现腹绞痛,又称铅绞痛(lead colic)。铅绞痛患者可有前驱症状如顽固性便秘,而后突然发作,疼痛部位多在脐周,也可在上腹部或下腹部,发作可持续数分钟至数小时。发作时患者面色苍白、出冷汗、屈曲体位,多伴有呕吐、烦躁不安和血压升高等。体检可见腹平软,可有轻压痛,但无明显反跳痛和固定压痛点,肠鸣音减弱,患者因按压腹部可稍有缓解而喜按,一般止痛药不易缓解。铅中毒患者口腔卫生差者在门齿、犬齿齿龈边缘处可见约 1mm 蓝黑色“铅线”,是由于食物残渣产生的硫化氢与唾液分泌的铅形成硫化铅颗粒沉积所致。铅线只能说明有铅接触,对慢性中毒诊断意义不大。

(3) 血液系统:主要表现为低色素正细胞型贫血,由于铅对血红蛋白合成通路的抑制是非阻断性的,加之血红蛋白生成减少产生的反馈性调节作用,多属轻度贫血,临床特征类似缺铁性贫血,但铁剂治疗无效。多伴有外周血点彩红细胞、网织红细胞和碱粒红细胞的增多。

(4) 其他系统:铅可引起肾损害,肾小管功能受损多见,部分患者出现 Fanconi 综合征,表现为氨基酸尿、糖尿和磷酸盐尿;少数较重者可出现蛋白尿、镜下血尿和管型尿,可出现肾功能不全。接触铅的女性对铅的敏感性较高,出现生殖生育毒性,表现为月经失调、不孕、流产、早产、死胎、胎儿畸形等;育龄期和哺乳期妇女可透过胎盘屏障和乳汁分泌造成胎儿和婴儿中毒。

案例 6-2 分析

患者近两年来出现头痛、头晕、失眠、记忆力减退、乏力、关节酸痛、食欲缺乏等类神经症表现,并出现经常性脐周、下腹部无固定的绞痛,用手压腹部可适当缓解。本次因伴阵发性腹绞痛入院,体检见中腹软,脐周有轻微压痛,无反跳痛,符合铅性腹绞痛临床特点。铅中毒患者出现的铅性腹绞痛表现易与其他急腹症,尤其是易与阑尾炎相混淆,应注意进行鉴别诊断。

实验室检查结果:一次性尿铅 1.43μmol/L,24 小时尿铅 2.67μmol/L,血铅 2.05μmol/L。血压正常,心肺(-)、肝脾不大,四肢触、痛觉未见异常,未出现病理反射,血尿常规正常;肝功能、心电图正常。

5. 诊断　慢性铅中毒诊断应根据确切的职业史和以神经、消化、血液系统损害为主的临床表现及有关实验室检查,参考生产环境的劳动卫生学调查,进行综合分析,排除非职业性疾病,方可作出诊断。我国现行职业性慢性铅中毒诊断及分级标准(GBZ37-2002)如下:

(1)观察对象:有密切铅接触史,无铅中毒临床表现,具有下列表现之一者:

1)尿铅≥0.34μmol/L(0.07mg/L、70μg/L)或0.48μmol/24h(0.1mg/24h、100μg/24h)。

2)血铅≥1.9μmol/L(0.4mg/L、400μg/L)。

3)诊断性驱铅试验后尿铅≥1.45μmol/L(0.3mg/L、300μg/L)而<3.86μmol/L(0.8mg/L)者。

(2)诊断及分级标准:

1)轻度中毒:①血铅≥2.9μmol/L(0.6mg/L、600μg/L)或尿铅≥0.58μmol/L(0.12mg/L、120μg/L);且具有下列一项表现者,可诊断为轻度中毒:尿δ-氨基-γ-酮戊酸≥61.0μmol/L(8mg/L、8000μg/L)者;血红细胞游离原卟啉(FEP)≥3.56μmol/L(2mg/L、2000μg/L);红细胞锌原卟啉(ZPP)≥2.91μmol/L(13.0μg/gHb);有腹部隐痛、腹胀、便秘等症状。②诊断性驱铅试验:尿铅≥3.86μmol/L(0.8mg/L、800μg/L)或4.82μmol/24h(1mg/24h、1000μg/24h)者,可诊断为轻度铅中毒。

2)中度中毒:在轻度中毒的基础上,具有下列一项表现者:腹绞痛,贫血。轻度中毒性周围神经病。

3)重度中毒:具有下列一项表现者:铅麻痹,中毒性脑病。

> **案例6-2分析**
> 　　患者有长期的职业性铅接触史;现场调查表明:空气中铅尘浓度较高;临床表现:有明显的类神经症和铅绞痛表现;化验结果:一次性尿铅1.43μmol/L,24小时尿铅2.67μmol/L,血铅2.05μmol/L。符合职业性慢性中度铅中毒的特征。

6. 治疗

(1)驱铅治疗:目前国内首选的驱铅药物为依地酸二钠钙(CaNa$_2$-EDTA)。0.5~1.0g依地酸二钠钙加入5%葡萄糖溶液250~500ml,静脉滴注。每天1次,连用3~4天为一疗程,休息3~4天后重复给药。根据患者病情确定疗程。依地酸二钠钙在络合铅的同时也可与体内的钙、铜、锌等形成稳定的络合物而排出,从而导致血钙降低及其他必需微量元素排出过多,故不合理用药可出现"过络合综合征",患者自觉疲劳、乏力、食欲缺乏等,在用药的同时,应注意补充无机盐和微量元素。其次,可选用二巯基丁二酸钠(Na-DMS)1.0g加入5%葡萄糖溶液20~40ml,缓慢静脉推注,每天1次,疗程同依地酸二钠钙。二巯基丁二酸(DMSA)是一种新型口服药物,副作用较小,每天3次,每次0.5g。

(2)对症治疗:根据病情给予对症治疗,如有类神经症者给予镇静剂,铅绞痛发作时可静脉推注10%葡萄糖酸钙10~20ml或皮下注射0.5mg阿托品,以缓解腹绞痛。另外,患者应适当休息,给予合理营养,补充B族维生素和维生素C等。

7. 处理原则

(1)观察对象:可继续原工作,3~6个月复查一次或进行驱铅实验明确是否为轻度铅中毒。

(2)轻度、中度中毒:驱铅治疗后可恢复工作,一般不必调离铅作业。

(3)重度中毒:必须调离铅作业,根据病情给予治疗和休息,如需劳动能力鉴定则按《职工工伤与职业病致残程度鉴定》(GB/T16180-2006)处理。

> **案例6-2分析**
> 　　患者入院确诊后给予1g CaNa$_2$-EDTA加入10%葡萄糖溶液500ml静脉滴注,每日1次,3天一疗程,连续用药2个疗程,两疗程间间隔3~4天。经治疗患者病情逐渐好转,临床症状消失,各项指标恢复正常出院。络合剂为一类主要用于排出体内过高负荷金属毒物的药物,可与多种金属离子络合成无毒的金属络合物并排出体外,其络合作用是非特异性的,在络合排出体内过高负荷金属毒物的同时,也会将体内的一些必需微量元素如钙、锌、镁等络合并排出,同时由于络合剂结构稳定,排出时加大肾负担,所以在使用时应当适当把握用药持续时间和疗程次数,否则会引起机体必需微量元素缺乏和肾损害。

（二）汞中毒

案例 6-3

患者,男性,38 岁,4 个月前即感乏力,双下肢沉重感,食欲缺乏、失眠、多梦,半个月后又感头痛,以额颞部为主,严重时恶心、呕吐,无耳鸣,随后出现手抖,全身疼痛,情绪不稳定,胆怯。到医院就诊,门诊查尿汞 0.345μmol/L(双硫腙法)。

查体:体温 36.8℃、脉搏 79 次/分钟、呼吸 18 次/分钟,血压 17/14kPa;发育正常,营养中等,神志清,精神萎靡;全身浅表淋巴结未触及,头颅五官无畸形,齿龈无肿胀,未见色素沉着,咽充血,心肺未见异常,腹软,肝脾肋下未及,手指震颤(+),舌震颤(+),眼睑震颤(+),共济运动正常。

实验室检查:血、尿常规正常,尿 Rous 试验(-),HBsAg 阴性,SGPT 50U,BUN 正常,血钾、钠、氯化物均在正常范围。尿汞 0.18 mg/L(冷原子吸收法)。肾图、心电图、B 超脑血管超声及胸部 X 线片检查均未发现异常。

问题

1. 引起神经系统损害的毒物有哪些?
2. 就该患者的临床表现,考虑是哪些病症?
3. 汞中毒患者有哪些临床表现?如何诊断、治疗?
---

1. 理化特性 汞(mercury,Hg)俗称水银,银白色,常温下唯一以液态存在的金属。比重 13.59,熔点为-38.9℃,沸点 357.25℃,蒸气比重为 6.9,在自然界中多以 HgS 的形式存在。汞在常温下即可蒸发,0℃时的饱和蒸气浓度就达 2.18mg/m³,超过国家职业卫生标准 200 多倍。金属汞表面张力大,洒落在地面或桌面后立即形成许多小汞珠,黏度小、易流动,一旦流散,不易清除。可被泥土、地面缝隙、墙壁、天花板、工作台、工具、衣物等吸附,增加蒸发的表面积,同时形成持续性的二次污染源。金属汞可溶于热硫酸、硝酸、脂质和类脂质,但不溶于水和有机溶剂,可与金、银、锡、铅等金属生成汞合金(又称汞齐,amalgam,加热汞齐使汞蒸发,即可得到另外一种纯净金属,是贵重金属的提取方法之一)。

2. 接触机会 职业性汞中毒多发生于应用汞的过程,常见的接触有:汞矿开采、冶炼;含汞仪器、仪表和电气器材的制造或维修,如水银温度计、血压计、气压计、日光灯、荧光灯、石英灯、整流器等;化学工业中的汞电极法生产烧碱和氯气;有机合成,塑料、染料工业用 HgCl₂ 作催化剂,以及甘汞、升汞等含汞化合物制造;冶金行业,用汞齐法提炼贵重金属和汞齐法镀金;军工生产中,雷汞为重要的起爆剂;在核能发电中作为冷却剂;口腔医学中用银汞合金补牙;有机汞可用于农药制造。

案例 6-3 分析

进一步追问患者的职业史,患者在个体金矿从事淘金工作。其生产流程:用水碾将金矿石碾碎同时加入汞,汞与金矿石粉中的金混合沉淀、过筛即成为金汞齐,此工序平均每天工作 2 小时用汞 6~7kg。工作场所为自制工棚自然通风无任何防护措施。
---

3. 毒理

(1) 吸收:金属汞主要以蒸气形式、汞的化合物以粉尘形式经呼吸道进入人体。汞蒸气具有高度弥散性和脂溶性,一旦吸入,可迅速通过肺泡膜吸收,吸收率为 75%~85%;金属汞在消化道吸收的量甚微,约为摄入量的 0.01%。有机汞和汞盐可经消化道和完整的皮肤吸收,金属汞和无机汞化合物基本上不能通过完整皮肤吸收。

(2) 分布:汞进入机体后,在血液内通过过氧化氢酶迅速被氧化成二价汞离子(Hg^{2+}),最初分布于红细胞和血浆中,主要与血红蛋白和血浆蛋白的巯基结合。数小时后开始向肾转移集中,肾汞含量可达体内总汞含量的 70%~80%。肾内的汞离子可与多种蛋白结合,主要与金属硫蛋白(metallothionein,MT)结合形成较稳定的汞硫蛋白,储存于肾皮质近曲小管上皮细胞。汞硫蛋白是富含巯基的低分子蛋白质,对汞在体内的解毒和蓄积具有很重要的意义。当体内 MT 耗竭时,汞即可对肾产生毒害。汞具有强扩散性和强脂溶性,使其极易透过血-脑脊液屏障和胎盘,汞在脑内主要分布于灰质,其中脑干含量较高,其次为小脑、大脑皮质和海马回,引起汞中毒患者出现相应的神经系统损害。汞亦可分布在口腔和肠黏膜、唾液腺和皮肤,在向腔内分泌时可引起上皮细胞产生炎症性改变。

（3）排泄：汞主要通过肾随尿排出，占排出总量的 50%～70%，其次是经肝胆系统随粪便（早期的重要排泄途径之一）排出。少量汞可以通过唾液、汗腺、乳汁、呼气、毛发及月经排出。

（4）中毒机制：汞中毒的机制尚未完全清楚。一般认为，Hg—SH 反应是汞产生毒作用的基础，即汞主要是通过抑制体内多种含巯基（—SH）酶的活性，影响机体代谢而产生毒作用；此外，它还可以与体内多种含硫、氧、氮等可作为电子供体的基团如羧基、羰基、羟基、氨基等发生作用，这些基团是体内许多重要酶类活性和生理活性物质的活性基团，与 Hg^{2+} 共价结合后即失去活性，而对机体的生理生化功能产生重大影响。

4. 临床表现

（1）急性中毒：急性中毒比较少见。在生产条件下，多由于在密闭空间内工作或意外事故造成短时间内吸入高浓度汞蒸气（>1.0mg/m³）所致。一般起病急，出现头痛、头晕、乏力、全身酸痛、寒战、发热等全身症状；咳嗽、咳痰、胸痛、呼吸困难、发绀等呼吸道症状；流涎、牙龈红肿、溃疡、化脓、出血等口腔炎症状和食欲缺乏、恶心、呕吐、腹痛、腹泻等胃肠道症状；严重者可发生化学性支气管肺炎或肺水肿；部分患者可出现肾损害和汞毒性皮炎。口服汞盐（$HgCl_2$，致死剂量为 1g，多见于自杀），或医疗上误用升汞冲洗黏膜等非职业性汞中毒，以急性腐蚀性胃肠炎、急性汞毒性肾炎和急性口腔炎为主要表现。

> **案例 6-3 分析**
> 　　患者 4 个月前即感乏力，食欲缺乏、失眠、多梦，半个月后又感头痛，以额颞部为主，严重时恶心、呕吐，无耳鸣，随后出现手抖，情绪不稳定，胆怯。查体：手指震颤（+），舌震颤（+），眼睑震颤（+）。
> 　　实验室检查：尿汞 0.18mg/L（冷原子吸收法）。

（2）慢性中毒：慢性汞中毒较常见，主要为在生产环境中长期接触低浓度汞蒸气所致，一般在接触汞数月至数年后发生，其典型的具有诊断价值的临床表现为易兴奋症、震颤和慢性口腔炎。

1）易兴奋症：早期主要表现为一般的类神经症，如头晕、头痛、乏力、失眠、多梦、健忘、食欲减退等，部分患者可伴有多汗、心悸、皮肤划痕试验阳性等自主神经功能障碍。病情进一步发展可出现慢性汞中毒典型的易兴奋症，主要表现为情绪障碍和性格改变，如易激动、烦躁不安、失眠、易发怒、好哭等，或呈抑郁状态，表现为胆小、害羞、胆怯、感情脆弱、孤僻、抑郁、注意力不集中等。

2）震颤：多为意向性震颤，即在精神紧张和集中注意力做精细动作时震颤明显，安静或睡眠时减轻或消失。早期以眼睑、舌、手指细小震颤为主，可逐渐发展至腕、上肢、下肢的粗大震颤，甚至全身性震颤，以至于患者难以书写、饮水、进食、行路、爬楼梯等。

3）口腔炎：主要表现为流涎、牙龈肿痛、易出血、溢脓、牙齿松动或脱落、舌和口腔黏膜肿胀及溃疡等。口腔卫生不良者，沿齿龈可见蓝黑色"汞线"。口腔炎是汞随唾液排出和经口腔黏膜分泌过程中对口腔黏膜、牙龈造成的损害。

4）其他损害：肾功能损害，可出现低分子蛋白尿、氨基酸尿、尿中管型、红细胞等。另外汞还可引起生殖功能异常（月经紊乱、不育、异常生育、性欲减退、精子畸形等）、汞毒性皮炎、胃肠功能紊乱、脱发、汞毒性免疫功能障碍等。

5. 诊断　根据接触金属汞的职业史、出现相应的临床表现和实验室检查结果，参考现场劳动卫生学调查资料，进行综合分析，排除其他病因所致类似疾病后方可作出诊断。我国现行职业性汞中毒诊断及分级标准（GBZ89-2007）如下：

（1）观察对象：长期接触汞后，尿汞增高无慢性汞中毒临床表现者。

（2）急性中毒：

1）轻度中毒：短期内接触大量汞蒸气，尿汞增高。可出现发热、头晕、头痛、震颤等全身症状。并具有下列一项者：口腔-牙龈炎和（或）胃肠炎；急性支气管炎。

2）中度中毒：在轻度中毒基础上，具有下列一项：间质性肺炎；明显蛋白尿。

3）重度中毒：在中度中毒基础上，具有下列一项者：急性肾衰竭；急性中度或重度中毒性脑病。

（3）慢性中毒：

1）轻度中毒：长期密切接触汞后，具备下列任何三项者：①脑衰弱综合征；②口腔-牙龈炎；③手指震颤，可伴有舌、眼睑震颤；④近端肾小管功能障碍，如尿低分子蛋白含量增高；⑤尿汞增高。

2）中度中毒：在轻度中毒基础上，具有下列一项者：①性格情绪改变；②上肢粗大震颤；③明显肾损害。

3）重度中毒:慢性中毒性脑病。

汞接触者的尿汞含量波动较大,影响因素较多,多次测定比较或通过驱汞试验(方法是肌内注射二巯基丙磺酸钠 250mg 或静脉注射二巯基丁二酸钠(Na-DMS)1g,注射后收集 24 小时尿样进行汞含量测定,如果尿汞排出量超过正常值 1 倍者,即有辅助诊断价值)结果比较可靠。尿汞正常参考值 0.05mol/L(0.01mg/L)[WS/T26-1996 冷原子吸收光谱测定方法(二)酸性氯化亚锡还原法];双硫腙法 250nmol/L(0.05mg/L);冷原子吸收法为 100nmol/L(0.01mg/L)。

> **案例 6-3 分析**
> 1. 患者职业史 在个体金矿从事淘金工作,主要接触金属汞毒物,工龄一年。
> 2. 临床特点 患者 4 个月来出现神经衰弱综合征,伴有神经性肌肉震颤。
> 3. 实验室检查 尿汞 0.90mol/L(0.18 mg/L)(冷原子吸收法),超过正常参考值 0.05mol/L。
> 4. 现场劳动卫生学调查 空气中汞的浓度为 0.16mg/m³,无任何防护设备。
> 诊断为慢性轻度汞中毒。

6. 治疗

(1) 急性汞中毒

1）迅速脱离现场,脱去污染衣服,静卧,保暖。

2）对误服汞盐患者,接诊后是否洗胃应视具体情况而定。如已出现急性腐蚀性胃肠炎表现,禁忌洗胃,须尽快灌服蛋清、牛奶或豆浆,以使汞与蛋白质结合,保护被腐蚀的胃壁并阻止汞的进一步吸收;如尚无腐蚀性胃肠炎表现,则应给予及时洗胃,用温盐水和 0.2% 的活性炭交替进行,而后再灌入蛋清、牛奶或豆浆。病情稳定之后,给予驱汞治疗。

3）驱汞治疗:驱汞首选药物为二巯基丙磺酸钠或二巯基丁二酸钠,均系巯基络合剂,作用是既可保护人体含巯基酶不受汞的毒害,又可竞争性争夺与巯基酶结合的汞离子使酶恢复活性,巯基络合剂与汞结合后可由肾排出。具体用法是:二巯基丙磺酸钠 5mg/kg 肌内注射,或二巯基丁二酸钠 0.5～1.0g 缓慢静脉注射;前 2 天每 6～8 小时一次,2 天后改为每天 1 次,6 天为一疗程,根据尿汞水平决定是否需要下一疗程,如需要则间隔 4 天后进行。同时注射大剂量的糖皮质激素,可促进病情恢复。如患者肾功能出现衰竭征象,应及早进行血液透析治疗。

(2) 慢性汞中毒:

1）驱汞治疗:选用的驱汞药物与急性中毒相同。用法为:二巯基丙磺酸钠 0.25g,肌内注射,每天 1 次,用药 3 天,休息 4 天为一疗程;二巯基丁二酸钠 1.0g,静脉注射,每天 1 次,疗程同上。

2）对症治疗:原则同内科疾病相似,患者应注意休息,避免精神刺激,适当使用镇静安神的药物;口腔炎患者可局部用药。

> **案例 6-3 分析**
> 患者入院后用 5% 二巯基丙磺酸钠 0.125g,肌内注射,每天 2 次,第一疗程驱汞 5 天,间歇 3 天,以后每个疗程驱汞 3 天,共驱汞治疗 4 个疗程,同时查尿汞,最高达 0.015mol/L(0.003mg/L)。其他对症支持治疗,配合针灸理疗,患者病情明显好转,住院 63 天出院,门诊随访。

7. 处理原则

(1) 观察对象应加强医学监护,可进行药物驱汞。

(2) 急性和慢性轻度汞中毒者治愈后可从事正常工作。

(3) 急性和慢性中度及重度汞中毒者治疗后不宜再从事接触汞及其他有害物质的工作。

(4) 如需劳动能力鉴定,按 GB/T16180 处理。

二、有机溶剂

(一) 概述

1. 理化特性和毒作用特点 有机溶剂在常温常压下多为液体,生产条件下主要用于清洗、去油污、稀释和提取等,也可用作中间体生产其他化学物。工业有机溶剂有 30 000 余种,具有相似或不同的理化特性和毒作用特点,概括如下。

(1)挥发性、可溶性和易燃性:有机溶剂的挥发性较高,以呼吸道吸入为主要的接触途径。较高的脂溶性是有机溶剂的溶解性特点,决定它与神经组织的亲和力较强、易透过血-脑脊液屏障,对神经系统产生麻醉作用。兼具一定水溶性者可经皮肤进入体内;多数有机溶剂具有可燃性,可用作燃料,如汽油、乙醇等;也有一些属非可燃物,如卤代烃类化合物,可用作灭火剂。

(2)化学结构:有机溶剂按化学结构可分为脂肪族、脂环族和芳香族,其功能团包括卤素、醇类、酮类、乙二醇类、酯类、羧酸类、胺类和酰胺类。同类毒物的毒性和毒作用特点相似,如三氯甲烷等氯代烃类多具有肝毒性,甲醛等醛类具有刺激性等。

(3)吸收与分布:多数有机溶剂吸入后在肺内滞留量占吸入量的 40%~80%。肺泡内吸入气中该物质的分压大小、在血液中的溶解度、劳动强度以及接触时间是影响吸收量和速度的主要因素。有机溶剂多属脂溶性,由于血-脑脊液屏障富含脂肪,因而吸收后的有机溶剂多分布于富含脂质和类脂质的脂肪组织、神经组织、肝等,同时在这些组织中的滞留时间也较长。另外,大多数有机溶剂可透过胎盘,也可进入乳汁,从而影响胎儿和婴儿健康。

(4)代谢与排出:不同溶剂的代谢程度各异,有些可充分代谢,有些则几乎不被代谢。体内溶剂主要以原形物经呼出气排出,少量以代谢物形式经尿排出。多数溶剂的生物半衰期较短,一般从数分钟至数天,故生物蓄积对大多数溶剂说来,不是影响毒作用的重要因素。

2. 有机溶剂对健康的影响

(1)神经系统:易挥发的脂溶性有机溶剂几乎都能引起神经系统的抑制。

1)中枢神经系统:急性有机溶剂中毒时出现的中枢神经系统的抑制症状与乙醇中毒相似,特点为先兴奋后抑制,中毒初期表现为兴奋、欣快感、皮肤潮红等,进而出现头痛、眩晕、步态不稳、语言不清、易激怒、定向力障碍、意识障碍等,甚至因呼吸抑制而死亡。上述急性影响可带来继发性危害,如意外事故增加等。

较低浓度长期接触主要引起慢性中毒,表现为神经行为障碍,如短期记忆力丧失、注意力不集中等智力功能失调;因累及小脑而导致前庭-动眼失调;抑郁、焦虑等性格或情感改变。

2)周围神经和脑神经:对周围神经损害多属于非特异性损害,仅有少数溶剂的损害呈特异毒性。如二硫化碳、正己烷能损害四肢远端轴突,引起两侧对称性混合型周围神经炎,表现为手套或袜套样分布的神经末梢感觉减退或异常,可伴有肌肉疼痛或抽搐,远端反射则多呈抑制;三氯乙烯能引起三叉神经麻痹,多限于三叉神经支配区域的感觉功能丧失。

(2)呼吸系统:有机溶剂对呼吸道均有不同程度的刺激作用,可引起呼吸道的急慢性损害,损害程度及部位与有机溶剂接触浓度、溶解度和接触时间有关。

(3)皮肤:有机溶剂几乎都能使皮肤脱脂或使脂质溶解,引起急性或慢性刺激性皮炎,约占职业性皮炎总例数的 20%,多表现为红斑和水肿。有少数工业溶剂可引起过敏性接触性皮炎,个别有机溶剂甚至可引起剥脱性皮炎,如三氯乙烯等。

(4)肝:任何有机溶剂在大剂量、长时间接触的情况下,均能导致肝细胞损害。一些有卤素或硝基取代基团的有机溶剂如四氯化碳、硝基苯等对肝毒性较大;芳香烃如苯及其同系物和氨基化合物的肝毒性较弱;丙酮无肝毒性,但能加重乙醇对肝的作用;短期过量接触四氯化碳可产生急性肝损害,长期低浓度接触可引起慢性肝病。

(5)其他:有机溶剂对心脏的影响是心肌对内源性肾上腺素敏感性增强,引起心律不齐如发生心室颤动,甚至猝死;苯可损害造血系统,导致白细胞和全血细胞减少症、再生障碍性贫血,甚至白血病;有些溶剂如二硫化碳对女性生殖功能和胎儿的神经系统发育均有影响。

(二)苯中毒

案例 6-4

患者,女性,36 岁,某皮鞋厂仓库保管员。因头晕、头痛、乏力、失眠、多梦、记忆力减退、月经过多、牙龈出血而入院。

入院检查:神志清楚,呈贫血面容,皮肤黏膜无瘀点,体温 37.0℃,脉搏 80 次/分钟,呼吸 21 次/分钟,血压 110/65mmHg,腹部平软,肝在肋下 1.5cm。

实验室检查:白细胞计数平均值为 $2.5 \times 10^9/L$(范围 $3.0 \times 10^9 \sim 4.1 \times 10^9/L$),中性粒细胞 $1.3 \times 10^9/L$,血小板计数 $50 \times 10^9/L$,红细胞 $3.0 \times 10^{12}/L$,血红蛋白 $60g/L$。肝肾功能、心电图、胸透、尿常规、大便常规均正常。

问题

1. 怀疑该患者疾病与职业有关的依据是什么?应采取哪些步骤证实这种关系?
2. 慢性苯中毒的主要临床表现有哪些?

1. 理化特性 苯(benzene, C_6H_6)在常温下是无色透明油状的具有特殊芳香味的易燃液体,沸点 $80.1℃$,极易挥发,蒸气密度为 2.77,因而在空气相对静止的窄小空间里可沉积于空气下方。苯微溶于水,易溶于脂肪及乙醇、氯仿、乙醚、汽油、丙酮、二硫化碳等有机溶剂。

2. 接触机会 苯在工农业生产中被广泛使用,接触机会很多:①有机化学合成原料,如生产含苯环的苯酚、合成染料、药物、香料、农药、塑料、合成纤维、合成橡胶、合成洗涤剂和炸药等;②作为溶剂、萃取剂与稀释剂,用于生药的浸渍、提取、重结晶,以及油漆、橡胶、印刷、制鞋业等;③制造苯的工业,如由焦炉气(煤气)和煤焦油的分馏、石油的裂解或人工合成苯;④用作燃料,如工业汽油中苯的含量可高达 10% 以上。

案例 6-4 分析

通过询问和现场调查了解到:患者自诉以往身体健康。从 1990 年开始担任仓库保管员工作,仓库中存有苯、甲苯、汽油、醋酸乙酯等化学品。经测定,空气中苯浓度最低为 $120mg/m^3$,最高达 $360mg/m^3$(苯的时间加权平均容许浓度为 $6mg/m^3$),是标准值的 $20 \sim 60$ 倍。患者的办公室设在仓库内,工作时无任何防护措施,室内无通风排毒装置。无在岗期间健康检查制度,未接受过职业卫生宣传教育。上岗前未进行健康检查。以上资料显示患者有明确的苯职业接触史。

3. 毒理

(1)吸收:生产作业场所空气中苯以蒸气状态存在,主要通过呼吸道进入人体。完整皮肤直接接触可吸收少量苯,而且受许多因素的影响。消化道对苯的吸收虽很完全,但在职业中毒中意义不大。苯经呼吸道吸收的速率遵循气体弥散定律,从高浓度到低浓度扩散,开始时吸收速度很快,随着接触时间的延长和血液中苯浓度的升高,吸收速率逐渐减慢。

(2)分布:苯被吸收入血后,由于其自身的强脂溶性,在体内的分布为趋脂分布。苯快速分布在富含脂肪和类脂质的组织器官中,如骨髓、脂肪、心脏、脑、肝、肾等,而且在这些组织器官中滞留时间较长。

(3)代谢:进入体内的苯约 40% 在肝通过氧化和结合作用被代谢转化,主要经过肝细胞微粒体混合功能氧化酶的催化作用,生成酚、对苯二酚(氢醌)、邻苯二酚等活性较高的环羟基化合物,再通过多条代谢途径代谢排出,其中约 10% 被分解为水和二氧化碳。

(4)排出:吸收的苯约 50% 以原形由呼吸道呼出,约 40% 在体内代谢转化生成酚类代谢产物。这些代谢产物最终与葡萄糖醛酸根、硫酸根及某些氨基酸结合后主要经肾随尿排出,故测定尿酚的量可反映近期体内苯的吸收情况(由于尿酚的排出量多在接触后 3 小时下降,故应在工作时或下班后立即收集尿样,尿酚含量超过 $10mg/L$ 时,提示苯吸收)。呼出气中苯含量也可反映接触苯的程度。吸收的苯约 10% 以原形在体内蓄积,主要分布在骨髓、脑及神经系统等富含类脂质的组织,尤以骨髓中含量最多,约为血液中的 20 倍,并逐步代谢排出,因而多次反复接触苯体内可有一定量的蓄积。

4. 中毒机制 慢性苯中毒主要表现为对造血系统的损害和致白血病作用,迄今对此损害的机制进行了大量研究,多数学者认为主要是苯的代谢产物酚类化合物所致。目前较为公认的机制有:① 苯的代谢产物酚类如对苯二酚、邻苯二酚等为原浆毒,可直接抑制造血细胞的核分裂,对骨髓中分裂最活跃的原始细胞具有明显的毒作用;②苯的代谢产物作用于骨髓基质,抑制细胞调节因子对造血干细胞的增殖和分化的调节作用,使各类血细胞生成减少,产生造血功能障碍;③苯及代谢产物可通过与细胞内的巯基作用,导致谷胱甘肽耗竭,影响氧化还原系统功能,破坏血细胞;④苯及代谢产物可致体内脂质过氧化作用,产生自由基引起 DNA 氧化应激损伤;或其代谢产物可与 DNA 共价结合,引起外周血细胞和骨髓细胞染色体畸变;⑤癌基因的激活,肿瘤的发生通常是两种或两种以上癌基因激活协同作用的结果。苯所致白

血病可能与 *ras*、*c-fos*、*c-myc* 等癌基因的激活有关。

5. 临床表现

（1）急性中毒：多由于短时间内吸入大量苯蒸气所致。主要表现为中枢神经系统的麻醉症状，轻者出现黏膜刺激症状、皮肤潮红、兴奋、头晕、酩酊感、意识稍模糊、欣快感等类似酒醉状，随后有恶心、呕吐及步态不稳，严重时发生昏迷、抽搐、血压下降，以至呼吸和循环衰竭。整个过程的长短决定于空气中苯浓度的高低，自数分钟到数小时不等。少数昏迷与呼吸微弱或呼吸停止时间较长者可并发缺氧性脑水肿。实验室检查可见尿酚和血苯升高。

（2）慢性中毒：长期接触低浓度苯可引起慢性中毒。主要表现为造血系统和神经系统症状，对造血系统损害为慢性苯中毒的主要特征。苯对人体造血系统的慢性损害，个体敏感性差异较大。

1）神经系统：中毒早期出现不同程度的类神经症，多表现为头痛、头晕、记忆力减退、失眠、多梦、乏力等。部分患者可伴有自主神经功能紊乱症状，如心动过速或过缓、皮肤划痕试验阳性等，个别患者有四肢末端麻木和痛觉减退现象。

2）造血系统：轻度中毒者无自觉症状，但血象检查发现异常。重度中毒者常因感染而发热，牙龈、鼻腔、黏膜与皮下出血，眼底检查可见视网膜出血。

a. 血象异常：中毒早期以白细胞数持续性降低最为常见，主要是中性粒细胞减少，常伴有淋巴细胞相对增多（但绝对数量仍减少），达到 40% 左右。部分病例血液涂片可见粒细胞中的毒性颗粒、空泡等。患者还可出现血小板减少，并伴有出血倾向，表现为皮肤、黏膜出血及紫癜，出血时间延长，女性有月经增多。出血倾向与血小板数量减少不呈平行关系，其原因是患者除血小板数量减少之外，与血小板的凝聚功能异常、纤维蛋白原等凝血因子减少、毛细血管内皮细胞出现脂肪变性等有关。

b. 继发性再生障碍性贫血：骨髓象与早期血象变化并不一致，早期骨髓象可在正常范围或轻度增生不良，以粒细胞变化为主，其次表现为骨髓细胞增生亢进，常以幼红细胞为主。长期苯接触或短期内接触较高浓度苯，均可导致全血细胞减少，造血功能趋于衰竭，多部位骨髓穿刺涂片，可获得增生不良的骨髓象。

c. 继发性骨髓增生异常综合征：该综合征是一种克隆性血液病，造血功能显著异常。临床表现与重型再生障碍性贫血相似，贫血、出血和反复感染，预后极差。

d. 继发性白血病：苯引起白血病多在长时间、高浓度接触后发生，据文献报道最短 6 个月，最长 23 年，白血病类型以急性粒细胞型多见。苯白血病临床表现与非苯白血病类似，但预后较差。国际癌症研究中心已确认苯是人类致癌物。

3）其他：皮肤接触苯可因脱脂而变得干燥、脱屑、皲裂、过敏性湿疹及脱脂性皮炎等。苯还可损害生殖系统，苯接触女工月经血量增多、经期延长，自然流产率和胎儿畸形率增高。苯对免疫系统也有影响，接触苯的工人血 IgG、IgA 明显降低，而 IgM 增高；此外，职业性苯接触工人染色体畸变率可明显增高。

案例 6-4 分析

患者不知道仓库中存放的苯、甲苯、醋酸乙酯等是有毒物质。从事此工作后出现头痛、头昏、失眠、记忆力减退等类神经症表现，月经过多、牙龈出血等出血倾向。实验室检查：白细胞计数平均值为 $2.5 \times 10^9/L$（范围 $3.0 \times 10^9 \sim 4.1 \times 10^9/L$），中性粒细胞 $1.3 \times 10^9/L$，血小板计数 $50 \times 10^9/L$，红细胞 $3.0 \times 10^{12}/L$，血红蛋白 60g/L，符合苯的慢性损害临床表现特点。

---

6. 诊断　职业性苯中毒诊断应根据我国现行的国家职业卫生标准（GBZ68-2008）进行：急性苯中毒需根据短期内吸入大量苯蒸气，以意识障碍为主的临床表现，结合现场职业卫生学调查，参考实验室检测指标，综合分析，排除其他疾病引起的中枢神经系统损害，方可诊断。

慢性苯中毒需根据较长时间密切接触苯的职业史，以造血系统的损害为主的临床表现，结合实验室检测指标和现场职业卫生学调查，综合分析，排除其他原因引起的血象、骨髓象改变，方可诊断。

（1）观察对象：苯作业人员的血液检验发现有以下改变之一，在 3 个月内每 2 周复查一次仍无好转，且不能找到其他原因者，可列为观察对象。①白细胞计数波动于 $4 \times 10^9 \sim 4.5 \times 10^9/L$；②血小板计数波动于 $60 \times 10^9 \sim 80 \times 10^9/L$；③周围血细胞计数增高或细胞形态异常。

（2）诊断与分级标准

1）急性苯中毒：①轻度中毒：短期内吸入大量苯蒸气后出现头晕、头痛、恶心、呕吐、黏膜刺激症状，伴有轻度意识障碍（见 GBZ76）。②重度中毒：吸入大量苯蒸气后出现中重度意识障碍（见 GBZ76）或呼吸循环衰竭、猝死（见 GBZ78）。

2）慢性苯中毒：

a. 轻度中毒：可有头晕、头痛、乏力、失眠、记忆力减退、易感染和（或）出血倾向等症状。在连续 3 个月内每 2 周复查一次血常规，符合下列之一者：

a）白细胞计数大多低于 $4×10^9/L$ 或中性粒细胞低于 $2×10^9/L$；

b）血小板计数大多低于 $60×10^9/L$。

b. 中度中毒：在轻度中毒的基础上，符合下列之一者：

a）白细胞计数低于 $4×10^9/L$ 或中性粒细胞低于 $2×10^9/L$，伴血小板计数低于 $60×10^9/L$；

b）白细胞计数低于 $3×10^9/L$ 或中性粒细胞低于 $1.5×10^9/L$；

c）血小板计数低于 $40×10^9/L$。

c. 重度中毒：符合下列之一者：

a）全血细胞减少症；

b）再生障碍性贫血；

c）骨髓增生异常综合征；

d）白血病。

> **案例 6-4 分析**
>
> 患者有明确的苯职业接触史，作业环境空气中苯浓度超标，临床表现符合慢性苯中毒特点，结合实验室检查结果，对照诊断标准，可诊断为职业性慢性重度苯中毒。

7. 治疗原则

（1）急性苯中毒：急性中毒患者应立即移至空气新鲜处，脱去被苯污染的衣服，用肥皂水清洗被污染的皮肤，安静卧床，注意保暖。急性期应卧床休息，急救原则和内科相同，可静脉注射大剂量维生素 C 和葡萄糖醛酸，可加速苯的代谢产物与其结合，加速其排出。同时给予对症治疗，如患者烦躁不安或出现抽搐，可给予水合氯醛或地西泮等，注意防治脑水肿。如无心搏骤停，禁用肾上腺素，以免诱发心室颤动。

（2）慢性苯中毒：目前无特效解毒药，治疗根据造血系统损害所致血液疾病给予相应处理，重点是恢复骨髓造血功能，如给予多种维生素、利血生、复方阿胶等刺激骨髓血细胞生成的药物。如出现慢性重度苯中毒，治疗原则同内科血液病。

> **案例 6-4 分析**
>
> 患者住院后经升白细胞药、多种维生素、核苷酸类药物以及泼尼松、丙酸睾酮，辅以中草药治疗，患者的病情好转，血常规已回升至正常水平。出院休息半个月后，又回到原工作岗位，继续从事仓库保管工作，7 个月后患者出现反复发热，口腔溃疡，月经过多，牙龈出血等，症状较以前严重而再次入院治疗。

8. 处理原则

（1）急性中毒：病情恢复后，轻度中毒可安排适当工作，重度中毒应调离原工作岗位。

（2）慢性中毒：一经确定诊断，应立即调离苯及其他有毒物质作业的工作。

（3）需进行劳动能力鉴定者，按 GB/T16180 处理。

> **案例 6-4 分析**
>
> 经治疗，患者疾病治愈，只是达到临床治愈水平。按照慢性苯中毒的处理原则，患者出院后应立即调离苯及其他有毒物质作业的工作。但患者休息后，再次回到原工作岗位，导致疾病进展更加严重，医治难度增大。

三、苯的氨基与硝基化合物

芳香族氨基和硝基化合物(aromatic amino-and nitro-compounds)是苯及其同系物(甲苯、二甲苯、酚)苯环不同位置上的氢原子被一个或几个氨基(—NH_2)或硝基(—NO_2)、卤素或烷基取代后而生成的种类繁多的衍生物。常见的有苯胺、对苯二胺、联苯胺、二硝基苯、三硝基甲苯和硝基氯苯等。苯胺($C_6H_5NH_2$)和硝基苯($C_6H_5NO_2$)是这类化合物的代表。

(一) 理化特性

本类化合物在常温下是固体或液体。沸点高,如苯胺沸点为184.4℃、硝基苯为210.9℃、联苯胺为401.3℃,挥发性低,难溶或不溶于水,易溶于脂肪、醇、醚、氯仿及其他有机溶剂。

(二) 接触机会

本类化合物广泛应用于制造染料、药物、橡胶、炸药、油漆、印刷、油墨、香料、农药、塑料等化学工业。

(三) 毒性机制

在生产条件下,本类物质主要以粉尘或蒸气的形态存在于空气中,可经呼吸道和完整皮肤吸收。液态化合物,更容易经完整皮肤吸收。在生产过程中主要中毒原因为热料喷洒到身上,或在搬运及装卸过程中,外溢的液体经浸润的衣服、鞋袜沾染皮肤而吸收中毒。吸收入体内后,经不同的生物转化代谢过程,如苯胺经氧化、硝基苯经还原,最后均转化为氨基酚,从肾随尿液排出。从代谢速率上看,苯胺转化快,硝基苯转化慢。本类化合物主要毒作用共同点如下:

1. 血液损害 对血液系统的毒性损害是芳香族氨基、硝基化合物最基本的毒作用。主要表现在两个方面:一是氧化血红蛋白(Hb)为高铁血红蛋白(MetHb),使之失去携氧的性能;二是溶血作用,即对红细胞的破坏作用。

(1) 高铁血红蛋白形成作用:促使高铁血红蛋白形成的机制可分为直接氧化作用和间接氧化作用两种。直接氧化物主要有亚硝酸盐、硝化甘油等,这类物质在体外试验能直接与血红蛋白发生反应形成高铁血红蛋白。芳香族的氨基、硝基化合物大多数属于间接氧化物,该类化合物经代谢后产生的苯基羟胺(苯胲)和苯醌亚胺为强氧化剂,因而形成高铁血红蛋白的作用强。血红蛋白中的二价铁被氧化成三价铁形成高铁血红蛋白,高铁血红蛋白中的三价铁与羟基牢固结合,失去携氧能力。

少数芳香族氨基、硝基化合物可直接形成高铁血红蛋白,如对氯硝基苯和对氨基苯酚。也有些仅微弱或不能形成高铁血红蛋白,如二硝基酚、联苯胺等。

(2) 溶血作用:在正常情况下红细胞生存需要不断供给还原型谷胱甘肽(GSH),苯的氨基硝基化合物经生物转化产生的中间产物,如苯基羟胺可使红细胞内的GSH减少,红细胞膜失去保护,发生破裂,产生溶血。特别是有先天性葡萄糖-6-磷酸脱氢酶(G-6-PD)缺陷者,更易引起溶血。

(3) 形成变性珠蛋白小体(赫恩小体 Heinz body):芳香族氨基、硝基化合物除作用于血红蛋白的亚铁离子和红细胞的GSH外,还直接作用于珠蛋白分子中的巯基(—SH),使珠蛋白变性。变性的珠蛋白形成沉淀物,使红细胞内出现包涵体,即为赫恩小体。这种小体通过两种途径损伤红细胞:一是变性珠蛋白与膜之间可借助二硫键(—S—S)形成二硫化合物,使两者紧密相连,从而影响膜的结构和功能;二是红细胞随小体的形成而丢失表面积,使红细胞表面积与体积之比变小,对阳离子的通透性增加,导致红细胞寿命缩短。带赫恩小体的红细胞经过脾时,可被吞噬细胞识别而被吞噬。因此,具有赫恩小体的红细胞容易发生溶血反应。但溶血的轻重程度与产生赫恩小体的量并不一定平行。溶血作用与高铁血红蛋白形成的关系很密切,但在程度上并不平行。

2. 肝损害 苯的硝基化合物如硝基苯、硝基苯胺、二硝基苯、三硝基甲苯(TNT)、4-硝基苯胺等所致职业性肝损害是最常见的。病变主要累及肝实质,引起中毒性肝病及肝脂肪变性,严重可发生急性、亚急性黄色肝萎缩,或发展为肝硬化。两种肝毒物联合作用能增强肝损害作用,饮酒可加重肝损害,也影响治疗效果。

苯的氨基化合物如间苯二胺、硝基苯胺等严重急性中毒可见肝损害,这是由于大量红细胞破坏后,血红蛋白及其分解产物沉积于肝,从而引起继发性肝细胞损害,一般恢复较快。

3. 泌尿系统损害 本类化合物在体内的代谢产物主要经肾排出,可直接作用于肾,引起肾实质性损害,肾小球及肾小管上皮细胞发生变性、坏死,出现血尿,如邻硝基乙苯等。本类化合物中的一些毒物引起大量溶血后可导致继发性肾损害。5-氯-邻甲苯胺可引起出血性膀胱炎。

4. 皮肤损害和致敏作用 本类化合物易经皮肤吸收,对皮肤产生强烈的刺激作用和致敏作用。一般在接触后数日或数周后发病,脱离接触并进行适当治疗后皮损可痊愈,如二氨基甲苯对皮肤和眼结膜具有强烈刺激作用。长期职业接触低剂量二硝基苯的衍生物,如二硝基氟苯、二硝基氯苯和二硝基硫氰代苯等,可致皮肤灼痛、红斑、丘疱疹,严重者出现上皮坏死或角化,还可发生支气管哮喘,临床表现与一般哮喘相似。

5. 眼的损害 本类化合物中的三硝基甲苯、二硝基酚、二硝基邻甲酚等可使眼晶状体发生混浊,引起白内障。

6. 对新陈代谢的影响 硝基酚类化合物可促进新陈代谢,抑制磷酰化过程,而使体温升高,出现高热。

7. 致癌作用 目前公认能引起职业性膀胱癌的主要毒物为联苯胺和乙萘胺。与一般居民比较,接触乙萘胺者膀胱癌发病率高出 61 倍,接触联苯胺者高出 19 倍,接触甲萘胺者高出 16 倍,混合接触者为 30 倍。目前,尚未肯定甲萘胺对人的致癌性。有人报道接触邻甲苯胺的工人膀胱癌发病率增加。

8. 其他 本类化合物还可影响神经和心血管系统,中毒者出现各种神经症状及心肌损害,心电图异常等。重度中毒患者可有神经细胞脂肪变性。

(四) 临床表现

1. 急性中毒

(1) 轻度中毒:表现为头晕、头痛、无力、食欲缺乏,口唇、指甲、面颊、耳壳等处呈现发绀。高铁血红蛋白,一般在 10% ~ 30% ,外周血红细胞中能检出少量赫恩小体。

(2) 中度中毒:全身中毒症状加重,并可出现气短、心悸、耳鸣、手指麻木、步态不稳、恶心、呕吐等症状,可有轻度溶血性贫血、化学性膀胱炎。肝大并伴压痛。皮肤、黏膜明显发绀,高铁血红蛋白在 30% ~ 50% ,赫恩小体达 20% ~ 30% 。

(3) 重度中毒:呼吸急促,心率增快,心音弱,可出现意识障碍、昏迷、休克等,可伴有重度溶血性贫血及较严重的肝、肾损害。重度发绀,皮肤、黏膜呈铅灰色。高铁血红蛋白、赫恩小体分别高达 50% 以上。

硝基苯中毒时以神经系统症状为主,严重者可有高热、多汗、脉缓、血压升高、瞳孔扩大等植物神经功能紊乱症状。二硝基苯中毒发病较硝基苯慢,但中毒症状较后者重。

2. 慢性中毒

(1) 轻度中毒:有明显及持续的神经衰弱综合征表现及心动过速、过缓、多汗等自主神经功能障碍。可有食欲缺乏、恶心、腹胀等症状,伴肝大、肝功能异常,亦可有轻度贫血。

(2) 重度中毒:除上述症状外,患者还出现明显的贫血、肝功能异常。有些毒物可引起黄色肝萎缩。

(五) 诊断

根据短期内接触高浓度苯的氨基、硝基化合物的职业史,出现以高铁血红蛋白血症为主的临床表现,结合现场卫生学调查结果,综合分析,排出其他原因所引起的类似疾病,依据国家标准《职业性急性苯的氨基、硝基化合物(三硝基甲苯除外)中毒诊断标准及处理原则》(GBZ30-2002)方可诊断。

1. 接触反应 接触苯的氨基、硝基化合物后有轻度头晕、头痛、乏力、胸闷,高铁血红蛋白低于 10% ,短期内可完全恢复。

2. 诊断及分级标准

(1) 轻度中毒:口唇、耳郭、舌及指(趾)甲发绀,可伴有头晕、头痛、乏力、胸闷,高铁血红蛋白在 10% ~ 30% 以下,一般在 24 小时内恢复正常。

(2) 中度中毒:皮肤、黏膜明显发绀,可出现心悸、气短、食欲缺乏、恶心、呕吐等症状,高铁血红蛋白在 30% ~ 50% ,或高铁血红蛋白低于 30% 且伴有以下任何一项者:

1) 轻度溶血性贫血,赫恩滋小体可轻度升高;

2) 化学性膀胱炎;

3) 轻度肝损害;

4) 轻度肾损害。

（3）重度中毒：皮肤黏膜重度发绀，高铁血红蛋白高于50%，并可出现意识障碍，或高铁血红蛋白低于50%且伴有以下任何一项者：

1）赫恩小体可明显升高，并继发溶血性贫血；

2）严重中毒性肝病；

3）严重中毒性肾病。

（六）治疗原则

1. 防止毒物继续吸收　应使患者迅速脱离现场，清除皮肤污染，立即给予吸氧，严密观察病情变化。

2. 高铁血红蛋白血症　给予高渗葡萄糖、维生素C、小剂量亚甲蓝治疗。

3. 溶血性贫血　主要为对症和支持治疗，重点在于保护肾功能，碱化尿液，应用适量肾上腺糖皮质激素。严重者应予以输血治疗，必要时采用换血疗法或血液净化疗法。参照GBZ75。

4. 化学性膀胱炎，主要为碱化尿液，应用适量肾上腺糖皮质激素，防止继发感染。并可给予解痉剂及支持治疗。

5. 肝、肾功能损害，处理原则见GBZ59和GBZ79。

（七）处理原则

轻、中度中毒治愈后，可恢复原工作；重度中毒视疾病恢复情况可考虑调离原工作；如需劳动能力鉴定者，按GB/T16180的有关条文处理。

四、刺激性气体

> **案例6-5**
>
> 　　患者，男性，27岁，湘西州泸溪县某锰业公司职工，在该厂储氨库卸氨时，因联接管道老化，液氨压力过大而致管道爆裂，导致液氨大量泄漏，一时间吸入高浓度氨气中毒被送往医院救治。患者表现为胸闷、头晕、乏力等类神经症状，有不同程度的流泪、咽痛、声音嘶哑、咳嗽、咳痰等眼和上呼吸道刺激症状。入院后检查：肺部出现干、湿性啰音。胸部X线片显示肺纹理增多、紊乱，边缘存在模糊的散在的斑片状阴影。血气分析：呈现轻度至中度低氧血症。
>
> **问题**
>
> 　1. 如果要确诊急性刺激性气体中毒，还需要补充什么资料？
>
> 　2. 急性吸入刺激性气体的临床表现有哪些？
>
> 　3. 如何处理急性刺激性气体中毒？
>
> 　4. 在职业场所如何预防刺激性气体损害？

刺激性气体（irritative gas）是指对眼、呼吸道黏膜和皮肤具有刺激作用的一类有害气体，多具有腐蚀性。在化学工业生产中最常见。在生产过程中，常因不遵守操作规程或容器、管道等设备被腐蚀而发生跑、冒、滴、漏，导致气体外逸，污染作业环境，引起职业性急性中毒。长期低浓度接触刺激性气体，也可造成慢性损害。

（一）刺激性气体的种类

刺激性气体多数在常温常压下为气态，也有物质常态下是固体或液体，但可通过挥发、蒸发、升华后形成蒸气和气体。其种类很多，大致可分为以下几类：

1. 酸　硫酸、盐酸、硝酸、铬酸等蒸气。

2. 成酸氧化物　二氧化硫、三氧化硫、二氧化氮、铬酐等。

3. 成酸氢化物　氯化氢、氟化氢、溴化氢等。

4. 成碱氢化物　氨等。

5. 卤族元素　氟、氯、气态溴和碘等。

6. 无机氯化物　碳酰氯（光气）、二氯亚砜、三氯化磷、三氯化硼、三氯氧磷、三氯化砷等。

7. 卤烃　溴甲烷、三氯硝基甲烷等。

8. 酯类 硫酸二甲酯、二异氰酸甲苯酯、甲酸甲酯等。

9. 醛类 甲醛、丙烯醛。

10. 强氧化剂 臭氧等。

11. 有机氧化物 环氧氯丙烷等。

12. 金属化合物 氧化镉、羰基镍、硒化氢等。

按其水溶性大小,可分为两类:一类为水溶性较大的,如二氧化硫、氯化氢、氨气等;一类是水溶性小的,如氮氧化物、光气等。刺激性气体种类很多,职业接触最常见的有氯气、氯化氢、氨气、氮氧化物、光气、氟化氢、二氧化硫和三氧化硫等。

(二) 常见刺激性气体理化特性与接触机会

1. 氯气(chlorine, Cl_2) 常温常压下为黄绿色、有强烈刺激性的气体。密度为2.488,高压下可液化为液态氯,溶于水和碱性溶液,易溶于二硫化碳和四氯化碳等有机溶剂。遇水后生成次氯酸(HClO)和盐酸(HCl),次氯酸再分解为盐酸和新生态氧。在高温条件下,氯气与一氧化碳作用生成毒性更大的光气($COCl_2$)。氯气的用途广泛,如电解食盐,制造各种含氯化合物,如农药、含氯石灰、消毒剂、溶剂、塑料、合成纤维及其他氯化物。

2. 氨(ammonia, NH_3) 常温常压下为无色、有特殊刺激性臭味的气体。密度为0.596,常温下可压缩为液氨,极易溶于水生成氨水,呈强碱性,能碱化脂肪。制造冷冻剂、化肥工业、制药、塑料、合成纤维、石油精炼等工业,均可接触氨。

3. 氮氧化物(nitrogen oxides, NO_x) 氧化亚氮(N_2O)、一氧化氮(NO)、二氧化氮(NO_2)、三氧化二氮(N_2O_3)、四氧化二氮(N_2O_4)和五氧化二氮(N_2O_5)等都属于氮氧化物,氮氧化物是氮和氧化合物的总称,俗称硝烟。工业生产中引起的氮氧化物中毒,主要成分为NO_2,为红棕色气体,难溶于水,具有刺激性气味。其他氮氧化物均不稳定,遇光、湿、热变成NO_2。氮氧化物用途广泛,如生产和使用硝酸,制造硝基化合物,苯胺染料重氮化、用硝酸清洗金属部件、卫星发射时火箭推进等可释放大量氮氧化物;在农业生产中,谷物或青草饲料堆放过久缺氧发酵液可产生氮氧化物。

4. 光气(phosgene, $COCl_2$) 又称碳酰氯。常温常压下为无色气体,具有霉变干草或腐烂水果样气味,密度为2.4,易溶于苯等有机溶剂,微溶于水,可水解为氯化氢和二氧化碳。常见的接触机会有:制造光气;有机合成如制药、合成橡胶、泡沫塑料、染料、农药等的原料;四氯化碳、三氯化碳、三氯乙烯等脂肪族氯烃类燃烧时可产生光气;曾用作军事毒剂。生产中多由于其运输管道或容器爆炸、设备故障等意外事故造成大量光气泄漏引起光气中毒。

(三) 毒理

刺激性气体通常以局部损害为主,引起眼睛、呼吸道黏膜和皮肤的刺激作用。损害程度主要与毒物浓度与接触时间有关,病变部位和临床表现特点主要与毒物水溶性大小有关。水溶性较大的气体如氯、氯化氢、氨、二氧化硫、氟化氢等,在接触湿润的眼结膜、上呼吸道黏膜时,可立即附着在局部引起刺激性炎症。高浓度吸入或长时间接触刺激性气体时则可侵犯整个呼吸道,引起化学性炎症及中毒性肺水肿。机体吸入极高浓度的刺激性气体时还可引起喉痉挛、支气管痉挛或反射性呼吸中枢抑制,出现昏迷、休克,甚至可出现电击样死亡。水溶性较小的刺激性气体如氮氧化物、光气等通过上呼吸道黏膜时,很少溶解,对上呼吸道的刺激作用较轻,吸入后往往不易发觉,但其可至呼吸道深部对肺部产生刺激和腐蚀作用,引起化学性肺炎和肺水肿。

1. 常见刺激性气体损害机制

(1) 氯气:吸入后溶于呼吸道黏膜的水中生成盐酸(HCl)和次氯酸(HOCl)。盐酸对局部黏膜有烧灼和刺激作用。次氯酸有很强的氧化作用,可透过细胞膜,破坏其完整性、通透性及肺泡壁的气-血、气-液屏障,造成大量浆液渗透至组织,引起眼、呼吸道黏膜炎性水肿、充血,甚至坏死,重者形成肺水肿。极高浓度吸入氯气时通过迷走神经反射可产生反射性心跳骤停(即"电击样死亡")。

(2) 氨:遇水即是氨水,呈强碱性。低浓度吸入氨时对黏膜有刺激作用,高浓度时可引起局部组织溶解性坏死(即皂化致腐蚀作用),皮肤及上呼吸道黏膜化学灼伤。高浓度氨被吸入后可引起血氨增高,减少三磷酸腺苷,阻碍三羧酸循环。当脑氨增高时,可以产生神经毒作用,开始兴奋,随后惊厥,继而嗜睡、昏迷。

（3）氮氧化物：氮氧化物遇水后可形成硝酸（HNO_3）和亚硝酸（HNO_2），对组织可产生强烈的刺激和腐蚀作用，导致肺泡壁和血管壁通透性增高而引起肺水肿。硝酸和亚硝酸吸收入血后形成硝酸盐和亚硝酸盐，前者可引起血管扩张，血压下降；后者使血红蛋白氧化为高铁血红蛋白，引起组织缺氧。氮氧化物以二氧化氮为主要成分时引起肺损害，而以一氧化氮为主时，高铁血红蛋白血症和中枢神经系统损害较为明显。

（4）光气（$COCl_2$）：光气的毒性比氯气大十倍。光气分子中的羰基与肺组织的蛋白质、各种酶及类脂中的氨基、羟基、巯基等功能基团结合产生酰化反应，干扰细胞代谢，损伤细胞膜及肺泡上皮细胞，毛细血管受损，通透性增加，导致化学性肺炎和肺水肿。

2. 中毒性肺水肿发生机制　中毒性肺水肿是指吸入高浓度刺激性气体后所引起的以肺间质及肺泡腔液体过多聚集为特征的疾病，最终可导致急性呼吸衰竭，是刺激性气体引起的最常见而严重的急症之一。其形成的机制目前仍不完全清楚，有以下几种可能的原因：

（1）肺泡及肺泡间质毛细血管通透性增加：刺激性气体可直接损伤肺泡上皮细胞（包括Ⅰ型和Ⅱ型上皮细胞），造成肺泡表面活性物质合成减少，肺泡上皮通透性增高，引起肺泡萎陷、肺组织顺应性降低，肺间质液体渗出增加，造成肺泡型肺水肿。毒物也可直接损害肺泡间质的毛细血管内皮细胞，使其通透性增高，引起间质性肺水肿。

（2）血管活性物质释放：刺激性气体被吸收，局部受刺激后导致血管活性物质大量释放，如5-羟色胺、缓激肽、组胺、前列腺素等，引起肺间质毛细血管通透性和呼吸道腺体分泌增加，从而引起或加重肺水肿。

（3）肺淋巴循环障碍：刺激性气体被吸收后刺激局部化学感受器，通过神经反射，使右淋巴总管痉挛，造成肺内淋巴循环障碍，淋巴液回流受阻，肺内组织液潴留，加重肺水肿。

（4）缺氧因素：首先刺激性气体致机体缺氧，缺氧引起间质内毛细血管痉挛，增加毛细血管的压力和渗出，诱发或加重肺水肿。肺水肿后，会进一步加重缺氧，从而形成恶性循环。

（5）自由基的作用：刺激性气体可使体内自由基增多，启动生物膜的脂质过氧化反应而引起细胞膜结构的损伤，导致通透功能障碍，引起或加重水肿。

（四）临床表现

刺激性气体种类虽多，但临床表现类似，可分为急性损害和慢性损害。

1. 急性中毒　急性中毒多由意外事故使大剂量刺激性气体短期内进入机体所致。

（1）局部刺激症状：首先出现不同程度的局部刺激症状，如流泪、畏光、结膜充血、流涕、喷嚏、咽部充血、咽痛、声音嘶哑、呛咳、胸闷及皮肤灼伤等。症状的轻重程度主要与刺激性气体的水溶性和接触浓度有关。检查可见鼻黏膜、咽部充血水肿。

（2）化学性气管炎、支气管炎及化学性肺炎：除上述症状外，主要为剧烈咳嗽、咳痰，有时痰中带血丝，并可有胸闷、胸痛及气急，此外，尚有头晕、头痛、恶心、呕吐、全身无力等症状。肺部听诊可有呼吸音粗糙、干湿啰音。胸部X线征象为肺纹理增强，肺野透明度降低以及局部片状或点状实变阴影。

（3）喉头痉挛、水肿：喉头痉挛多由于吸入高浓度、溶解度高的刺激性气体所致，发病突然。喉头水肿较缓慢，但通常持续时间较长，表现为突然出现严重的呼吸困难、发绀，易发生猝死，应就地抢救。

（4）中毒性肺水肿：其发展过程可分为四期：①刺激期：临床症状同上呼吸道炎症，主要在短时间内出现呛咳、胸闷、胸痛、头痛、恶心、呕吐等症状。如果吸入气体的水溶性较低时，此期症状可不明显。②潜伏期：刺激期后，患者自觉症状减轻或消失，病情相对稳定，通常也无明显体征，但潜在病变仍在发展，实属"假象期"。潜伏期长短与毒物的溶解度、浓度及个体差异有关，一般为2~8小时，少数可超过24小时，该期末可出现轻度呼吸困难、胸闷、气短、可闻及少许干性啰音。此期的临床表现虽不严重，但对疾病的转归十分重要，一旦发生肺水肿，则病情变化非常快，死亡率增加。③肺水肿期：潜伏期后症状逐渐或突然加重，表现为剧烈咳嗽、咳粉红色泡沫样痰、气短、呼吸困难、烦躁不安等。体格检查可见发绀、血压下降、两肺布满湿啰音、心率加快等。胸部X线可见粗大的斑片状阴影，短时间内阴影有明显变化，是肺水肿的特征。如有并发症，可进一步发展成成人型呼吸窘迫综合征（ARDS）。④恢复期：如无严重并发症，患者经治疗1~2周可逐渐恢复，多无后遗症。

（5）成人型呼吸窘迫综合征（adult respiratory distress syndrome，ARDS）：严重创伤、中毒、休克、烧伤、感染等疾病过程中继发的，以进行性呼吸窘迫、低氧血症为特征的急性呼吸衰竭。本病死亡率可高达

50%。刺激性气体中毒是引起 ARDS 的重要病因之一,以往临床统称为化学性肺水肿,但近年来,初步确认了刺激性气体所致肺水肿与 ARDS 之间的不同概念。

2. 慢性损害 长期接触低浓度的刺激性气体,可致慢性眼睛、呼吸道炎症及牙齿酸蚀症,同时常伴有类神经征和消化系统等全身症状。

(五)诊断

现有职业病诊断标准中已有职业性急性氨中毒诊断标准(GBZ14-2002)、职业性急性氮氧化物中毒诊断标准(GBZ15-2002)、职业性急性光气中毒诊断标准(GBZ29-2002)和职业性急性氯气中毒诊断标准(GBZ65-2002)等常见刺激性气体急性中毒诊断标准,也可以依据职业性急性化学物中毒性呼吸系统疾病诊断标准(GBZ73-2002)进行诊断,如下所述:

1. 刺激反应 出现一过性眼和上呼吸道刺激症状,胸部 X 线无异常表现者。

2. 诊断及分级标准

(1)轻度中毒:患者有眼和上呼吸道刺激症状,如羞明、流泪、咽痛、呛咳、胸闷等,也可有咳嗽加剧、咳黏液性痰,偶有痰中带血。体征有眼结膜、眼部充血及水肿;两肺呼吸音粗糙,或可有散在性干、湿啰音;胸部 X 线表现为肺纹理增多、增粗、延伸或边缘模糊。符合急性气管-支气管炎或支气管周围炎。

(2)中度中毒:凡具有下列情况之一者:

1)呛咳、咳痰、气急、胸闷等;可有痰中带血、常伴有轻度发绀,两肺有干、湿性啰音;胸部 X 线表现为两中、下肺野可见点状或小斑片状阴影。符合急性支气管肺炎。

2)咳嗽、咳痰、胸闷和气急较严重,两肺呼吸音减低,可无明显啰音,胸部 X 线表现为肺纹理增多、肺门阴影增宽、境界不清、两肺散在小点状阴影和网状阴影,肺野透明度减低,常可见水平裂增厚,有时可见支气管袖口征和(或)克氏 B 线。符合急性间质性肺水肿。

3)咳嗽、咳痰、痰量少到中等,气急、轻度发绀、肺部散在性湿啰音。胸部 X 线显示单个或少数局限性轮廓清楚、密度增高的类圆形阴影。符合急性局限性肺泡性肺水肿。

(3)重度中毒:凡有下列情况之一者:

1)剧烈咳嗽、咳大量白色或粉红色泡沫痰,呼吸困难、明显发绀,两肺密布湿性啰音,胸部 X 线表现两肺野有大小不一、边缘模糊的小片状或云絮状阴影,有时可融合成大片状阴影或呈蝶状形分布。血气分析显示 $PaO_2/FiO_2 \leqslant 40kPa(300mmHg)$。符合弥漫性肺泡性肺水肿或中央性肺泡性肺水肿。

2)上述情况更为严重,呼吸频数>28 次/分钟和(或)有呼吸窘迫。胸部 X 射线显示两肺广泛多数呈融合的大片状阴影,血气分析氧分压/氧浓度(PaO_2/FiO_2)$\leqslant 26.7kPa(200mmHg)$。符合急性呼吸窘迫综合征。

3)窒息。

4)并发气胸、纵隔气肿或严重心肌损害等。

5)猝死。

> **案例 6-5 分析**
>
> 后经环保部门事故现场测定,氨气浓度范围为 37.3 ~ 74.7mg/m³,均值为 56.0mg/m³,显然超过国家规定的厂内空气中氨气最高容许浓度(30mg/m³)。
>
> 患者有明确的急性吸入高浓度氨气职业史。有不同程度的流泪、咽痛、声音嘶哑、咳嗽、咳痰等眼和上呼吸道刺激症状;体检肺部出现干、湿性啰音;胸部 X 线显示肺纹理增多、紊乱,边缘模糊的散在的斑片状阴影;符合急性支气管肺炎征象。对照上述诊断标准,本例患者可诊断为急性中度氨气中毒。

(六)急救与治疗

刺激性气体急性中毒最严重的危害是肺水肿,病情急、变化快,因此,积极防治肺水肿是抢救刺激性气体中毒的关键。当多人同时急性接触刺激性气体并出现中毒症状时,应按先重后轻的原则分级处理。抢救时抓住三个要点:即保持呼吸道通畅、有效地给氧、早期、足量使用糖皮质激素。

1. 阻止毒物继续吸收,处理灼伤、预防肺水肿

(1)防止毒物进一步吸入:应使患者迅速脱离中毒现场到空气新鲜处,脱去污染衣服,注意保暖,污染部位迅速用大量清水冲洗。也可采用中和剂冲洗皮肤和雾化吸入,如为酸性气体,可用5%碳酸氢钠溶液;碱性气体,可用2%~4%硼酸或5%醋酸溶液。某些无机氯化物与水可产生氯化氢和大量的热,可加重灼伤,应先弄干皮肤,再用水彻底清洗。眼灼伤立即用大量自来水或生理盐水冲洗,滴1%丁卡因止痛,滴抗生素和可的松眼药水,并用玻璃棒分离结膜囊,以防睑球粘连。

(2)对症处理:对于精神紧张、支气管痉挛、气急、呛咳、咳黏痰等症状可给予相应镇静、解痉、止咳、化痰等对症处理,如吸入光气等水溶性小的气体,可用4%碳酸氢钠加氨茶碱、地塞米松和抗生素雾化吸入。

(3)预防肺水肿:早期应用皮质激素,可增强机体的应激能力、改善毛细血管通透性,减少或阻止电解质、胶体和细胞液向细胞外渗出,提高细胞对缺氧的耐受力和防止细胞溶解、坏死。潜伏期应注射地塞米松20mg。由于体力活动是肺水肿发生的重要诱发因素,故应注意卧床休息,避免体力活动。

(4)限制静脉补液量:静脉补液量以不加重肺水肿为原则。一般要保持出入量负平衡,必须静脉补液时,每日最好不超过1000ml,需补充的热量、水电解质应尽量通过消化道给予。对于高度怀疑可能会发生肺水肿的患者,视病情可给予利尿剂和脱水剂。

2. 肺水肿治疗

(1)及早吸氧,纠正缺氧:可用鼻导管或面罩给氧。必要时可用加压辅助呼吸,以增加肺泡压、肺组织间隙压力和胸内压,可减少静脉回流量、肺内血容量及毛细血管内液体渗出,并可促使肺内泡沫的消除等。

(2)应用去泡剂:可用1%二甲基硅油(消泡净)雾化吸入,可重复使用,效果较好。

(3)肾上腺皮质激素治疗:应早期、短期、足量应用。可用氢化可的松200~600mg/d静脉滴注,或地塞米松20~40mg/d,分次静脉或肌内注射,症状改善后逐渐减量。

(4)其他:如并发气胸或纵隔气肿,应减轻胸腔压力,绝对卧床休息,避免增加胸腔压力的一切活动,必要时给予镇咳、镇静药物。预防和控制感染,维持水电解质及酸碱平衡。应用利尿剂或脱水剂如20%甘露醇或25%山梨醇静脉滴注,改善肺水肿。

五、窒息性气体

案例 6-6

患者,男性,21岁,为某市某化工厂电焊工。2004年7月某日,在该厂丙酮氰醇车间对堵塞的管道进行切割时,不慎管内余存的氢氰酸逸出,患者由此而吸入氰化氢气体,致头晕、乏力,进而呼吸困难、意识丧失,皮肤黏膜呈樱桃红色,被送往当地医院进行抢救。

查体:体温37.6℃,呼吸32次/分,脉搏137次/分,血压160/90mmHg($1mmHg=\frac{4}{30}kPa$),神志不清呈浅昏迷状态,呼气中可闻到浓烈的苦杏仁味,口唇呈樱桃红色,双肺可闻及大量湿性啰音。因有明确的氰化物接触史,医院当即拟诊为:氰化物中毒。

问题

1. 如要确诊窒息性气体中毒,还需补充什么资料?
2. 此窒息性气体中毒的临床表现是什么?
3. 如何治疗氰化物中毒?

窒息性气体(suffocating gas)是指阻碍机体氧的供给、吸入、运输和利用,从而导致机体处于缺氧状态的一类有害气体。根据毒作用机制不同将其分为两大类:①单纯窒息性气体,其本身属惰性气体或毒性很低,如氮气、甲烷和二氧化碳等,但由于它们的存在可使空气中氧含量降低,引起肺内氧分压和动脉血氧分压下降,而导致机体缺氧窒息。②化学窒息性气体,指能对血液或组织产生特殊的化学作用,使血液运送氧的能力或组织利用氧的能力发生障碍,引起组织缺氧或细胞内窒息的气体。常见的有一氧化碳、硫化氢和氰化物等。在工业生产中,化学窒息性气体较多见。

(一)一氧化碳

1. 理化特性与接触机会 一氧化碳(carbon monoxide,CO)是一种无色、无臭、无味、无刺激性的气体,相对分子质量为 28.01,密度为 0.967。几乎不溶于水,易溶于氨水,与氯气结合形成毒性更大的光气;易燃易爆,在空气中的爆炸极限为 12.5%~75%。

一氧化碳由含碳物质不完全燃烧产生的。目前在工业生产中接触一氧化碳的作业不少于 70 种,主要有炼钢、炼铁、炼焦、锻造、铸造等冶炼工业;化学工业中用一氧化碳作原料制造光气、甲醇、甲醛、甲酸、丙酮等;用煤、重油或天然气等制取生产氮肥的工业过程;耐火材料、玻璃、建筑材料工业使用的炉窑工作环境均可产生一氧化碳;生活性一氧化碳中毒常见于家庭用煤炉、煤气、燃气热水器和汽车尾气产生的一氧化碳在通风不良或意外泄露时发生。

2. 毒理 一氧化碳通过呼吸道吸收入血液循环后,80%~90% 与血红蛋白中的二价铁呈可逆性结合,形成碳氧血红蛋白(HbCO)。一氧化碳与血红蛋白的亲和力比氧与血红蛋白的亲和力大 250~300 倍,而 HbCO 解离速度又比氧合血红蛋白(HbO_2)慢 3600 倍,而且 HbCO 的存在还影响 HbO_2,阻碍氧的释放和传递,极易造成低氧血症和组织缺氧。另外,10%~15% 的一氧化碳与血管外的血红蛋白(如肌红蛋白)、细胞色素氧化酶、细胞色素 P-450 以及过氧化氢酶、过氧化物酶结合,造成细胞利用氧的功能障碍。中枢神经系统对缺氧最为敏感,最先受到损害,可引起脑水肿和颅内压增高,脑血液循环障碍和脑功能衰竭等急性中毒性脑病。

3. 中毒表现与诊断 急性一氧化碳中毒是吸入较高浓度一氧化碳后引起的急性脑缺氧性疾病,是我国工业生产和日常生活中常见的中毒性疾病。临床上主要表现为急性脑缺氧的症状和体征,少数患者可有迟发性的神经精神损害症状,部分患者可有其他脏器的缺氧性改变。中毒的程度主要取决于空气中一氧化碳浓度与接触时间。

诊断原则根据较高浓度一氧化碳吸入史和急性发生的中枢神经损害的症状和体征,结合血中 HbCO 及时测定结果,现场劳动卫生学调查及空气中浓度测定资料。排除其他病因后,可诊断为急性一氧化碳中毒。其诊断和程度分级标准按 GBZ23-2002 进行。

(1)接触反应:出现头痛、头昏、心悸、恶心等,吸入新鲜空气后症状可迅速消失。

(2)诊断及分级标准:

1)轻度中毒:具下列任何一项表现者:

a. 患者出现剧烈的头痛、头昏、四肢乏力、恶心、呕吐;

b. 轻度至中度意识障碍,但无昏迷者。血液 HbCO 浓度可高于 10%。

2)中度中毒:除上述症状外,意识障碍表现为浅至中度昏迷,经抢救后恢复,且无明显并发症者。血中 HbCO 浓度可高于 30%。

3)重度中毒:具备下列任何一项者:

a. 意识障碍程度达深昏迷或去大脑皮质状态;

b. 患者有意识障碍且并发下列任何一项者:

a)脑水肿;

b)休克或严重的心肌损害;

c)肺水肿;

d)呼吸衰竭;

e)上消化道出血;

f)脑局灶损害如锥体外系损害体征。HbCO 可高于 50%。

4)急性 CO 中毒迟发性脑病(神经精神续发症):CO 中毒意识恢复后,经 2~60 天的"假愈期",又出现下列临床表现之一者:

a. 精神及意识障碍呈痴呆状态,谵妄状态或去大脑皮质状态;

b. 锥体体系神经障碍,出现帕金森病的表现;

c. 椎体系神经损害,如偏瘫,病理反射阳性或小便失禁;

d. 大脑皮层局灶性功能障碍,如失语、失明,或出现继发性癫痫。头部 CT 检查可发现脑部有病理性密度减低区;脑电图检查可发现中度及高度异常。

长期低浓度接触一氧化碳是否可引起慢性中毒,迄今尚无定论。近年来研究表明,长期低浓度接触可引起类神经症和心血管系统改变等不良影响。

4. 急救与处理

（1）中止一氧化碳继续吸收：尽快将患者移离中毒现场到通风处，松开衣领，保持呼吸道通畅，呼吸新鲜空气，注意保暖，密切观察意识状态。进入现场的救援人员需加强通风措施，佩戴一氧化碳防护面具。

（2）及时急救及氧气治疗：轻度中毒患者可给予吸氧及对症处理，中度和重度患者应立即给予高浓度常压口罩吸氧或高压氧治疗。心搏、呼吸骤停者，应立即进行心肺复苏术。

（3）积极防治迟发性脑病及对症治疗：重度中毒患者，应有效控制脑水肿、肺水肿和心肌损害，纠正水电解质及酸碱平衡。脑水肿患者可快速静脉滴注 50% 葡萄糖溶液或 20% 甘露醇及糖皮质激素，同时可每日给予能量合剂、胞二磷胆碱 1.5～2.0g 静脉滴注，以促进脑细胞代谢。可给予纳洛酮 0.4～0.8mg 静脉注射，促进清醒，必要时 1 小时后可重复用药，以缩短昏迷时间。损害早期给予 ATP 40mg、辅酶 A 100 μg、细胞色素 c 30mg 加入 10% 葡萄糖溶液中静脉滴注，加强支持疗法。根据病情进行对症治疗，如高热者给予头部物理降温为主的冬眠疗法；抽搐者予以地西泮 10mg 静脉注射，严重抽搐患者，可在气管插管后静脉注射硫喷妥钠。

（二）硫化氢（H_2S）

1. 理化特性与接触机会　硫化氢（hydrogen sulfide，H_2S）为无色、易燃、有腐败臭蛋样气味的气体，密度为 1.19，易溶于水、乙醇、汽油等，燃烧时呈蓝色火焰并可生成二氧化硫。

硫化氢多属生产过程中排放的废气。其主要的接触机会有：含硫矿石冶炼和石油开采、提炼及使用；生产和使用人造纤维、合成橡胶及硫化染料；造纸、制糖、皮革加工等生产过程，原料腐败产生硫化氢；下水道疏通、污水处理、粪坑清除、酱菜生产等，由于有机质腐败可产生硫化氢，也可产生急性中毒。

2. 毒理　硫化氢主要经呼吸道进入机体，皮肤也可吸收少量。硫化氢在体内无蓄积作用，进入体内后迅速氧化成硫化物、硫酸盐或硫代硫酸盐，经尿排出，小部分以原形由呼气排出。

进入体内的硫化氢如未能及时被氧化解毒，则与组织细胞呼吸链中氧化型细胞色素氧化酶中的三价铁离子结合，使之失去传递电子的能力，从而阻断呼吸链，使细胞内氧化还原过程发生障碍，造成组织细胞内窒息。同时硫化氢对其他一些酶的活性也有影响，例如，与谷胱甘肽结合，使有关的酶失去活性，也能使脑、肝中的三磷酸腺苷酶的活性降低，并影响其功能。另外，硫化氢具有很强的刺激作用，主要是因为它能与黏膜表面黏液中的钠离子结合生成碱性的硫化钠，对眼和呼吸道黏膜产生刺激，引起结膜炎和角膜溃疡、支气管炎，甚至造成中毒性肺炎和肺水肿。如果高浓度吸入硫化氢（浓度高达 $900mg/m^3$ 以上）后可刺激颈动脉窦和主动脉化学感受器，引起反射性呼吸抑制，也可以直接作用于延髓的呼吸中枢和血管运动中枢使呼吸麻痹，导致"电击样死亡"。

3. 临床表现

（1）急性中毒：以神经系统、眼和呼吸系统损害为主。轻者出现头痛、头晕、乏力、眼胀痛、畏光、恶心、呕吐、咳嗽等症状。检查可见眼结膜充血，肺部呼吸音粗糙，可闻及干啰音。胸部 X 线片显示肺纹理增强。较重者还可出现胸闷、心悸、轻度意识障碍、视物模糊、眼结膜水肿及角膜溃疡等，肺部可闻及干性或湿性啰音。重症者可出现昏迷、肺水肿、脑水肿、呼吸循环衰竭，最后因呼吸麻痹而死亡。

（2）慢性影响：长期接触低浓度硫化氢可引起眼及呼吸道慢性炎症，甚至角膜糜烂或点状角膜炎。还可出现类神经症、中枢性自主神经功能紊乱。

4. 诊断　职业性急性硫化氢中毒是在职业活动中，短期内吸入较大量硫化氢气体后引起的以中枢神经系统、呼吸系统为主的多器官损害的全身性疾病。诊断原则为根据短期内吸入较大量硫化氢的职业接触史，出现中枢神经系统和呼吸系统损害为主的临床表现，参考现场劳动卫生学调查，并排除其他类似表现的疾病，方可诊断。依据 GBZ31-2002 诊断标准，职业性急性中毒可分为：

（1）接触反应：患者接触硫化氢后出现眼刺痛、羞明、流泪、结膜充血、咽喉部灼热感、咳嗽等眼和上呼吸道刺激表现，或有头痛、头晕、乏力、恶心等神经系统症状，脱离接触后在短时间内消失。

（2）诊断分级标准：

1）轻度中毒：具有下列情况之一者：

a. 明显的头痛、头晕、乏力、恶心等症状，并出现轻度至中度意识障碍；

b. 急性气管-支气管炎或支气管周围炎。

2) 中度中毒:具有下列临床表现之一者:

a. 意识障碍表现为浅至中度昏迷;

b. 急性支气管肺炎。

3) 重度中毒:具有下列临床表现之一者:

a. 意识障碍程度达深昏迷或呈植物状态;

b. 肺水肿;

c. 猝死;

d. 多器官功能衰竭。

5. 处理原则

(1) 急救治疗原则:

1) 急性中毒患者应立即脱离中毒现场,移至新鲜空气处,给予吸氧,保持安静,严密观察病情变化。

2) 积极防治脑水肿、肺水肿,早期、足量、短程使用肾上腺糖皮质激素,中度以上中毒应尽快进行高压氧治疗。

3) 有呼吸、心搏骤停者,应立即进行心肺复苏术,呼吸心跳恢复后应尽快进行高压氧治疗,并积极给予对症和支持治疗;对抽搐者给予解痉剂,昏迷者应加压给氧;同时给予细胞色素 c,静脉注射 50% 葡萄糖和维生素 C,也可用 10% 硫代硫酸钠 20~40ml 静脉注射解毒;对眼和上呼吸道刺激症状进行对症处理。

(2) 其他处理:急性轻度、中度中毒者痊愈后可恢复原工作,重度中毒者经治疗恢复后应调离原工作岗位。

(三) 氰化氢

氰化物是一类常见的毒物,种类很多,以氰化氢(hydrogen cyanide,HCN)的毒性最大、毒作用最快。凡能在体内分解释放出氰化氢或氰离子(CN^-)的,均具有与氰化氢相仿的毒作用。因此,以氰化氢(HCN)为代表加以介绍。

1. 理化特性与接触机会 氰化氢为无色气体,其水溶液为氢氰酸,具有苦杏仁的特殊气味,极易扩散,密度为 0.93,易溶于水、脂肪及有机溶剂。氰化氢在空气中可燃烧,爆炸极限为 5.6%~12.8%。

接触氰化氢的常见作业有:电镀业(如镀铜、镀铬、镀镍等);金属表面热处理渗碳;从矿石中提炼金、银等贵金属;化学工业中制造各种树脂单体如丙烯酸酯和己二胺及其他腈的原料;农业可用于熏蒸虫剂、灭鼠剂;有机氮化物的不完全燃烧也可产生氰化物。

2. 毒理 生产环境中的氰化氢气体或氰化物盐类粉尘主要经呼吸道吸入,高浓度氰化氢蒸气、氢氰酸液体、丙烯腈等也可经皮肤和消化道吸收。

氰化氢进入体内后部分以原形由呼吸道排出。大部分氰化氢在肝内硫氰酸酶的作用下,与胱氨酸、半胱氨酸、谷胱甘肽等含巯基化合物结合,转化成无毒的硫氰酸盐,经肾随尿排出。小部分氰化氢与葡萄糖醛酸结合形成毒性很低的腈类或被氧化甲酸盐等其他代谢产物从尿中排出。

氰化氢及其他氰化物的毒作用主要是其在体内解离出的氰离子(CN^-)引起的,它可抑制体内多种酶的活性,但与细胞色素氧化酶的亲和力最大,能迅速与组织细胞中氧化型细胞色素氧化酶中的三价铁结合,形成氰化高铁型细胞色素氧化酶,阻止三价铁还原成二价铁,阻断了电子传递过程,使组织细胞不能摄取和利用氧,引起细胞内窒息。另外,氰化物还可以夺取某些酶中的金属,或与酶的辅基和底物中的羰基结合,可使二硫键断裂,从而抑制相应酶的活性,也可导致组织细胞缺氧窒息。

3. 临床表现

(1) 急性中毒:生产中多发生于意外事故。轻度中毒出现乏力、头痛、头晕、胸闷、口唇和咽部麻木及轻度黏膜刺激症状,也可有恶心、呕吐、呼吸脉搏加快、血压升高等。重度中毒除上述症状外,由于明显缺氧而引起呼吸困难、血压改变、痉挛、意识丧失,皮肤黏膜呈鲜红色,逐渐转为发绀,最后由于呼吸中枢麻痹而死亡。吸入浓度极高氰化氢时,可无任何先兆,立即意识丧失并阵发性抽搐,多在 1~3 分钟内发生"电击样死亡"。其临床经过可分为以下四期:

1) 前驱期:主要表现为眼、咽喉及上呼吸道黏膜刺激症状,口中有苦杏仁味,继之可出现恶心、呕吐、震颤,并伴逐渐加重的全身症状。

2）呼吸困难期:表现为极度呼吸困难和节律失调,多为呼吸浅表而频数,患者有濒死恐怖感,可伴有听力、视力减退、皮肤黏膜呈鲜红色、血压升高等表现。

3）痉挛期:出现强直性、阵发性抽搐,甚至发生角弓反张。同时伴有大小便失禁、大汗、血压骤降、呼吸表浅、意识丧失、体温逐渐降低。常并发肺水肿和呼吸衰竭,皮肤黏膜逐渐由鲜红色转为发绀。

4）麻痹期:全身肌肉松弛,反射消失,呼吸停止,随后心脏停搏而死亡。

> **案例6-6分析**
>
> 　　有关部门专业人员及时进入现场调查,氰化氢浓度测定结果 5.2mg/m³、60 mg/m³,分别超过国家卫生标准16.3倍、59倍。为确诊,患者入院后进一步完善实验室检查:动脉血酸碱度 7.09,氧分压 70mmHg,二氧化碳分压 21mmHg,碳酸氢盐 12.0mmol/L,总二氧化碳 10mmol/L,氧饱和度 89.0%,均低于范围参考值。其他血、尿、肝功能检查未见异常。

（2）慢性中毒:长期吸入低浓度氰化氢,可出现眼及上呼吸道刺激症状,结膜炎、鼻炎、咽炎等发生率增高。还可见类神经症患病率增高和运动功能障碍。

4. 诊断　根据短时间内接触较大量氰化物的职业史,以中枢神经系统损害为主要的临床表现,结合现场职业卫生学调查和实验室检测指标,综合分析,并排除其他病因所致类似疾病,依据《职业性急性氰化物中毒诊断标准》(见 GBZ209-2008),方可诊断。

（1）接触反应:短时间内接触氰化物后,出现轻度头晕、头痛、胸闷、气短、心悸,可伴有眼刺痛、流泪、咽干等眼和上呼吸道刺激症状,一般在脱离接触后 24 小时内恢复。

（2）诊断分级标准:

1）轻度中毒:明显的头痛、胸闷、心悸、恶心、呕吐、乏力、手足麻木,尿中硫氰酸盐浓度往往增高,并出现下列情况之一者:

　a. 轻、中度意识障碍;

　b. 呼吸困难;

　c. 动-静脉血氧浓度差<4% 和(或)动-静脉血氧浓度差明显减小;

　d. 血浆乳酸浓度>4mmol/L。

2）重度中毒:出现下列情况之一者:

　a. 重度意识障碍;

　b. 癫痫大发作样抽搐;

　c. 肺水肿;

　d. 猝死。

> **案例6-6分析**
>
> 　　患者吸入氰化氢后立即出现头晕、乏力,进而呼吸困难、意识丧失,皮肤黏膜呈樱桃红色。入院检查:神志不清呈浅昏迷状态,呼气中可闻到浓烈的苦杏仁味,口唇呈樱桃红色,双肺可闻及大量湿性啰音。实验室检查表明,动脉血氧分压偏低和酸中毒,现场氰化氢浓度测定最低值5.2mg/m³。符合氰化氢中毒的特点。

5. 急救与处理　氰化氢急性中毒病情危急,进展快,必须争分夺秒就地抢救。

（1）患者立即脱离现场,移至新鲜空气处进行抢救:脱去被污染的衣物,用肥皂水或清水洗净污染的皮肤,静卧保暖,给予积极吸氧治疗,采用吸入气中有较高氧含量的给氧方式,重度中毒者宜用高压给氧,但吸入高浓度氧(>60%)持续时间不应超过 24 小时,以免发生氧中毒。如经消化道摄入,应迅速彻底洗胃,在可能的情况下,用 5% 硫代硫酸钠或 0.2% 高锰酸钾溶液洗胃效果更好。呼吸、心跳骤停者应立即进行人工呼吸和心脏复苏术,并尽快给予解毒剂。

（2）应用解毒剂:

1）亚硝酸钠-硫代硫酸钠疗法:目前公认的最有效急救方法。静脉推注 3% 亚硝酸钠注射液 10～20ml,注射速度要控制在每分钟 2～3ml,一旦发现血压下降,应立即停药或同时给予升血压药物。此药注射完毕后随即用同一针头再注入 25%～50% 硫代硫酸钠 25～50ml。必要时,半小时后可重复给药一次。

该疗法的作用在于亚硝酸盐能使血红蛋白转变成高铁血红蛋白，从而使游离的或已与氧化型细胞色素氧化酶结合的氰根离子(CN^-)与高铁血红蛋白中的三价铁结合成氰化高铁血红蛋白，从而解除氰对细胞呼吸酶的威胁。氰化高铁血红蛋白可再解离出氰离子，故需立即注射硫代硫酸钠，使后者与氰形成稳定的硫氰化物，由尿排出体外。

2）4-二甲基氨基苯酚(4-DMAP)：4-DMAP 是一种新型高铁血红蛋白形成剂，优点是用药方便，形成高铁血红蛋白的速度快，且不引起血压下降。用法是：10% 4-DMAP 2ml 肌内注射，视病情可继续缓慢静脉注射 50% 硫代硫酸钠 20ml。必要时，1 小时后重复半量。

（3）对症治疗：给氧或高压给氧；注射洛贝林、可拉明、咖啡因等中枢兴奋剂；用细胞色素 c、三磷酸腺苷、辅酶 A、复合维生素 B、维生素 C 等药物辅助解毒；同时应重视防止发生心力衰竭、肺水肿、脑水肿等并发症。

案例 6-6 分析

患者入院后给予亚硝酸钠和硫代硫酸钠治疗，同时吸氧、静脉滴注葡萄糖液、大剂量维生素 C 等支持疗法。病人于 2 小时后逐渐清醒，病情好转。继续住院观察，于 2 周后痊愈出院。

思 考 题

1. 铅对机体产生何种毒作用？
2. 慢性汞中毒的典型临床表现是什么？
3. 苯的慢性中毒产生什么临床表现？
4. 简述苯的氨基硝基化合物毒作用机制。
5. 简述刺激性气体所引起的中毒性肺水肿的临床表现与治疗。
6. 窒息性气体如何引起其毒性作用的？

（王　萍）

六、农　药

案例 6-7

基本情况：患者，男性，36 岁。

患者主诉：2 天前出现无明显诱因的恶心、呕吐 5 次，为胃内容物。随后出现阵发性腹痛，腹泻 6 次，为稀水样便，伴寒战、多汗，在村卫生室治疗无效来医院就诊。

查体：体温 37 ℃，面色苍白，中度脱水病容，双侧瞳孔等大约 2.5mm，对光反射存在，双肺呼吸音粗糙，无干湿性啰音，心率 110 次/分，律齐，腹平软，肝脾肋下均未触及，腹部无压痛、反跳痛、肌紧张，肠鸣音无亢进，神经系统检查未见异常。

诊断与处理：该患者被诊断为"急性胃肠炎并脱水"，给予抗感染治疗并纠正水电解质平衡、对症等治疗，2 天后上述症状无明显缓解，反复出现呼吸急促，四肢肌束震颤等症状。经进一步详细询问病史，患者几天前连续喷洒过 1605 农药，随即检查全血，胆碱酯酶活性为 60%，改用阿托品治疗后，患者症状开始缓解，继续用阿托品 3 天，并给予对症治疗，1 周后痊愈出院。

问题

1. 医生在问诊患者时，缺少哪方面的资料？
2. 急性有机磷农药中毒的临床表现及诊断原则是什么？
3. 有机磷农药中毒的作用机制是什么？血液中乙酰胆碱和乙酰胆碱酯酶活性的关系是什么？

农药(pesticides)是指农业生产中用于预防、消灭或者控制危害农业、林业的病、虫、草和其他有害生物，以及有目的的调节植物、昆虫生长的化学合成或者来源于生物、其他天然物质的一种物质或者几种物

质的混合物及其制剂。

农药的品种繁多,据其用途可分为:①杀虫剂(insecticide):包括杀螨剂(miticides or acarides),如毒死蜱等,在标签上用"杀虫剂"或"杀螨剂"字样和红色带表示;②杀鼠剂(rodenticide):如杀鼠醚等,在标签上用"杀鼠剂"字样和蓝色带表示;③杀菌剂(fungicide):如多菌灵等,在标签上用"杀菌剂"字样和黑色带表示;④除草剂(herbicide):如百草枯等,在标签上用"除草剂"字样和绿色带表示;⑤植物生长调节剂(growth regulators):如赤霉素等,在标签上用"植物生长调节剂"字样和深黄色带表示。此外,还有生物化学农药、微生物农药、植物源农药、转基因生物、天敌生物等特殊农药。

大多数农药毒性属中毒或低毒类,微生物杀虫剂、抗生素等农药制剂属于基本无毒类,但有的农药属高毒或剧毒类。因此,在农药的生产、运输、销售、保管以及使用过程中,要注意避免发生中毒。

农药的职业中毒多发生于农药生产和施用人群。以下情况容易发生职业性中毒:农药生产车间设备工艺落后,出现跑、冒、滴、漏,通风排毒措施欠佳;包装农药时,缺少个人防护等;运输和销售农药时发生包装破损,药液溢漏;使用农药时,违反安全操作规程。配药及施药时缺乏个人防护,配制农药浓度过高,施药器械溢漏,徒手或用口吹方式处理喷管故障,逆风喷洒,未遵守隔行施药,以及衣服和皮肤污染农药后未及时清洗等。

农药除急性中毒外,还可引起慢性危害,其包括蓄积毒性和远期作用,如生殖发育毒性、致癌、免疫功能损伤等。有机氯等农药还可长期在作物和环境中残留,造成环境污染。《中华人民共和国农药管理条例》明确规定了农药管理办法:国家实行农药登记制度、农药生产许可制度、农药经营管理制度和农药使用范围的限制。根据国家规定,未经批准登记的农药,不得在我国生产、销售和使用。限制使用是国家实施的一项重要的保护人民健康的措施。每一种农药都有一定的限制使用条件,这些条件包括使用的作物、防治对象、施用量、方法、时期及土壤、气候、条件等。任何农药产品都不得超出农药登记批准的使用范围。

为提高杀虫效果,目前国内市场上销售的农药中有相当多的品种属混配农药,其中大多数是以有机磷农药为主体,配以拟除虫菊酯、氨基甲酸酯等其他杀虫剂制成的二元混合剂。混配农药的毒性大多呈相加作用,少数为相乘作用,往往对人、畜危害性增大。

在农药的生产和使用过程中,应认真贯彻执行《中华人民共和国农药管理条例》、原农牧渔业和卫生部颁发的《农药安全使用规定》以及中华人民共和国国家标准《农药合理使用准则》(GB8321.1-87. GB8321.2-87 和 GB8321.3-89)等法规。加强管理、普及安全使用农药知识、健全医疗预防服务体系。预防农药中毒的主要措施如下:

1. 组织和技术措施 ①严格执行农药管理的有关规定,生产农药,必须进行产品登记和申领生产许可,农药经营必须实行专营制度,避免农药的扩散和随意购买;②改进农药生产工艺及施药器械,防止跑、冒、滴、漏;加强通风排毒措施,用机械化包装替代手工包装;③农药运输应有专人负责运送和看管,对运输中可能受污染的地面、运输工具等,要用1%碱水或5%石灰乳冲洗;④开展卫生宣传教育,普及农药中毒防范知识,严格按规定合理使用农药。

2. 遵守农药使用安全操作规程 ①通过安全操作培训,提高农药接触人员的安全防护能力和自我保护意识;②科学喷洒农药,遵守安全操作规程;③科学和合理使用农药。要对症用药和适量用药,杜绝自行混配农药。不科学的混配农药会使农药的安全性降低,同时给中毒的诊断治疗带来困难;④加强个人防护,配药人员要戴胶皮手套;施药人员应穿连衣裤或长袖衣、长裤,使用塑料薄膜围裙、裤套和鞋套等;⑤严禁儿童、老人、体弱多病者、经期、哺乳期妇女参与施药活动;⑥注意施药工具的保管、维修,避免其堵塞、渗漏等故障;及时清洗被污染的工作服和手套(需用碱水浸泡后清洗);⑦积极研究开发低毒或无毒类农药。

3. 健康监护措施 ①上岗前安全培训和健康检查,及时发现职业禁忌证。不宜参加接触有机磷农药工作的职业禁忌证包括神经系统器质性疾病,明显的肝、肾、呼吸系统疾病,全身性皮肤病和全血胆碱酯酶活性明显低于正常者;患有以下疾病者不宜从事接触拟除虫菊酯类农药工作,如周围及中枢神经系统器质性疾病、暴露部位有慢性皮肤病或有严重过敏性皮肤病者;孕期和哺乳期妇女,不应接触农药;②定期体格检查。有机磷农药作业人员应每年至少体检1次,在生产和施药高峰季节,要增加全血胆碱酯酶活性的测定次数;③应急体格检查。对接触高毒性农药的施药人员,要及时发现和治疗中毒者;对敌敌畏、敌百虫、马拉硫磷等农药急性中毒者,在中毒症状消失后,可进行神经肌电图检查,以早期发现迟发性周围神经病。

（一）有机磷农药

有机磷农药（organophosphorous pesticides）大多数是广谱、高效、低残留的杀虫剂，是我国目前生产和使用最多的一类农药，其中常见的有对硫磷、内吸磷、马拉硫磷、乐果、敌敌畏、敌百虫等。此外，杀菌剂、杀鼠剂、脱叶剂、除草剂等类型的农药中也有部分是有机磷农药。

1. 理化性质 有机磷农药多为磷酸酯类或硫代磷酸酯类化合物，其结构通式如下：

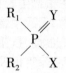

其中 R_1、R_2 以甲氧基（$CH_3O—$）或乙氧基（$C_2H_5O—$）等碱性基团为主；Y 为氧（O）或硫（S）原子；X 为烷氧基、芳氧基或其他酸性基团；P 为磷原子。有机磷农药的结构组成与其生物活性有关，即有机磷农药的结构组成差异决定其毒性大小。如碱性基团中乙氧基比甲氧基毒性大；酸性基团中强酸根比弱酸根毒性大；Y 为氧原子时，可直接与胆碱酯酶共价结合，毒作用迅速，而为硫原子时，毒作用相对较慢，通常毒性效应持续时间较长。

有机磷农药纯品一般为白色结晶，工业品为淡黄色或棕色油状液体，大多有类似大蒜样臭味，微溶于水，易溶于有机溶剂或动、植物油，对光、热、氧均较稳定，而遇碱易分解。大部分有机磷农药容易在水中发生水解而分解为无毒化合物，但磷酰胺类有机磷则水解较难，敌百虫在碱性条件下可变成毒性较大的敌敌畏。

2. 毒理 有机磷农药可经呼吸道、胃肠道以及完好的皮肤与黏膜吸收。经皮吸收是职业性中毒的主要途径。有机磷农药进入机体后迅速分布全身，其中以肝含量最高，肾、肺、脾次之。有机磷农药可通过血-脑脊液屏障，有的还能通过胎盘屏障。脂溶性高的有机磷农药能少量储存于脂肪组织中延期释放。

有机磷农药在体内的代谢转化主要有氧化和水解两种方式。一般来说，氧化物毒性增强，水解产物毒性降低。如进入体内的马拉硫磷可被氧化成毒性更大的马拉氧磷，也可被羧酸酯酶水解而失去毒性。由于哺乳动物体内含有丰富的羧酸酯酶，其水解代谢作用大于氧化代谢，而在昆虫体内代谢特性与哺乳动物相反，故马拉硫磷是一种高效、对人畜低毒的杀虫剂。敌百虫在哺乳动物体内大部分被水解成三氯乙醇失去毒性，而在昆虫体内则经脱氯化氢作用形成毒性更大的敌敌畏。乐果在体内也可被氧化成毒性更大的氧化乐果，同时可由肝的酰胺酶将其水解为乐果酸，经进一步代谢转变成无毒产物由尿排出。但在昆虫体内，酰胺酶的降解能力有限，因而其杀虫效果较好。

有机磷农药的毒作用机制：主要是抑制胆碱酯酶（cholinesterase，ChE）活性，使其失去水解乙酰胆碱（Ach）能力。乙酰胆碱是神经递质，正常生理状况下，乙酰胆碱完成使命后会迅速被胆碱酯酶水解失效。有机磷农药在化学结构上与乙酰胆碱很相似，使 ChE 失去分解乙酰胆碱的能力，造成乙酰胆碱在神经系统内积聚并引起相应的神经系统功能紊乱。

当胆碱能神经兴奋时，其末梢释放乙酰胆碱，作用于效应器。按其作用部位可分为两种情况：①毒蕈碱样作用（M 样作用）：其效应与刺激副交感神经节后纤维所产生的作用类似，主要表现为心血管活动抑制，腺体分泌增加，支气管、胃肠道平滑肌收缩、痉挛，瞳孔括约肌和睫状肌收缩，膀胱和子宫收缩，膀胱和肛门括约肌松弛等。②烟碱样作用（N 样作用）：其效应与烟碱相似，小剂量可产生兴奋作用，大剂量可产生抑制、麻痹作用。

有机磷农药中毒可引起中枢神经系统乙酰胆碱的积聚，并与 M 型和 N 型受体结合，使中枢神经系统兴奋-抑制平衡破坏，产生生理功能紊乱，严重时出现中枢神经系统抑制。胆碱酯酶活性抑制是有机磷农药毒作用的主要机制但非唯一机制，如兴奋性和抑制性氨基酸、单胺类递质等非胆碱能机制的文献报道越来越多。有机磷农药还可直接与胆碱能受体结合，尤以心脏的 M_2 受体为显著。有些有机磷农药，如敌百虫、敌敌畏、甲胺磷、马拉硫磷等急性中毒，在症状消失后还可出现有机磷迟发性神经病（organophosphate induced delayed polyneuropathy，OPIDP）。还有一些农药，如乐果、氧化乐果、敌敌畏、甲胺磷、倍硫磷等农药引起的急性中毒，在胆碱能危象消失后和有机磷迟发性神经病发生前，可出现以肢体近端肌肉、颈肌、脑神经支配的肌肉以及呼吸肌无力为特征的临床表现，称为急性有机磷中毒的中间期肌无力综合征（intermediate myasthenia syndrome，IMS）。其毒作用机制尚不清楚，可能与乙酰胆碱酯酶持续抑制、神经-肌肉接头传导阻滞、横纹肌坏死、氧自由基损伤等因素有关。

有机磷农药的毒性作用还与产品的质量、纯度、剂型、助剂以及进入机体途径等有关。

3. 临床表现

（1）急性中毒：潜伏期长短与接触有机磷农药的品种、剂量、进入途径及身体的健康状况有关，职业性中毒多在2~6小时开始出现症状。临床表现主要为以下几类：

1）毒蕈碱样症状：中毒早期就可出现，主要表现为：①平滑肌痉挛：恶心、呕吐、腹痛、腹泻、大小便失禁和呼吸困难等；②腺体分泌亢进：流涎、多汗、呼吸道分泌物增多和肺水肿等；③瞳孔缩小、视物模糊；④心血管抑制：主要是心律失常，也可见心动过缓和血压降低，但此两种表现常被烟碱样症状掩盖。

2）烟碱样症状：患者可出现血压升高及心动过速，全身紧束感。运动神经兴奋时，表现为胸部、上肢和颈面等部位肌束震颤；运动神经由兴奋转为抑制，出现肌无力、肌肉麻痹等。严重者可出现呼吸肌麻痹。

3）中枢神经系统症状：早期出现头昏、头痛、乏力等，随后出现烦躁不安、语言障碍、共济失调或不同程度的意识障碍等；严重中毒者可出现癫痫样抽搐、瞳孔不等大等表现，有的患者甚至因呼吸中枢麻痹或呼吸肌麻痹而死亡。

4）其他症状：严重者可出现中毒性肝病、急性坏死性胰腺炎、脑水肿等并发症。一些重症患者可出现中毒性心肌损害，甚至出现扭转性室性心动过速或室颤。少数患者在中毒后胆碱能危象症状消失后，出现中间肌无力综合征，部分患者在急性中毒恢复后出现迟发性神经病变，个别乐果中毒患者进入恢复期后，可毫无先兆的突然发生猝死。

（2）慢性中毒：多见于农药生产厂工人，临床症状一般较轻，以中毒性类神经症为主，少数患者可出现视觉、神经-肌电图等改变。长期接触有机磷农药，也可能对免疫系统和生殖系统有不良影响。

（3）致敏作用和皮肤损害：有些有机磷农药具有致敏作用，可引起支气管哮喘、过敏性皮炎、接触性皮炎等。

4. 诊断

（1）诊断原则：有机磷农药中毒诊断要按照《职业性急性有机磷杀虫剂中毒诊断标准》（GBZ 8-2002），有短时间接触较大量有机磷农药职业史，有相应的临床表现，实验室检查全血胆碱酯酶活性降低，参考职业卫生调查资料，综合分析，排除其他疾病，即可诊断。诊断时要考虑到接触混配农药与其他农药中毒的识别。慢性中毒尚无国家诊断标准。

（2）接触反应：有下列表现之一者：①全血或红细胞胆碱酯酶活性在70%以下，尚无明显中毒的临床表现；②有轻度的毒蕈碱样自主神经症状和（或）中枢神经系统症状，而全血或红细胞胆碱酯酶活性在70%以上者。

（3）诊断和分级标准：

1）急性轻度中毒：短时间接触较大量有机磷农药后，24小时内出现较明显的毒蕈碱样自主神经和（或）中枢神经系统症状。如头晕、头痛、无力、恶心、呕吐、多汗、胸闷、视力模糊、瞳孔缩小等，全血或红细胞胆碱酯酶活性一般在50%~70%。

2）急性中度中毒：在轻度中毒基础上，出现肌束震颤等烟碱样表现，全血或红细胞胆碱酯酶活性一般在30%~50%。

3）急性重度中毒：除上述胆碱能兴奋或危象的表现外，具有下列表现之一者，可诊断为重度中毒：肺水肿、昏迷、呼吸衰竭、脑水肿。全血或红细胞胆碱酯酶活性一般在30%以下。

4）中间期肌无力综合征：在急性中毒后1~4天，胆碱能危象基本消失且患者意识清晰，出现以肌无力为主的临床表现者。根据屈颈肌与四肢近端肌肉、脑神经支配的肌肉及呼吸肌无力或麻痹与否分为轻型和重型。

5）迟发性多发性周围神经病：在急性重度和轻度中毒后2~4周，胆碱能症状消失，出现感觉、运动型多发性周围神经病，神经-肌电图检查显示神经原性损害，全血或红细胞胆碱酯酶活性可正常。

案例6-7分析

本节案例患者出现明显的恶心、呕吐、阵发性的腹痛和腹泻等消化道症状，还伴有多汗、四肢肌束震颤等样症状，容易被误诊为"急性胃肠炎并脱水"。患者曾于发病前连续几天喷洒过1605农药（有机磷农药的一种），结合全血胆碱酯酶活性的实验室检查结果以及个性化的诊断治疗，可诊断为急性轻度有机磷中毒。

本例提示：与口服中毒不同，职业性有机磷农药中毒接触的剂量较低、发病潜伏期长、临床表现不典型而易被误诊。同时，在临床诊断中，一定要重视了解患者的职业史。

5. 有机磷农药中毒处理原则

（1）急性中毒：

1）清除毒物：立即将患者脱离中毒现场，脱去污染衣服，用肥皂水（敌百虫除外）彻底清洗皮肤、头发、指甲（禁用热水）；眼部污染应迅速用清水或2%碳酸氢钠溶液冲洗，洗后滴入1%后马托品数滴。

2）特效解毒药：在清除毒物的同时，迅速给予解毒药。轻度中毒者可单独给予阿托品；中度或重度中毒者，需要联合使用阿托品及胆碱酯酶复能剂（如氯磷定、解磷定）。合并使用时，有协同作用，剂量应适当减少。敌敌畏、乐果等中毒时，使用胆碱酯酶复能剂的效果较差，治疗应以阿托品为主。注意阿托品化，但也要防止阿托品过量，甚至中毒。

3）对症治疗：处理原则同内科。注意保持呼吸道畅通。出现呼吸衰弱或呼吸麻痹时，立即施用机械通气。

（2）慢性中毒：应脱离接触，进行治疗。主要采取对症处理和支持疗法。在症状、体征基本消失，血液胆碱酯酶活性恢复正常后1~3个月后，可安排原来工作。如屡次发生或病情加重，应调离有机磷农药接触岗位。

> **案例 6-7 分析**
>
> 患者为急性轻度有机磷中毒，改用阿托品治疗后，患者症状开始缓解。

（二）拟除虫菊酯类农药

拟除虫菊酯（pyrethroids）是一种人工合成的广谱杀虫剂，在化学结构上与天然除虫菊素（pyrethrin）相似。该类农药药效高，有触杀和胃杀作用，对人畜毒性一般较低。目前我国常用的该类农药有醚菊酯、苯氯菊酯、溴氰菊酯、氯氰菊酯等20余种，使用量仅次于有机磷农药。

1. 理化特性　拟除虫菊酯类农药绝大多数为黏稠油状液体，呈黄色或黄褐色（溴氰菊酯呈白色结晶），易溶于多种有机溶剂，难溶于水，在酸性溶液中稳定，遇碱易分解。

2. 毒理　大多数拟除虫菊酯类农药为中等毒或低毒，经呼吸道、皮肤、消化道均可吸收。吸收后能迅速分布到全身各器官组织，可透过血-脑脊液屏障进入中枢神经系统。拟除虫菊酯类农药在哺乳动物体内代谢转化较快，主要在肝内酯酶和混合功能氧化酶作用下被水解或氧化。其代谢产物可与葡萄糖醛酸根和硫酸根结合，随尿液排泄。

拟除虫菊酯具神经毒性，其毒作用机制尚不完全明了。一般认为，该类农药通过下列途径发挥作用：抑制神经系统 Ca^+/Na^+-ATP 酶和 Na^+/K^+-ATP 酶，导致细胞膜内外离子转运失衡；和神经细胞膜受体结合，使膜通透性改变；作用于神经细胞膜钠通道，形成去极化后电位以及重复去极化，使钠通道开放延长，产生一系列兴奋症状；抑制中枢神经细胞膜上的 γ-氨基丁酸受体，使中枢神经的兴奋性增高等。

3. 临床表现　拟除虫菊酯农药主要引起急性中毒，是否可引起慢性损害尚无定论。急性中毒主要表现为皮肤、黏膜刺激和全身症状。

（1）刺激症状：职业性中毒患者在接触拟除虫菊酯后主要出现皮肤和黏膜的刺激症状，大多数在经过4~6小时的潜伏期后出现，首发症状多为面部等体表污染区出现异常感觉，如瘙痒感、蚁走感、烧灼感等，部分患者可出现局部红色丘疹样皮损，可伴有呼吸道刺激症状。眼内有污染者可立即出现眼痛、流泪、畏光、眼睑红肿、球结膜充血、水肿等症状。

口服中毒患者潜伏期长短主要与摄入量有关，短者在10分钟后就可出现症状，主要表现为上腹部灼痛、恶心、呕吐等。

（2）全身症状：症状一般相对较轻，有头晕、头痛、乏力、恶心、呕吐等中毒症状，部分病例可有胸闷、肢端麻木、心慌、视物模糊、出汗等症状；重症患者可出现呼吸困难、流涎、四肢肌束震颤、不同程度的意识障碍等，甚至出现频繁发作的阵发性抽搐，各种镇静解痉剂疗效不佳，少数病例可伴中毒性肺水肿，严重中毒者可因呼吸循环衰竭而死亡。

（3）变态反应：如接触性皮炎等，溴氰菊酯还可以引起类似花粉病症状，也可诱发过敏性哮喘。

拟除虫菊酯与有机磷混配农药所致中毒，常以有机磷症状为明显，但起病较单纯有机磷中毒者急，且更易发生呼吸循环衰竭。

4. 诊断　根据我国现行《职业性急性拟除虫菊酯中毒诊断标准》（GBZ 43-2002），具有短期接触大量拟除虫菊酯职业史,出现以神经系统兴奋性异常为主的临床表现,结合现场卫生学调查,排除具有类似临床表现的其他疾病后,方可诊断。

5. 处理原则 立即脱离现场,有皮肤污染者,即时用肥皂水或清水彻底冲洗;出现接触反应者应立即脱离接触,严密观察,必要时给予对症治疗;急性中毒以对症治疗为主;重度中毒者应加强支持疗法,尤其是应及时注射解痉剂量的地西泮、巴比妥类或美索巴莫(舒筋灵)。控制抽搐是抢救重度中毒成功的关键环节之一。

(三) 氨基甲酸酯类农药

氨基甲酸酯类农药(carbamate pesticides)是继有机磷和有机氯后发展起来的一类合成农药。作为杀虫剂,具有速效、内吸、触杀、残留期短及对人畜毒性较有机磷低的优点,已被广泛用于杀灭农业及卫生害虫。常用的有呋喃丹、西维因、速灭威、混灭威、叶蝉散、涕灭威、灭多威、残杀威、兹克威、异索威、猛杀威、虫草灵等。国内主要以呋喃丹为主,因生态毒性问题,其安全性受到关注。

1. 理化性质 氨基甲酸酯是氨基甲酸的 N 位上被甲基或其他基团取代酯类。其基本结构为:

$$R_1 \atop R_2 \Big\rangle N - \underset{\underset{X}{\overset{\overset{O}{\parallel}}{C}}}{}$$

R_2 多为芳香烃、脂肪族链或其他环烃。如 R_1 为甲基,则此类 N-甲基氨基甲酸酯具有杀虫剂作用;如 R_1 为芳香族基团,则多为除草剂;如 R_1 为苯并咪唑时,则为杀菌剂。碳位上氧被硫原子取代称为硫代(或二硫代)氨基甲酸酯,大多数是作为除草剂或杀菌剂。大多数氨基甲酸酯农药为白色结晶,无特殊气味。熔点多在 50 ~ 150℃。蒸气压普遍较低,一般在 0.04 ~ 15mPa。大多品种易溶于多种有机溶剂,难溶于水。在酸性溶液中分解缓慢,相对稳定,遇碱易分解。温度升高时,降解速度加快。

2. 毒理 氨基甲酸酯类大部分品种经皮毒性属低毒类,经口毒性属中等毒性。可通过呼吸道和胃肠道吸收,多数品种经皮吸收缓慢、吸收量低。氨基甲酸酯类农药进入机体后,很快分布到全身组织和脏器中,如肝、肾、脑、脂肪和肌肉等。氨基甲酸酯类代谢迅速,一般在体内无蓄积,主要从尿中排出,少量经肠道排出体外。呋喃丹的代谢主要在肝内进行,其水解的主要产物是酚类,氧化代谢产物主要是三羟基呋喃丹,其水解的速率比氧化快 3 倍,结合则主要是与葡萄糖醛酸或硫酸与水解后的酚类结合成酯。呋喃丹的水解与结合具有解毒作用,而氧化生成的 3-羟基呋喃丹与呋喃丹的毒性相当。

氨基甲酸酯类农药的急性毒作用机制是抑制体内的乙酰胆碱酯酶(AChE)。氨基甲酸酯进入体内后大多不需经代谢转化而直接抑制胆碱酯酶,即以整个分子与酶形成疏松的复合物。氨基甲酸酯与乙酰胆碱酯酶的结合是可逆的,疏松的复合物既可解离,释放出游离的胆碱酯酶,也可进一步形成一个稳定的氨基甲酰化胆碱酯酶和一个脱离基团(酚、苯酚等)。而氨基甲酰化胆碱酯酶可再水解(在水存在下)释放出游离的有活性的酶。有动物实验研究显示,西维因具有麻醉作用、生殖系统毒作用、致畸作用和肾损害。

3. 临床表现 急性氨基甲酸酯类农药中毒的临床表现与有机磷农药中毒相似,一般在接触后 2 ~ 4 小时发病,口服中毒更快。一般病情较轻,以毒蕈碱样症状为主,血液胆碱酯酶活性轻度下降。重症患者可出现肺水肿、脑水肿、昏迷及呼吸抑制等可危及生命。有些品种可引起接触性皮炎,如残杀威。

4. 诊断 按照《职业性急性氨基甲酸酯杀虫剂中毒诊断标准》(GBZ 52-2002)规定的基本原则进行诊断。

(1) 诊断原则:根据短时间内接触大量氨基甲酸酯杀虫剂的职业史,迅速出现相应的临床表现,结合全血胆碱酯酶活性的及时测定结果,参考现场劳动卫生学调查资料,进行综合分析,在排除其他病因后,方可诊断。

(2) 诊断分级:①轻度中毒:患者短期密切接触氨基甲酸酯后,出现较轻的毒蕈碱样和中枢神经系统症状,如头晕、头痛、乏力、视物模糊、恶心、呕吐、流涎、多汗、瞳孔缩小等,有的伴有肌束震颤等烟碱样症状,一般在 24 小时以内恢复正常。全血胆碱酯酶活性往往在 70% 以下。②重度中毒:除上述症状加重外,并具有以下任何一项表现:肺水肿、昏迷或脑水肿。全血胆碱酯酶活性一般在 30% 以下。

5. 处理原则 中毒患者立即脱离现场,脱去污染衣物,用肥皂水反复彻底清洗污染的衣服、头发、指甲或伤口。眼部受污染者,应迅速用清水、生理盐水冲洗。如口服要及时彻底洗胃。

阿托品是治疗的首选药物。但要注意,轻度中毒不必阿托品化;重度中毒者,开始最好静脉注射阿托品,并尽快达阿托品化,但总剂量远比有机磷中毒时小。一般认为单纯氨基甲酸酯杀虫剂中毒不宜用肟类复能剂,因其可增加氨基甲酸酯的毒性,并降低阿托品疗效。但目前的临床经验提示,适当使用肟类复能剂是有助于治疗的。

氨基甲酸酯和有机磷混配农药中毒时,过去认为要谨慎使用肟类复能剂。但临床经验表明,适当使用是有效的。

(四) 百草枯

百草枯(paraqut)是一种速效触杀型灭生性除草剂,喷洒后能很快发挥作用,接触土壤后迅速失活,因此在土壤中无残留,不会损害植物根部。我国目前百草枯的使用量逐年增加,它广泛用于园林除草,农作物及蔬菜行间除草,草原更新、非耕地化学除草,还可用于棉花、向日葵、大豆、扁豆等作物催枯。

1. 理化特性 百草枯为 $1,1'$-二甲基-$4,4'$-联吡啶阳离子二氯化物,分子式为 C_{12}—H_{14}—N_2—Cl_2,相对分子质量为 257.2。纯品为白色粉末,不易挥发,易溶于水,稍溶于丙酮和乙醇,在酸性及中性溶液中稳定,在碱性介质中不稳定,遇紫外线分解。惰性黏土和阴离子表面活性能使其钝化。其商品为紫蓝色溶液,有的已经加入催吐剂或恶臭剂。

2. 毒理 百草枯属中等毒类农药,大鼠经口 LD_{50} 为 $110\sim150mg/kg$。百草枯可经呼吸道、皮肤和胃肠道吸收,因其无挥发性,一般不易经吸入发生中毒。皮肤若长时间接触百草枯,或短时接触高浓度百草枯,特别是破损的皮肤或阴囊、会阴部被污染均可导致全身中毒。百草枯在体内可部分降解,大部分在2日内以原形经肾随尿排出,少量亦可从粪便排出。

百草枯中毒的机制目前尚不完全清楚,其与超氧阴离子的产生有关。一般认为百草枯是一电子受体,作用于细胞内的氧化还原反应,生成大量活性自由基,引起细胞膜脂质过氧化,造成组织细胞的氧化性损害,由于肺泡细胞对百草枯具有主动摄取和蓄积特性,故肺损伤为最突出表现。大鼠急性中毒早期死亡时,发现肺水肿、淤血、出血。如存活10天以上,肺部主要表现纤维化。百草枯对人的毒性较强,中毒后病死率较高。口服致死量为 $2\sim6g$,也有1g致死的报道。

3. 临床表现 职业接触者经皮肤或呼吸道吸收所致中毒一般症状较轻。口服中毒较重,且常表现为多脏器功能损伤或衰竭,其中肺的损害常见而突出。

(1) 消化系统:口服中毒者有口腔烧灼感,唇、舌、咽黏膜糜烂、溃疡,吞咽困难、恶心、呕吐、腹痛、腹泻,甚至出现呕血、便血、胃穿孔。部分患者于中毒后 $2\sim3$ 天出现中毒性肝病,表现为肝区疼痛、肝大、黄疸、肝功能异常。

(2) 呼吸系统:表现为咳嗽、咳痰、胸闷、胸痛、呼吸困难、发绀、双肺闻及干、湿啰音。大剂量服毒者可在 $24\sim48$ 小时出现肺水肿、出血,常在 $1\sim3$ 天内因急性呼吸窘迫综合征(ARDS)死亡。经抢救存活者,经 $1\sim2$ 周后可发生肺间质纤维化,呈进行性呼吸困难,导致呼吸衰竭死亡。非大量吸收者开始肺部症状可不明显,但于 $1\sim2$ 周内因发生肺纤维化而逐渐出现肺部症状,肺功能障碍导致顽固性低氧血症。

(3) 肾:于中毒后 $2\sim3$ 天可出现尿蛋白、管型、血尿、少尿,血肌酐及尿素氮升高,严重者发生急性肾衰竭。

(4) 中枢神经系统:表现为头晕、头痛、幻觉、昏迷、抽搐。

(5) 皮肤与黏膜:皮肤接触后,可发生红斑、水泡、溃疡等。高浓度百草枯液接触指甲后,可致指甲脱色、断裂,甚至脱落。眼部接触本品后可引起结膜及角膜水肿、灼伤、溃疡。

(6) 其他:可有发热、心肌损害、纵隔及皮下气肿、鼻出血、贫血等。

4. 诊断 根据百草枯的接触史或服毒史,以肺损害为主的多脏器功能损伤的临床表现,参考尿、血或胃内容物中百草枯的测定,一般可明确诊断。

5. 处理原则 本病无特效解毒剂,但必须在中毒早期采取一切行之有效的手段控制病情发展,阻止肺纤维化的发生。如出现肺部损害,预后差,死亡率高,故对中毒患者要密切观察肺部症状、体征,动态观察胸部X线片及血气分析,以有助于早期确定肺部病变。

(1) 阻止毒物继续吸收:尽快脱去污染的衣物,用肥皂水彻底清洗污染的皮肤、毛发。眼部受污染时立即用流动清水冲洗,时间不少于15分钟。

(2) 加速毒物排泄:除常规输液、使用利尿剂外,最好在患者服毒后24小时内进行血液透析或血液灌流,血液灌流对毒物的清除率是血液透析的 5~7 倍。

（3）防止肺纤维化:及早给予自由基清除剂,如维生素 C、维生素 E、超氧化物歧化酶(SOD)等。应避免高浓度氧气吸入,它的吸入可增加活性氧形成,加重肺组织损害。此外,中毒早期应用肾上腺糖皮质激素及免疫抑制剂(环磷酰胺、硫唑嘌呤)可能对患者有效。但一旦肺损伤出现则无明显作用。

（4）对症与支持治疗。保护肝、肾、心功能,防治肺水肿,加强对口腔溃疡、炎症的护理,积极控制感染。

思 考 题

1. 急性有机磷农药中毒急救最主要的一项治疗措施是什么?
2. 有机磷农药中毒抑制胆碱酯酶活性的机制是什么?
3. 有机磷农药区别于氨基甲酸酯类农药中毒机制是什么?
4. 简述有机磷农药的毒性与其结构的关系。
5. 简述有机磷农药的中毒机制。
6. 什么是毒蕈碱作用和烟碱样作用?
7. 有机磷农药中毒的诊断原则及治疗原则是什么?

七、职业中毒的防治

由于生产性毒物种类繁多,劳动者可在生产劳动过程中的各个环节接触到生产性毒物,因此,职业中毒的防治仍是我国职业卫生的重要工作内容。

（一）职业中毒的主要临床表现

由于毒物本身的毒性和毒作用特点、接触剂量等各不相同,职业中毒的临床表现多种多样,尤其是多种毒物同时作用于机体时更为复杂,可累及全身各个系统,出现多脏器损害;同一毒物可累及不同的靶器官,不同毒物也可损害同一靶器官而出现相同或类似的临床表现。充分掌握职业中毒的这些临床特点,有助于职业中毒的正确诊断和治疗。

1. 神经系统 许多毒物可选择性损害神经系统,尤其是中枢神经系统对毒物更为敏感。慢性轻度中毒早期多有类神经症,甚至精神障碍表现,脱离接触后可逐渐恢复。有些毒物如铅、正己烷、有机磷等还可引起神经髓鞘、轴索变性,损害运动神经的神经-肌肉接点,从而产生感觉和运动神经损害的周围神经病变。一氧化碳、锰等中毒可损害锥体外系,出现肌张力增高、震颤麻痹等症状。铅、汞、窒息性气体、有机磷农药等严重中毒时,可引起中毒性脑病和脑水肿。

2. 呼吸系统 呼吸系统是毒物进入机体的主要途径,最容易遭受气态毒物的损害。引起呼吸系统损害的生产性毒物主要是刺激性气体。如氯气、氮氧化物、二氧化硫、硫酸二甲酯等可引起气管炎、支气管炎等呼吸道病变;严重时,可产生化学性肺炎、化学性肺水肿及成人型呼吸窘迫综合征(ARDS);吸入液态有机溶剂如汽油等还可引起吸入性肺炎;有些毒物如二异氰酸甲苯酯可诱发过敏性哮喘;砷、铬、氯甲醚类等可致呼吸道肿瘤。

3. 血液系统 许多毒物对血液系统具有毒作用,可分别或同时引起造血功能抑制、血细胞损害、血红蛋白变性、出血凝血机制障碍等。铅干扰卟啉代谢,影响血红素合成可引起低色素性贫血;苯的氨基、硝基化合物及亚硝酸盐等可导致高铁血红蛋白血症;苯和三硝基甲苯抑制骨髓造血功能可引起白细胞数量减少、血小板减少、再生障碍性贫血,甚至引起白血病;一氧化碳与血红蛋白结合,形成碳氧血红蛋白血症,可引起组织细胞缺氧窒息等。

4. 消化系统 消化系统是毒物吸收、生物转化、排出和经肠肝循环再吸收的场所,许多生产性毒物可损害消化系统。如接触汞引起口腔炎;汞盐、有机磷农药急性中毒时可出现急性胃肠炎;四氯化碳、三硝基甲苯中毒可引起急性或慢性中毒性肝病。铅中毒时可出现腹绞痛。

5. 泌尿系统 肾是毒物最主要的排泄器官,也是许多化学物质的储存器官之一。泌尿系统尤其是肾成为许多毒物的靶器官。引起泌尿系统损害的毒物很多,其临床表现大致可分为急性中毒性肾病、慢性中毒性肾病、泌尿系统肿瘤以及其他中毒性泌尿系统疾病,以前两种类型较多见。如铅、四氯化碳、砷化氢等可致急慢性肾病;β-萘胺、联苯胺可致泌尿系统肿瘤;芳香胺、杀虫脒可致化学性膀胱炎。近年来,金属硫蛋白、β_2-微球蛋白作为生物标志物已成为肾损害的重要监测手段。

6. 循环系统 毒物可引起心血管系统损害,临床可见急慢性心肌损害、心律失常、房室传导阻滞、肺源性心脏病、心肌病和血压异常等多种表现。如四氯化碳等可直接损害心肌;镍通过影响心肌氧化与能量代谢,引起心功能降低、房室传导阻滞;长期接触一定浓度的一氧化碳、二硫化碳的工人,冠状动脉粥样硬化、冠心病或心肌梗死的发病率明显增高。

7. 生殖系统 毒物对生殖系统的毒作用包括对接触者本人的生殖及其对子代发育过程的不良影响,引起"生殖毒性和发育毒性"。生殖毒性包括对接触者生殖器官、相关内分泌系统、性周期和性行为、生育力、妊娠结局、分娩过程等方面的影响;发育毒性可表现为胎儿结构异常、发育迟缓、出生体重不足、功能缺陷、甚至死亡等。铅、汞、镉等重金属可损害睾丸的生精过程,导致精子数量减少,畸形率增加、活动能力减弱;使女性月经先兆症状发生率增高、月经周期和经期异常、痛经及月经血量改变。孕期接触高浓度铅、汞、二硫化碳、苯系化合物、环氧乙烷的女工,自然流产率和子代先天性出生缺陷的发生率明显增高。

8. 皮肤 生产性毒物可对皮肤造成多种损害,如酸、碱、有机溶剂等引致接触性皮炎;沥青、煤焦油等所致光敏性皮炎;矿物油类、卤代芳烃化合物等所致职业性痤疮;煤焦油、石油等所致皮肤黑变病;铬的化合物、铍盐等所致职业性皮肤溃疡;沥青、焦油等所致职业性疣赘;有机溶剂、碱性物质等所致职业性角化过度和皲裂;氯丁二烯、铊等可引起暂时脱发。砷、煤焦油等可引起职业性皮肤肿瘤。

9. 其他 毒物可引起多种眼部病变,如刺激性化学物可引起角膜、结膜炎;腐蚀性化合物可使角膜和结膜坏死、糜烂;三硝基甲苯、二硝基酚可致白内障;甲醇可致视神经炎、视网膜水肿、视神经萎缩,甚至失明等;氟可引起氟骨症;黄磷可以引起下颌骨破坏、坏死;吸入氧化锌、氧化镉等金属烟尘可引起金属烟热。

(二) 职业中毒的诊断

职业中毒是我国最常见的法定职业病种类,其诊断是遵从法定职业病的诊断原则。法定职业病的诊断是由3人及以上组成的诊断组严格按国家颁布的职业病诊断标准集体诊断。职业中毒的诊断应有充分的资料,包括职业史、现场职业卫生调查、相应的临床表现和必要的实验室检测,并排除非职业因素所致的类似疾病,综合分析,方能做出合理的诊断。对有些暂时不能明确诊断的患者,应先做对症处理、动态观察、逐步深化认识,再做出正确的诊断。

1. 职业史 是职业中毒诊断的重要前提。应详细询问患者的职业史,包括现职工种、工龄、接触毒物的种类、生产工艺、操作方法、防护措施;既往工作经历,包括部队服役史、再就业史、打工史及兼职史等,以便综合判断患者接触毒物的机会和程度。

2. 职业卫生现场调查 是诊断职业中毒的重要参考依据。应深入作业现场,进一步了解患者所在岗位的生产工艺过程、劳动过程、空气中毒物的浓度、预防措施;同一接触条件下的其他人员有无类似发病情况等,从而判断患者在该条件下,是否可能引起职业中毒。

3. 症状与体征 职业中毒的临床表现复杂多样,同一毒物在不同致病条件下可导致性质和程度截然不同的临床表现;不同毒物可引起同一症状或体征;非职业因素也可导致与职业因素危害完全相同或相似的临床症状和体征。因此,在临床资料收集与分析时既要注意不同职业中毒的共同点,又要考虑到各种特殊的和非典型的临床表现;不仅要排除其他职业性有害因素所致类似疾病,还要考虑职业病与非职业病的鉴别诊断。

4. 实验室检查 对职业中毒的诊断具有重要意义,主要包括接触指标和效应指标。接触指标指测定生物材料中毒物或其代谢产物是否超出正常值范围,如尿铅、血铅、尿酚等。效应指标包括:①反映毒作用的指标,如铅中毒者检测尿 δ-氨基-γ-酮戊酸(δ-ALA)等;②反映毒物所致组织器官病损的指标,包括血尿常规检测和肝肾功能实验等,如镉致肾小管损伤可测定尿 β_2-微球蛋白,以及其他相关指标。

(三) 职业中毒的急救和治疗原则

职业中毒的治疗可分为病因治疗、对症治疗和支持疗法三类。病因治疗的目的是尽可能消除或减少致病的物质基础,并针对毒物致病的机制进行处理。及时合理的对症处理是缓解毒物引起的主要症状,促进机体功能恢复的重要措施。支持疗法可改善患者的全身状况,促进康复。

1. 急性职业中毒

(1)现场急救:脱离中毒环境,立即将患者移至上风向或空气新鲜的场所,注意保持呼吸道通畅。若患者衣服、皮肤被毒物污染,应立即脱去污染的衣物,并用清水彻底冲洗皮肤(冬天宜用温水);如遇水可发生化学反应的物质,应先用干布抹去污染物,再用水冲洗。现场救治时,应注意对心、肺、脑、眼等重要器官的保护。对重症患者,应严密注意其意识状态、瞳孔、呼吸、脉搏、血压的变化;若发现呼吸、循环障碍时,应及时对症处理,具体措施与内科急救原则相同。对严重中毒需转送医院者,应根据症状采取相应的转院前救治措施。

(2)阻止毒物继续吸收:患者到达医院后,如发现现场紧急清洗不够彻底,则应进一步清洗。对气体或蒸气吸入中毒者,可给予吸氧;经口中毒者,应立即进行催吐、洗胃或导泻。

(3)解毒和排毒:应尽早使用解毒排毒药物,解除或减轻毒物对机体的损害。必要时,可用透析疗法或换血疗法清除体内的毒物。常用的特效解毒剂有:①金属络合剂:主要有依地酸二钠钙($CaNa_2EDTA$)、二乙三胺五乙酸三钠钙(DTPA)、二巯基丙醇(BAL)、二巯基丁二酸钠(NaDMS)、二巯基丁二酸等,可用于治疗铅、汞、砷、锰等金属和类金属中毒。②高铁血红蛋白还原剂:常用的有亚甲蓝(美蓝),可用于治疗苯胺、硝基苯类等高铁血红蛋白形成剂所致的急性中毒。③氰化物中毒解毒剂:如亚硝酸钠-硫代硫酸钠疗法,主要用于救治氰化物、丙烯腈等含"CN^-"化学物所致的急性中毒。④有机磷农药中毒解毒剂:主要有氯磷定、解磷定、阿托品等。⑤氟乙酰胺中毒解毒剂:常用的有乙酰胺(解氟灵)等。

(4)对症治疗:由于针对病因的特效解毒剂种类有限,因而对症治疗在职业中毒的救治中极为重要,主要目的在于保护体内重要器官的功能,缓解病痛,促使患者早日康复,有时可挽救患者的生命。其治疗原则与内科处理类同。

2. 慢性职业中毒 早期常为轻度可逆的功能性改变,继续接触则可演变成严重的器质性病变,故应及早诊断和处理。中毒患者应脱离毒物接触,及早使用有关的特效解毒剂,如二巯基丁二酸钠、依地酸二钠钙等金属络合剂;但目前此类特效解毒剂为数不多,应针对慢性中毒的常见症状,如类神经症、精神症状、周围神经病变、白细胞数量降低、接触性皮炎,慢性肝肾病变等,对患者进行及时合理的对症治疗,并注意适当的营养和休息,促进康复。慢性中毒患者经治疗后,应对其进行劳动能力鉴定,并安排合适的工作或休息。

(四)职业中毒的预防原则

职业中毒的预防原则与职业病预防一致,即必须从法律措施、组织措施、技术措施和卫生保健措施四方面进行,但由于毒物种类繁多,因而在技术措施和卫生保健措施方面应有相应具体的方法。

1. 消除或控制职业性毒物

(1)用无毒或低毒的物质替代有毒或毒性较强的物质,限制原料中有毒杂质的含量。如在油漆生产中用锌白或钛白替代铅白,喷漆作业采用无苯稀料等。

(2)改革生产工艺过程。如镀锌作业过程中采用无氰电镀工艺,用离子膜电解盐代替汞作为电极的电解真空灌汞工艺,喷漆作业采用静电喷漆新工艺等。

(3)生产过程机械化、自动化和密闭化。如有毒物质的加料、搅拌、搬运、包装等过程应尽可能机械化、自动化和密闭化,防止毒物跑、冒、滴、漏。

(4)厂房建筑和生产过程的合理安排。如有毒作业工段应与其工段有效地隔离,其车间的墙壁、地面应选用不吸收该毒物和不易被腐蚀的材料,且表面光滑、平整,易于清洗。

(5)加强通风排毒和净化回收。厂房或车间内产生有毒气体、蒸气或气溶胶的地点,可采用局部抽出式的机械通风系统来排除毒物,以降低作业场所空气中的毒物浓度,该通风系统由排气罩、通风管、通风机和净化回收装置组成。

2. 用化学的方法清除污染源 对排出的含汞废气,应用碘化或氯化活性炭吸附、净化;对被汞污染车间,用碘加乙醇点燃熏蒸(按形成 $1mg/m^3$ 碘浓度计算用量),使之生成不易挥发的碘化汞,然后用水冲洗,以降低空气中汞的浓度等。

3. 合理使用个体防护用品 目前,有些厂矿企业的劳动条件仍较差,由于经济和技术上的原因,在短期内无法采用技术性控制措施来使作业场所的卫生条件达到国家卫生标准的要求,特别是在事故的抢修或进入设备内检修时,应合理使用个人防护用品。在有毒作业场所,个人防护用品主要包括呼吸防护器和防护服。

呼吸防护器根据其作用原理分为两种,即过滤式呼吸防护器和隔离式呼吸防护器,实际工作中应根据具体情况选择应用。前者用于空气中有害物质的浓度不很高,且空气中的氧含量不少于18%的场合;后者在现场空气中毒物浓度较高或/和氧含量较低时采用,其呼吸所需的空气(或氧气)并非经净化的现场空气,而是另行供给。

4. 做好生产环境检测 定期和经常进行生产环境的卫生检查和空气中有毒物质浓度的监测,及时发现和查明有毒物质造成污染的原因、程度和变化规律,以便采取有效措施降低车间空气中有毒物质的浓度,使之不超过国家规定的职业接触限值。职业接触限值(occupational exposure limit, OEL)是为保护作业人员健康而规定的工作场所有害因素的接触限量值。我国对化学因素的职业接触限值包括以下三个具体限值:①最高容许浓度(maximum allowable concentration, MAC):指工作地点,在一个工作日内,任何时间均不应超过的有害化学物质的浓度。该职业接触限值是对急性作用大,刺激作用强和(或)危害较大的有毒物质制定的最高容许接触限值。②时间加权平均容许浓度(permissible concentration-time weighted average, PC-TWA):指以时间为权数规定的8小时工作日的平均容许浓度。要求采集有代表性样品,按8小时工作日内各个接触持续时间与其相应浓度乘积之和除以8,得出8小时的时间加权平均浓度。③短时间接触容许浓度(permissible concentration-short term exposure limit, PC-STEL):指一个工作日内,任何一次接触不得超过的15分钟时间加权平均的容许接触水平。该职业接触限值旨在防止劳动者接触过高的波动浓度,避免引起刺激、急性作用或有害健康影响。它是与PC-TWA相配套的一种短时间接触限值。我国规定了《工作场所有害因素职业接触限值-化学有害因素》(GBZ 2.1-2007),对329个化学物质规定了接触限值。

思 考 题

1. 职业中毒的急救原则是什么?
2. 职业中毒的诊断原则与一般疾病的诊断有何区别?
3. 职业中毒的预防措施有哪些?

(牛丕业)

第三节 生产性粉尘与尘肺

案例6-8

　　基本情况:患者,男性,45岁,因体检发现胸部X线片上呈现点状阴影而就诊。

　　患者主诉:无肺结核等感染性肺部疾患史,3年前体检未发现异常。有20年的吸烟史,一直有咳嗽、咳痰等表现,近期无明显加重。

　　临床检查:体温36.5℃,心、肺听诊未见异常。

　　职业史:患者为某厂石英车间粉碎工,连续接尘工龄15年。工作时通常佩戴纱布口罩,有局部抽风装置,但效果不佳。

　　高千伏胸部X线片:双肺的肺纹理增多、增粗,肺门角变钝密度增高,两侧中肺区和左下肺区可见一定量的点状小阴影,右下肺区也可见少量阴影,点状阴影背景上可见少量呈网状的阴影。

　　处理:经抗感染、抗结核治疗数月,胸部X线片表现未见任何好转。

问题

　　1. 结合职业史及胸部X线片,该患者可能是什么疾病? 该病的病因是什么?

　　2. 该患者工作时的防护措施是否得当? 该如何进行改进?

　　3. 如果诊断为尘肺,还应该进行哪些检查?

一、生产性粉尘及其危害

生产性粉尘(productive dust)指在生产活动中产生的能够较长时间漂浮于生产环境中的固体颗粒物。它是污染作业环境、损害劳动者健康的重要职业性有害因素,可引起包括尘肺病在内的多种职业性肺部疾患。生产性粉尘还可造成环境污染,危害居民健康。

(一) 生产性粉尘的来源与分类

1. 生产性粉尘的来源　产生和存在生产性粉尘的行业和岗位众多,如矿山开采、隧道开凿中的凿岩和爆破作业,煤炭的井下开采,冶金工业中矿石的粉碎和筛选,铸造行业中的喷砂、清砂,水泥、玻璃、陶瓷及耐火材料生产中的原料加工,农业生产中的粮食收获与加工,化学工业中固体原料的加工、包装等均可接触粉尘。如果防尘措施不够完善,均可产生大量粉尘。

2. 生产性粉尘的分类　按粉尘的性质可分为以下两大类:

(1) 无机粉尘(inorganic dust):无机粉尘包括矿物性粉尘,如石英、石棉、滑石、煤等;金属性粉尘,如铅、锰、铁、铍、锡、锌等及其化合物;人工无机粉尘,如水泥、玻璃纤维、金刚砂等。

(2) 有机粉尘(organic dust):有机粉尘包括动物性粉尘,如动物的皮毛、羽毛、角质、骨质粉尘等;植物性粉尘,如棉、麻、谷物、亚麻、甘蔗、烟草、木尘、茶等;人工有机粉尘,如有机染料、农药、合成树脂、橡胶、人造有机纤维粉尘等。

在生产环境中,常以两种及两种以上粉尘混合存在,称为混合性粉尘(mixed dust)。如煤工接触的煤矽尘、金属制品加工研磨时的金属和磨料粉尘、皮毛加工的皮毛和土壤粉尘等混合性粉尘。

> **案例 6-8 分析**
> 患者从事的工作为石英粉碎,接触到的石英粉尘属于无机粉尘中的矿物性粉尘,是生产性粉尘中危害最大的一种。

(二) 生产性粉尘的理化特性及其卫生学意义

1. 粉尘的化学成分　粉尘的化学成分是决定其对机体作用性质的最主要因素,不同化学成分的粉尘对机体作用性质各异,可致纤维化、中毒、致敏等。如游离二氧化硅粉尘可致肺纤维化;含结合型二氧化硅的石棉尘可引起石棉肺;某些金属粉尘(如铅及其化合物)通过肺组织吸收,引起中毒;另一些金属(如铍、铝等)粉尘可导致过敏性哮喘或肺炎。

2. 粉尘的浓度和接触时间　工作场所空气中粉尘的浓度和接触时间决定其对人体健康危害的严重程度。同一种粉尘,作业环境空气中浓度越高,接尘时间越长,粉尘进入机体的量越多,对人体的健康危害越严重。

3. 粉尘的分散度　分散度(dispersity)是指物质被粉碎的程度,是粉尘颗粒大小的组成,粒径较小的颗粒越多,分散度越高。粉尘分散度越高,其在空气中漂浮时间越长,沉降的速度越慢,被机体吸入的机会越大;同时,粉尘分散度越高,比表面积越大,越易参与理化反应,对人体的危害越大。

不同种类的粉尘由于粉尘的密度和形状不同,同一粒径的粉尘在空气中的沉降速度不同,为了互相比较,引入空气动力学直径。尘粒的空气动力学直径(aerodynamic equivalent diameter, AED)是指粉尘粒子 a 不论几何形状、大小和密度如何,如果它在空气中与一种密度为 1 的球形粒子 b 的沉降速度相同时,则 b 的直径即可作为 a 的 AED。

由于粉尘的粒子直径、比重、形状不同,粉尘在呼吸道中的阻留部位是不同的。一般认为,空气动力学直径小于 $15\mu m$ 的粒子可进入呼吸道,称为可吸入性粉尘(inhalable dust),其中 $10 \sim 15\mu m$ 的粒子主要沉积于上呼吸道;只有 $5\mu m$ 以下的粒子可达呼吸道深部和肺泡,称为呼吸性粉尘(respirable dust)。粉尘只有在呼吸道深部沉积,才能对肺组织持续产生作用,引起肺部的严重损害。

4. 粉尘的硬度　粒径较大、外形不规则坚硬的尘粒可能引起呼吸道黏膜机械性损伤。进入肺泡的尘粒,由于质量小,肺泡环境湿润,并受肺泡表面活性物质影响,对肺泡的机械损伤作用可能并不明显。

5. 粉尘的溶解度　某些有毒粉尘,如含有铅、锰等的粉尘可在上呼吸道溶解吸收,其溶解度越高,吸收速度越快,对人体的毒作用越大。相对无毒的粉尘如糖、面粉等,其溶解度越高,越容易吸收、排出,对人体的毒作用越低。石英粉尘等很难溶解,在体内持续产生危害作用。

6. 其他 粉尘的荷电性、爆炸性等均具有一定的卫生学意义。物质在粉碎过程和流动中相互摩擦或吸附空气中离子而带电,尘粒的荷电量除取决于其粒径大小、比重外,还与作业环境温度和湿度有关,粉尘的荷电性影响其在空气中的沉降和在机体呼吸道中的阻留。可氧化的粉尘达到一定的浓度时(如煤尘 $35g/m^3$,淀粉、铝、硫磺 $7\ g/m^3$,糖 $10.3\ g/m^3$),一旦遇到明火、电火花和放电时,可发生爆炸。

> **案例 6-8 分析**
> 患者为石英车间粉碎工,接触到的石英粉尘浓度较高,分散度较大,对健康的影响也大。

(三) 粉尘对人体健康的影响

机体对粉尘具有较强的清除功能,但长期吸入粉尘可使人体的清除功能受损,而使粉尘在肺内大量沉积,造成肺组织损伤,引起疾病。由于生产性粉尘种类不同,可引起不同的人体疾病,主要包括以下几种疾病。

1. 呼吸系统疾病

(1) 尘肺(pneumoconiosis):是由于在生产环境中长期吸入生产性粉尘而引起的以肺组织纤维化为主的疾病。

(2) 粉尘沉着症(dust thesaurosis):某些生产性粉尘(如铁、锡、钡、锑等)吸入后引起。这些粉尘沉积于肺组织后呈现异物反应,并继发轻微的以网状纤维增生的间质纤维化,不损伤肺泡结构,对人体健康危害很小或无明显影响。

(3) 有机粉尘引起的肺部病变:单纯有机粉尘通常不引起肺组织的纤维化改变。有些有机粉尘吸入可引起慢性呼吸系统疾病,主要表现为胸闷、气喘、咳嗽、咳痰等症状。真菌、细菌或血清蛋白污染的有机粉尘吸入可引起职业性变态反应性肺泡炎(occupational allergic alveolitis)。聚氯乙烯、人造纤维粉尘吸入可引起非特异性慢性阻塞性肺病(chronic obstructive pulmonary disease,COPD)。棉、亚麻或大麻等粉尘可引起棉尘症(byssinosis)等。

(4) 粉尘性支气管炎、肺炎、哮喘性鼻炎、支气管哮喘等。

2. 局部作用 粉尘与呼吸道黏膜接触,早期引起呼吸道黏膜功能亢进、充血和毛细血管扩张,黏液分泌增加,更多粉尘被阻留,久之造成肥大性病变;黏膜上皮细胞长时间营养不足,可引起萎缩性改变;金属磨料粉尘可引起角膜损伤;沥青粉尘可引起光感性皮炎;粉尘还可引起堵塞性皮脂炎、粉刺、毛囊炎、脓皮病等。

3. 中毒作用 吸入铅、锰等有毒粉尘能在呼吸道黏膜上很快溶解吸收,从而引起机体中毒。

4. 肿瘤 某些粉尘本身是或者含有人类致癌物,如石棉、游离二氧化硅、镍、铬、砷等是国际癌症研究中心提出的人类肯定致癌物,含有这些物质的粉尘就可能引发呼吸和其他系统肿瘤。此外,放射性粉尘也能引起呼吸系统肿瘤。

二、尘肺的分类

尘肺是职业性疾病中影响面最广、危害最严重的一类疾病。据统计,尘肺病例约占我国职业病总人数的 70% 以上。根据临床动态观察,胸部 X 线片检查,病理解剖和实验研究的资料,尘肺按病因分为以下五类:

1. 矽肺(silicosis) 由于长期吸入游离二氧化硅含量较高的粉尘引起。

2. 硅酸盐肺(silicatosis) 由于长期吸入含有结合二氧化硅的粉尘如石棉、滑石、云母等引起。

3. 炭尘肺(carbon pneumoconiosis) 由于长期吸入煤、石墨、碳黑、活性炭等粉尘引起。

4. 混合性尘肺(mixed dust pneumoconiosis) 由于长期吸入含游离二氧化硅粉尘和其他粉尘(如煤矽尘等)等引起。

5. 金属尘肺(metallic pneumoconiosis) 由于长期吸入某些致纤维化的金属粉尘(如铁、铝尘)引起。

我国现行职业病名单中,共列入了十三种尘肺,即矽肺、石棉肺、煤工尘肺、石墨尘肺、炭黑尘肺、滑石尘肺、水泥尘肺、云母尘肺、陶工尘肺、铝尘肺、电焊工尘肺、铸工尘肺,此外,根据《尘肺病诊断标准》和《尘肺病理诊断标准》可以诊断的其他尘肺。

三、尘肺的临床表现

1. 症状与体征 肺的代偿功能很强,尘肺患者可在相当长时间内无明显自觉症状,但胸部 X 线片上已呈现较显著的尘肺影像学改变。随着病情的进展,或有合并症时,可出现胸闷、气短、胸痛、咳嗽、咳痰等症状和体征,无特异性,虽可逐渐加重,但与胸片改变并不一定平行。

2. 胸部 X 线片表现 尘肺胸部 X 线片影像是肺组织尘肺病理形态在胸部 X 线片的反映,是"形"和"影"的关系,与肺内粉尘蓄积、肺组织纤维化的病变程度有一定相关关系,但由于多种原因的影响,并非完全一致。这种胸部 X 线片改变表现为 X 线通过病变组织和正常组织对 X 线吸收率的变化,呈现发"白"的圆形或不规则形小阴影,作为尘肺诊断依据。胸部 X 线片上其他影像,如肺门变化、肺气肿、肺纹理和胸膜变化,对尘肺诊断也有参考价值。

(1)圆形小阴影:是尘肺最常见和最重要的一种 X 线表现形态,其病理基础以矽结节为主,呈圆或近似圆形,边缘整齐或不整齐,直径小于 10mm,按直径大小分为 $p(<1.5mm)$、$q(1.5\sim3.0mm)$、$r(3.0\sim10mm)$ 三种类型。p 类小阴影主要是不太成熟的矽结节或非结节性纤维化灶的影像,q、r 类小阴影主要是成熟和较成熟的矽结节,或为若干个小矽结节的影像重叠。圆形小阴影早期多分布在两肺中下区,随病变进展,数量增多,直径增大,密集度增加,波及两上肺区。

(2)不规则形小阴影:多为接触游离二氧化硅含量较低的粉尘所致,病理基础主要是肺间质纤维化。表现为粗细、长短、形态不一的致密阴影。阴影之间可互不相连,或杂乱无章的交织在一起,呈网状或蜂窝状;致密度多持久不变或缓慢增高。按其宽度可分为 $s(<1.5mm)$、$t(1.5\sim3.0mm)$、$u(3.0\sim10mm)$ 三种类型。早期也多见于两肺中下区,弥漫分布,随病情进展而逐渐波及肺上区。

(3)大阴影:指长径超过 10mm 的阴影,为晚期尘肺的重要 X 线表现,形状有长条形、圆形、椭圆形或不规则形,病理基础是团块状纤维化。大阴影的发展可由圆形小阴影增多、聚集,或不规则小阴影增粗、靠拢、重叠形成;多在两肺上区出现,逐渐融合成边缘较清楚、密度均匀一致的大阴影,常对称,形态多样,呈八字形等,也有先在一侧出现;大阴影周围一般有肺气肿带的 X 线表现。

(4)胸膜变化:胸膜粘连增厚,先在肺底部出现,可见肋膈角变钝或消失。晚期膈面粗糙,由于肺纤维组织收缩和膈胸膜粘连,呈"天幕状"阴影。胸膜改变包括胸膜斑、胸膜增厚和胸膜钙化。

(5)肺气肿:多为弥漫性、局限性、灶周性和泡性肺气肿,严重者可见肺大疱。

(6)肺门和肺纹理变化:早期肺门阴影扩大,密度增高,边缘模糊不清,有时可见淋巴结增大,包膜下钙质沉着呈蛋壳样钙化,肺纹理增多或增粗变形。晚期肺门上举外移,肺纹理减少或消失。

3. 肺功能变化 尘肺早期即有肺功能损害,但由于肺的代偿功能很强,临床肺功能检查多属正常。随着病变进展,肺组织纤维化进一步加重,肺弹性下降,则可出现肺活量及肺总量降低;伴肺气肿和慢性炎症时,时间肺活量降低,最大通气量减少,所以尘肺患者的肺功能以混合性通气功能障碍多见;当肺泡大量损害、毛细血管壁增厚时,可出现弥散功能障碍。

4. 并发症 尘肺常见并发症有肺结核、肺及支气管感染、自发性气胸、肺心病等。一旦出现并发症,病情进展加剧,甚至死亡。其中,最为常见和危害最大的是肺结核。有的尘肺还会合并有肺癌和恶性间皮瘤。

四、尘肺的诊断

1. 诊断原则和方法 根据可靠的生产性粉尘接触史、现场劳动卫生学调查资料,以技术质量合格的高仟伏 X 线后前位胸片表现作为主要依据,参考受检者的动态系列胸片及该单位尘肺发病情况,结合临床表现和实验室检查,排除其他肺部类似疾病后,根据国家《尘肺病诊断标准》(GBZ 70-2009),方可作出 X 线诊断及分期。对于职业史不清或只有单张胸片及胸片质量不佳者,应尽量查清职业史,重新拍摄出质量良好的胸部 X 线片,再行诊断,避免误诊和漏诊。

按照《职工工伤与职业病致残程度鉴定》(GB/T16180-1996),由职业病执业医师组成的诊断组诊断,发给患者尘肺病诊断证明书,享受国家相应医疗和劳动保险待遇。

在诊断时应注意与急性血行播散型肺结核、浸润型肺结核、肺含铁血黄素沉着症、肺癌、特发性肺间质纤维化、变态反应性肺泡炎及肺泡微石症等疾病鉴别。

（1）急性血行播散型肺结核：急性血行播散型肺结核多有高热、寒战等较为严重的全身中毒症状和头痛、昏睡、脑膜刺激等神经系统症状。实验室检查血沉增快，X线表现为结节阴影位于肺内胸膜写及肺内各个部分，分布均匀，结节阴影的大小和密度相似，直径多为2～3cm，肺内缺乏纤维化阴影和网状结构改变，系列动态胸片观察，X线影像变化迅速。

（2）浸润型肺结核：浸润型肺结核的一般X线表现中，多数患者为斑片状阴影、小结节阴影、空洞及条索状阴影同时存在，并有结核病的临床表现。斑片状阴影边缘模糊，小结节阴影边缘比较清晰，而结核球的密度较高，边缘清楚，其中可见空洞和钙化，空洞往往有偏心溶解现象，空洞周围有结节及条索状阴影形成的卫星灶，空洞与肺门之间常可见到引流支气管。而单纯尘肺空洞极为少见，多数在合并结核的基础上出现，且其他肺野有圆形和不规则小阴影存在。系列动态观察胸片有助于鉴别。

（3）肺含铁血黄素沉着症：特发性肺含铁血黄素沉着症少见于成人，临床出现咯血、贫血和胸片上有弥漫性点状、网状及雾状阴影，即所谓的三联症时，若痰或胃液中检出含铁血黄素巨噬细胞即可确诊；继发性肺含铁血黄素沉着症发生的基础是风湿性心脏病病史和反复发生的心力衰竭病史，痰检含铁血黄素巨噬细胞有助于该病的诊断。根据既往病史、体格检查和实验室检查贫血、痰检有助于与尘肺病的鉴别。

（4）肺癌：在胸片上一期和二期尘肺要与弥漫性肺癌鉴别。前者除有接尘史外，发病较缓慢，病程较长，小阴影的大小较为一致，肺内分布较均匀。三期尘肺中的大阴影要与周围型肺癌鉴别，有尘肺大阴影的肺内大多有一期或二期尘肺小阴影，大阴影多为两侧性，位于两上肺后部较多，阴影的密度一般较浓，边界清楚，内部常见有钙化，周边肺区可有不同程度的肺气肿。肺癌的肿块多为单个，常发生在肺的前部，呈类圆形，边界有分叶、毛刺，肿块内钙化少见。

（5）特发性肺间质纤维化：无生产性粉尘接触史是特发性肺间质纤维化与尘肺鉴别的关键点，胸部X线片表现较难鉴别，但胸片上发现团块样改变和肺门淋巴结蛋壳样钙化有利于尘肺的诊断。病情进展快、查体两肺下野闻及爆破音、实验室血细胞抗核抗体阳性、类风湿因子阳性等有助于特发性肺间质纤维化的诊断。

（6）变态反应性肺泡炎：变态反应性肺泡炎是由于吸入各种有机粉尘引起的过敏性肺炎。急性期为发作性呼吸困难，伴有干咳、胸闷、发热、寒战和出现气急、发绀、胸部不适等表现，体检双肺底可闻及捻发音。典型病例急性期胸部X线片中、下肺野可见弥漫性肺纹理增粗，或细小、边缘模糊的散在小结节影，脱离接触后数周阴影吸收。反复发作的慢性病例，胸部X线片为广泛分布的网织结节状阴影，常有多发性小囊性透明区，呈蜂窝肺。血清沉淀抗体阳性。

（7）肺泡微石症：肺泡微结石症为罕见的遗传性疾病，有同胞的兄弟姐妹发病的家族倾向。胸部X线片表现为弥漫性极细小的粟粒状阴影（0.3～1.0mm），密度很高，使全肺野密度增加，阴影孤立，不融合，长期无变化，以双下肺野为著，心脏周围、膈肌结石沉着较多。多有结石咳出史，胸部X线片典型表现而临床症状轻微是诊断的重要依据。通常尘肺的小阴影多为圆形小阴影和不规则小阴影混合存在，且直径比本病的小阴影大，密度相对低，动态观察小阴影有变化，可以此鉴别。

2. 尘肺诊断标准 2009年，我国重新修订并颁布了《尘肺病诊断标准》（GBZ 70-2009），该标准适用于国家法定《职业病名单》中所规定各种尘肺病，其诊断分期标准如下：

（1）观察对象：粉尘作业人员健康检查发现胸部X线片有不能确定的尘肺样影像改变，其性质和程度需要在一定期限内进行动态观察者。

（2）一期尘肺：有总体密集度1级的小阴影，分布范围至少达到2个肺区。

（3）二期尘肺：有总体密集度2级的小阴影，分布范围超过4个肺区；或有总体密集度3级的小阴影，分布范围达到4个肺区。

（4）三期尘肺：有下列三种表现之一者：①有大阴影出现，其长径不小于20mm，短径不小于10mm；②有总体密集度3级的小阴影，分布范围超过4个肺区并有小阴影聚集；③有总体密集度3级的小阴影，分布范围超过4个肺区并有大阴影。

五、尘肺的防治措施

尘肺一经诊断，不论期别都应及时调离接尘作业。应依据诊断分期、肺功能损伤程度和呼吸困难程度，进行尘肺致残程度鉴定，并给予治疗。治疗应采取综合措施，包括增强体质，加强营养，以提高患者的抗病能力;预防肺内感染,积极防治并发症;消除、减轻症状和改善病情,延缓病情的发展速度;减轻患者痛苦,提高生活、生命质量,延长生存时间。

1. 治疗　目前尚无根治办法。我国学者多年来研究了数种治疗尘肺药物,在动物模型上具有一定的抑制胶原纤维增生等作用,临床试用中有某种程度上的减轻症状、延缓病情进展的疗效,但有待继续观察和评估。大容量肺泡灌洗术是目前尘肺治疗的一种探索性方法,可排出一定数量的沉积于呼吸道和肺泡中的粉尘,一定程度上缓解患者的临床症状,延缓尘肺病的进展,但由于存在术中及术后并发症,因而存在一定的治疗风险,远期疗效也有待于继续观察研究。尘肺患者应根据病情需要进行综合治疗,积极预防和治疗肺结核及其他并发症,以期减轻症状、延缓病情进展、提高患者寿命和生活质量。

(1) 保健康复治疗:及时脱离接尘作业环境,定期复查、随访,积极预防呼吸道感染等并发症的发生;加强营养,提高机体抵抗力;养成良好的生活习惯,饮食、起居规律,戒掉不良的生活习惯,如吸烟、酗酒等;保持情绪稳定,避免过度的情绪变化和精神刺激,纠正恐惧、焦虑等各种不良的情绪变化,保持乐观、正确的生活态度,树立积极、必胜的信念;加强呼吸肌功能锻炼:腹式呼吸、缩唇呼吸及呼吸体操等呼吸肌功能锻炼有助于肺康复;膈肌起搏器的应用对于改善肺通气功能也起到很好的作用;合理的家庭护理:家庭护理质量一定程度上影响尘肺病的预后,故家人应在生活中体贴、悉心护理患者,精神上安慰、鼓励患者,帮助患者提高战胜疾病的信心。

(2) 对症治疗:镇咳,可选用适当的镇咳药治疗,但患者痰量较多时慎用,应采用先祛痰后镇咳的治疗原则;通畅呼吸道,解痉、平喘;清除积痰(侧卧叩背、吸痰、湿化呼吸道、应用祛痰药);氧疗,根据实际情况可采取间断或持续低流量吸氧以纠正缺氧状态,改善肺通气功能和缓解呼吸肌疲劳。

(3) 并发症治疗:①积极控制呼吸系统感染:尘肺患者的机体抵抗力降低,尤其呼吸系统的清除自净能力下降,呼吸系统炎症,特别是肺内感染(包括肺结核)是尘肺患者最常见的、最频发的并发症,而肺内感染又是促进尘肺病进展的重要因素,因而尽快尽早控制肺内感染对于尘肺病患者来说尤为重要。②慢性肺源性心脏病的治疗:应用强心剂(如洋地黄)、利尿剂(如选用氢氯噻嗪)、血管扩张剂(如选用酚妥拉明、硝普钠)等措施对症处理。③呼吸衰竭的治疗:可采用氧疗、通畅呼吸道(解痉、平喘、祛痰等措施)、抗炎、纠正电解质紊乱和酸碱平衡失调等措施综合治疗。

2. 预防措施　尘肺尚无有效的治疗手段,控制尘肺关键在预防。尘肺的预防应采取综合性预防措施,包括组织措施、技术措施和卫生保健措施。我国在数十年尘肺防制工作中,结合国情做了大量工作,并总结出"革、水、密、风、护、管、教、查"尘肺综合性预防的"八字方针"。

(1) 组织法律措施:积极组织开展企业法人代表和劳动者的职业卫生健康教育("教"),正确认识粉尘的危害,确保防尘管理制度的落实以及防尘设备的维护管理("管")。法律措施包括制定、颁布、实施控制粉尘危害的各项法律法规和职业卫生标准。2002年,我国颁布实施了《中华人民共和国职业病防治法》(2011年修订)及其与之配套的卫生行政规章。

(2) 技术措施:用工程技术措施降低或消除粉尘危害,是控制粉尘危害的最根本措施。改革工艺过程、革新生产设备("革")是消除粉尘危害的主要途径;在生产工艺允许的前提下,湿式作业("水")是最经济简便而又实用有效的控制粉尘的措施;不宜采用湿式作业的工艺流程,可在不影响操作的前提下,采用密闭尘源("密")和抽风除尘("风")的方式。

(3) 卫生保健措施:定期测定粉尘浓度,将作业环境空气中粉尘浓度控制在最高容许浓度以下;合理使用防尘口罩、防尘安全帽以及防尘服等个体防护用品,加强个人防护("护"),养成良好的卫生习惯;确实抓好健康监护,对工人进行就业前体检、定期的健康检查和脱离粉尘作业时的脱尘作业检查("查"),及时了解粉尘作业人员的健康状况,保护其健康。

六、矽　　肺

案例 6-9

　　基本情况:患者,男性,57 岁。

　　患者主诉:主因咳嗽、咳痰、胸闷,曾在医院治疗。1991年复查怀疑尘肺,遂于1992年11月到医院就诊。不吸烟,既往无疾病史。

查体:血压正常,心脏未见异常,两肺呼吸音粗糙,肝脾未触及。

实验室检查:血尿常规、红细胞沉降率均在正常范围,心电图正常。肺功能测定:VC56.8%,FEV46.1,MVV53.2%,为中度混合性通气障碍。

职业史:患者于1956年3月至1961年7月一直担任北京某空军连队工程兵钻工,此后一直脱离粉尘作业至今。

高千伏X线胸片:两侧肺门轻度扩大,密度增高,结构紊乱;两侧肺纹理增多、增粗,部分粗曲变形;两中下肺区均有总体密集度1级的类圆形小阴影,间有不规则小阴影;主动脉弓突出。胸膜未见改变,心脏正常。

问题

1. 该病可能为哪种职业性有害因素引起?
2. 该患者可能会被诊断为哪种疾病?
3. 该病的诊断依据及诊断原则是什么?

矽肺(silicosis)是在生产过程中长期吸入含有游离二氧化硅粉尘而引起的以肺组织弥漫性纤维化为主的全身性疾病。矽肺患者数约占尘肺总患病人数的一半,是尘肺中危害最严重的一种。尘肺病既是我国职业病防治的重点,也是全世界职业卫生工作重要问题之一。国际劳工组织(ILO)和世界卫生组织(WHO)职业卫生联合委员会于1995年提出了"ILO/WHO全球消除矽肺的国际规划",希望到2015年消除矽肺这一职业卫生问题。我国目前每年仍有相当数量的矽肺新发病例被诊断,防治任务还很艰巨。

1. 发生矽肺的主要作业　在自然界中,游离二氧化硅分布很广,在16km以内的地壳内约占5%,在95%的矿石中均含有数量不等的游离二氧化硅。游离二氧化硅(SiO_2)粉尘,俗称为矽尘,石英(quartz)中的游离二氧化硅达99%,故常以石英尘作为矽尘的代表。

接触游离二氧化硅粉尘的作业非常广泛,遍及国民经济建设的许多领域。如煤炭、冶金、有色金属等矿山采掘作业中的凿岩、掘进、爆破、运输等;修路、水利电力工程开挖隧道,采石、建筑、交通运输等行业和作业;在石粉厂、玻璃厂、耐火材料厂等生产过程的原料破碎、研磨筛分、配料等工序;机械制造业中铸造车间的原料粉碎、研磨、筛分、配料、铸型、打箱、清砂、喷砂等生产过程和陶瓷厂的原料车间等;珠宝加工、石器加工等均能产生大量含游离二氧化硅粉尘。通常将接触含有10%以上游离二氧化硅的粉尘作业,称为矽尘作业。

案例6-8、案例6-9分析

案例6-8患者为石英粉碎工,防护措施效果较差,可接触大量石英粉尘;案例6-9患者为工程兵钻工,防护条件差,作业时可接触高浓度的含游离二氧化硅的粉尘。

2. 影响矽肺发病的主要因素　矽肺发病与粉尘中游离二氧化硅含量、二氧化硅类型、粉尘浓度、粉尘分散度、接尘工龄、防护措施和接触者个体因素有关。粉尘中游离二氧化硅含量越高,发病时间越短,病情越严重。空气中粉尘浓度越高,分散度越大,接尘工龄越长,防护措施越差,吸入和蓄积在肺内的粉尘量就越大,越易发生矽肺,病情越严重。工人的个体因素如年龄、营养、遗传、个体易感性、个人卫生习惯以及呼吸系统疾患对矽肺的发生也起一定作用。既往患有肺结核等肺部疾病及其他慢性呼吸系统疾病者易罹患矽肺。

矽肺发病一般比较缓慢,多在接触粉尘5~10年,有的长达15~20年后才发病。粉尘引起的纤维化呈进行性发展,一旦发生矽肺,即使脱离接尘作业,病变仍可继续发展。少数病例由于持续吸入高浓度、高游离二氧化硅含量的粉尘,经1~2年即可发病,称为"速发性矽肺"(acute silicosis)。还有些接尘者,虽接触较高浓度粉尘,但时间不长即脱离接尘作业,此时胸部X线片未发现明显异常,或发现异常但尚不能诊断为矽肺,然而在脱离接尘作业若干年后被诊断为矽肺,称为晚发性矽肺(delayed silicosis)。晚发性矽肺容易误诊,脱离接尘作业的工人,也应继续定期体检。

案例 6-9 分析

患者在退役专业后数年未从事接尘作业的情况下,出现肺部的症状和体征,被诊断为矽肺,属晚发性矽肺。晚发性矽肺容易误诊,因此,脱离接尘作业的工人,虽不再从事接尘作业,但也要重视定期体检。

3. 矽肺的发病机制 矽肺的发病机制十分复杂,尚未完全阐明。各国学者提出了很多学说,如机械刺激学说、化学中毒学说和硅酸聚合学说、表面活性学说、免疫学说等,但均不能圆满地解释其发病过程。近年来,在探讨石英粉尘引起肺泡巨噬细胞功能改变、崩解、死亡和造成肺泡结构及其他细胞破坏,进而导致纤维化病变方面,有了一定的进展。

(1) 尘细胞的损伤和死亡:进入呼吸道的粉尘被肺泡巨噬细胞吞噬,吞噬粉尘后的巨噬细胞变成尘细胞,并出现崩解死亡。其可能的机制为:石英在粉碎过程中,产生的硅载自由基与空气中 O_2、CO_2、H_2O 或与体液中 H_2O 发生反应,生成自由基和过氧化氢,造成尘细胞膜的损伤;石英颗粒表面的硅烷醇基团等羟基活性基团与肺泡巨噬细胞膜反应,膜通透性增加、流动性降低、细胞膜功能改变,从而破裂;不规则的石英可直接损伤巨噬细胞膜,增加细胞膜通透性,造成胞外钙离子内流,引起细胞破裂、死亡。

(2) 纤维化的发生和透明样变:①石英粉尘进入肺内刺激淋巴细胞和巨噬细胞等效应细胞,分泌多种细胞因子等活性分子。这些活性分子包括细胞因子(Th1 型与 Th2 型)、细胞黏附分子、基质金属蛋白酶/组织金属蛋白酶抑制剂(MMPs / TIMPs)和转化生长因子 β1(TGF-β1)等。石英粉尘、效应细胞、活性分子等之间相互作用,通过多种信号传导途径,激活胞内转录因子,调控胶原蛋白等的合成,并抑制胶原蛋白等的降解,形成肺纤维化。②石英粉尘作用于肺泡 I 型上皮细胞,使其变性、肿胀、崩解脱落,当肺泡 II 型细胞不能及时修复时,基底膜受损松解,暴露间质,激活成纤维细胞增生。③石英引起巨噬细胞损伤、崩解,释放出一些变性蛋白,成为自身抗原,启动机体免疫系统,形成抗原抗体复合物,沉淀在胶原纤维上,使之呈透明样变。

矽肺发病机制十分复杂,且尚未完全阐明,现扼要归纳如图 6-2 所示。

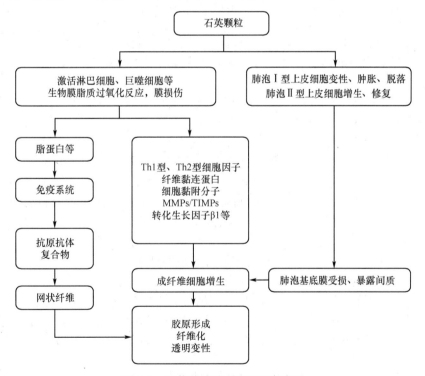

图 6-2 石英致矽肺发病过程示意图

4. 矽肺的病理改变 矽肺病例尸检肉眼观察,可见肺体积增大,重症者晚期缩小。一般含气量减少,呈灰白或黑灰色,晚期呈花岗岩样。肺重量增加,触及表面有散在、孤立的结节如砂粒状,肺弹性消失,融合团块处质硬似象皮。可见胸膜增厚、粘连。肺门和支气管分叉处淋巴结肿大,呈黑灰色,背景夹杂玉白色条纹或斑点。

矽肺的基本病理改变是矽结节形成和弥漫性间质纤维化,矽结节是矽肺特征性病理改变。矽肺病理形态分为结节型、弥漫性间质纤维化型、矽性蛋白沉积和团块型(或称进行性大块纤维化型)。

(1)矽结节(silicotic nodule):由于长期吸入游离二氧化硅含量较高的粉尘而引起的、肉眼观察为稍隆起于肺表面的、呈半球状结节样改变的肺组织纤维化。多发生于胸膜下和肺组织内,为1~5mm的散在矽结节。镜下观察,可见到不同发展阶段和类型的矽结节。早期的矽结节,胶原纤维细而排列疏松,间有大量的成纤维细胞和尘细胞。越成熟的结节,胶原纤维越粗大密集,细胞成分越少,直到中心管腔受压,胶原纤维发生透明样变化,形成典型矽结节。典型的矽结节横断面似洋葱状,其外周由多层呈同心圆状排列的胶原纤维构成,中心或偏侧有一闭塞的小支气管或小血管。此外,有的矽结节横断面呈漩涡状,以缠绕成团的胶原纤维为核心,周围是呈漩涡状排列的尘细胞、尘粒以及纤维性结缔组织。有些矽肺患者,由于长期吸入低浓度高游离二氧化硅含量粉尘而病情进展缓慢,肺部出现直径很小的矽结节,中心可见钙盐沉积。矽结节病变也可出现在淋巴结内。

(2)弥漫性肺间质纤维化:常见于长期吸入低含量游离二氧化硅粉尘而引起的矽肺病例。该类型矽肺的特点为病变进展缓慢,纤维组织呈弥漫性增生,相互连接呈星芒状或放射状,肺泡容积变小,有时形成夹杂着粉尘颗粒和尘细胞的大块纤维化,主要发生在肺泡、肺小叶间隔及小血管和呼吸性细气管周围。

(3)矽性蛋白沉积:主要发生于短期内接触高浓度、高分散度的游离二氧化硅粉尘的年轻矽肺患者。病理特征为肺泡腔内有大量蛋白分泌物,称为矽性蛋白。可伴有纤维增生,小纤维灶形成,甚至可形成矽结节。

(4)团块型纤维化:是晚期矽肺的表现,是上述类型矽肺病灶增大、融合而成的团块状改变。多发生于两肺上叶后段和下叶背段。质地坚硬,病灶多呈索条状黑色或灰黑色,呈梭状、圆锥或不规则形,界限清晰。切面可见原结节的轮廓、索条状纤维束和薄壁空洞等病变。镜下观,除可看到矽结节、大量胶原纤维增生、弥漫性间质纤维化及透明性变外,还可见被压血管、神经及所造成的营养不良性坏死、钙化病灶及薄壁空洞等。萎缩的肺泡组织泡腔内有大量的粉尘和尘细胞,周围肺泡壁破裂呈代偿性肺气肿,贴近胸壁处形成肺大疱。胸膜广泛粘连、增厚。如被结核菌感染,有时会形成矽肺结核感染病灶。

5. 矽肺的临床表现

(1)症状与体征:矽肺患者在相当长的时期内可无明显的自觉症状。随病情进展,或有并发症时,出现气短、胸闷、胸痛、咳嗽、咳痰等症状和体征,并逐渐加重和增多。但其多少和轻重与肺部病变严重程度并不一定平行。

(2)胸部X线片表现:矽肺胸部X线片影像学改变与肺内粉尘蓄积量、肺组织纤维化程度相关。矽肺的主要影像学改变为小阴影和大阴影,是矽肺诊断依据。肺门改变、肺气肿、肺纹理及胸膜改变等,对矽肺诊断也有重要参考价值。具体参见尘肺胸部X线片表现。

(3)肺功能变化:矽肺发病早期就会出现肺功能损害,由于肺较强的代偿功能,临床肺功能检查多属正常。随着病变进展,肺组织纤维化进行性加重,肺组织弹性降低,从而出现肺活量及肺总量降低。如同时有肺气肿和慢性炎症时,最大通气量减少,时间肺活量降低,因此,矽肺患者的肺功能多以混合性通气功能障碍呈现。当肺泡和毛细血管损害严重时,还可出现弥散功能障碍。

(4)并发症:矽肺常见并发症有肺结核、肺及支气管感染、自发性气胸、肺心病等。一旦出现并发症,病情进展加剧,甚至死亡。其中,最为常见和危害最大的是肺结核。矽肺合并肺结核,矽肺的病情恶化,结核难以控制,矽肺合并肺结核是患者死亡的最常见原因。

6. 矽肺的诊断 有可靠的生产性矽尘接触史,现场劳动卫生学及矽肺流行病学调查资料,患者动态系列胸部X线片,结合临床表现和实验室检查,排除其他肺部类似疾病后,根据《尘肺病诊断标准》(GBZ 70-2009)作出矽肺病的诊断和X线分期。具体参见尘肺病的诊断。

七、石　棉　肺

石棉是硅酸盐(silicates)的一种。硅酸盐是指由二氧化硅、金属氧化物和结晶水组成的无机物属。在生产环境中因长期吸入硅酸盐尘所致的尘肺,统称硅酸盐尘肺。硅酸盐尘肺具有以下共同特点:①病理改变主要表现为肺间质弥漫性纤维化,组织切片中可见含铁小体;②胸部X线片改变以不规则形小阴影为主;③自觉症状和体征一般较明显,肺功能改变出现较早,早期为气道阻塞和肺活量下降,晚期出现"限制性综合征",气体交换功能障碍;④气管炎、肺部感染和胸膜炎等并发症多见,肺结核合并率较矽肺低。

我国现行职业病名单中的硅酸盐尘肺有石棉肺、滑石肺、云母肺和水泥尘肺。石棉肺(asbestosis)是硅酸盐尘肺中最常见、危害最严重的一种。石棉肺是指在生产过程中长期吸入石棉粉尘而引起的以肺组织弥漫性纤维化为主的疾病。其特点是全肺弥漫性纤维化,不出现或极少出现结节性病理变化。

1. 主要接触作业和影响发病因素 石棉(asbestos)属于硅酸盐类矿物,化学成分为羟基硅酸镁($Mg_6[Si_4O_{10}][OH]_8$)。按照晶体结构和化学成分划分,石棉可分为蛇纹石类和闪石类两种类型。蛇纹石类主要有温石棉,为银白色片状结构,并形成中空的管状纤维丝,柔软、可弯曲,具有可织性。温石棉使用量占世界全部石棉产量的95%以上,主要产于加拿大、俄罗斯和中国。闪石类为硅酸盐的链状结构,共有5种(青石棉、铁石棉、直闪石、透闪石、阳起石),质硬而脆,主要产于南非、澳大利亚和芬兰等地。

石棉由于具有优良的理化特性如抗拉性强、耐火、耐酸碱和绝缘等,广泛用于绝缘、纺织、制动、隔声、隔热、耐酸碱等制品。石棉纤维的直径大小依次为直闪石>铁石棉>温石棉>青石棉。粒径越小,沉积在肺组织内的石棉量越多,且对肺组织的穿透力也越强。因此,青石棉致纤维化作用和致癌能力都最强,且出现病变较早,形成石棉小体也多。石棉除了引起肺组织纤维化,还可以引起胸膜、腹膜间皮瘤和肺癌,是人类确认致癌物。

接触石棉的主要作业是石棉矿开采和石棉纤维的加工和使用,如建筑、造船等的保温材料、耐火材料制造,石棉制品检修,保温材料、刹车板制造和使用,旧建筑的拆除与翻修等。石棉纤维粉尘进入呼吸道后,多通过截留方式沉积,较长的纤维易在支气管分叉处被截留,直径小于3 μm的纤维才易进入肺泡。进入肺泡的石棉纤维大多被巨噬细胞吞噬,小于5 μm的纤维可以完全被吞噬。一根长纤维可由两个或多个细胞同时吞噬。吞噬后大部分由黏液纤毛系统排出,部分经由淋巴系统廓清,有部分滞留于肺内,还有部分直而硬的纤维可穿过肺组织到达胸膜。石棉肺的发病工龄一般为5~15年,不足5年发病者较少见,个别工人可发生晚发性石棉肺。影响石棉肺发病的主要因素包括石棉种类、纤维长度、粉尘浓度、接触时间(工龄)等。此外,石棉接触者个体差异及其生活习性,如吸烟等均与石棉肺发病有关。

2. 石棉肺的病理改变 石棉肺的病变特点是肺间质弥漫性纤维化,胸膜增厚和胸膜斑形成。

(1)肺纤维化:石棉引起的肺纤维化多在两肺的下叶先出现,在血管和支气管周围更明显。随着病变的发展,两肺切面出现粗细不等的灰白色弥漫性纤维化索条和网架,为石棉肺的典型特征。

(2)石棉小体(asbestos bodies):是石棉纤维被巨噬细胞吞噬后,由一层含铁蛋白颗粒和酸性黏多糖包裹沉积于石棉纤维之上所形成。石棉小体长10~300 μm,粗1~5 μm,呈金黄色,典型者呈哑铃状、鼓捶状、分节或念珠样结构。铁反应阳性,故又称含铁小体(ferruginous bodies)。石棉小体数量多少与肺纤维化程度不一定平行。

(3)胸膜改变:胸膜对石棉的反应包括胸膜斑、胸膜渗出和弥漫性胸膜增厚。胸膜斑(plaque)是指厚度>5mm的局限性胸膜增厚。典型胸膜斑主要在壁层形成,常位于两侧中、下胸壁,高出表面,呈乳白色或象牙色,表面光滑与周围胸膜分界清楚。镜下,胸膜斑由玻璃样变的粗大胶原纤维束构成,相对无血管、无细胞,有时可见钙盐沉着。胸膜斑也被看作是接触石棉的一个病理学和放射学标志,它可以是接触石棉者的唯一病变,可不伴有石棉肺。

3. 发病机制 石棉肺的发病机制远较矽肺复杂,目前尚不清楚。主要有纤维机械刺激学说和细胞毒性学说。

(1)机械刺激学说:石棉纤维容易以截留方式沉积于呼吸细支气管,由于石棉具有纤维性、坚韧性和多丝结构等物理特性,它不仅可机械损伤和穿透呼吸细支气管和肺泡壁,侵入肺间质引起纤维化病变,而且可穿透脏胸膜,进入胸腔引起胸膜病变,即胸膜斑、胸膜积液以及胸膜间皮瘤。

(2)细胞毒性学说:研究表明,石棉纤维可以损伤细胞膜上的糖蛋白,特别是使唾液酸基团丧失活性,形成离子通道,钾钠泵功能失调;细胞膜的通透性增加,溶酶体酶释放,导致巨噬细胞肿胀、崩解,从而引起肺组织纤维化。细胞毒性与石棉纤维的分散度和分散度所决定的比表面积有关,也与石棉纤维表面的生物活性有关系。温石棉纤维的细胞毒性强于闪石类纤维。

此外,石棉还可诱导刺激肺泡巨噬细胞产生活性氧、活性氮等自由基,造成染色体DNA和细胞膜的氧化损伤,导致整个肺泡结构破坏,造成不可逆性纤维化。

4. 临床表现 患者自觉症状出现比矽肺早,主要是咳嗽和呼吸困难。咳嗽一般为干咳或少许黏液性痰,难以咳出。呼吸困难早期出现于体力活动时,晚期患者在静息时也发生气急。若有持续性胸痛,首先要考虑的是肺癌和恶性间皮瘤。

(1) 症状和体征:石棉肺特征性的体征是双下肺出现捻发音。随病情加重,捻发音可扩展至中、上肺区,其声音也由细小变粗糙。晚期患者可有杵状指(趾)等体征,伴肺源性心脏病者还可出现唇、指发绀,心肺功能不全症状和体征。

(2) 肺功能改变:由于肺间质弥漫性纤维化,石棉肺患者的肺功能损害严重。在胸部 X 线片石棉肺影像尚未显示之前肺功能就可能出现改变,肺活量的降低随病情发展而加剧。肺弥散量降低是发现早期石棉肺的最敏感指标之一,有报道认为,肺弥散量的下降早于肺活量。如果同时伴有肺气肿,则残气量和肺总量可能正常或稍高。随着病情加重,多数石棉肺患者肺功能改变主要表现为肺活量、用力肺活量、肺总量下降,而第一秒用力呼气容积/用力肺活量变化不大,预示肺纤维化进行性加重,呈限制性肺功能损害的特征。

(3) 胸部 X 线片变化:不规则小阴影和胸膜改变是石棉肺主要的 X 线片表现,其中不规则小阴影是石棉肺特征性的改变和诊断的主要依据。石棉肺早期,低密度不规则小阴影主要出现在两肺下区。随病情进展不规则小阴影增粗、增多,以网状形式逐渐扩展到两肺中、上区。

胸膜改变主要包括胸膜增厚、胸膜斑和胸膜钙化。胸膜斑是石棉肺的主要表现之一,也是我国石棉肺诊断分期的指标之一。胸膜斑多见于双下肺侧胸壁 6~10 肋间,外缘与肋骨重合,内缘清晰,呈致密条状或不规则阴影,不累及肺尖和肋膈角,不发生粘连。胸膜斑也可发生在膈胸膜和心包膜,但较少见。

弥漫性胸膜增厚呈不规则阴影,中、下肺区明显,晚期有时可见到条、片或点状密度增高的胸膜钙化影。如纵隔胸膜增厚与心包膜粘连较严重,并与肺组织纤维化交叉重叠,导致心缘轮廓不清,显示蓬乱影像,形成"蓬发状心"(shaggy heart),是诊断三期石棉肺的重要依据之一。

(4) 并发症:晚期石棉肺患者并发呼吸道及肺部感染较矽肺多见,但合并结核者比矽肺少。由于反复感染,往往可致心力衰竭。石棉肺患者并发肺心病的概率较矽肺患者多,且较为严重。肺癌和恶性间皮瘤是石棉肺的严重并发症。

石棉肺按《尘肺病诊断标准》(GBZ 70-2009)进行诊断和分期。

5. 石棉粉尘与肿瘤 石棉是公认的致癌物,石棉纤维在肺中沉积可导致肺癌和恶性间皮瘤。石棉不仅危害接尘工人,而且因其使用广泛而污染大气和水源,危害广大居民。

(1) 肺癌:石棉可致肺癌已由国际癌症研究中心(AIRC)确认。石棉接触者或石棉肺患者肺癌发生率显著增高。影响肺癌发生的因素是多方面的,如石棉粉尘接触量、石棉纤维类型、工种、吸烟习惯和肺内纤维化存在与否等。石棉诱发肺癌发病潜伏期一般是 15~20 年。不同类型石棉致癌作用不同,一般认为青石棉的致癌作用最强,其次是温石棉、铁石棉。肺癌的组织学类型以外周型腺癌为多,且常见于两肺下叶的纤维化区域。石棉的致癌作用被归因于:①石棉纤维的特殊物理性能;②吸附于石棉纤维的多环芳烃物质;③石棉中所混杂的某些稀有金属或放射性物质;④吸烟的协同作用。

(2) 间皮瘤:间皮瘤分为良性和恶性两类,石棉接触与恶性间皮瘤有关。间皮瘤可发生于胸、腹膜,以胸膜最多见。间皮瘤的潜伏期多数为 15~40 年。恶性间皮瘤发生与接触石棉类型有关,致恶性间皮瘤强弱顺序为:青石棉>铁石棉>温石棉。关于石棉纤维诱发恶性间皮瘤的机制,一般认为主要是物理作用而非化学致癌,石棉纤维的粒径最为重要。石棉具有较强的致恶性间皮瘤潜能,可能与其纤维性状和多丝结构,容易断裂成巨大数量的微小纤维富集于胸膜有关。此外,石棉纤维的耐久性和表面活性也是致癌的重要因素。

6. 预防 预防石棉肺及其有关疾病的关键在于从源头上消除石棉粉尘的危害,近年来,一些发达国家已禁止使用石棉,并组织研制石棉代用品,发展中国家尽可能安全生产和使用温石棉。同时,对石棉作业工人要加强宣传吸烟的危害,劝其戒烟。坚决贯彻执行国家有关加强防止石棉纤维粉尘的危害的规定。

案例 6-9 分析

患者为工程兵钻工,接触大量粉尘(游离二氧化硅粉尘),胸部 X 线片有小阴影出现,临床诊断为矽肺。尘肺的主要诊断依据为确切的接触粉尘职业史和胸部 X 线片的表现。

八、煤工尘肺

煤是主要能源和化工原料之一。我国煤炭开采多数为井工开采,井工开采的主要工序是掘进和采煤。岩石掘进可产生大量岩石粉尘,岩石掘进工作面粉尘中游离二氧化硅多数在 30% ~ 50% ,是煤矿粉尘危害最严重的工序。采煤工作面的粉尘主要是煤尘,游离二氧化硅含量较低,多数在 5% 以下。由于地质构造复杂多变,煤层和岩层常交错存在,所以在采煤过程中常产生大量煤岩混合尘,称为煤矽尘。随着采煤机械化程度的提高,煤的粉碎程度提高,粉尘产生量及分散度也随之增大,煤尘和煤矽尘是仅次于矽尘的对工人健康造成明显危害的粉尘。

煤工尘肺(coal worker pneumoconiosis,CWP)是指煤矿作业工人长期吸入生产性粉尘所引起的尘肺的总称。煤矿生产的工种和工序比较多,不同工种和工序的工作面空气中粉尘性质不同,工人接触粉尘的情况亦各不相同。在煤矿开采过程中由于工种不同,工人可分别接触煤尘、煤矽尘和矽尘,从而引起肺的弥漫性纤维化,统称为煤工尘肺。

煤工尘肺有三种类型:在岩石掘进工作面工作的工人,包括凿岩工及其辅助工、装渣工、放炮工等接触岩石粉尘,粉尘中游离二氧化硅含量都在 10% 以上,平均在 40% 左右,也可以说他们接触的都是矽尘。如果这些工人没有在采煤工作面工作过,或者是只工作过很短时间,其所患尘肺应称为矽肺,病理上有典型的矽结节改变,发病工龄为 10 ~ 15 年,病变进展快,危害严重,占煤矿尘肺患者总数的 20% ~ 30% ;采煤工作面的工人,包括电钻打眼工、采煤机手、回采工、地面煤仓装卸工等。主要接触单纯性煤尘(煤尘中游离二氧化硅含量在 5% 以下),如果他们一直从事采煤工作,没有在岩石掘进工作面工作过,其所患尘肺为煤肺(anthracosis),煤肺病理上有典型的煤尘灶或煤尘纤维灶以及灶性肺气肿,发病工龄多在 20 ~ 30 年以上,病情进展缓慢,危害较轻;既在岩石掘进工作面也在采煤工作面工作过的工人,他们接触煤矽尘或既接触矽尘又接触过煤尘,其尘肺在病理上往往兼有矽肺和煤肺的特征,这类尘肺可称为煤矽肺(anthracosilicosis),是我国煤工尘肺最常见的类型,发病工龄多在 15 ~ 20 年,病情发展较快,危害较重。

1. 病理改变　煤工尘肺的病理改变随吸入的矽尘与煤尘的比例不同而有所差异,除了凿岩工所患矽肺外,基本上属混合型,多兼有间质性弥漫纤维化和结节型两者特征。

(1)煤斑:又称煤尘灶,是煤工尘肺最常见的原发性特征性病变,是病理诊断的基础指标。肉眼观察呈灶状,色黑,质软,直径为 2 ~ 5mm,呈圆形或不规则形,境界不清,多在肺小叶间隔和胸膜交角处,呈网状或条索状分布。镜下所见:肉眼看到的煤斑,在显微镜下是由很多的煤尘细胞灶和煤尘纤维灶组成。煤尘细胞灶是由数量不等的煤尘以及吞噬了煤尘的巨噬细胞,聚集于肺泡、肺泡壁、细小支气管和血管周围形成的,特别是在呼吸性细支气管的管壁及其周围肺泡最为常见。根据细胞和纤维成分的多少,又分别称为煤尘细胞灶和煤尘纤维灶,后者由前者进展而来。随着病灶的发生发展出现纤维化,早期以网状纤维为主,后期可有少量的胶原纤维交织其中,构成煤尘纤维灶。

(2)灶周肺气肿:是煤工尘肺病理的又一特征。煤工尘肺常见的肺气肿有两种:一种是局限性肺气肿,为散在分布于煤斑旁的扩大气腔,与煤斑共存;另一种是小叶中心性肺气肿,在煤斑的中心或煤尘灶的周边,有扩张的气腔,居小叶中心,称为小叶中心性肺气肿,这是由于煤尘和尘细胞在Ⅱ级呼吸性细支气管周围堆积,使管壁平滑肌等结构受损,从而导致灶周肺气肿的形成。如果病变进一步发展,向肺泡道、肺泡管及肺泡扩展,即波及全小叶形成全小叶肺气肿。

(3)煤矽结节:肉眼观察呈圆形或不规则形,大小为 2 ~ 5mm 或稍大,色黑,质坚实。在肺切面上稍向表面凸起。镜下观察可见到两种类型,典型煤矽结节其中心部由漩涡样排列的胶原纤维构成,可发生透明样变,胶原纤维之间有明显煤尘沉着,周边则有大量煤尘细胞、成纤维细胞、网状纤维和少量的胶原纤维,向四周延伸呈放射状;非典型煤矽结节无胶原纤维核心,胶原纤维束排列不规则并较为松散,尘细胞分散于纤维束之间。吸入粉尘中含游离二氧化硅高者,也可见部分典型矽结节。

(4)弥漫性纤维化:在肺泡间隔、小叶间隔、小血管和细支气管周围和胸膜下,出现程度不同的间质细胞和纤维增生,并有煤尘和尘细胞沉着,间质增宽变厚,晚期形成粗细不等的条索和弥漫性纤维网架,肺间质纤维增生。

(5)大块纤维化:又称为进行性块状纤维化(progressive massive fibrosis,PMF),是煤工尘肺晚期的一种表现,但不是晚期煤工尘肺的必然结果。肺组织出现 2cm×2cm×1cm 的一致性致密的黑色块状病变,多分布在两肺上部和后部,右肺多于左肺。病灶呈长梭形、不整形,少数似圆形,边界清楚,也就是通常 X 线所谓的融合块状阴影。镜下观察,其组织结构有两种类型,一种为弥漫性纤维化,在大块纤维组织中和大块病灶周围有很多煤尘和煤尘细胞,而见不到结节改变;另一种为大块纤维化病灶中可见煤矽结节,但间质纤维化和煤尘仍为主要病变。煤工尘肺的大块纤维化与矽肺融合团块不同,在矽肺融合团块中结节较多,间质纤维化相对较少。有时在团块病灶中见到空洞形成,洞内积储墨汁样物质,周围可见明显代偿性肺气肿,在肺的边缘也可发生边缘性肺气肿。

另外,胸膜呈轻度至中等度增厚,在脏胸膜下,特别是与小叶间隔相连处有数量不等的煤尘、煤斑、煤矽结节等。肺门和支气管旁淋巴结多肿大,色黑质硬,镜下可见煤尘、煤尘细胞灶和煤矽结节。

(6)含铁小体:煤矿工人尸检发现,肺组织中可查见含铁小体,检出率为83.8%。光镜下含铁小体中心具有一条黑色或透明遮光性强的纤维状轴心,周边由金黄色的铁蛋白完全或部分包裹,普鲁士蓝铁染色呈阳性,着蓝色。含铁小体大小不一,呈多形外观,最常见为哑铃状、串珠状、钉子状和棒状,也有呈不规则花束样。纤维轴心呈直形、弯形或分枝状,轴心外围包绕铁蛋白。含铁小体在肺内分布广泛,多游离存在。一般靠近胸膜,最多见于肺泡腔内,亦见于肺泡管、呼吸性细支气管、细支气管及小支气管腔中,偶见含铁小体正穿过肺泡孔,在肺炎、肺水肿液及细支气管黏液栓中也可查见。在尘肺病变中,典型及非典型煤矽结节、煤矽结核结节、尘性纤维化的肺胸膜、小叶间隔、肺泡隔及大块纤维化中均可检出含铁小体。

2. 临床表现

(1)症状和体征:患者早期一般无症状,当病变进展,尤其发展为大块纤维化或合并支气管或肺部感染时才会出现呼吸系统症状和体征,如气短、胸痛、胸闷、咳嗽、咳痰等。从事稍重劳动或爬坡时,气短加重。秋冬季咳嗽、咳痰增多。在合并肺部感染、支气管炎时,才可观察到相应的体征。

(2)肺功能改变:煤工尘肺患者由于广泛的肺纤维化,呼吸道狭窄,特别是由于肺气肿导致肺泡大量破坏,肺功能测试显示通气功能、弥散功能和气体交换功能都有减退或障碍。

(3)胸部 X 线片影像:煤工尘肺 X 线表现也是其病理改变在胸片上的反映。煤工尘肺不论是煤矽肺还是煤肺,X 线上主要表现为圆形小阴影、不规则形小阴影和大阴影,还有肺纹理和肺门阴影的异常变化,但多缺乏特异性。

煤工尘肺 X 线表现以圆形小阴影为主者较为多见,多为 p 类和 q 类圆形小阴影。煤肺患者胸片主要以小型类圆形阴影为多见。煤肺患者晚期罕见大阴影。

此外,煤工尘肺的肺气肿多为弥漫性、局限性和泡性肺气肿。泡性肺气肿表现为成堆小泡状阴影,直径为 1~5mm,即所谓"白圈黑点",晚期可见到肺大疱。肺门阴影增大,密度增高,有时还可见到淋巴结蛋壳样钙化或桑葚样钙化阴影。胸膜增厚、钙化改变者较少见,但常可见到肋膈角闭锁及粘连。

3. 煤工尘肺的诊断 煤工尘肺按《尘肺病诊断标准》(GBZ 70-2009)进行诊断和分期。治疗方法同矽肺。

思 考 题

1. 生产性粉尘接触对机体的主要健康危害有哪些?

2. 论述生产性粉尘的理化特性及其卫生学意义。

3. 简述尘肺的胸部 X 线片表现、诊断原则、分级标准。

4. 石棉有何理化特性,这些性质在发病学上有何意义?

5. 石棉肺的病理改变特点有哪些?

6. 影响矽肺发病的主要因素是什么?

7. 人体主要通过哪几种方式清除粉尘?

8. 矽肺的主要病理改变是什么?

9. 矽肺的常见并发症及其意义是什么?

10. 尘肺按病因分类可分为哪几类?我国现行法定职业病名单中尘肺有几种?

11. 尘肺病与肺结核鉴别诊断的要点是什么?

(牛丕业)

第四节　物理因素及其职业危害

随着科学技术的进步和工农业生产的发展,物理因素在各个领域的应用愈来愈广泛。在职业性有害因素中,人们接触物理性有害因素的比例正逐步上升,物理性因素对劳动者健康的影响呈上升趋势。在生产环境中,与作业人员健康密切相关的物理性因素包括:①气象条件如气温、气湿、气流和气压;②次声、超声、噪声和振动;③电磁辐射如射频辐射、微波、激光、红外线、可见光、紫外线、X射线、γ射线等。

作业场所物理因素一般具有如下特点:①有些物理因素是人类从事生产和生活活动所必需的,如气温、气湿、气压、可见光,这些因素在"适宜"的范围内对人体健康是无害的。②作业场所常见的物理因素,除了激光是由人工产生之外,其他因素通常也存在于自然界中。③作业场所物理因素强度具有不均匀性,一般以发生装置为中心,向四周呈放射状传播,如果没有阻挡,其强度随距离呈指数递减。④噪声、微波等物理因素有连续波和脉冲波,其对人体的危害程度有较大差异,应分别制定相应的卫生标准。⑤物理因素具有特定的参数,如振动的频率和速度、气温的温度、电磁辐射的能量和强度等。物理因素对人体是否造成危害以及危害的程度与参数密切相关。⑥物理因素对人体的损害程度与其物理参数之间不呈直线相关关系,在一定强度范围内对人体是安全的,高于或低于该范围均会对人体产生不良影响。

除了某些放射性物质可以进入作业人员体内产生持续的内照射外,绝大多数物理因素在停止接触后不会残留在作业人员体内,一般不需要采用"驱除"或"排出"的方法治疗物理性因素所致的病损。因此,针对物理因素采取预防措施时不是消除或替代这些因素,而是设法将其控制在正常范围内。

一、高　　温

> **案例6-10**
>
> 　　患者,男性,46岁,因突然出现昏迷,四肢抽搐、大小便失禁而入住急诊EICU病房。体检结果:体温40.8℃,心率140次/分,对光反射迟钝。
>
> 　　患者系某建筑工地工人,劳动强度大,发病当天户外气温高达36℃。患者从中午12时至下午18时,连续工作约6小时后,突然发病。
>
> **问题**
>
> 　　1. 如何作出诊断?诊断的依据有哪些?
>
> 　　2. 请问该病临床上常见的类型有哪些?
>
> 　　3. 该病治疗原则是什么?
>
> 　　4. 如何预防此类疾病的发生?

生产环境的气象条件(微小气候)主要是指空气的温度、湿度、风速和热辐射。生产环境中的气温除了取决于大气温度外,还受到太阳辐射、生产性热源和人体散热等的影响。太阳和生产性热源如各种熔炉、燃烧的火焰、熔化的金属等能产生大量热辐射,即发射红外线和一部分可视线,使周围物体加热,形成第二次热源,热源通过传导、对流加热生产环境的空气,使气温升高。当周围物体表面温度超过人体体表温度时,周围物体向人体发射一定的热辐射,使人体受热,称为正辐射。相反,人体体表温度高于周围物体温度时,人体向周围物体辐射而散热,称为负辐射。生产环境的气湿(humidity)以相对湿度表示。相对湿度在80%以上称为高气湿,30%以下称为低气湿。生产环境中的气流与自然界的风力和生产性热源有关。热源使空气加热而上升,室外的冷空气从门窗缝隙或通风处进入室内,造成空气对流。室内外温差越大,产生的气流也越强。

(一) 高温作业的类型

高温作业(work in hot environment)是指工作地点有生产性热源,以本地区夏季室外平均温度为参照基础,工作地点的气温高于室外2℃或2℃以上的作业。高温作业可分为以下三种类型。

1. 高温、强热辐射作业　其气象特点是气温高,热辐射强度大,而相对湿度较低,形成干热环境。如机械制造工业的铸造、锻造、热处理等车间;冶金工业的炼焦、炼铁、轧钢等车间;玻璃、陶瓷、搪瓷、砖瓦等工业的炉窑车间;轮船和火力发电厂的锅炉间等。

2. 高温、高湿作业 其气象特点是高气温、高气湿,而热辐射强度不大。如印染、缫丝、造纸等工业中液体加热或蒸煮时,车间气温可达35℃以上,相对湿度达90%以上;机械行业的酸洗、电镀以及屠宰车间、潮湿的矿井等。

3. 夏季露天作业 其特点是作业人员除受太阳的直接辐射作用外,还受到加热的地面和周围物体的二次热辐射作用。如夏季的农田劳动、建筑和搬运等露天作业。

（二）高温作业对机体生理功能的影响

高温作业时,人体可出现一系列生理功能变化,其主要表现为体温调节、水盐代谢、循环系统、消化系统、神经系统和泌尿系统等的适应性变化。

1. 体温调节 恒温动物保持正常的体温是进行新陈代谢和生命活动的必要条件。正常情况下,外周和中枢的温度感受器将感知的温度信息传递给下丘脑体温调节中枢(视前区/丘脑前部,PO/AH),整合后通过调节机体的产热和散热活动,来维持体温的相对恒定。机体与环境的热交换活动可用下式表示:

$$热蓄积 = 代谢产热 - 蒸发热 \pm 辐射热 \pm 对流热 \pm 传导热$$

当工作环境温度和周围物体温度(一般是32~35℃)高于人体皮肤温度时,高温环境本身和劳动所涉及的肌肉与精神活动均增加代谢产热,同时机体还要接受周围物体的辐射热、传导热以及空气的对流热,此时,机体只能通过蒸发将热传递给水分子,即汗液蒸发散热。若环境受热和体内代谢产热明显超过散热时,则会出现热蓄积,表现为体温上升。机体深部温度(中心血液温度)增高时,温度感受器将信息传递给下丘脑体温调节中枢,反射性引起散热反应增强,出现皮肤血管扩张,汗腺分泌活动增强。末梢循环血量增加,使皮肤温度上升,机体通过汗液蒸发、对流和热辐射散热,同时产热也会降低。如果此时高温作业者停止热接触和减轻劳动强度,体内蓄积的热可逐渐散发出去以维持正常体温。如果持续高温作业,蓄热过量,超出体温调节能力,则可因机体过热(hyperthermia)而发生中暑。

2. 水盐代谢 在高温环境下从事重体力劳动时,出汗量明显增加。气温、气湿、风速、热辐射和劳动强度是影响机体出汗量的主要因素。在干热有风的环境中,汗液的有效蒸发率可达80%以上,散热良好。但是在湿热风小的环境,有效蒸发率不足50%,汗液呈汗珠淌下,不利于散热。出汗量可作为高温作业者受热程度和劳动强度的综合指标。一般认为,一个工作日出汗量6L为生理最高限度,失水不应超过体重的1.5%。汗液中含有99%的水分和1%的固体成分,固体成分主要是氯化钠,另外还含有钾、钙、尿素氮、氨基酸、乳酸、葡萄糖、维生素 B_1、维生素 B_2 等。一般高温工人一个工作日出汗量可达3000~4000g,经汗液损失的盐可达20~25g。大量出汗可致水盐代谢障碍,甚至引起热痉挛,所以高温作业工人补充水分的同时,尚应补充盐分。

3. 循环系统 高温作业时机体一方面为增加散热,皮肤血管扩张,大量血液流向体表;为适应劳动需求,工作肌群也需足量的血液灌注,且要维持适当的血压。另一方面机体出汗量增加使血液浓缩,血液黏滞度加大,致使有效循环血量减少;这种供求矛盾使得循环系统处于高度应激状态,机体通过增加心率使心排出量加大,心肌负荷加重,久之可造成心肌代偿性肥大。如果高温作业工人在劳动时已达最高心率,机体蓄热又不断增加,机体不能通过增加心排出量来维持血压和肌肉灌流,可能导致热衰竭。

4. 消化系统 高温作业时,由于血液重新分配,同时大量出汗导致的水盐丢失,消化系统血流量减少,致使消化液分泌减少,消化酶活性和胃液酸度(游离酸与总酸)降低;胃肠道收缩和蠕动减慢,唾液分泌明显减少,淀粉酶活性降低;大量饮水可致胃液稀释和胃肠道负担加重。上述诸因素联合作用造成机体消化功能减退,出现食欲缺乏、消化不良,胃肠道疾患增多,且患病率与工龄呈正相关。

5. 泌尿系统 高温作业时机体大量水分随汗液排出,肾血流量和肾小球滤过率下降,肾小管重吸收功能加强,尿液浓缩,尿量减少。如不及时补充水分,可致血液浓缩,肾负荷加重,甚至发生肾功能不全,尿中出现蛋白、红细胞、管型等。

6. 神经系统 高温作业可使中枢神经系统出现抑制,肌肉工作能力低下,肌肉活动减少而使机体产热下降,蓄热减少,这种抑制是机体的保护性反应。然而由于肌肉工作能力、动作的准确性和协调性、反应速度及注意力下降,致使工作效率降低,易引发工伤事故。

7. 热适应 高温作业者在热环境工作数周后对热负荷产生适应的现象称为热适应(heat acclimatization)。热适应后机体主要表现有:体温调节能力增强,从事同等强度的劳动,机体代谢产热减少,参与活动的汗腺数量和每一汗腺活动的强度均增加,汗量可增加30%甚至1倍,汗液中无机盐含量减少1/10,

蒸发散热提高,皮肤温度和中心温度先后下降;心血管系统的紧张性下降,每搏输出量增加,心率明显下降。此外,近年研究发现细胞在机体受热时以及在出现热适应后诱导合成一组蛋白质即热休克蛋白(heat shock proteins, HSPs),其中热休克蛋白 HSP70 起主要作用,可保护机体免受一定范围高温的致死性损伤。体育锻炼能提高 HSP70 合成的调节能力与表达水平,有助于防止中暑和减轻热损失。热适应状态并不稳定,当热适应者停止热接触一周左右将返回到适应前的状况,即脱适应。脱适应者重返热接触岗位时应注意重新适应。人体热适应并不是无限度的,超出适应限度仍可引起生理功能紊乱。因此,绝对不能放松防暑保健工作。

(三) 中暑

高温所致的疾病根据病程和临床表现等可分为急性和慢性热致疾病。急性热致疾病(acute heat-induced illness)包括痱热、痱子和中暑,慢性热致疾病包括慢性热衰竭、高血压、心肌损害、消化系统疾病、皮肤疾病、热带性嗜睡、肾结石、缺水性热衰竭等。下面以中暑为例介绍高温环境所致的疾病。

中暑(heat stroke)是高温环境下由于热平衡和(或)水盐代谢紊乱等而引起的一种以中枢神经系统和(或)心血管系统障碍为主要表现的急性热致疾病。气温高、气湿大、热辐射强、风速小、劳动强度大、劳动时间过长等是中暑的主要致病因素。年老、体弱、肥胖、睡眠不足、过度疲劳、未产生热适应、抗热休克蛋白的抗体等易诱发中暑。

1. 发病机制与临床表现 中暑按发病机制可分为三种类型:即热射病(heat stroke,含日射病 sun stroke)、热痉挛(heat cramp)和热衰竭(heat exhaustion)。这种分类是相对的,临床上往往难以区分,常以单一类型出现,亦可多种类型并存。

(1) 热射病:是人体在高温环境下散热途径受阻,体内蓄热,体温调节机制紊乱所致的疾病,多发生在强干热型或湿热型高温作业。其临床特点是在高温环境中突然发病,体温高达40℃以上,疾病开始时大量出汗,以后出现"无汗",可伴有皮肤干热,不同程度意识障碍,脉搏快而无力,呼吸浅表等症状,严重者出现昏迷、抽搐等,如抢救不及时,可因呼吸、循环衰竭而死亡。热射病是最严重的中暑,即使迅速抢救,病死率仍然可达20%～40%。

(2) 热痉挛:是由于人体大量出汗导致钠、钾过量丢失,水电解质平衡紊乱,神经-肌肉产生自发性冲动而出现肌痉挛,多发生于干热型高温作业。其临床特点是出现明显的肌肉痉挛并伴有收缩痛。痉挛多见于经常活动的四肢肌肉及腹肌等,尤以腓肠肌多见。痉挛常呈对称性,时而发作,时而缓解。患者意识清楚,体温多正常。

(3) 热衰竭:发病机制尚不清楚,多认为是由于热环境下皮肤血流增加,且不伴有内脏血管收缩或血容量的相应增加,因此,不能足够的代偿致脑部暂时供血减少而晕厥,多发生在高气温、强热辐射的环境。其临床特点是起病迅速,开始时表现为头昏、头痛、心悸、多汗、口渴、恶心、呕吐、面色苍白、皮肤湿冷、血压短暂下降,继而晕厥,体温正常或稍高。通常休息片刻即可清醒,一般不引起循环衰竭。

2. 诊断 根据患者的高温作业职业史及体温升高、肌痉挛或晕厥等主要临床表现,排除其他临床表现类似的疾病,可诊断为职业性中暑。其诊断分级如下:

(1) 轻症中暑:具备下列情况之一者,诊断为轻症中暑:①头昏、胸闷、心悸、面色潮红、皮肤灼热;②有呼吸与循环衰竭的早期症状,大量出汗、面色苍白、血压下降、脉搏细弱而快;③肛温升高达38.5℃以上。

(2) 重症中暑:出现热射病、热痉挛或热衰竭的主要临床表现之一者,可诊断为重症中暑。

3. 治疗 中暑治疗的原则:主要依据其发病机制和临床表现进行对症治疗,体温升高者应迅速降低体温。

(1) 轻症中暑:应使患者迅速脱离高温作业环境,到阴凉通风的地方休息,给予含盐清凉饮料及对症处理。必要时给予葡萄糖生理盐水静脉滴注。

(2) 重症中暑:①热射病:迅速采取降低体温、维持循环呼吸功能的措施,必要时应纠正水电解质平衡紊乱;②热痉挛:及时口服含盐清凉饮料,必要时给予葡萄糖生理盐水静脉滴注;③热衰竭:使患者平卧,移至阴凉通风处,口服含盐清凉饮料,对症处理。对心血管疾病患者慎用升压药,避免增加心脏负荷,诱发心力衰竭。

中暑患者经过及时对症处理,一般可很快恢复。不必调离原作业。若因体弱不宜从事高温作业,或有其他就业禁忌证者,应调换工种。

案例 6-10 分析

该患者有高温作业史、出现体温升高、昏迷抽搐等临床表现,可诊断为重症中暑。治疗原则为立即采取物理降温或药物降温措施,纠正水电解质平衡紊乱及酸碱平衡失调,保护重要脏器功能等。

(四)防暑降温措施

1. 组织措施

(1) 严格遵守高温作业卫生标准:高温作业时,人体与环境的热交换和平衡受到气象因素、劳动强度、热接触时间、作业工人生理及心理等因素的影响。制定卫生标准时应以机体热应激不超出生理范围(如直肠体温≤38℃)为依据,对气象因素、劳动强度、热接触时间作出相应的规定,以保证工人的健康。湿球黑球温度(welt-bulb globe temperature,WBGT)是湿球、黑球和干球温度的加权平均值,这一综合温度反映了高温气象诸因素构成的热负荷(综合温度相当于 WBGT 指数)。为保护劳动者健康,我国制定了工作场所不同体力强度 WBGT 限值(GBZ2.2-2007)(表 6-2);按照我国《工业企业设计卫生标准》(GBZ1-2002)规定,制定了夏季车间工作地点的容许温度(表 6-3)。

表 6-2　工作场所不同体力劳动强度 WBGT 限值(℃)

接触时间率*(%)	体力劳动强度(强度指数)			
	I(≤15)	II(~20)	III(~25)	IV(>25)
100	30	28	26	25
75	31	29	28	26
50	32	30	29	28
25	33	32	31	30

* 接触时间率指劳动者在一个工作日内实际接触高温作业的累计时间与 8 小时的比率。本地区室外通风计算温度≥30℃的地区,表中规定的 WBGT 指数相应增加 1℃。

表 6-3　车间内工作地点夏季空气温度规定(℃)

当地夏季通风室外计算温度#	工作地点*与室外温差
22 及 22 以下	<10
23~28	<9~4
29~32	<3
33 及 33 以上	<2

\# 是指当地历年(常采用近 30 年)最热月份 14 点钟的平均温度的平均值。

* 工作地点是指工人生产而经常或定时停留的地点,如生产操作在车间内许多不同地点进行,则整个车间均视为工作地点。

(2) 制定高温作业劳动和休息制度:高温作业厂矿应根据当地气候特点,适当调整夏季高温作业劳动和休息制度,尽可能缩短劳动持续时间,增加工间休息次数,延长公休,特别是午休时间等。在远离热源处设置休息室和休息凉棚,准备充足的降温设施和清凉饮料。有条件的厂矿还可设立具有空气调节系统的工人休息公寓,保证高温作业工人在夏季有充分的睡眠和休息。

2. 技术措施

(1) 合理设计工艺流程:科学合理地设计工艺流程,改进生产设备和操作方法,提高生产的机械化、自动化水平,减少工人接触高温作业机会,是防暑降温的根本措施。如炼钢、轧钢、陶瓷、搪瓷等生产的进出料工艺实行自动化生产等。合理布置热源:①尽可能地设置在车间外;②利用热压为主的自然通风时,尽量布置在天窗下面;③利用穿堂风为主的自然通风时,热源应尽量布置在夏季主导风向的下风侧;④工人操作岗位的设置应便于采取降温措施。

(2) 隔热(heat isolation):隔热是降低热辐射的有效方法,分为热绝缘和热屏挡两类。热绝缘是采用石棉、草灰、硅藻土、玻璃纤维等导热系数小的阻燃材料,将热源体外包裹,使热源通过对流和热辐射散发的热量减少。热屏挡是利用水或导水屏挡、石棉屏挡进行隔热,可有效地降低热辐射强度,如瀑布水幕、循环水炉门等。

（3）通风降温：①自然通风（natural ventilation）：是充分利用风压（air dynamic pressure）和热压（heat pressure）差的综合作用，使室内外空气进行交流换气。为加强自然通风、防止气流出现逆风倒灌，科学合理地设置车间的进出风口，以充分利用热压和气压，使自然通风发挥最大效能。在冶炼、轧钢、铸造、锻压、机械制造和金属热处理等高温生产环境，应用自然通风可以取得很好的通风效果；②机械通风（mechanical ventilation）：是利用通风机产生的压力，使气流克服行程的流体阻力，沿风道的主支网管流动，从而使新鲜空气进入工作场所，排出污浊空气的通风方式。机械通风可以按照工作地点的需要分配空气量，对进入工作场所的空气进行加湿、冷却、净化处理，对排出工作场所的废气进行粉尘或有害气体的净化、回收，以减少对大气环境的污染。

3. 保健措施

（1）供应含盐饮料和补充营养：含盐饮料是高温作业工人补充水分和盐的最佳方法，补入量应与出汗量所丢失的水、盐量相等。饮料含盐量以 0.15%～0.2% 为宜，少量多次饮用。高温作业者热能需要量较一般作业者增加 10%，蛋白质供热占总热量的 14%～15% 为宜。注意补充水溶性维生素等。

（2）个人防护：高温作业的工作服应以耐热、导热系数小而透气性好的织物制成。工作服宜宽大舒适，便于穿脱和不影响操作。铝箔防热服能反射绝大部分热辐射，但透气性差。白帆布防热服经济实用，但防热辐射效果稍差。此外，还有通风服和制冷服，可以对压入防热服间的空气进行调节，适用于特殊工种的高温作业工人，如炉衬热修、清理钢包等工种。高温作业工人应该按照不同作业要求，佩戴防护眼镜、手套、面罩、鞋盖、护腿等个人防护用品。

（3）加强预防保健工作：加强对高温作业工人的就业前和入暑前的健康检查，凡有中枢神经系统器质性疾病，心血管系统器质性疾病、持久性高血压，活动性肺结核、肺气肿，溃疡病或内分泌系统以及明显肝肾疾病者均不宜从事高温作业。

二、噪 声

案例 6-11

患者，男性，38 岁，因头痛、失眠、记忆力减退、耳鸣、听力下降、易激动和心悸等症状就诊。检查结果：血压 100/70mmHg，心率 73 次/分，心电图示正常；耳鼻喉科检查未见异常。无吸烟饮酒史，无其他既往病史；纯音听力检查：双耳高频平均听阈为 59dB（HL），左右耳语频平均听阈均为 44dB（HL）；声导抗检查：双耳听力改变；脑干诱发电位检查：双耳主观听力障碍，双耳 ABR 未见异常。

1994 年 12 月始至 2003 年 12 月在某铁路局车辆段从事空压司机工作，接触噪声 10 年。该患者工作地点一般在值班室，每 15 钟到空压机房巡视一次，主要是观察空气压缩机、冷干机等设备运行情况，耳听空压机运转声音是否正常，每次需 10 分钟左右。

（本案例摘自：凌喜凤，杨蓉，嘉世英．职业性噪声聋 2 例分析[J]．铁路节能环保与安全卫生，2012，2（2）：315～317）

问题

1. 请问根据上述资料能否对该患者作出诊断？还应补充哪些内容？

2. 所患疾病与职业因素有关吗？

3. 控制噪声危害的措施有什么？

噪声是指人们不需要的、不喜欢的、有害于身心健康的声音。在许多生产过程中都可产生噪声，是影响范围很广的一种生产性有害因素。超过一定强度的噪声可对人体健康产生不良影响，是社会公害之一。

（一）基本概念

1. 声音 物体受到振动后，振动能在弹性介质中以波的形式向外传播，传到人耳引起的音响感觉称为声音（sound）。振动发出的波称为声波，发出声波的振动体称为声源。物体每秒振动的次数称为频率（frequency，f），单位是赫兹（hertz，Hz）。人耳能感受到的声音频率在 20～20 000Hz，这一频率范围的振动波称为声波（sound wave），低于 20Hz 的振动波称为次声波（infrasonic wave），高于 20 000Hz 的振动波称为超声波（ultrasonic wave）。

2. 噪声 从卫生学意义上讲,凡是使人感到厌烦的、不需要的或有损健康的声音都称为噪声(noise)。噪声不仅包括频率和强度无规律杂乱组合所形成的声音,也包括影响他人工作休息或睡眠的声音,如谈话的声音或音乐,对于不需要的人来说就属于噪声。

3. 生产性噪声 在生产过程中产生的、频率和强度没有规律,听起来令人烦厌的声音称为生产性噪声或工业噪声。

(二)声音的物理特性

1. 声强与声强级 声音具有一定的能量,把单位时间内垂直于传播方向的单位面积上通过的声波能量称为声强(sound intensity),用"I"表示,单位为瓦/米^2(W/m^2)。

人耳能感受到的声音强度范围宽广,以1000Hz声音为例,正常青年人刚能引起音响的感觉,即最低可听到的声音强度为$10^{-12}W/m^2$,称为听阈(threshold of hearing)。声音增大至人耳产生痛觉时的声音强度为$1W/m^2$,称为痛阈(threshold of pain)。由此可见,痛阈声强是听阈声强的10^{12}倍,为了方便计算,引入了声强"级"的概念,即规定以听阈声强I_0($10^{-12}W/m^2$)作为基准值,被测声音的强度I与I_0的比值的常用对数称为声强级,单位为分贝(decibel,dB),其计算公式如下:

$$L_I = 10\log\frac{I}{I_0}$$

式中,L_I为声强级(dB);I为被测声强(W/m^2);I_0为基准声强($10^{-12}W/m^2$),其声强级为0dB。从听阈到痛阈的声强级范围是0~120dB。

实际工作中测量声强比较困难,而测量声压相对容易。

2. 声压与声压级 声波在空气中传播时,引起介质质点振动,使空气产生疏密变化,这种由于声波振动而对介质(空气)产生的压力称为声压(sound pressure)。声压的大小是指垂直于声波传播方向上单位面积所承受的压力,用"P"表示,单位为帕(Pa)或牛顿/米^2(N/m^2),$1Pa=1N/m^2$。

声压的大小与音响感觉强弱有关。1000Hz纯音对正常人耳刚能引起音响感觉的声压为20 μPa或$2\times10^{-5}N/m^2$,称为听阈声压或听阈。而引起人耳产生不适感或疼痛的声压为20Pa或$20N/m^2$,称为痛阈声压或痛阈。痛阈声压是听阈声压的10^6倍,为了计算方便,引入"声压级"(sound pressure level,SPL)的概念。即规定以听阈声压P_0($2\times10^{-5}N/m^2$)作为基准值,被测声压P与P_0的比值的常用对数称为声压级,单位为分贝(dB),其计算公式如下:

$$L_P = 20\log\frac{P}{P_0}$$

式中,L_P为声压级(dB);P为被测声压(N/m^2);P_0为基准声压($2\times10^{-5}N/m^2$),其声压级为0dB。从听阈到痛阈的声压级范围是0~120dB。

普通谈话声压级为60~70dB(A),载重汽车的声压级为80~90dB(A),电锯的声压级为110dB(A),喷气式飞机附近可达140dB(A)甚至更高。

3. 响度级 人耳对声音的生理感觉(响的程度)并不完全取决于声强或声压的大小,还与声音的频率有关。根据人耳对声音的感觉特性,联系声压和频率测定出人耳对声音音响的主观感觉量,称为响度级(loudness level),单位为昉(phon)。

响度级是经过大量严格的实验测试得出来的。具体测试方法是:以1000Hz的纯音作为基准音,其他不同频率的纯音通过实验听起来与某一声压级的基准音响度相同时,即为等响。该条件下的被测纯音响度昉值等于基准音的声压级(dB值)。人耳对高频声特别是2000~5000Hz的声音敏感,对低频声不敏感。

4. 声级 为了准确地评价噪声对人体的影响,在进行声音测量时,根据人耳对声音的感觉特性(模拟等响曲线),在声级计中设置了A、B、C、D等几种滤波器(计权网络),对不同声音进行叠加衰减。A计权网络模拟人耳对40昉纯音的响应,对50Hz以下的低频段有较大幅度的衰减,对高频不衰减;B计权网络模拟人耳对70昉纯音的响应曲线,对低频音有一定程度的衰减;C计权网络模拟人耳对100昉纯音的响应特点,对所有频率的声音都同等程度地通过;D计权网络是为测量飞机噪声而设计的。使用频率计权网络测得的声压称为声级。声级不等同于声压级,声级是用滤波器进行频率计权后的声压级,其单位也是分贝(dB)。根据滤波器的特点分别称为A声级、B声级、C声级和D声级,分别用dB(A)、dB(B)、dB(C)、dB(D)来表示。国际标准化组织(ISO)推荐用A声级作为噪声卫生学评价指标,而C声级可视作总声级。

（三）生产性噪声的分类及主要接触机会

在生产环境中，按照产生噪声的来源，生产性噪声可分为以下三类。

1. 机械性噪声 由于机械的撞击、摩擦、转动等产生的噪声，如织布机、冲压机、电锯等产生的声音。

2. 流体动力性噪声 由于气体压力或体积的突然变化或流体流动所产生的声音，如空压机、汽笛等产生的声音。

3. 电磁性噪声 由于电磁设备内部交变力相互作用而产生的声音，如电动机、变压器产生的声音。

按照噪声与时间的关系，可分为连续性噪声和间断性噪声，连续性噪声又有稳态和非稳态噪声之分。随着时间的推移，声压波动<3dB（A）的噪声称为稳态噪声，≥3dB（A）称为非稳态噪声。另有一类脉冲噪声，其声音持续时间≤0.5秒，间隔时间>1秒，声压有效值变化>40dB（A）。

按照稳态噪声的频谱特性，可分为低频噪声（主频率在300Hz以下）、中频噪声（主频率在300~800Hz）和高频噪声（主频率在800Hz以上）。还可依据频谱宽度分为窄频带噪声和宽频带噪声。

生产性噪声常见特性如下：①强度高：生产性噪声多超过80dB（A）甚至110dB（A）以上，长期接触可造成人体听觉系统和非听觉系统的损伤。②以高频音为主：其危害大于中、低频音。③持续接触时间长：在生产过程中，作业工人每个工作日持续暴露强噪声时间往往长达数小时。④与其他有害因素联合作用：生产性噪声往往与振动、高温、毒物等同时存在于生产环境中，对劳动者产生联合毒作用。

接触噪声的作业种类甚多，主要有矿山、建筑、建材、纺织、机械制造与维修、运输等行业。就我国职业性接触噪声的强度和接触人数而言，以使用风动工具和纺织机械工种为最多。

（四）噪声对人体的影响

长期暴露于一定强度的噪声，主要是损伤人体的听觉系统，此外，对心血管系统、神经系统以及全身其他组织器官也会产生不良影响。噪声对机体的损伤在早期多属可逆的、生理性的改变，但长期接触强噪声可引起不可逆的、病理性损伤。

1. 听觉系统 噪声引起的听觉损伤主要有暂时性听阈位移、永久性听阈位移和职业性噪声聋。

（1）暂时性听阈位移：是指人或动物接触噪声后引起听阈水平变化，脱离噪声环境后，经过一段时间听力可以恢复到原来水平，此现象称为暂时性听阈位移（temporary threshold shift，TTS）。

1）听觉适应：短时间暴露在强烈噪声环境中，机体听觉器官敏感性下降，听阈可提高10~15dB，脱离噪声接触后对外界的声音有"小"或"远"的感觉，离开噪声环境1分钟之内即可恢复，此现象称为听觉适应（auditory adaptation）。听觉适应是机体的一种保护性现象。

2）听觉疲劳：较长时间停留在强噪声环境中，引起听力明显下降，听阈提高超过15~30dB，离开噪声环境后，需要数小时甚至数十小时听力才能恢复，称为听觉疲劳（auditory fatigue）。听力恢复的时间限定为16小时，即脱离接触后到第二天上班前的间隔时间，如果在这样一段时间内听力不能完全恢复，因工作需要而继续接触噪声，听觉疲劳逐渐加重，听力下降出现积累效应，直至发展为永久性听阈位移。

（2）永久性听阈位移：是指由噪声或其他因素引起内耳器质性病变，人体出现不能恢复到正常听阈水平的听阈升高，此现象称为永久性听阈位移（permanent threshold shift，PTS）。内耳常见的病理改变有听毛倒伏、稀疏、缺失，听毛细胞肿胀、变性或消失等。

噪声引起的永久性听阈位移早期常表现为高频听力下降，听力曲线在3000~6000Hz（多在4000Hz）出现"V"形下陷（图6-3），又称为听谷（tip）。此时患者主观无耳聋感觉，交谈和社交活动能够正常进行。随着病损程度加重，高频听力继续下降，并且语言频段（500~2000Hz）的听力也会受到影响，出现语言听力障碍。

高频听力下降（特别是4000Hz）是噪声性耳聋的早期特征，其发病机制有下面几种解释：①耳蜗感受高频声的细胞纤毛较少且主要位于基底部，而接受低频声的细胞纤毛较多且分布广泛，初期受损伤的是耳蜗基底部，故表现为高频听力下降；②内耳螺旋板在

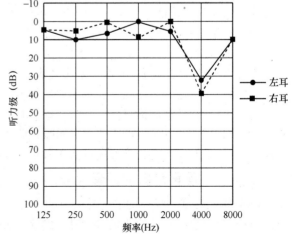

图6-3 噪声性听力损伤的高频段凹陷

感受 4000Hz 的部位血液循环较差,且血管有一狭窄区,易受淋巴振动的冲击而引起损伤,且三个听小骨对高频声波缓冲作用较小,故高频部分首先受损;③根据物理学原理,对于一端封闭的管腔,波长是其管腔长度的 4 倍的声波能引起最佳共振作用。外耳道平均长度 2.5cm,引起人耳产生最佳共振的波长为 10cm 左右,而 3000Hz 声音的波长为 11.4cm,因此,能引起共振的频率介于 3000~4000Hz。

(3) 职业性噪声聋:是指劳动者在工作过程中,由于长期接触噪声而发生的一种渐进性的感音性听觉损伤,称为职业性噪声聋(occupational noise-induced deafness),属国家法定职业病。

根据我国《职业性噪声聋诊断标准》(GBZ49-2007),职业性噪声聋诊断依据包括:明确的噪声接触职业史,即连续噪声作业工龄不低于 3 年,暴露噪声强度超过职业接触限值,出现自觉听力损伤或耳鸣等症状,纯音测听为感音性聋,结合动态职业健康检查资料和现场卫生学调查,排除其他原因所致听力损失(如老年性聋、中毒性或外伤性听损),即可作出诊断。

职业性噪声聋诊断与分级:①观察对象:双耳高频(3000、4000、6000Hz)平均听阈≥40dB(HL),HL 即 hearing loss,听力损失。②职业性噪声聋:连续噪声作业工龄 3 年以上,纯音测试为感音神经性聋,听力损失为高频下降型,根据较好耳语频(500、1000、2000Hz)平均听阈作出诊断与分级。轻度噪声聋:26~40dB(HL);中度噪声聋:41~55dB(HL);重度噪声聋:≥56dB(HL)。

诊断证明须由省级和省级以上卫生主管部门所认证认可的专业机构开具。职业性噪声聋目前尚无有效的治疗方法。当出现症状后应及时脱离噪声环境,停止噪声刺激,促使自然恢复。

(4) 爆震性耳聋:在某些特殊条件下(如爆破等),由于防护不当或缺乏必要的防护设备,因强烈的冲击波造成急性听觉系统的外伤,引起听力丧失,称为爆震性耳聋(explosive deafness)。可出现鼓膜破裂,听骨链断裂或错位,内耳组织出血等,还可伴有脑震荡等。患者出现耳鸣、耳痛、恶心、呕吐、眩晕,听力严重障碍或完全丧失。应该及时给予促进内耳血液循环和改善营养及代谢状况的药物,有鼓膜、中耳、内耳外伤的应防止感染,给予对症处理。经治疗后轻症可以部分或大部分恢复,重症可致永久性耳聋。

2. 非听觉系统

(1) 神经系统:听觉器官感受噪声后,神经冲动信号经听神经传入大脑皮质和自主神经中枢,引起中枢神经系统一系列反应,出现神经衰弱综合征和自主神经功能紊乱,表现为头痛、头晕、失眠、多梦、乏力、记忆力减退、情绪不稳易激怒等类神经症。

(2) 心脑血管系统:噪声经听觉系统传入中枢神经系统后,可引起自主神经功能紊乱,心率加快或减慢,心电图 ST 段或 T 波出现缺血型改变。噪声作为一种应激源,既可直接损害心肌细胞,又可增加心肌对肾上腺素的敏感性及刺激肾上腺素受体而产生室性早搏,甚至心室颤动或停搏等各种心律失常及心肌损害。脑血流图呈现波幅降低、流入时间延长等,提示血管紧张度增加,弹性降低。

(3) 免疫系统:噪声作为一种应激源,可激活下丘脑-垂体-肾上腺轴(HPA),引起神经内分泌激素的紊乱,导致机体免疫功能的改变。动物实验显示,将大鼠暴露于(100±2)dB(A)噪声中,与对照组相比,接噪 7 天组 $CD3^+$ 细胞显著升高,接噪 1 天和 7 天组 $CD4^+/CD8^+$ 比值显著低于对照组;在接噪的不同时间脾淋巴细胞对刀豆蛋白 A(ConA)增殖功能均降低。8 周 90dB(A)噪声刺激小鼠后脾重量增加,胸腺重量降低。受孕大鼠在整个孕期如果受到噪声刺激,其子代的脾 NK 细胞活性下降。流行病学调查显示,接触噪声作业女工末梢血 T 淋巴细胞百分率明显低于对照组。

(4) 消化系统:噪声能引起胃肠功能紊乱、食欲减退,胃的紧张度降低,胃液分泌减少、蠕动减慢等变化。

(5) 生殖系统:噪声能引起女性月经失调,尤以年龄 20~25 岁、工龄 1~5 年的年轻女工为甚,表现为月经周期异常、经期延长、经血量增多及痛经等。接触噪声的妊娠女工中,自然流产率和早产率升高,低体重儿增加,妊娠高血压综合征发病率增加。

此外,噪声对日常谈话、打电话、听广播、阅读、上课等都会产生影响。65dB(A)以上的噪声可干扰普通谈话,90dB(A)以上的噪声即使大声叫喊也听不清。在噪声环境下,人会感到烦躁,注意力涣散,反应迟钝,工作效率低下。而且噪声还可掩盖各种异常的声音信号,易引发工伤事故。

(五) 影响噪声危害的因素

1. 噪声的强度 噪声的危害与噪声的强度呈正比,噪声强度越大,则危害越大。80dB(A)以下的噪声,一般不会引起器质性的变化,长期接触 85dB(A)以上的噪声,听觉系统和非听觉系统的损伤程度均随着声级增加而增加。

2. 噪声的频率与频谱 噪声强度相同时,高频噪声的危害大于低频噪声,窄频带噪声的危害大于宽频带噪声。频谱可影响听力损伤的程度,但不会改变听力损失高频段凹陷的特征。

3. 接触时间和接触方式 噪声强度相同时,接触时间越长对人体影响越大。研究发现,接触相同声级噪声时,职业性噪声聋检出率与工人工龄呈正相关。连续接触噪声比间断接触对工人影响更大。

4. 噪声的类型 脉冲噪声的危害大于稳态噪声。在接触噪声的声级、接触时间、接触方式等条件一致时,暴露脉冲噪声的工人耳聋、高血压、类神经症等发病率均高于接触稳态噪声的工人。

5. 其他有害因素共同存在 若作业环境中同时存在振动、高湿、寒冷或毒物时,可增强噪声对机体的影响。

6. 机体健康状况及个体敏感性 在同样劳动条件下,对噪声敏感的个体或患有某些疾病的人(尤其是耳病患者),更容易感受到噪声的影响,即使接触时间不长,也可出现明显的听力改变。

7. 个体防护 个体防护是预防噪声危害的有效措施之一。在较强的噪声环境中工作,佩戴防声耳塞、耳罩可推迟或减轻噪声性听力损失。

(六) 控制噪声危害的措施

1. 制定工业企业卫生标准 虽然噪声能对人体产生不良影响,但完全消除生产性噪声既不经济,也不可能。因此,制定合理的卫生标准,将噪声控制在一定范围之内,是防止噪声危害的重要举措。我国现行的《工业场所有害因素职业接触限值第 2 部分:物理因素》(GBZ2. 2-2007)规定,噪声职业接触限值为每周工作 5 天,每天工作 8 小时,稳态噪声限值为 85dB(A),非稳态噪声等效声级的限值为 85dB(A);每周工作不足 5 天,需计算 40 小时等效声级,限值为 85dB(A)。

2. 控制噪声源 改革工艺过程和生产设备,控制和消除噪声源是防止噪声危害的根本措施。如采用无声的液压代替噪声高的锻压,以焊接代替铆接,设法提高机器制造的精度,尽量减少运行时机器部件的撞击和摩擦,降低振动等。合理配置工作场所的各种声源,将噪声强度不同的机器分开放置,可以减少噪声危害。

3. 控制噪声的传播 在噪声传播过程中,采用吸声、消声和隔声技术,可以有效控制噪声的传播。采用吸声的多孔材料装饰在车间的内表面,或在工作场所内悬挂吸声体,吸收辐射和反射的声能,以降低工作环境噪声的强度。在风道和排气管口等部位安装各种消声器,以降低噪声的传播。使用一定的材料和装置将噪声源封闭或将工人经常操作地点(如球磨机操作控制台)封闭成一个较小的隔声空间,如隔声罩、隔声墙、隔声门窗等。

4. 加强个体防护 生产环境噪声暂时得不到有效控制或需要在特殊高噪声环境中工作时,使用个人防护用品是保护听觉器官的一项有效措施。最常用的是防声耳塞,一般由橡胶或软塑料等材料制成,隔声效果可达 20～30dB。此外,还有隔声耳罩、帽盔等,其隔声效果优于耳塞,可达 30～40dB,但佩戴时不方便且成本较高。

5. 健康监护 定期对接触噪声工人进行以听力检查为重点的健康检查,早期发现听力损伤者,及时采取防护措施以防止听力继续下降。从事噪声作业的工人应进行就业前体检,获取听力和健康状况基线资料,便于以后的观察比较。凡是有听觉器官疾患、中枢神经系统、心血管系统器质性疾患或自主神经功能失调者,不宜从事强噪声作业。对噪声作业工人进行定期体检时,发现高频听力下降者,应注意观察。对于上岗前听力正常,接触噪声 1 年便出现高频段听力改变,即在 3000、4000、6000Hz 任一频率任一耳听阈达 65dB(HL)者,应调离噪声作业岗位。对于诊断为轻度以上噪声聋者,更应尽早调离噪声作业,并定期进行健康检查。

6. 合理安排劳动和休息 制定合理的作息制度,噪声作业应避免加班或连续工作时间过长,否则容易加重听觉疲劳。有条件的可适当安排工间休息,休息时应离开噪声环境,使听觉疲劳得以恢复。噪声作业人员应合理安排工作以外的时间,在休息时间内尽量减少或避免接触较强的噪声,同时保证充足的睡眠。

> **案例 6-11 分析**
> 该患者有 10 年接触噪声的职业史,工作场所噪声监测结果为空压机房 91.0dB(A),值班室为 73.8dB(A),8 小时连续等效 A 声级为 89.0～91.1dB(A),超出职业接触限值 85dB(A),有自觉听力损失和耳鸣等症状,纯音测试为感音性聋,依据《职业性噪声聋诊断标准》(GBZ49-2007)诊断为"职业性中度噪声聋"。

三、振　动

案例 6-12

患者,男性,35 岁,3 年前开始听力下降;双手中指和食指麻木、变冷、感觉消失,尤以天冷为甚。检查结果:双手中指和食指从中间关节至末端灰白,痛觉和触觉明显减退,振动觉消失。双手掌正位 X 线摄片结果:掌骨各指骨骨质未见异常,相应的关节间隙无异常改变;神经肌电图检查:轻微神经性损害,以末端潜伏期延长为主;手部基础皮温,左手 23℃,右手 24℃,冷水复温实验结果异常,冷试后复温率:5 分钟后左手 7.60%,右手 12.50%;10 分钟后左手 20.00%,右手 25.00%。

2000 年 5 月~2006 年 2 月在某市高尔夫球头厂从事打磨工作。用双手压持工件在高速转动(1500~2000r/min)的砂轮或铝轮、麻布轮、海绵轮上打磨,每天工作 8 小时或更长,无任何个人防护用品。

(本案例摘自:曹丹燕,范秀红,曾子芳.3 例打磨作业的职业性手臂振动病报告[J].中国职业医学,2007,34(1):39~40)

问题

1. 依据上述资料能作出诊断吗? 还需收集哪些资料?
2. 该病的病因是什么? 影响发病的因素有哪些?
3. 对确诊的患者应做哪些处理?
4. 该病的预防措施包括哪些?

振动(vibration)是指质点或物体在外力作用下,沿直线或弧线围绕平衡位置(或中心位置)做往复运动或旋转运动。振动是一种普遍的运动形式,广泛存在于人们的生活和生产环境中。由生产或工作设备产生的振动称为生产性振动,长期接触生产性振动可以危害劳动者身心健康,甚至引起职业病。

（一）振动的物理参量

1. 频率和位移　频率(frequency)是指单位时间内物体振动的次数,单位为赫兹(Hz);位移(displacement)是指振动体离开平衡位置的瞬时距离,单位为 mm;振动体离开平衡位置的最大距离,称为振幅(amplitude)。

2. 速度和加速度　速度(velocity)是指振动体单位时间内位移变化的量,单位为 m/s;加速度(acceleration)是指振动体单位时间内速度变化的量,单位为 m/s^2 或以重力加速度 $g(1g=9.81m/s^2)$ 表示。在振动过程中,振动体加速度的变化与位移呈正比,速度的变化与位移呈反比。位移、速度、加速度均是表示振动强度的物理参量。其中加速度反映振动强度对人体作用的关系最密切,是目前评价振动强度大小最常用的物理量。

3. 振动频谱　生产性振动的频率成分极其复杂,很少由单一频率构成。振动频谱是指振动的频率组成及其分布,即在特定情况下振动对频率的"指纹图谱"。常用 1/1 倍频程(简称倍频程,中心频率范围为 8~1000Hz)和 1/3 倍频程(中心频率范围为 6.3~1250Hz)。进行频谱分析时,以中心频率为横坐标,分别以各频段所测得的速度、加速度为纵坐标,绘制线图,即振动的频谱图,以便了解振源的频率组成,找出对人体危害大的频率。

4. 共振频率　任何物体(包括人体)自由振动时的频率称为固有频率(natural frequency),当作用于物体的振动频率与其自身的固有频率相同或成倍数时,物体以最大的能量进行振动,振幅达到最大,该现象称为共振。该物体的固有频率又称为共振频率(resonant frequency)。人体不同部位或器官具有各自的固有频率范围,当人体接触振动物体时,如果振动频率与人体器官的固有频率范围相同或相近,即可引起共振,加重振动对人体的影响。

（二）振动的分类与接触机会

根据振动作用于人体的部位和传导方式,可将生产性振动分为手传振动(hand-transmitted vibration)和全身振动(whole body vibration)。

1. 手传振动　又称为手臂振动(hand-arm vibration)或局部振动(segmental vibration),是指生产中使用手持振动工具或接触手振工件时,机械振动或冲击由手臂传导至全身。生产过程中常见的产生手传振动的工具有:①风动工具:如凿岩机、风铲、丰镐、风钻、铆钉机、气锤、砂型捣固机、雕刻机等。②电动工具:如电锯、电钻、电刨等。③高速旋转工具:如砂轮机、抛光机等。

2. 全身振动 是指工作地点或座椅的振动,人体足部或臀部接触振动,通过下肢或躯干传导至全身。常见的产生全身振动的工具有:①运输工具:如汽车、火车、船舶、飞机、摩托车、拖拉机、收割机等。②作业台:如钻井平台、振动筛操作台、采矿船等。

有的工种以局部振动为主,有的以全身振动为主,有时两种振动同时存在。但在一般的生产过程中,最常见和危害性较大的是局部振动。

(三) 振动对人体的危害

1. 全身振动 全身振动可影响人的舒适感,使人感觉不舒服,甚至难以忍受。大强度的剧烈全身振动可引起内脏移位或机械性损伤,如挤压、出血,甚至撕裂,此类情况不多见。

(1) 心血管系统:全身振动可使交感神经处于紧张状态,出现血压升高,心率加快,心排出量减少,心电图出现异常改变。

(2) 消化系统:全身振动可抑制机体胃肠蠕动和胃酸分泌,食欲减退,使胃溃疡、胃下垂、疝等胃肠道疾病多发。

(3) 肌肉骨骼系统:接触全身振动者患脊柱疾病居首位(约24%),脊柱肌肉劳损、椎骨退行性变和椎间盘突出等高发。

(4) 中枢神经系统:全身振动可作用于中枢神经系统,导致姿势平衡和空间定性发生障碍,外界物体不能在视网膜中形成稳定的图像,而出现视物模糊,视觉分辨率下降,动作准确性降低;由于中枢神经系统受到抑制而出现注意力分散、反应速度降低、疲劳,从而影响劳动效率或导致工伤事故的发生。

(5) 生殖、内分泌系统:全身振动可导致内分泌系统调节功能紊乱,作业女工出现月经周期紊乱、经期延长、经量过多和痛经,以及子宫下垂、流产及异常分娩率上升。

(6) 晕动病:又称运动病(motion sickness),是作业人员在车、船或飞机等交通工具上工作,由于颠簸、摇摆或旋转等不同方向的振动加速度反复过度刺激前庭器官所引起的一系列急性反应症状。患者有疲劳感、眩晕、出冷汗、面色苍白、恶心、呕吐等。脱离振动环境后适当休息可以缓解。

2. 手传振动

(1) 神经系统:手传振动对神经系统的影响,以上肢手臂末梢神经功能障碍为主,出现皮肤感觉迟钝,振动觉和痛觉减退,神经传导速度减慢,反应潜伏期延长等。

(2) 心血管系统:手传振动可致自主神经功能紊乱,出现血压、心率不稳,手掌多汗等。末梢毛细血管形态和张力发生改变,表现为血管收缩甚至痉挛,局部血流减少,血压升高,手部皮肤温度降低。重者手指遇冷变白;心电图出现心动过缓、窦性心律不齐、T波低平、房室传导阻滞等。

(3) 肌肉骨骼系统:手部肌肉萎缩、多见于鱼际肌和指间肌,手握力和手指捏和力下降。骨和关节改变,以指骨、掌骨、腕骨和肘关节多见,主要表现为脱钙、囊样变、骨皮质增生、骨岛形成、无菌性骨坏死以及骨关节变形等。

(4)听觉系统:手传振动对听觉产生影响,引起听力下降。振动和噪声共存时,可以加重噪声对听力的损害,加速耳聋的发生发展。

(5)手臂振动病:是长期从事手传振动作业而引起手部末梢循环和(或)手臂神经功能障碍为主的疾病,并可引起手、臂骨关节-肌肉的损伤。其典型表现是振动性白指(vibration-induced white finger,VWF)。手臂振动病(hand-arm vibration disease)多发工种有:凿岩工、油锯工、砂轮磨光工、铸件清理工、混凝土捣固工、铆工、水泥制管工等。

1) 发病机制:手臂振动病的发病机制目前尚不清楚,可能的解释如下:①手传振动作用于手部,导致局部组织压力增加,继而损伤血管内皮细胞,产生内皮细胞源性缩血管因子如内皮素增加,而内皮细胞释放的舒血管因子如NO等减少,引起局部血管收缩,损伤的内皮细胞还可引起血管内膜增厚、官腔狭窄甚至阻塞;②手传振动刺激振动感受器(Pacini 小体),通过躯体感觉-交感神经反射使手臂血管运动神经兴奋性增强,血管平滑肌细胞对去甲肾上腺素的反应增强;③振动损伤动静脉吻合中的β-肾上腺素能血管舒张机制,血管对寒冷的扩张反应降低;④此外,尚有免疫学说、中枢和自主神经功能紊乱学说等。

2) 临床表现:手臂振动病早期表现为手部症状和类神经症。手部症状有手麻、手痛、手胀、手指僵硬、手多汗、手无力等。类神经症常表现为头痛、头昏、失眠、乏力、记忆力减退等。体检发现皮温降低,振动觉、痛觉阈值升高,前臂感觉和运动神经传导速度减慢和远端潜伏时延长,肌电图显示神经源性损害。

手臂振动病的典型表现是振动性白指,又称职业性雷诺现象(Raynaud's phenomenon),是诊断本病的重要依据。发作呈现一过性特点,一般是在受冷后,患指出现麻、胀、痛,并由灰白变苍白,由远端向近端发展,界限分明,持续数分钟至数十分钟,再逐渐由苍白变潮红,恢复正常颜色。白指常见于食指、中指和无名指的远端指节,也可累及近端指节,甚至全手指变白。严重病例可见指关节变形和手部肌肉萎缩等。

3)诊断:手臂振动病的诊断应根据长期使用振动工具的职业史、典型的症状和体征,结合末梢循环功能、周围神经功能检查,参考现场卫生学调查资料,进行综合分析,排除其他病因所致类似疾病,依据我国《职业性手臂振动病诊断标准》(GBZ7-2002)作出诊断。

手臂振动病目前尚无特效疗法,可根据病情进行综合治疗。应用药物治疗(给予扩张血管及神经的药物,具有活血通络作用的中药)、物理疗法、运动疗法等综合治疗,必要时进行外科治疗。

观察对象一般不调离振动作业,应每年复查一次,密切观察病情变化。轻度手臂振动病应调离接触手传振动的作业,积极进行治疗,可依据情况安排其他工作。中度和重度手臂振动病必须调离振动作业,积极进行治疗。

(四)影响振动对机体作用的因素

1. 频率与振幅 大振幅、低频率(20Hz以下)的全身振动主要引起内脏位移和前庭器官的兴奋。振动频率与人体器官固有频率一致时,可产生共振,使振动强度加大,对人体器官损伤加重。

低频率、大强度的手传振动,主要引起手臂骨关节系统的障碍,可伴有神经、肌肉系统的变化。30~300Hz的振动主要损害外周血管和神经功能;300Hz以上的高频振动对血管的挛缩作用减弱,对神经系统的影响较大;1000Hz以上的振动,难以被人体主观感受。

2. 接触振动的强度和时间 接触振动的强度越大,时间和工龄越长,振动性白指的检出率越高,病情也越严重。

3. 环境气温和气湿 手臂振动病的发病和流行多见于寒冷地区和寒冷季节,环境温度低、湿度大可以加速手臂振动病的发生,全身受冷是诱发振动性白指的重要条件,一般认为振动性白指发生在气温15℃以下的地区。

4. 操作方式和个体因素 人体对振动的敏感程度与作业时的姿势和体位有关,就全身振动而言,立位时对垂直振动敏感,卧位则对水平振动敏感。用肩、腹和下肢紧贴振动物体的操作,会使身体自然缓冲振动传导的作用降低,加大振动的危害性。劳动负荷、工作体位、技术熟练程度、工具的重量和被加工物体的硬度都能影响作业时的姿势、用力大小和静态紧张程度,静态紧张影响局部血液循环并增加振动的传导,加重振动的危害性。

振动对作业工人的危害性存在个体差异,与工人的年龄、性别有关。一般而言,女性、年龄较大的工人对寒冷、振动等因素比较敏感,发病后治疗效果较差,难以康复。

(五)控制振动危害的措施

1. 控制振动源 改革工艺过程,进行技术革新,采取减振、隔振等措施,减轻或消除振动源的振动是控制危害的根本措施。如采用水爆清砂、化学清砂等工艺代替风铲清砂,采用液压、焊接工艺代替锻压、铆接工艺等;设计自动或半自动的操纵装置,减少手部和肢体直接接触振动的机会;采用减振材料以降低手持振动工具、交通工具、作业平台等振动源所产生的振动。

2. 制定振动作业的卫生标准 把接触振动的强度和时间限制在一定范围内,可有效地保护作业者的健康,是预防振动危害的重要措施。我国《工作场所有害因素职业接触限值第2部分:物理因素》(GBZ2.2-2007)规定,作业场所手传振动职业接触限值以4小时等能量频率计权振动加速度($a_{hw(4)}$)不得超过5m/s^2。在这一标准接触限值下,几乎所有劳动者反复接触也不会发展成第一期的振动性白指(斯德哥尔摩分类系统),当振动工具的振动暂时达不到标准限值时,可按振动强度大小相应缩短接振时间。

3. 改善作业环境 振动工具的手柄温度应保持40℃,车间气温不低于16℃,尤其是北方寒冷季节的室外作业,应配备必要的防寒和保暖装备。注意控制作业环境中的气湿、噪声和毒物,以减轻其与振动的联合危害作用。

4. 加强预防保健工作 ①加强个体防护,如配戴双层衬垫无指手套或泡沫塑料衬垫手套,穿防振鞋,采用减振座椅等以减轻振动并保暖。在工间休息时用40~60℃热水浸泡手部,有助于振动性白指的预防;②通过就业前体检发现职业禁忌证,定期健康检查可以早期发现患病个体并及时处理。定期检测振动工具的振动强度,依据职业卫生标准,科学合理地安排作业时间。接触振动作业的工人应做好日常卫生保健工作:生活规律,适度锻炼,温水沐浴,防寒保暖,戒烟限酒。

案例 6-12 分析

　　该患者有连续6年从事手传振动作业的职业史,临床上表现为典型的振动性白指,检查发现手指触觉和痛觉减退,振动觉消失。冷水复温实验结果异常,神经肌电图检查呈轻微神经性损害。用AWA5933振动计对该厂磨光机的振动进行测定,结果为 X 方向的加速度是 94.0 m/s²、速度13.3mm/s、位移739 μm;Y 方向的加速度是 67.8 m/s²、速度22.0mm/s、位移435 μm;Z 方向的加速度是 75.0m/s²、速度20.0mm/s、位移637 μm,而国家职业卫生标准规定的作业场所手传振动职业接触限值以4小时等能量频率计权振动加速度($a_{hw(4)}$)不得超过 5m/s²,对照此标准已严重超标。对同工种工人的调查发现,80%的工人具有不同程度的手麻、手痛、手胀、手僵等表现,有些工人还出现手指变形,工人没有使用任何防护用品。为了排除结缔组织病引起的雷诺现象,对该患者进一步做了如下检查:抗核抗体、ENA谱、抗核小抗体、ANCA、抗O、RF、C3、C4、IgA、IgM、IgG等,结果均未见异常。按照我国《职业性手臂振动病诊断标准》(GBZ7-2002),诊断为"中度手臂振动病"。处理原则是必须调离振动作业,进行综合治疗。应用扩张血管及营养神经的药物,改善末梢循环。也可采用中医治疗、物理疗法、运动疗法等缓解病情。患者应加强个人防护,注意手部和全身保暖,减少白指的发作。

四、电磁辐射

案例 6-13

　　患者,女性,54岁。1999年因头晕、乏力、气短、咳嗽等症状入院。无低热及盗汗,无吸烟史。实验室检查:双肺底可闻及干性啰音,左侧显著。WBC(共查8次):(3.2~4.1)×10⁹/ L,分类(平均值):N 0.53,L 0.44,M 0.03;LDH、LDL、ALT、GGT均高于正常,甲状腺功能,皮质醇均正常,染色体畸变为2%(0%~2%),微核率8‰(0‰~6‰),胸部正位X线片:双下肺纹理明显增粗延长、紊乱,肺间质疑有纤维化,抗炎治疗后再次复查未见明显改变。

　　1976~1984年在心导管室工作,从事左心造影、冠状动脉造影,安放起搏器,平均每周3~4次。1988~1994年主要用小型X线机于监护室床旁拍片,1~2人次/天。工作期间无任何防护,无休假。估算剂量:累积剂量当量3.16Sv。1980年始发头晕、乏力、气短、嗜睡等症状;1984年开始咽痛、咳嗽、肺部感染、化脓性中耳炎、牙龈肿痛、牙龈易出血、皮下易发瘀斑,上述症状经常反复发作,不易痊愈。实验室检查 WBC3.2×10⁹/L,粒细胞形态异常,退行性改变,可见少量中毒空泡,胞核部分溶解。1998年行骨穿示骨髓造血功能低下;肺功能测定:限制性通气功能障碍。

　　(本案例摘自:江波,刘强,姜恩海,等. 外照射慢性放射病Ⅱ度伴肺间质纤维化1例报告[J].中国职业医学,2001,28(3):37)

问题

　　1. 如何作出诊断?诊断依据是什么?

　　2. 患者职业是否与所患疾病有关?

　　3. 如何预防此类疾病的发生?

　　变化的电场产生磁场,变化的磁场产生电场,变化的电场和变化的磁场相互联系形成统一的电磁场(electromagnetic fields, EMF)。电磁场具有能量,电磁场能量以波的形式向四周空间发射传播的过程称为电磁辐射(electromagnetic radiation)。电磁辐射具有波的一切特性,其波长(λ)、频率(f)传播速度(c)之间的关系为λ=c/f。电磁辐射的频率单位有:赫(Hz)、千赫(kHz)、兆赫(MHz)和吉赫(GHz),其换算关系是:1kHz=1000Hz,1MHz=1000kHz,1GHz=1000MHz。

　　按照频率的范围,从低频率到高频率,电磁辐射可以划分为:射频辐射(包括高频电磁场和微波)、激光、红外线、可见光、紫外线、X 射线和γ射线等。电磁辐射生物学效应随着频率的增加和波长的减少而递增。量子能量水平低于 12eV 的电磁辐射不足以使原子中的电子游离而形成带电的离子,称为非电离辐射(nonionizing radiation),如射频辐射、红外线、可见光、激光等;量子能量达到 12eV 以上时,有足够的能量使原子电离,称为电离辐射(ionizing radiation),如 X 射线、γ射线等。α、β、中子、质子等属于电离辐射中的粒子辐射。紫外线的量子能量介于非电离辐射与电离辐射之间。

(一) 非电离辐射

1. 高频电磁场(high-frequency electromagnetic field) 属于射频辐射,是指频率在 100kHz 至 300GHz 的电磁辐射,又称为无线电波,是电磁辐射中量子能量较小、波长较长的频段,波长范围为 1mm ~ 3km(表 6-4)。

表 6-4 射频辐射波谱的划分

项目	高频电磁场				微波		
波段	长波	中波	段波	超短波	分米波	厘米波	毫米波
频谱	低频(LF)	中频(MF)	高频(HF)	甚高频(VHF)	特高频(UHF)	超高频(SHF)	极高频(EHF)
波长	3km ~	1km ~	100m ~	10m ~	1m ~	10cm ~	1cm ~ 1mm
频率	30KHz ~	300KHz ~	3MHz ~	30MHz ~	300MHz ~	3GHz ~	30 ~ 300GHz

射频辐射的辐射区域可相对地划分为近区场和远区场。离开辐射源 $2D^2/\lambda$(D 为辐射源口径,λ为波长)的距离作为两区场的分界。近区场以$\lambda/(2\pi)$为界又分为感应场和辐射场。距离小于$\lambda/(2\pi)$的区域为感应场,大于$\lambda/(2\pi)$的区域为辐射场。在感应近区场,电场和磁场强度不成一定比例关系,所以需分别测定电场强度(V/m)和磁场强度(A/m)。微波的强度常用功率密度表示,其单位是毫瓦/平方厘米(mW/cm^2)。

(1) 接触机会:①高频感应加热:高频热处理、金属熔炼、钢管焊接和半导体材料加工等,使用频率范围为 300kHz 至 3MHz。②高频介质加热:加热对象为不良导体,如塑料热合、木材与电木粉加热、粮食干燥与种子处理,纸张、棉纱、皮革及木材烘干、橡胶硫化等,使用频率范围为 1 ~ 100MHz。

(2) 对人体的影响:射频辐射对人体健康的影响分为热效应和非热效应,热效应(thermal effect)是指机体组织接触一定强度的射频辐射,达到一定时间,会使照射局部或全身体温升高。非致热效应(non-thermal effect)是不足以引起人体产热的健康影响,机体体温无明显上升。高强度暴露可致急性损伤,但仅见于事故性照射。职业性损伤多数是由低强度长期照射所致。

高频电磁场对人体健康的影响主要表现为轻重不等的类神经症,出现头痛、乏力、嗜睡、失眠、多梦、记忆力减退、胸闷、心悸、脱发、肢体酸痛、手足多汗等;女工可出现月经周期紊乱,男工偶有性功能减退。心电图检查显示窦性心动过缓或窦性心律不齐。

高频电磁场接触者出现上述症状后,一般经过中西医结合对症治疗,可收到良好的效果。严重者建议暂时脱离接触有场源的工作岗位,休息一段时间,绝大多数症状和体征可减轻或消失。

(3) 防护措施:①场源屏蔽:以金属薄板或金属网罩将高频电磁场的场源包围,但必须有良好的接地装置,以便将场能转变为感应电流引入地下。②距离防护:应在不影响操作的前提下尽量远离辐射源,如使用长柄作业工具,遥控操作等。③个人防护:使用防护服、防护头盔等,防护服由金属丝(铜、铝等)与棉丝或榨蚕丝编制而成,在衣领和袖口处衬有棉布。④卫生标准:我国超高频辐射卫生标准(GB10437-1989)规定,作业场所超高频辐射 8h/d 接触的容许限值,连续波为 0.05mW/cm^2(14V/m),脉冲波为 0.025W/cm^2(10V/m)。

2. 微波(microwave) 属于射频辐射,是指波长在 1m 至 1mm 的电磁波,其频率范围在 300MHz 至 300GHz。作业人员处于辐射场区内。

(1) 接触机会:微波广泛用于导航、测距、探测雷达、卫星通信等,使用频率为 3 ~ 300GHz;食品加工、材料干燥、杀虫、理疗、烹饪等,使用两个固定频率:2450MHz 和 915MHz。

(2) 对人体的影响:相对于高频电磁场而言,微波频率高,波长短,量子能量大,因而其生物学效应也大于高频电磁场。目前微波的生物学效应结果主要是对厘米波研究所得。

1) 神经系统:与高频电磁场接触者的类神经症表现相似,但是症状更加明显。脑电图检查可呈现以抑制过程占优势的变化,如节律紊乱、双侧较多 Q 波等。

2) 心血管系统:表现为心悸、心前区疼痛或压迫感、血压下降。心电图检查可有窦性心律不齐、心动过缓,偶有右束支传导阻滞,T 波平坦或倒置,ST 段压低等。

3）造血系统:部分微波接触者出现外周血象改变,如白细胞缓慢下降,偶见血小板同时减少,但未发现出血体征,可能的原因是在微波作业场所常常同时存在低能量 X 射线所致。脱离接触后一段时间,外周血象的变化会恢复到正常状态。

4）生殖内分泌系统:微波接触作业女性出现月经异常,男性出现性功能减退、精子数减少及暂时性不育。一般在脱离照射 3 个月,多数人都可恢复。部分接触者发生甲状腺功能亢进。

5）眼睛:长期接触大强度微波的工人,可发现眼晶状体点状或小片状混浊,主要危害频率为 1000 ～ 3000MHz。职业性低强度微波慢性作用,可加速晶状体老化过程。

6）免疫系统、致畸和致突变作用:多为动物实验和体外实验的研究结果,且文献报道结果不尽一致,至今尚无明确定论。

对症处理对改善类神经症症状效果良好。疑似眼晶状体混浊者,甚至发生白内障的微波作业人员,应立即停止接触,并转眼科治疗。

(3) 防护措施:①屏蔽辐射源:采取各种屏蔽措施,把辐射源屏蔽起来,使微波辐射能量被屏蔽材料吸收或反射回去。屏蔽材料必须接地,否则可能成为二次辐射源,起不到屏蔽作用。②距离隔离:加大辐射源与作业点之间的距离,如采用遥控方式进行工作。③个人防护:合理使用防护服装、防护眼镜和眼罩、防护头罩等。④卫生标准:我国微波卫生标准(GB10436-1989)规定,作业场所微波辐射容许接触限值,连续波平均功率密度为 50 μW/cm²,日接触剂量为 400 μW/cm²;脉冲波固定辐射平均功率密度为 25 μW/cm²,日接触剂量为 200 μW/cm²。

3. 激光 是物质受激辐射发出的光放大(Light amplification by stimulated emission of radiation, LASER)。激光是一种人造的、特殊类型的非电离辐射。具有高亮度、单色性、方向性和相干性好等优异特性。在工业、农业、国防、医疗和科学研究中得到广泛应用。激光器由产生激光的工作物质、光学谐振腔及激励能源三部分组成。根据发射的波谱,分为红外线、可见光、紫外线激光器,以及近年新发展的 X、γ 射线激光器。按工作物质不同可分为固体激光器(如红宝石激光器)、气体激光器(如二氧化碳、氦氖激光器)、液体激光器(如有机染料激光器)和半导体激光器(如砷化镓激光器)等。按工作方式不同分为连续激光器和脉冲激光器。

(1) 接触机会:工业上用于金属和塑料部件的切割、打孔、微焊等;军事上用于测距、瞄准、追踪、导弹制导和高容量通信技术等;医学上用于眼科、皮肤科、外科、肿瘤科等多种疾病的治疗;科学研究方面用于微量元素测定、大气污染测定、地质测量、等离子研究、热核工程控制等。

(2) 对人体的损伤:激光对生物组织的作用表现为热效应、光化学效应、机械压力效应和电磁场效应。其生物学效应与激光的波长、光源类型、发射方式、入射角度、辐射程度、受照时间、光斑大小和生物组织的特性有关。对人体的损害主要见于眼睛和皮肤。

1）眼睛:一般紫外线及远红外波段激光主要损伤角膜,近红外波段激光主要损伤视网膜,以 500nm 以下波长的可见光波段危害最大。视网膜损伤的典型表现是水肿、充血、出血,以及移位、穿孔,中心盲点和瘢痕形成,视力急剧下降。460nm 的蓝光可使视网膜的视锥细胞受损,甚至永久消失,即"蓝光损害",自觉症状为目眩,或出现色觉缺失现象。

2）皮肤:轻者表现为红斑和色素着沉,严重时出现水泡、皮肤褪色、焦化、溃疡形成。大功率激光器照射可以透过皮肤损伤深部器官。

机体遭受激光辐射受损后,应迅速脱离照射,保持安静,充分休息,眼睛避光保护。补充维生素 A、维生素 C、维生素 E、维生素 K,使用酶制剂、能量制剂,必要时采用糖皮质激素治疗,辅以活血、化瘀、消肿的中药治疗。

(3) 防护措施:①技术措施:激光器应设置防光封闭罩和能发连锁装置,以保证在工作准备过程中,必要的防护措施没有采用之前不能触发激光束。工作室围护结构使用漫反射材料和吸光材料制成,色调宜暗;工作区采光充足,室内不得有反射、折射光束的物品和用具,尽量避免人眼与激光相处同一高度。②组织措施:工作场所制定安全操作规程、划分操作区和危险区,设置醒目的警示牌,严禁无关人员进入作业场所。严格执行我国作业场所激光辐射卫生标准(GB10435-1989)中规定的眼和皮肤照射激光的最大容许照射量。③预防保健措施:所有从事激光作业的人员,就业前应接受激光危害及安全防护的教育,必须进行就业前体检和定期健康检查。注意个体防护,根据不同的激光波长,选用合适的防护眼镜。

（二）电离辐射

凡是作用于物质能使其发生电离现象的辐射,称为电离辐射(ionizing radiation)。电离辐射可分为:①粒子型辐射:如由 α 粒子、β 粒子、中子组成的射线。②电磁辐射:如 X 射线、γ 射线,由不带电荷的光子组成,具有波的特性和穿透能力。电离辐射在环境中普遍存在,一类是天然辐射源,来自宇宙射线,地壳岩石层的铀、钍、镭、氡等;一类是人工辐射源,利用核反应方法制造的放射性核素。

1. 接触机会

（1）核工业系统:核反应堆、核电站的建立和运转,放射性矿物的开采、冶炼和加工。

（2）射线发生器的生产和使用:加速器、医用和工农业生产使用的 X 射线和 γ 射线等辐射源,如电子显微镜、彩色电视机显像管及高压电子管等。

（3）放射性核素的加工生产和使用:如放射性核素药物、放射性诊断试剂在科学研究和医学诊疗上的应用。

（4）天然放射性核素伴生或共生矿生产:如稀土矿、钨矿、磷肥等开采和加工。

2. 常用电离辐射单位　我国的法定计量单位是以国际单位制(SI)为基础,同时也选用了一些非国际单位制的辐射单位。

（1）放射性活度(radioactivity):是指放射性元素在单位时间内发生的核衰变数,又称放射性强度。其国际单位(SI)专用名为"贝克"(Becquerel,Bq),单位是秒$^{-1}$,$1Bq = 1s^{-1}$。沿用单位为"居里"(Curie,Ci),$1Bq = 2.703 \times 10^{-11}Ci$。

（2）照射量(exposure,X):是根据 X 射线或 γ 射线在空气中的电离本领来间接反映 X 射线或 γ 射线辐射场的强弱,仅用于 X 射线或 γ 射线。其SI 单位为库仑·千克$^{-1}$($C \cdot kg^{-1}$),沿用的专用单位为伦琴(Roentgen,R)。$1C \cdot kg^{-1} = 3.877 \times 10^3 R$。

（3）吸收剂量(absorbed dose,D):是指单位质量被照射物质平均吸收的辐射能量。用于表示被照射介质吸收辐射能量程度的大小,适用于任何类型的电离辐射。SI 单位专用名为戈瑞(Gray,Gy),1 戈瑞等于 1 千克被照射物质吸收 1 焦耳(J)的辐射能量。原使用单位为拉德(rad)。$1Gy = 1J \cdot kg^{-1}$,$1Gy = 100rad$。

（4）剂量当量(dose equivalent,H):由于辐射所致生物学效应的大小除了与吸收剂量有关外,还与辐射线类型和照射条件等因素有关,为衡量不同类型电离辐射的生物学效应,吸收剂量乘以若干修正系数,即为剂量当量。$H = DQN$。式中:D 为吸收剂量;Q 为不同辐射的品质因素,或称为线质系数,即在单位长度介质中,因电离碰撞而损失的平均能量。对 X 射线、γ 射线和 β 射线 $Q = 1$,对 α 射线 $Q = 10$;N 为其他因素的乘积,目前国际放射防护委员会指定 N 为 1。剂量当量的 SI 单位专用名为希沃特(Sievert,Sv),原使用单位名称为雷姆(rem)。$1Sv = 100rem$。

3. 影响电离辐射对机体作用的因素　电离辐射以外照射、内照射的方式作用于机体。外照射是指辐射源存在于人体之外,只有脱离或远离辐射源,辐射作用即停止。内照射是指放射性核素经呼吸道、消化道、皮肤、伤口或注射途径进入人体后,对机体产生作用。放射性核素排出体外或经过 10 个以上半衰期的蜕变后,其内照射作用才停止。

影响电离辐射对机体的作用因素较为复杂,主要因素如下:

（1）辐射的种类与能量:α粒子的电离密度较大,但穿透力很弱,其外照射的损伤作用很小,然而进入人体形成内照射的作用较大;β粒子的电离能力较α粒子小,但β粒子尤其是高能β粒子可以穿透皮肤层,对浅表组织造成危害;X 射线和γ射线的穿透能力更强,高能 X 射线或γ射线可以穿透至人体深部组织或整个人体组织。

（2）吸收剂量:一般来说,吸收剂量越大,所引起的生物学效应越强。

（3）剂量率:是指单位时间内机体所接受的照射剂量,在总剂量相同时,高剂量率的损伤效应大于低剂量率。

（4）照射面积:照射总剂量相同时,全身照射与局部照射的损伤效应不同,照射面积超过全身1/3,可致明显的全身症状。

（5）照射部位:机体各部位对射线敏感性不同,腹部最敏感,其次为盆腔、头颈、胸部和四肢。

（6）个体因素:处于不同生命周期的个体,放射敏感性的高低依次是:胎儿、婴幼儿、少年、青年、成年人,但是老年人敏感性又增高。个体敏感性与健康状况、营养状况、免疫力有关。

组织细胞对射线的敏感性规律是:分裂旺盛的细胞、胚胎及幼稚细胞更敏感。对于具有增殖能力的细胞而言,以处于 DNA 合成期的细胞最为敏感。不同种类细胞的辐射敏感性,由高到低依次为:淋巴细胞、原红细胞、髓细胞、骨髓巨核细胞、精细胞、卵细胞、空肠与回肠的腺窝细胞、皮肤及器官的上皮细胞、眼晶状体上皮细胞、软骨细胞、骨母细胞、血管内皮细胞、腺上皮细胞、肝细胞、肾小管上皮细胞、神经胶质细胞、神经细胞、肺上皮细胞、肌细胞、结缔组织细胞和骨细胞。

4. 电离辐射生物效应 电离辐射作用于机体后,可引起机体组织器官发生形态、结构、功能及遗传等方面的变化和损伤,呈现出复杂的生物效应。

(1) 随机效应和确定效应:①随机效应(stochastic effect)是指辐射效应的发生概率与剂量呈正比,而严重程度与剂量无关。效应的发生不存在剂量阈值(dose threshold)。主要包括致癌效应和遗传效应,当辐射作用于体细胞时可能诱发癌症;当辐射作用于生殖细胞时,可能引起受照者后代的遗传疾患。②确定效应(deterministic effect)是指辐射效应的严重程度与剂量的大小有关,受照者接受阈剂量以上的辐射后才会出现损伤效应,且剂量越高则效应的严重程度越大。如放射性白内障、放射病、皮肤损伤等。

(2) 躯体效应和遗传效应:辐射所致的、显现在受照者本人身上的有害效应,称为躯体效应;生殖细胞出现损伤效应时,可以将错误的遗传信息传递给后代而引起遗传效应。胎儿宫内受到辐射时发生的胚胎和胎儿损伤效应是一种特殊的躯体效应。

(3) 急性效应和慢性效应:一次或短时间内接受大剂量照射时往往会引起急性效应,长期连续或间断受到辐射时可致慢性效应。另有实验表明,较低剂量的辐射可以刺激机体组织细胞发生功能改变,如繁殖与修复功能、免疫功能、内分泌功能紊乱,这类效应称为低剂量刺激效应(hormesis)。

(4) 近期效应和远期效应:一次或短期内多次受到较大剂量电离辐射照射后,近期(数周或数月内)发生的有害效应,称为近期效应。远期效应是指一次受到较大或多次受到较小剂量照射后,受照后几年甚至几十年才出现的损伤效应。远期效应主要有:①致癌效应:为随机效应,已知电离辐射可诱发的人类恶性肿瘤有白血病、甲状腺癌、支气管肺癌、乳腺癌、骨肉瘤和皮肤癌等。②遗传效应:为随机效应,是辐射引起生殖细胞损伤,从而对胚胎或子代产生影响,其中显性突变或伴性隐性突变主要导致先天畸形,而伴性显性致死突变则表现为流产、死产和不育。③放射性白内障:是确定效应,当射线达到一定剂量即可发生。潜伏期数月至数年不等,照射剂量越大,年龄越小者出现白内障的时间越短。多见于核事故后、头面部放疗的患者。

5. 放射病 是指由一定剂量的电离辐射作用于人体所引起的全身放射性损伤,称为放射病(radiation sickness)。临床上分为急性、亚急性和慢性放射病。

(1) 外照射急性放射病:是指人体一次或短时间(数日)内受到多次大剂量外照射,吸收剂量达到1Gy 以上所引起的全身性疾病。多见于事故性照射和核爆炸。其病程具有明显的时相性,有初期、假愈期、极期和恢复期。按临床表现特点和基本病理改变,可分为三型:①骨髓型(1~10Gy):最为多见,以骨髓等造血系统损伤为基本病变。临床表现主要为白细胞减少、感染和出血。口咽部感染灶最为明显,出现典型的时相性特征。②胃肠型(10~50Gy):表现为频繁呕吐、严重腹泻和水电解质代谢紊乱,并常发生肠麻痹、肠套叠、肠梗阻等。③脑型(>50Gy):受照后患者短时间出现精神萎靡,很快转为意识障碍,并伴有定向力丧失,共济失调、抽搐、躁动和休克。

根据明确的大剂量照射史、初期表现、血象检查结果和估算受照剂量,按照 GBZ104-2002 标准进行早期分类诊断。急性放射病治疗主要包括消毒隔离、应用抗放射药物、改善微循环、抗感染、防止出血、应用细胞因子和造血干细胞移植等。

(2) 外照射亚急性放射病:是指人体在较长时间(数周至数月)内受较大剂量电离辐射连续或间断外照射,累积剂量大于1Gy 时所引起的一组全身性疾病。其主要病理变化为:造血组织破坏、萎缩,再生障碍;骨髓细胞异常增殖;骨髓纤维化。患者出现全血细胞减少及其有关症状。

根据受照史、受照剂量、临床表现和实验室检查,并结合健康档案综合分析,排除其他疾病作出诊断。治疗原则是保护和促进造血功能恢复、纠正贫血、全身支持治疗、防止出血和感染等并发症。

(3) 外照射慢性放射病:是在较长时间内连续或间断受到超剂量当量限值 0.05Sv 的外照射而发生的全身性疾病,多发生于防护条件差、长期从事放射的工作人员。在累积剂量当量达到 1.5Sv 以上时,出现以造血组织损伤为主,并伴有其他系统改变的全身性疾病。临床表现早期为类神经症和自主神经功能紊乱,以后出现血液造血系统改变,消化功能障碍、内分泌紊乱和生育功能受损等。

诊断依据是:具有接触超剂量当量限值射线的职业史,可供查询接触射线的剂量记录,临床表现、实验室检查、既往体检结果,综合分析后排除其他疾病作出诊断。治疗原则是及时脱离射线作业,积极治疗,改善全身健康状况,促进造血功能恢复,定期随访(每2年1次)。

(4) 内照射放射病:是指大量放射性核素进入体内,作为放射源对机体照射而引起的全身性疾病。包括内照射所致的全身性损伤和该放射性核素沉积器官的局部损伤。此病少见。放射性核素进入体内的途径有:①呼吸道:以气态(气体和蒸汽)、气溶胶和粉尘状态经呼吸道吸收入血,是最主要的途径。②消化道:随污染的食物、水经口摄入。③皮肤:某些气态的(氚、氡、碘)和可溶性的(磷、铝)放射性核素可经健康皮肤吸收,皮肤破损时吸收率较正常皮肤可提高数倍至数十倍。

内照射放射病特点:①辐射作用持续时间长,损伤与修复同时并存,临床分期不明显;②靶器官损伤明显,如单核-吞噬细胞系统、骨骼、肝、肾、甲状腺等;③某些放射性核素(如铀)的损伤以化学毒性为主,本身放射性很弱;④远期效应。

诊断依据包括职业史、现场污染水平监测、临床症状和体征、实验室检查,同时进行体内放射性核素测量和体外全身放射性测量。治疗原则包括应用络合剂(喷替酸钙钠、喹胺酸、二硫丙磺酸钠)促进放射性核素排出,防治感染和出血,全身支持治疗等。

6. 卫生防护 辐射卫生防护的目标是防止对健康危害的确定效应,采取积极措施,尽可能减少随机效应的发生率,控制照射剂量在可接受的安全水平。《电离辐射防护与辐射源安全基本标准》(GB18871-2002)是我国现行的放射防护标准,包括行为准则和剂量限值两个部分。

(1) 放射防护的要点:

1) 辐射防护三原则:①任何照射必须具有正当理由;②辐射防护实现最优化;③遵守个人剂量当量限值的规定。

2) 外照射防护:必须具备有效的屏蔽设施,与辐射源保持一定的安全距离以及合理的工作时间。

3) 内照射防护:主要采取防止放射性核素经呼吸道、皮肤和消化道进入人体的一系列措施,同时应防止核素向空气、水体和土壤逸散。

(2) 辐射监测:是指为估算公众及工作人员所受辐射剂量而进行的测量,是衡量公众和工作人员生活环境条件的重要手段。分为个人剂量监测和放射性场所监测。监测结果应记录归档,并对结果进行分析和评价,定期上报主管部门和所在地的放射卫生防护部门,接受监督和指导。

(3) 放射工作人员健康检查:由放射卫生防护部门与指定的医院协同组织具有放射医学知识的医生为主,对放射工作人员进行健康检查。健康检查分为就业前检查、就业后的定期检查、脱离放射工作时的检查和其后的随访。排除职业禁忌证,早期发现健康损伤效应,并予以必要的医学处理。

案例 6-13 分析

该患者1976年开始在没有任何防护的情况下从事放射工作,1980年出现头晕、乏力等症状,并逐年加重,1984年出现肺部反复感染、出血倾向等症状;1998年骨髓穿刺显示造血功能低下,肺功能测定显示限制性通气障碍。患者共检查白细胞8次,持续低于$4×10^9/L$,本次入院检查结果示染色体畸变及淋巴细胞培养微核率升高,胸部正位X线片示肺间质纤维化。患者累积受到照射的剂量当量为3.16Sv。依据《外照射慢性放射病诊断标准》(GBZ 105-2002)诊断为:①外照射慢性放射病Ⅱ度;②慢性放射性肺间质纤维化。给予黄芪、丹参制剂及虎桃冲剂等活血化瘀,抗感染及提高免疫力治疗,定期随访观察。

思 考 题

1. 什么是高温作业? 高温作业分为哪几种类型?

2. 什么是中暑? 按发病机制中暑可以分为哪几种类型?

3. 如何处理重症中暑的患者?

4. 防暑降温的措施有哪些?

5. 生产性噪声引起的听力损失有什么特点?

6. 简述职业性噪声聋的诊断与分级。

7. 影响噪声危害的因素有哪些?

8. 控制噪声危害的措施有哪些?

9. 手臂振动病的典型表现有哪些?

10. 控制振动危害的措施有哪些?

11. 防制微波危害的措施有哪些?

12. 什么是激光? 机体对机体的主要损害是什么?

13. 什么是电离辐射?

14. 影响电离辐射对机体作用的因素有哪些?

15. 什么是随机效应? 什么是确定效应?

16. 什么是放射病? 临床上分为几种类型?

17. 什么是放射防护三原则?

18. 内照射放射病有哪些特点?

19. 作业场所物理因素有什么特点?

(张爱红)

第五节　职业性传染病

生物性有害因素是指存在于生产原料和生产环境中的对职业人群健康有害的致病微生物、寄生虫、昆虫和其他动植物及其所产生的生物活性物质。生物性有害因素对职业人群的损害主要包括:①引起法定职业性传染病,如炭疽、布氏杆菌病、森林脑炎;②是构成职业性哮喘、职业性变态反应性肺泡炎和职业性皮肤病等法定职业病的致病因素之一;③引起工作有关疾病,如挤奶工结节、牧民狂犬病、牧民包囊虫病、矿工钩虫病等。近年来流行的传染性非典型性肺炎、禽流感和猪链球菌病等新的传染病对禽、畜类相关职业人群和医务工作者的健康威胁很大。另外,在生物基因工程技术的应用中,基因重组和基因突变有产生新的生物致病原的潜在危险,基因产品对人类安全性问题也是不容忽视的。

一、炭　疽

案例 6-14

患者,男性,45 岁,农民。自家养牛生病暴死后,自行处置,剥牛皮右手划伤未做任何处理,次日发现右肘出现一红色小丘疹,微痒,抓伤后形成水泡,3 天后发展成黑色焦痂,边缘肿、硬,右腋下淋巴结肿大,右侧胸壁肿胀,体温 37.6℃,白细胞总数 $16×10^9/L$,中性粒细胞 0.84。

(本案例摘自:英福琴,董承忠,孔凡生.1 例皮肤炭疽疫情中炭疽芽孢杆菌的分离鉴定[J].中国社区医师,2012,14(33)213～214)

问题

1. 如何作出诊断? 还需收集哪些资料?

2. 对确诊的患者应做哪些处理?

3. 如何预防本病的发生?

炭疽(anthrax)是由炭疽芽孢杆菌引起的一种人与动物共患传染病,是《中华人民共和国传染病防治法》规定的乙类传染病,其中肺炭疽按照甲类传染病管理。劳动者在生产劳动及各种职业活动中,因接触患炭疽的牲畜或被炭疽芽孢杆菌污染的皮、毛、肉等而发生的炭疽,称为职业性炭疽,属国家法定职业病。

▎(一) 病因及发病机制

1. 病因 炭疽的病原菌是炭疽芽孢杆菌(Bacillus anthracis),简称炭疽杆菌,属需氧芽孢杆菌,革兰染色阳性,菌体两端平削呈竹节状排列的粗大杆菌,有荚膜无鞭毛。炭疽芽孢杆菌以繁殖体和芽孢体两种形式存在于自然界。繁殖体抵抗力弱,60℃30 分钟或 75℃1 分钟即可杀灭,一般消毒剂有较好的杀灭效果。芽孢体对外界环境具有极强的抵抗力。在自然条件下能存活数十年,在清水或粪尿、腐败的血液和泥土中均能长期生存,在皮、毛制品中可存活 90 年。因此,炭疽芽孢一旦形成则极难清除。下列条件可杀灭芽孢:煮沸 10～15 分钟、110℃高压蒸汽 5～10 分钟、干热 120～140℃3 小时、10% 甲醛 15 分钟、1:2500 碘液 10 分钟、5% 苯酚 24 小时、2%~5% 高锰酸钾 24 小时、新配制的 20% 石灰乳 48 小时、20% 含氯石灰浸泡 48 小时。

2. 发病机制 炭疽杆菌含有荚膜抗原、菌体抗原、保护性抗原和芽孢抗原等多种抗原,保护性抗原有很强的免疫原性,是一种蛋白质,注入动物体内可产生免疫力。致病性炭疽杆菌体内存在 PX01 和 PX02 两种质粒,分别编码和调控外毒素和荚膜的合成。炭疽杆菌主要致病物质是荚膜和外毒素。荚膜能抵抗吞噬细胞的吞噬作用,有利于该菌在机体内的生存、繁殖和扩散。炭疽外毒素是由水肿因子(edema factor,EF)、保护性抗原(protective antigen,PA)和致死因子(lethal factor,LF)组成的复合体,具有强毒性。炭疽外毒素主要损害微血管内皮细胞,增强血管壁的通透性,减小有效血容量和微循环灌注量,增高血液黏滞性,从而可导致弥散性血管内凝血(DIC)和感染性休克。

(二) 流行病学

动物炭疽流行全球,以牧区为主,农业型炭疽发病率高于工业型炭疽。据不完全统计,近十年我国人炭疽病例主要发生在西北、西南的 10 个高发省(区),约占全国发病总人数的 90%。炭疽病全年均有发病,7~9 月为流行高峰。

1. 传染源 炭疽芽孢杆菌最易感染羊、牛、马等食草动物,其传染源主要是患者、病畜及其尸体、携带炭疽杆菌的食草动物。

2. 传播途径

(1) 皮肤:在劳动过程中接触病畜及其产品,炭疽杆菌直接侵袭完整暴露的皮肤或经破损的皮肤进入人体而发病。皮肤炭疽最容易发生的区域是手臂、面部等。

(2) 呼吸道:在工作中挑选、整理、搬运皮毛等操作可产生含炭疽杆菌的粉尘、飞沫等气溶胶,劳动者吸入含炭疽杆菌的气溶胶而感染,主要可造成肺炭疽。

(3) 消化道:经口摄入被炭疽杆菌污染的食物(如病畜肉类、奶类)和饮水可感染炭疽。此外,使用未消毒的毛刷或被带菌昆虫叮咬偶可致病。

3. 易感人群 人群对炭疽普遍易感。人患炭疽病后免疫力一般不超过 1 年。炭疽高危人群主要有:农牧民、食草类家畜和野生动物饲养员、屠宰工人、皮毛加工行业和皮革制品行业工人、兽医及畜牧产品检疫人员等。

(三) 临床表现

炭疽潜伏期为 1~5 天,最短 12 小时,最长 18 天。可分为以下五型:

1. 皮肤型 最常见,约占炭疽病例的 95%。病变多见于皮肤裸露部位如面、颈、肩、手、脚等。开始皮肤出现红斑、丘疹、水泡,继而中央坏死形成溃疡性黑色焦痂,周围组织非凹陷性水肿。皮肤炭疽的特点是病灶坚实、无明显疼痛、不化脓。在水肿消退后 1~2 周内,黑痂自行脱落,再经 1~2 周愈合形成瘢痕。起病 1~2 天后体温升高,伴有头痛、局部淋巴结肿大。少数病例表现为恶性水肿型,患者眼睑、颈、大腿等组织较疏松的部位可出现大面积水肿而无黑痂形成,患处透明而坚韧,水肿迅速向周围组织扩展,全身毒血症明显,病情危重,治疗不及时可因循环衰竭而死亡。

2. 肺型 多为吸入炭疽芽孢杆菌感染所致,也可继发于皮肤炭疽。起初表现为类流感症状,出现低热、干咳、乏力等症状,2~4 天后症状加重,突起寒战、高热、气急、呼吸困难、咳血样痰、胸痛。体检可见喘鸣、发绀、颈胸部皮下水肿、肺内散在湿性啰音或胸膜炎体征。胸部 X 线检查可见纵隔增宽、胸腔积液形成或肺炎改变。

3. 肠型 潜伏期 12~18 天不等。分为两型:①急性胃肠炎型:表现为剧烈呕吐、腹痛、水样腹泻,数日内治愈,预后较好。②急腹症型:起病急骤,持续性呕吐、腹痛,伴有血水样腹泻和严重的毒血症状。腹部有压痛或呈腹膜炎体征。若救治不及时可于数天内死于败血症。

4. 脑膜炎型 大多继发于伴有败血症的各型炭疽,偶可原发。发病急骤,患者可出现剧烈头痛、呕吐、颈项强直等表现,继而出现谵妄、昏迷、抽搐、呼吸衰竭。脑脊液呈血性,涂片易找到竹节状大杆菌。

5. 败血型 多继发于肺型、肠型炭疽,皮肤型较少并发败血症。除了原发性炭疽的症状和体征外,还伴有高热、头痛、出血、呕吐、毒血症、感染性休克或 DIC 等。

(四) 诊断

职业性炭疽的诊断主要依据职业接触史、临床症状和体征、职业流行病学调查资料、病原学或血清学检查阳性结果,综合分析、排除其他原因所致的类似疾病,参照我国卫生行业标准《炭疽诊断标准》(WS283-2008)作出诊断。炭疽诊断分级为:疑似炭疽、临床炭疽和确定炭疽。确定炭疽患者的病灶分泌物、痰液、脑脊液、呕吐物或粪便等标本中细菌分离培养获炭疽芽孢杆菌,或血清抗炭疽特异性抗体滴度出现4倍或4倍以上升高。

（五）防治原则

1. 对传染源进行隔离治疗　炭疽患者的隔离原则是从作出疑似诊断开始,就应在诊断地点或家中就地隔离治疗,避免远距离转移患者。在治疗前首先采集标本,以供进一步确诊。对疑似患者按照炭疽进行治疗。炭疽治疗原则是早期使用抗生素,首选青霉素,同时采取以抗休克、抗DIC为主的综合治疗措施。毒血症严重者可肌内注射或静脉注射抗炭疽血清,或使用皮质激素。皮肤型炭疽可用1∶2000高锰酸钾冲洗患部,涂以无刺激性抗生素软膏,切忌挤压或切开病灶,以免病灶扩散。

2. 追溯感染来源　对疑似炭疽患者或确诊的患者均应详细询问其发病前的接触史,即与炭疽患者、病畜及其尸体,以及被炭疽芽孢杆菌污染的环境及各种物体的接触情况,从而发现可疑的感染来源;对可疑的感染来源应采样进行细菌学检验,镜检发现标本中存在炭疽芽孢杆菌或经分离培养获得炭疽芽孢杆菌,即可确定为感染来源。对确定的感染来源应给予适当的处理,以免继续发生感染。

3. 切断传播途径

(1) 处死或隔离治疗病畜;严禁销售病畜肉、乳品和皮毛。

(2) 对炭疽患者和病畜的排泄物,可以用新配制的20%含氯石灰或6%次氯酸钙,按照2∶1的比例与排泄物混合,作用12小时后再行处理。

(3) 墙面、地面、家具等坚固物体被污染后,可用5%~10%二氯异氰尿酸钠(优氯净)或2%过氧乙酸(每平方米表面8ml)喷雾或擦洗消毒。

(4) 受污染的衣物、纺织品或皮毛,低价值的污染物品尽可能焚毁,能耐受高压的使用高压灭菌器消毒,不能耐受高压的装入塑料袋内,按照50g/m³加入环氧乙烷消毒。

(5) 水体污染后应停止使用,可用有效氯浓度达200mg/L的含氯消毒剂进行处理。

(6) 病房终末消毒:患者出院或死亡,病房应以甲醛熏蒸处理。紧闭门窗后,按照0.8kg/m³甲醛加热蒸发,次日经通风处理后才能恢复使用。

4. 保护易感人群

(1) 免疫接种:对农牧民、饲养员、屠宰及皮毛加工人员、兽医等高危人群接种无毒活菌苗。对在污染地区内或其周围活动的所有牲畜进行免疫接种,每年早春进行一次,并进行定期检疫。

(2) 个体防护:对易受感染的职业人员进行卫生宣传教育,注意使用个人防护用品,如穿工作服、戴口罩和手套等。

> **案例6-13 分析**
> 　根据患者皮肤损害的表现和屠宰病牛的经历,乡卫生院医生初步诊断该患者为疑似皮肤炭疽,并立即报告县疾病预防控制中心,乡卫生院对患者采取了家中就地隔离,给予静脉滴注青霉素治疗,1周后痊愈。接到报告后,中心领导立即组织相关人员去现场进行流行病学调查、采样和终末消毒,及时有效阻断了疫情的发展和蔓延。经调查患者无外出史,该地属于炭疽老疫区。对患者皮肤渗出液、病畜标本、土壤标本做了炭疽芽孢杆菌的分离鉴定,结果在患者皮肤渗出液、土壤、病畜肉中检出了炭疽芽孢杆菌,确定了这起突发疫情是由炭疽芽孢杆菌引起。

二、布氏杆菌病

> **案例6-14**
> 　患者,男性,54岁,2008年4月初开始发病,反复出现发热、最高体温39.6℃,关节肌肉疼痛、乏力、盗汗、腹泻等症状,曾到乡卫生院和县医院就诊,治疗效果均不明显;于9月1日到某三甲医院就诊,并住院治疗。

患者夫妇从 2000 年开始养殖绵羊,养殖方式为放牧和圈养相结合。羊圈与居住房屋仅一墙之隔,房屋及周围环境卫生状况较差。自 2008 年春节后,羊群开始出现异常,母羊流产率比以前明显增高,先后有 15 只羊流产。自己负责羔羊的接生和流产物的处理工作,且接生和处理流产物时未采取任何防护措施,仅用肥皂进行洗手。近年来,该养殖户未对羊进行过驱虫和疫苗预防接种。

(本案例摘自:张利兰,张军,王大鹏. 安丘市发生一起布鲁氏菌病疫情的调查与分析[J]. 医学动物防制,2010,26(4):334~335)

问题

1. 该如何对患者作出诊断? 还需要检测哪些指标?
2. 患者的职业史与所患疾病之间有联系吗?
3. 本病的防治原则包括哪些内容?

布氏杆菌病(brucellosis)是布氏杆菌(brucella)所致的一种人畜共患的急性传染病(乙类),是我国法定职业病之一。

(一) 病因及发病机制

1. 病因 布氏杆菌属革兰阴性短小杆菌,无鞭毛,不形成芽孢。可分为 6 个种 19 个生物型:羊种(1~3 型)、牛种(1~7 型,9 型)、猪种(1~5 型)、沙林鼠种、绵羊附睾种和犬种。近年有 4 种新的布氏杆菌被发现和鉴定,分别是鳍脚目种、鲸鱼种、田鼠种和小云雀种。其中羊种的致病力最强,其次为猪种,牛种最弱,其余各种对人的危害性不大。同一菌种可在不同宿主体内繁殖,因而容易发生遗传变异而形成多个生物型。

该菌对干燥和寒冷具有较强的抵抗力,在肉类、乳类食品中能生存 2 个月左右,衣服上可保存 5 个月之久。对热、光和常用的化学消毒剂抵抗力较弱。下列条件可杀灭布氏杆菌:日光直射 10~20 分钟,湿热 60℃ 10~20 分钟,2% 甲酚皂(来苏儿)、5% 石灰水溶液消毒数分钟。

2. 发病机制 布氏杆菌是一种兼性胞内感染菌,其感染的靶细胞主要是巨噬细胞和胎盘滋养层细胞,但也可在树突状细胞中生长繁殖。布氏菌侵袭力强,不仅可以通过呼吸道、结膜侵入人体,而且还可以通过消化道、生殖器黏膜侵入,一旦通过黏膜屏障后,可经过淋巴管到达局部淋巴结,被吞噬细胞吞噬,部分吞噬后的布氏杆菌通过改造细胞内环境,得以在吞噬细胞内生存并大量繁殖,在淋巴结处形成感染灶。当布氏杆菌在淋巴结中繁殖达到一定数量后,即可突破淋巴结屏障侵入血液,引起发热等菌血症表现。布氏杆菌可随血液循侵入肝、脾、骨髓、淋巴结等组织器官生长繁殖,并形成新的感染灶。当血液中的布氏杆菌逐渐消失,体温逐渐恢复正常后,新感染灶内的布氏杆菌再次侵入血液,引起体温再次升高。因细菌间断释放入血,反复引发菌血症,临床热型表现为不规则波状,故布氏杆菌病又称为波浪热。

(二) 流行病学

布氏杆菌病流行于全世界 170 个国家和地区,占世界 1/5~1/6 的人受到布氏杆菌病的威胁,全世界布氏杆菌病现患病有 500 万~600 万人,年新发病例 50 万。该病全年均可发病,但有明显的季节性,发病高峰期见于春夏季,可能与家畜的繁殖、授乳及接触病畜机会增加有关。

1. 传染源 发病的羊、牛、猪是本病的主要传染源,我国以山羊和绵羊为主,其次是牛。人和其他家畜及野生动物虽可受感染,但作为传染源的意义不大。

2. 传播途径 ①皮肤:受孕病畜的羊水、胎盘、产后阴道分泌物中含有大量布氏杆菌,可穿透完整皮肤和黏膜而感染。②消化道:食用病畜的肉类、乳类或饮用污染的水,可感染布氏杆菌。③呼吸道:含菌污染物污染皮毛、土壤后,在生产环境中易形成气溶胶而经呼吸道进入人体。

3. 易感人群 本病易感人群主要是饲养员、皮毛加工人员、挤奶工、屠宰工、肉品加工人员、畜牧检疫人员、兽医等。

(三) 临床表现

各型布氏杆菌病临床症状差别较大,轻重不一,根据病程可分为急性期、亚急性期和慢性期。

1. 急性期、亚急性期 潜伏期 1 周至半年不等,一般 10 天左右。临床表现主要是发热、多汗和肌肉疼痛。95% 以上的患者出现发热,热型不定,可呈弛张热或波浪热,亦可表现为不规则热或持续低热。热退时大汗淋漓,部分患者有盗汗,不发热时也出汗不止。骨关节疼痛明显,多见于膝、髋、肩等大关节,初为游走性,呈锥刺样或顽固性钝痛,一般镇痛剂不能缓解,以后疼痛固定在某些关节。大腿内侧及臀部肌肉可出现痉挛性疼痛。部分男性患者可出现睾丸及附睾炎。女性患者发生卵巢炎、输卵管炎、子宫内膜炎,孕妇感染后可发生流产、早产等。病变常可累及心肌、血管、神经、呼吸等各器官系统。此外,可见侵入部位的局部淋巴结肿大,肝、脾大。

2. 慢性期　是指病程持续半年以上者,既可因急性期患者延误治疗或持续感染所致,也可因轻型或无症状感染者逐渐转变为慢性。患者无特异性临床症状和体征,主要表现为疲乏、低热、出汗、关节肌肉疼痛、失眠、全身不适等,亦可出现关节、神经及泌尿生殖系统的慢性损害。

(四) 诊断

根据职业接触史、临床表现、实验室病原学和血清学检查,参照我国《布鲁氏菌病诊断标准》(WS269-2007),排除风湿热、伤寒、副伤寒、肺结核和风湿性关节炎等疾病后作出诊断。

(五) 防治原则

1. 控制传染源

(1) 确诊患者应进行隔离治疗,急性期病例住院隔离治疗至症状消失、血培养阴性为止。长疗程联合使用抗生素疗法可以收到满意的疗效,防止耐药和复发。同时静脉注射布氏杆菌菌苗可提高疗效。

(2) 对疫区内所有羊、牛、猪进行检疫,1个月后复检一次。凡检出阳性的家畜均应立即屠宰或隔离饲养。1年之内停止向外调运牛、羊、猪。为防止输入性布氏杆菌病,引进的家畜也应进行检疫。

2. 切断传播途径

(1) 禁止销售及食用病畜肉、乳类。

(2) 疫区皮毛检疫合格后方可出售。

(3) 被病畜及其排泄物、分泌物等污染的场地、用具、圈舍及尚未食用的奶制品等进行消毒处理,严防含菌污水、粪便污染食物、水源。

3. 提高免疫力　疫区人群、畜群应接种菌苗以提高免疫力。经两次检疫呈阴性反应的家畜,以及疫区周围受威胁的畜群,应连续3年以畜用菌苗进行免疫,每年免疫覆盖率不应低于90%。

4. 加强个人防护　开展卫生宣传教育,提高职业接触人群的自我预防保健意识。正确使用个人防护用品,对使用过的个人防护用品严格消毒。

案例 6-14 分析

该患者为绵羊饲养员,且羊群2008年初开始出现流产率增高,又从未接种过任何疫苗。该患者临床表现为反复高热、肌肉关节疼痛、乏力、盗汗等症状,医院诊断为疑似布鲁菌病,于2008年9月8日采集患者血标本送省疾病预防控制中心实验室检测,虎红平板凝集试验阳性,试管凝集试验阳性(滴度为1:400),确诊为布鲁菌病。经过使用四环素、利福平联合治疗,2008年12月底患者症状消除,恢复健康。

2008年9月11日,县疾控中心对发病村与患者密切接触者以及其他放牧、饲养人员采集血液标本进行检测,均未见异常。当地畜牧部门对发病村全部易感动物采样检测,方圆5km内的易感动物按比例进行抽样检疫,对检测阳性的13只绵羊进行了扑杀、焚烧、深埋等无害化处理。对周围5km内的所有易感动物进行紧急菌苗接种。对饲养户居住场所、饲养场所、废弃物及周围环境进行了消毒处理。

三、职业性森林脑炎

案例 6-15

患者,男性,35岁,于2008年7月上山工作2天,遭蜱叮咬。2周后患者开始出现咽痛、咳嗽、头晕、乏力、耳鸣及视物成双、纳差,自服螺旋霉素后症状没有缓解。随后出现面肌痉挛,全身阵发性不自主震颤,并伴有高热、寒战,测体温 39.0℃。非喷射性呕吐 1 次,为胃内容物。逐渐出现双上肢无力,至当地医院就医。入院时查体:血压 120/90mmHg、脉搏 96 次/分,呼吸 40 次/分。神志清,左侧面部痛觉减退,向左转颈无力;双上肢肌力 Ⅰ～Ⅱ级,双上肢肘关节活动范围受限,双手屈肌肌力 Ⅳ级。ELISA 法检测抗 TBE 病毒 IgM、IgG 阳性。

问题

1. 你将如何对该患者作出诊断?诊断依据是什么?
2. 本病的流行特征有哪些?
3. 本病可以预防吗?

森林脑炎(forest encephalitis)又名蜱传脑炎(tick-bone encephalitis,TBE),是劳动者在森林地区从事职业活动时,因被蜱叮咬而感染了森林脑炎病毒所致的以侵袭中枢神经系统为主的急性传染病,属我国法定职业病。

(一) 病因及发病机制

1. 病因 森林脑炎病毒是一类小型嗜神经病毒,内含单股 RNA,蛋白壳体的外周为类网状脂蛋白包膜。其形态结构、培养特性及抵抗力与乙脑病毒类似。该病毒耐低温,在 0℃50% 的甘油中可存活 1 年;对热及一般消毒剂均敏感。

森林脑炎是自然疫源性疾病,吸血昆虫蜱类作为传播媒介,该病在野生啮齿类动物如松鼠、野鼠以及鸟类中流行,蜱叮咬感染野生动物后,病毒可在蜱体内进一步繁殖。因此,蜱类既是森林脑炎病毒的传播媒介,又是长期宿主。牛、羊、马、狗等家畜进入疫区受蜱叮咬后可感染本病毒而成为传染源。

2. 发病机制 本病发病机制尚不清楚。森林脑炎病毒基因组编码三种结构蛋白(C,M,E)和七种非结构蛋白。其中 E 蛋白是最重要的病毒蛋白,与病毒毒力和病毒的血凝活动有关,还可诱导宿主的体液免疫反应。人被带病毒的蜱叮咬后,病毒侵入人体,在局部淋巴结、脾、肝及其他单核-吞噬细胞系统中复制,复制的病毒不断释放入血,引起病毒血症。病毒随血流入侵神经细胞,也可经淋巴或神经途径抵达中枢神经系统,而引起广泛的炎症性病变,临床上表现为脑炎症状。

(二) 流行病学

森林脑炎主要流行于中欧、北欧、东欧及前苏联、日本和中国。我国森林脑炎主要分布在东北、云南、新疆、内蒙古大兴安岭林区。本病具有季节性,蜱繁殖和活动的旺盛期是该病的高发季节,我国为 5～8 月份。

1. 传染源 主要是疫区内野生啮齿类动物,其次是鸟类、牛、山羊、鹿等。人感染后作为传染源的意义不大。

2. 传播途径 本病主要经硬蜱叮咬传播,饮用含森林脑炎病毒的乳类及其制品也可感染。

3. 易感人群 进入疫区的林业工人、电力人员、勘探人员、边防战士、徒步旅行者、户外旅游者等。

(三) 临床表现

森林脑炎潜伏期一般为 7～14 周,短至 1 天,长至 30 天。临床一般分为轻度(顿挫型)、中度(轻型)、重度(普通型和重型)。轻度病例突然起病后,出现发热,1 周后体温恢复正常,出现轻度的头痛、恶心、呕吐症状。中度病例前述表现加重,并出现高热、脑膜刺激征(颈强直、Kernig 征、Brudzinski 征)。重度病例临床表现除了高热、脑膜刺激征外,还出现迟缓性瘫痪(肩颈部和四肢肌肉为甚)、吞咽困难、语言障碍、昏迷、呼吸衰竭等。大部分患者可康复,少数患者会遗留瘫痪、癫痫及精神异常等后遗症。

(四) 诊断

诊断依据是确切的职业接触史、疫区流行病学资料、发病季节、临床表现、病原学及血清学实验结果,综合分析后排除乙型脑炎、脑膜炎、疟疾等其他类似疾病,参照《职业性森林脑炎诊断标准》(GBZ88-2002)可作出诊断。

(五) 防治原则

1. 治疗原则 轻度患者采取对症治疗,如降温、保持水电解质平衡等。中重度患者应积极防治脑水肿,保持呼吸道通畅,早期使用高效价丙种蛋白、干扰素,必要时给予抗病毒药物和抗生素治疗。瘫痪后遗症的康复治疗,可采用针灸、理疗、按摩、推拿、体疗等措施,以提高生活质量。

2. 预防

(1)接种疫苗:疫苗接种后1.5~2个月才能产生抗体,故进入林区者预防接种应在3个月前完成,其有效期约为一年,故林区工作人员每年需重复注射疫苗。

(2)加强个人防护:为防止蜱的侵袭,在疫区工作时扎紧袖口、领口和裤脚口,也可在领口、袖口等处涂抹驱避剂等以防止蜱的叮咬。

(3)环境防护:清除路边杂草,减少来往人、兽受蜱侵袭的机会;加强防鼠、灭鼠、灭蜱工作。

> **案例 6-15 分析**
>
> 由于该患者有7月份进入山区(为森林脑炎自然疫源地),并受到脾叮咬的经历,其临床症状和体征符合脑炎的表现,ELISA 法检测抗 TBE 病毒 IgM、IgG 阳性,依据《职业性森林脑炎诊断标准》(GBZ88-2002),诊断为重度森林脑炎。

思 考 题

1. 生物性有害因素对职业人群的损害有哪些?
2. 炭疽的主要传染源是什么?有哪些传播途径?
3. 炭疽的诊断依据包括哪些内容?
4. 如何处理疑似炭疽患者或确诊的炭疽患者?
5. 布氏杆菌病主要的传染源是什么?
6. 试述布氏杆菌病的防治原则。
7. 森林脑炎有哪些流行特征?
8. 森林脑炎患者临床上出现哪些症状和体征?

附 近期全球范围内发生的重大职业安全事件

事件	时间	原因	后果
美国得克萨斯州化肥厂爆炸	2013 年 4 月 17 日	监管失效;爆炸危险品储量超过规定上报最低限量的1350倍	60~70人死亡、数百人受伤
孟加拉国制衣厂火灾	2012 年 11 月 24 日	由于电路短路引发棉花仓库起火	至少121人死亡
巴基斯坦卡拉奇服装厂大火	2012 年 9 月 11 日	发电机故障引起火灾,没有消防通道	289人死亡
印度坦米尔纳德邦爆竹厂大火	2012 年 9 月 5 日	制作爆竹时炸药爆炸引发大火	至少54人死亡,60人受伤
委内瑞拉法尔孔州阿穆艾炼油厂爆炸	2012 年 8 月 25 日	因液化石油气罐泄漏,造成爆炸,并引发附近的9个轻油和汽油罐起火	39人死亡
日本发生严重核辐射泄漏事故	2011 年 3 月 11 日	地震、海啸致福岛第一核电站冷却系统破坏,12月16日成功关闭反应堆	泄漏的核辐射物质扩散到周围数十千米的范围
哥伦比亚圣费尔南多煤矿爆炸	2010 年 6 月 17 日	该矿没有安装瓦斯监测仪和抽风机	73名矿工死亡
土耳其卡拉丹煤矿爆炸	2010 年 5 月 17 日	煤矿电力系统故障致瓦斯爆炸	30人死亡,11人受伤
俄罗斯拉斯帕德斯卡亚煤矿特大爆炸事故	2010 年 5 月 8 日晚和 9 日凌晨	违规操作,矿工遮盖瓦斯检测器	71名矿工和19名矿山救护队员死亡
BP 公司墨西哥湾漏油事件	2010 年 4 月 20 日至 2010 年 9 月 19 日	钻井平台发生井喷爆炸着火、沉没,4天后底部开始漏油	11人死亡;17人受伤;漏油事故附近大范围的水质受到污染,不少鱼类,鸟类,海洋生物以至植物都受到严重的影响
美国上大枝煤矿(UBB)爆炸事故	2010 年 4 月 5 日	瓦斯聚集、空气混入煤尘燃烧所致	29名矿工死亡
乌克兰扎夏德科煤矿事故	2008 年 11 月 18 日	矿工擅自关掉瓦斯探测装置以便可以继续作业	101名矿工死亡

(张爱红)

第七章 社会因素与健康

案例 7-1

　　新中国成立前,社会由于政治经济制度和生产力落后,医疗卫生条件差,各种传染病和营养不良性疾病严重威胁人们的健康,当时婴儿死亡率为 200‰以上,人均期望寿命仅为 35 岁。新中国成立后,社会制度发生巨大改变,生产生活资料由当时的私有制转变为公有制,人民群众也享有食物、住房等生活必需品,在当时极大地调动了人们生产、工作的积极性,内心充满当家作主的热情。新中国逐步确定了"面向工农兵,预防为主,团结中西医,卫生工作与群众运动相结合"的卫生改革方针,强调把保护人民健康和生命安全放在重要位置。通过大力开展爱国卫生运动,群防群治传染性疾病,实施国家免疫规划和重大疾病防控、防治政策,成功地消灭了天花和丝虫病,实现了无脊髓灰质炎目标,在总体上达到了消除碘缺乏病阶段目标,有效控制了麻风病、血吸虫病、疟疾等曾经严重威胁人民群众健康的疾病,有效遏制地方病的严重流行。1978 年中共十一届三中全会做出了改革开放的决议,改变文革时期以阶级斗争为主、阻碍生产力发展的方针政策,解放思想,重视发展经济;恢复高考,重视教育,尊重知识和人才;这些政策促进我国经济的快速发展,使得物质生活资料极大丰富,人民生活水平有了很大改善,科技文化教育走上快速发展的轨道。改革开放 30 年来,覆盖城乡的医药卫生服务体系基本形成,疾病防治能力不断增强,医疗保障覆盖人口逐步扩大,卫生科技水平迅速提高。改革开放也带来了人口流动,进而引起诸如艾滋病、传染性非典型性肺炎(非典)、禽流感等相关的卫生问题。随着对公共卫生重视和防控能力的提高,人群中的结核病、艾滋病、乙型肝炎等防控工作取得重大成效,取得了抗击非典的胜利,有效防控人禽流感和甲型 H1N1 流感,维护了人民群众的生命安全,目前,我国居民人均期望寿命已达 73.0 岁;全国孕产妇死亡率下降至 2008 年的 34.2/10 万;婴儿死亡率下降到 2008 年 14.9‰,保障了广大人民群众健康。

问题

　　请问该案例主要说明了什么? 在此变化中哪些因素起主要作用?

案例 7-1 分析

　　该案例显示了我国人民健康水平历史性变化,这种变化是与社会因素密切相关的。案例指出新中国成立前,社会由于政治经济制度和生产力落后,医疗卫生条件差,卫生资源集中于少数人,广大人民群众的健康水平低下,当时婴儿死亡率为 200‰以上,人均期望寿命仅为 35 岁。新中国社会制度改变为社会主义公有制,卫生政策以人民健康为中心,通过爱国卫生运动、群防群治、国家计划免疫等措施有效控制了急性传染病,甚至消灭了某些烈性传染病。1978 年我国改革开放后,经济、科学技术以及医疗卫生水平有很大提高,有效降低孕产妇和婴幼儿死亡率,提高人民的人均期望寿命,很大程度提高了人民群众的健康水平。改革开放带来的人口流动,相应带来的艾滋病、非典、禽流感等公共卫生问题,随着国家重视卫生防疫工作以及提高卫生防控能力而得到有效控制,保障了广大人民群众健康。这些表明社会的政治、经济、文化、社会制度、卫生事业以及生活方式等社会因素均与人群的健康密切相关。

第一节　概　　述

　　健康是人类的基本需求,其不仅受生物因素、自然环境、生态因素的影响,而且也受社会因素的影响,包含在社会因素中的政治、经济、文化、社会制度、卫生服务等影响着人类健康。各国的研究表明,人们居住和工作环境中社会分层的基本结构和社会条件,人与人之间的社会关系等,如贫穷、社会排斥、居住条件、工作环境及全球化,对人的健康也有重要影响,这些社会因素决定了人的健康水平,学者们称之为

"健康的社会决定因素",WHO 并为此于 2005 年建立了"健康的社会决定因素委员会"(the Commission of Social Determinations of Health,CSDH),对各国卫生政策和卫生服务提供指导,旗帜鲜明地指出:从决定健康的"原因的原因"入手,以实现健康公平为基本价值目标,建立起完整的"健康的社会决定因素"的概念框架,从日常生活环境及社会结构性因素采取行动,改善健康公平,促进健康发展。因此,社会因素与健康息息相关,分析和探讨社会因素对健康的影响,不仅是因为公平的生活条件有助于维护国家和社会的稳定,还意味着对每个人的健康和福祉的追求。

一、社会因素的内涵

社会因素(social factors)是指社会的各项构成要素,包括一系列与社会生产力、生产关系有密切联系的因素,即以生产力发展水平为基础的经济状况、社会保障、人口、教育以及科学技术等,和以生产关系为基础的社会制度、法律体系、社会关系、卫生保健以及社会文明等。其内涵广泛而丰富,包含了社会的各个要素。概括来说主要包括环境、人口和文明程度三个部分,这三部分又分别涉及人类社会的各个方面和人类生活的各个环节,且各因素间也存在着相互联系。在这些复杂而广泛的社会因素中,社会制度和经济因素对人类生存和健康有着极其重要的作用(图 7-1)。

而健康的社会决定因素(social determinations of health,SDH),WHO 定义为除了那些直接导致疾病的因素外,由人们居住和工作环境中的社会分层的基本结构和社会条件产生的影响健康的因素,包括人们生活和工作的全部社会条件,对人们的健康和生活质量产生广泛的影响。它们是导致疾病的"原因的原因"。

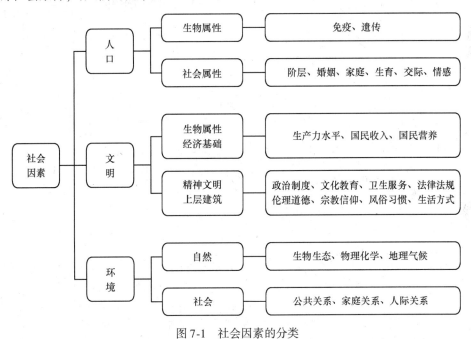

图 7-1　社会因素的分类

二、社会因素影响健康的机制

社会因素如何影响人的健康,哪些因素在其中起作用,他们之间的关系如何,这是社会因素影响健康的机制要回答的内容。但目前其机制尚未明确,总的来说主要有以下两种理论。

(一)身心观

该理论认为社会因素影响健康主要是通过人的心理感受这个中心环节发生作用的。其作用机制为社会因素被人的感知系统所接收,引起神经系统、内分泌系统、免疫系统的反应,经过中枢神经系统的综合分析,并发出指令,形成心理行为、社会适应和躯体功能的变化,即社会心理因素致病模式(图 7-2)。

(二)WHO 的社会决定因素概念框架

世界卫生组织健康的社会因素决定委员会提出了健康的社会决定因素概念性框架(图 7-3)。

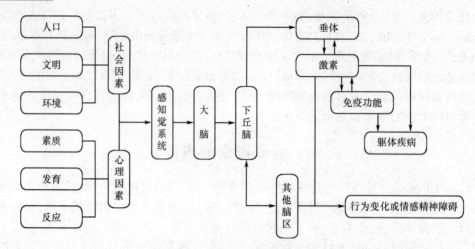

图 7-2　社会-心理因素致病模式

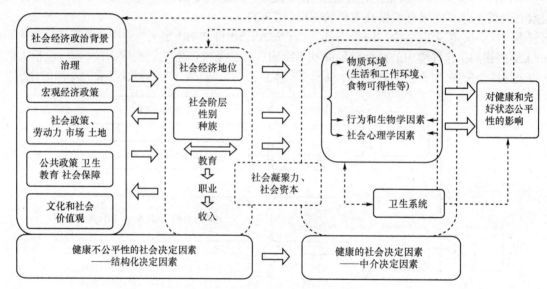

图 7-3　健康社会决定因素概念框架

资料来源:A conceptual framework for action on the social determinants of health,WHO,Geneva,2010

　　该框架分析了社会决定因素的主要类别及其影响健康差异的作用过程和作用途径,指出社会决定因素影响健康的机制,即社会经济政治背景通过政策、制度和文化社会价值观影响人们的社会阶层、社会经济地位,进而影响人们的工作生活环境、心理行为,最终影响人的健康。这其中主要包括了三个重要部分。

　　1. 社会经济政治背景　指影响个体健康的一系列政策和制度层面的因素,以及所有产生和维持社会层级结构的社会和政治体制因素。主要包括:①宏观经济政策,如财政、货币政策、收支平衡、贸易政策、劳动力市场结构等;②社会政策,如社会福利、土地、住房分配等;③教育和卫生政策,如教育、医疗卫生、食品与药品安全、水及空气卫生标准等;④文化和社会价值观。这些因素在宏观层面影响人的生活和利益,因而会对人的身心健康造成重要影响。

　　2. 社会结构性因素和社会经济地位因素　人们在社会中因其占据的资源以及于社会结构中位置差异而处于不同的社会分层或社会层级,这种社会层级中的位置被称为社会经济地位,表现在职业状态、受教育程度和收入水平等差异。而那些决定社会经济地位的因素,根源于社会经济和政治背景因素中的关键制度和政策,即为社会结构性因素,如收入、教育、职业、社会阶层、性别和种族等。这些因素与社会经济政治背景因素一起构成影响健康的结构化决定因素。

　　3. 中介决定因素　结构性的社会因素不是直接作用于人的健康,他们通过中介社会因素对人的健康产生影响。中介因素是健康相关的行为和社会心理因素,包括物质环境(如居住、工作环境、生活便利性、消费能力等)、生物因素(如遗传、性别、年龄等因素)、心理社会环境(如负性生活事件、工作和生活压力等)、行为和生活方式(如吸烟、酗酒、营养过剩或不良饮食方式和熬夜、久坐、缺乏体育锻炼等)。这些中介因素决定了人们暴露和易感于健康危害因素的水平。

卫生系统也是一个中介决定因素,它通过医疗、预防、保健等卫生服务直接影响了健康结局和健康的不公平分布。

4. 交叉因素　个体的社会凝聚、社会融合、社会资本因素骑跨于结构性社会因素和中介因素之间,它们通过个体在社会感知到的信任、互助、团结、包容等影响其身心健康。

三、社会因素影响健康的特点

从社会因素的内涵及其影响健康的作用机制可以看出,社会因素影响健康有其不同于生物学影响健康的特点。

（一）广泛性和非特异性

人处于社会中,复杂的社会因素多层叠、交织一起形成一种网或环境作用于人,社会因素影响人的健康非特异性地作用于人的某个器官或系统,而是广泛地影响人的多个器官和系统;同时人的疾病发生也非特异于某种社会因素的作用,而是多种社会因素综合作用的结果。如人遭遇生活负性事件,出现应激反应,既有生理上疲惫、胃肠不适、头晕头痛以及其他身体异常等反应,也有心理上的抑郁、焦虑、退缩或攻击等异常心理行为反应。而这种身心异常反应又不仅仅是生活负性事件所导致的,它也与个体的社会经济地位、社会融合、社会资本等密切相关。因此,社会因素影响健康具有广泛性和非特异性特点。

（二）持久性与累积性

身处社会中的人离不开政治、经济、文化等社会大环境,以及个体自身的经济、教育、职业、生活方式等社会小环境对其健康的影响,而这些社会因素影响人的健康通常是长期演变,持续积蓄、累积,最终借某生活事件诱发疾病。如人的抑郁症发生表面是某一生活负性事件所致,深入细致地分析发现,其实社会因素早就影响着个体的身心健康。

（三）交互作用

社会因素多元、庞杂,彼此层叠、交织,其对人健康的作用通常是交互的,教育、经济、文化、价值观、社会制度、食品卫生、生活方式等可以分别直接影响人群健康,也可以作为其他社会因素的中介,或以其他社会因素为中介作用于健康。

思　考　题

1. 举例说明社会因素影响人健康的基本特点。
2. 从身心观的角度举例分析抑郁症发生的社会因素作用机制。

第二节　宏观社会环境与健康

社会政治、经济、文化、制度等因素构成了社会宏观环境,身处其中的人们感受到其对教育、就业、收入、医疗、日常生活、养老等利益的影响,进而影响他们的身心健康。

> **案例7-2**
>
> 　　非洲国家博茨瓦纳在20世纪60年代发现珍贵的矿产资源后,国家经济持续数十年的快速增长。到20世纪90年代后期,人均国民收入达到3250美元。但自1985年发现第一例艾滋病以来,该国已有超过1/3的人口感染艾滋病。成人感染艾滋病的比例为36%~38%,25~30岁易孕年龄段的女性艾滋病感染率达到50%。在首都哈博罗内15~49岁人口中,艾滋病发病率为44%,该国已成为世界上艾滋病感染最高的国家。由于艾滋病猖獗,1998年该国的平均预期寿命为64岁,而2010年将下降到42岁。新生儿死亡率将从41例‰上升到65例‰。博茨瓦纳土地面积与美国得克萨斯州差不多,但人口只有160万。大量的青壮年感染艾滋病,导致国家劳动力水平下降,国家的卫生投入增多,经济严重被拖累,国家实力大受影响。

许多人将艾滋病在非洲的蔓延归咎于社会结构崩溃,政府不稳定、战争、贫困、"安全性生活"概念教育不够,甚至缺少避孕套等社会因素。哈佛大学艾滋病研究所所长马克斯·埃塞克斯并不认为博茨瓦纳也如此。博茨瓦纳是非洲最稳定、最富裕、最民主、教育程度最高的国家之一。艾滋病在该国蔓延更可能是与人们的性观念开放,多个性伴侣有关。

问题

该案例向我们揭示了一个什么观点?社会经济和人群健康是怎样的关系?

案例 7-2 分析

上述案例鲜明地告诉我们,一个社会人群健康受损,健康水平下降,将妨碍社会经济的发展。社会经济与人群健康是相互影响的。一般来说,社会经济的发展有助于人群健康水平的提高。它主要通过社会物质的丰富,提升人们的营养水平,改善人们的生活条件;通过增加卫生资源的投入,提高社会医疗卫生水平和能力,从而促进人们健康水平的提高。但经济的发展并不一定带来人群健康的高水平。从上述案例可以看出,博茨瓦纳在非洲国家中经济水平属于较好的国家,而由于人们性观念的开放,不安全的性行为,该国大量青壮年感染艾滋病,致使国家劳动力水平下降,国家的卫生投入增多,因而严重阻碍了国家经济的发展,削弱了国家的实力。这也说明社会经济对健康的促进作用,还需结合人群健康意识和健康生活方式才能实现。因此经济的发展可促进人群健康水平提高,是人群健康的基础,但人群健康水平的低下也会阻碍社会经济的发展。

一、社会经济与健康

社会经济与健康是辩证统一的两个矛盾体,既相互促进又相互制约。社会经济的发展将促进人群健康,人群健康水平的低下会阻碍社会经济的发展。而经济的发展未按科学规律进行,会对人群健康带来负面影响。

(一) 经济发展对健康的促进作用

经济发展是人群健康的物质基础,它通过物质生活、卫生、教育等途径促进人群的健康。社会经济的繁荣将提高社会物质生活水平,提供人们充足的食物、良好的生活与劳动条件,改善人们的营养状况,以提高人们的健康水平;经济的发展将有利于卫生条件的改善,卫生投入的增加,卫生服务的拓展,从而促进人群的健康发展;同时经济的发展也会推动教育文化事业的发展,提高人们的文化素质,增强人们卫生保健意识,促进建立健康的生活方式,进而保障人群健康。表 7-1 显示不同经济水平的国家之间,人群的健康水平存在显著差异。经济发达的国家,卫生投入相对较高,人群婴儿死亡率、孕产妇死亡率越低,平均期望寿命以及健康期望寿命越高;反之,经济水平越低下的国家,卫生投入越低,婴儿死亡率、孕产妇死亡率越高,人群平均期望寿命以及健康期望寿命越低。

表 7-1 部分国家居民健康指标与经济水平的关系(2004)

国家	人均国民收入 (美元)	婴儿死亡率 (‰)	孕产妇死亡率 (1/10 万)	平均期望寿命 (岁)	健康期望寿命 (岁)	人均医疗费用 (美元)	卫生总费用占 GDP(%)	卫生事业费占 财政支出(%)
日本	37 180	3	10	82	75.0	2662	7.9	16.8
澳大利亚	26 900	5	4	81	72.6	2519	9.5	17.7
法国	30 090	4	17	80	72.0	2981	10.1	14.2
英国	33 940	5	13	79	70.6	2428	8	15.8
美国	41 400	7	17	78	69.3	5711	15.2	18.5
罗马尼亚	2920	17	49	72	63.1	159	6.1	10.9
中国	1290	33	56	72	64.1	61	5.6	9.7
俄罗斯	3410	16	67	65	58.4	167	5.6	9.3
泰国	2540	18	44	70	60.1	76	3.3	13.6
印度	620	64	540	62	53.5	27	4.8	3.9
尼日利亚	390	111	800	46	41.5	22	5	3.2

资料来源:WHO 卫生报告,2003.

（二）经济发展带来的健康负面影响

社会经济的发展可以促进人类健康水平的提高,但若只是一味强调经济发展,未考虑社会协调发展,违反自然规律,经济发展也会带来了一些社会和健康问题。主要表现在如下几方面:

1. 环境污染和破坏　经济发展过程中,人类生态环境也会遭到破坏和污染。厂房的兴建、树木和植被的破坏、废气和污水的排放等,土壤、水、空气、动植物等都受到大量化学物质的浸蚀,因此,环境污染和破坏所产生的健康问题和潜在危害广泛存在。

2. 不健康生活方式增多　社会经济的发展,人们生活、工作条件改善,也带来一些不健康的生活方式,如高脂肪、高热量、高蛋白饮食,缺乏运动,身体肥胖,久坐、熬夜、吸烟、酗酒等,这导致高血压、冠心病、糖尿病、肥胖、癌症等发病率日益增高。许多研究表明,这些不健康的生活方式是这些所谓的"现代文明病"、"富裕病"的危险因子。

3. 心理问题和心理疾病的频发　经济的快速发展,也带来社会竞争激烈,工作、生活节奏的加快,工作压力剧增,这些易导致人们紧张、焦虑、抑郁等心理问题和心理疾病频发。

（三）健康水平的提高对经济的促进作用

经济发展促进人群健康的同时,健康水平的提高也促进经济发展。经济发展实质是生产力发展的结果。生产力诸要素中最重要的要素是具有一定体力、智力和劳动技能的人。人的健康与智慧对生产力的发展起着决定性的作用。人群健康水平的提高对经济的促进作用,一方面通过提高劳动力水平,减少伤残,降低死亡率,延长劳动力的工作年限,改善智力水平,提高劳动生产效率,创造更多的社会财富,促进社会经济的发展;另一方面通过减少疾病的直接或间接损失,降低医药费用,减轻卫生事业的负担,将更多的卫生资源投入于预防保健工作上,以增进全社会人群整体健康水平,保障社会经济的稳定发展。

二、社会文化因素与健康

文化作为重要的社会因素,是人们长期创造形成的产物,同时又是社会历史的积淀物。其定义和内涵丰富而各异。广义的文化是指人类创造出来的物质财富和精神财富的总和。包括人类生产活动的一切产物(如新的发明、产品等),属于物质文化的范畴;人类脑力活动的产品(如语言、文字、观念、理论及艺术等),属于精神文化。狭义的文化即指精神文化,包括思想意识、宗教信仰、文学艺术、道德规范、科学技术、习俗、教育和知识等。探讨社会文化对健康的影响主要从狭义文化概念出发,研究教育、风俗、宗教等文化因素对健康的影响。

（一）教育对健康的影响

教育从内涵来说是文化的一个方面,从行为来说是传播文化知识的一种方式。教育是人的社会化的过程和手段,包括学校、家庭、社会教育以及自我教育。教育具有两种职能:既可以按社会需要传授知识,即对人的智能规范;也可以传播社会准则,即对人的行为规范。因此,成功的教育是使人能承担一定的社会角色并有能力执行角色功能。

教育也可以影响人们健康。教育主要通过传授人们的科学知识,塑造人的文明思想言行,培养人的文化素质,有助于人们建立健康的观念,提高人的健康保健意识,从而有利于建立科学的生活方式。如受教育水平高的人,容易接受和正确掌握卫生保健知识,能够了解疾病的危害和预防方法,主动预防并合理利用卫生服务。并且易于采取文明健康的生活方式,更加关注自身的生活环境,注重生活质量,保持良好的家庭环境和心理环境,积极地维护自己的健康。如不随地吐痰、大小便,注意饮食的营养和卫生,注重心理的健康和调节,熟知工作生活张弛有度,懂得如何增进健康等。

（二）风俗习惯对健康的影响

风俗是特定社会文化区域内历代人们共同遵守的行为模式或规范,是在生活中逐渐形成的传统风尚、礼节、习性。具有一定的地区性和民族性特点。风俗习惯与人的衣、食、住、行、娱乐等日常生活紧密相关,也与人的健康密切相连,有的风俗有益于健康,而有的不利于甚至损害健康。

文明的风俗有益于健康。如我国的茶文化就是文明风俗,饮茶习惯可以养身保健;以茶待客增进人与人之间情感。我国进食方式使用筷子,既卫生又有益于手眼协调,激发大脑功能发展。

而不文明的风俗习惯导致人不良的行为发生,损害人的健康。如我国人际交往中敬烟习俗,尽管有利于人际交往,但易养成人们吸烟的行为,不利于人的健康。我国古代妇女裹足的陋习,以女性身体的摧残和心理的伤害为代价。

(三) 宗教对健康的影响

宗教是以神的崇拜和神的旨意为核心的信仰和行为准则的总和。宗教主要通过教义、教规、仪式等形式对人类健康产生影响。宗教对健康的影响具有双面性。

1. 宗教裨益健康的方面

(1) 宗教有益于心理健康:宗教的教义和仪式能抚慰人的心灵,使人对生活中困扰和难以解决或难以回答的问题有了归宿,精神有了寄托,能平复愤懑、焦躁、苦闷、沮丧等消极情绪,引导人平和地面对、接纳自己的遭遇。宗教虽然缺乏科学性,但能使人心理平衡。从这一点上是有利健康的。有研究显示,有宗教信仰的人,其平均寿命均比其他人要长;其免疫系统功能也比其他人好;血压比其他人低;患脑卒中、抑郁症、心脏病和产生焦虑不安情绪的可能性也比其他人小;自杀的可能性更是远小于普通人。虔诚的基督徒患者往往能坦然地面对绝症,从而减轻了疾病带来的恐惧、绝望等负面情绪。

(2) 宗教影响人的行为:宗教对人行为的影响是通过教规或教令及教徒的信仰来实现的。其作用具有强制性和高度的自觉性特点。宗教的教规或教义大多教化人们养身修行、弃恶从善,警戒不良的行为,如佛教有不杀生、不奸淫、不饮酒的戒条。

2. 宗教不利健康的方面 宗教教导人们信奉神明,将自己的人生都交予神,面对困境或疾病祈求神来安排。因此,当疾病来临时,因未及时治疗而影响健康。也有的宗教教义和仪式不利于人的健康。如印度教教导教徒恒河为"圣河",若生前能饮其水,死后能用恒河水浴身,便能除去一切罪孽。虔诚的教徒们以此为信条,照此行为,饮恒河水,将尸体放在恒河洗浴,尸体或就地火焚,随水漂流,使恒河水污染严重,造成疾病的流行。历史上曾经发生过六次古典霍乱大流行,夺走了成千上万人的生命,每次流行都源于印度,至今印度仍是霍乱威胁世界的疫源地。

三、社会制度因素与健康

社会制度是宏观社会环境因素中一个重要因素,是一定历史条件下的产物,通过社会分配制度、卫生政策、奖惩制度等影响人们的健康。

(一) 社会制度与健康

社会制度是指在一定历史条件下形成的社会关系和社会活动的规范体系,是社会经济、政治、法律、文化制度的总和,其本质是由观念、规范、组织、设备等构成的。观念是人们在社会生活中形成对事物总体和综合的认识,是制度建立的理论基础,是制度实施的理论依据。规范是明文规定或约定俗成的标准。它是制度的基本内容。组织是人们在社会生活中按照一定的目的、任务和形式形成的社会集体或团体,它不仅是社会的基本单元,是社会的基础,而且是保证社会制度实施的实体。设备包括物质设备和象征设备,是社会制度实施的条件。社会制度的内涵丰富,包含三个层次:第一层次是社会形态,如资本主义制度、社会主义制度等。它是广义的,是以整个社会为实体,体现人类社会的不同发展阶段和不同性质。第二个层次是社会各领域具体的管理制度,如政治制度、经济制度、法律制度等。它是一个社会的具体制度,是社会制度最基本的内容。第三个层次是指导人们具体行动的行为规则,如奖惩制度、考核制度等。它是狭义的社会制度,规范人们某种行为模式和办事程序,由各个部门制定。

社会制度与健康密切相关,通过影响人们的观念、规范人的行为、涉及人的利益来影响人的健康。世界各国的政治制度、法律制度以及相关的公共政策、社会政策的差异,被认为是导致居民健康水平差别的重要原因之一。

(二) 社会制度影响健康的途径

社会制度从社会形态、社会管理以及具体行为规范等方面影响人群的健康,主要表现为以下几个方面:

1. 社会分配制度的影响 社会分配制度即劳动产品在社会主体中如何分割、配给制度的总称。社会分配制度决定劳动产品如何分配,既要反对平均主义,又要防止差距悬殊,体现公平正义。这关乎每个人的切身利益。如果社会分配制度不合理,社会财富集中在少数人手中,贫富分化,导致社会公平性失衡,引发社会矛盾和社会不满情绪,必然会影响到人群健康。例如,前苏联解体前,其国家医疗卫生费用占国民生产总值的3%,而其中55%的医疗卫生费用被用于不到人口1%的政治上层人物,结果导致在随后的几年里国民人均寿命下降3岁。这显示一个社会的医疗卫生资源分配极大的失衡,将严重影响社会广大人民的健康。当前全球普遍存在卫生资源分配不合理的问题,因此,世界卫生组织发起"人人享有卫生保健全球战略"。

2. 卫生制度和卫生政策的影响 社会制度也通过卫生制度、卫生政策影响人群健康。社会制度决定卫生制度、卫生政策的主要服务对象、宗旨和内容等。如我国建国前,由于政治经济制度和生产力落后,医疗卫生条件差,各种传染病和营养不良性疾病严重威胁人们的健康,当时婴儿死亡率为200‰以上,人均期望寿命仅为35岁。新中国成立后,我国以公有制为主体的社会主义制度决定了我国的卫生政策以"面向工农兵,预防为主,团结中西医,卫生工作与群众运动相结合"为要旨,改变了旧中国卫生政策为少数人服务的状况,强调把保护人民健康和生命安全放在重要位置。通过大力开展爱国卫生运动、实施国家免疫规划和重大疾病防控、防治政策,严重威胁群众健康的重大传染病得到有效控制。经过60年的发展,覆盖城乡的医药卫生服务体系基本形成,疾病防治能力不断增强,医疗保障覆盖人口逐步扩大,卫生科技水平迅速提高。在2008年年底,新型农村合作医疗基本覆盖所有农村。2010年年底,城镇职工基本医疗保险、城镇居民基本医疗保险和医疗救助体系基本覆盖所有城市居民。2010年初步建立覆盖城乡居民的基本卫生保健制度。这一系列的卫生制度和卫生政策保障了广大人民群众健康。目前,我国居民人均期望寿命已达73.0岁;全国孕产妇死亡率下降至2008年的34.2/10万;婴儿死亡率下降到2008年14.9‰。

3. 社会规范对行为的影响 社会制度其本质上是社会规范体系,因此,对人的行为具有广泛的导向和调适作用。然而社会中的每个人都有自己的利益、价值、理想和性格特征,这些个体差异使人们在生活中会发生分歧,交往中引发冲突。但是,社会正常运转和生活稳定要求人们有一定的生活秩序。社会规范通过提倡或禁止某些行为,保持和促进社会的协调发展,保障人们的健康。如我国法律禁止吸毒、贩毒,禁止酒后驾车,禁止近亲结婚等规定都是基于维护人群健康的宗旨。

四、人口因素与健康

人口是社会存在和发展最基本的要素,其数量、质量、构成、分布、迁移和发展等方面与人类健康息息相关。人口发展是否健康取决于是否与资源协调、平衡。WHO指出"人口的规模、年龄结构及性别结构、区域分布,既取决于生育率、死亡率、人口流动情况,又对健康及保健工作有重要影响。"

(一)人口数量与健康

目前,世界总人口数已突破70亿。人口数量的增加是社会发展的必然结果,但人口增长必须与经济和社会发展相适应,否则,人口增长最终会耗尽经济赖以增长的资源,导致贫困,影响人群健康。人口增长过快及人口数量过多对人类健康的消极影响主要有以下几个方面:

1. 加重社会负担,影响人群生活质量 对于一个国家来讲,人口数量过大,劳动力不能与生产资料相协调,造成"人口过剩",劳动力人口超出了现有经济发展的需要,造成大量人员失业,居民收入下降,导致营养不良的发生率增高,加重社会负担,影响人群的生活质量。

2. 加重教育及卫生事业的负担,影响人口质量 人口增长过快,社会财富主要用于维持人们的温饱需要,而对教育和医疗保健的投入则会减少,最终必然影响到人的身体健康及人口质量。研究表明,一个国家的人口增长1%,资产投资必须增加3%才能把整个人群生活及卫生教育标准保持在原有水平上。

3. 加重环境污染和破坏,影响人类可持续发展 人类居住的地球资源和空间是有限的,人的生存和发展都依赖于地球资源的供养。一个国家或地区人口过剩,会造成就业紧张、工作和生活的住房压力、生活垃圾剧增、交通拥挤、工业污染等,进而带来进一步对环境资源的攫取,如大量耕地上兴建住房、填湖造地、开山造路、修建各种交通设施等,加重环境的污染和破坏,影响人类的健康和社会可持续发展。

(二)人口结构与健康

人口结构主要是指人口的性别、年龄、婚姻、职业、文化等结构,其中与健康较密切的是年龄及性别结构。

1. 人口年龄结构与健康 人口年龄结构指群体中各年龄层人口所占比例,是反映人口健康的重要指标。常受出生、死亡和迁移影响。衡量人口年龄的指标主要有老年人口系数(即老年人口数占总人口的比例)和儿童少年人口(15岁以下人口)系数(为儿童少年人口数占总人口的比例)。

联合国规定60岁或者65岁及以上人口为老年人口,60岁及以上人口超过10%或65岁及以上人口超过7%为老年型社会。目前,人口老化已成为人类面临的重大人口问题之一。人口老年化,人口患病率将增高,致残率也会增高,则卫生资源消耗量大。

2. 人口性别结构与健康　人口的性别结构是指男、女性人口分别在总人口中所占的比例。性别比例是男性人口数与女性人口数的比值,可用来评价人口性别结构是否平衡的指标。

由于女性平均寿命略高于男性,所以一般认为男性人口略多于女性人口,性别比例略大于100为正常情况。一般国家性别比例为103～107。我国人口性别比例已超过一般范围,并且有进一步扩大的趋势。性别比例失衡将孕生许多社会问题,不利于社会安定,妨碍人群健康。

(三) 人口素质与健康

人口素质是身体素质、文化素质和思想道德素质的综合体现。人口素质的提高对健康促进的正效应是不容忽视的,公民素质已经日益成为综合国力和国际竞争力的核心组成部分。

身体素质是人的身体与健康状况。可用健康状况、体力和精力状况、生命力和寿命来反映。人口的身体素质提高是人群健康水平整体提高的表现,也是人口素质提高的基础。文化素质是人口素质的重要基础。具有较高科学文化素质的人群拥有更多的健康知识,更懂得自我保健、家庭保健,更易于选择健康的生活方式。思想道德素质是人在政治倾向、理想信仰、思想观念、道德情操等方面形成的较稳定的品质。一个社会人们的思想道德素质高,则这个社会呈现和谐、友爱、互助、信任的良好社会环境和风气,这将有利于人群身心健康。

(四) 人口流动与健康

人口流动是指人口在地理空间位置上或社会阶层、职业上的变动。人口流动按流动方向和结构可分为垂直流动、水平流动、代际流动、结构流动;按流动主体可分为个体流动、集体流动;按流入国家内外可分为国内流动、国际流动等。我国随着改革开放的深入,人口流动已相当普遍,呈现持续增长的趋势,并且表现出一定特点,如流动人口以年轻劳动力为主,大多为15～45岁年龄段人群;流动人口文化程度大多以初中以上为主;流动人口中女性比例上升;流动人口以从事低收入工作为主等,这些特点也反映其生存和卫生状况。

人口流动对居民健康造成的影响程度及性质取决于社会环境、自然条件及人口特点。人口流动不仅活跃了经济,繁荣了流入地的社会生活,也带来卫生管理和疾病传播的问题,如传染病的控制、生殖健康管理和教育工作等,医疗卫生工作面临新的挑战,应做出相应的调整。

思 考 题

1. 试述社会经济与健康的关系。
2. 你认为宗教对健康有何作用?
3. 社会制度为什么是健康的重要社会影响因素?
4. 试从人群健康角度分析我国为什么实行计划生育政策?

第三节　社会生活环境与健康

人类的生活环境由自然和社会两大生活环境所组成。自然生活环境是人类生活所处的地理位置、气候、地貌和各种自然资源所形成的。社会生活环境是人类自身所创造的各类物质和社会生活条件,如生活物质丰富程度、生活的舒适条件(如空调、暖气等),所处的社会阶层、人际间形成的各类社会关系以及生存所需的社会服务(如卫生服务系统)等环境生活条件。相对于宏观社会环境因素,这些是中观社会环境因素,介导宏观社会因素对人群健康的影响。

> **案例 7-3**
>
> 我国经济快速增长,提高了国民生产总值,但也带来一些环境和健康的问题。工厂化工废水、废渣、废气以及城市汽车尾气排放,导致我国多地区空气质量低、水质污染、土壤破坏,导致生态环境恶化,公共环境卫生事件频发。

2009 年、2010 年多地暴出的血铅超标事件,在 2012 年继续蔓延。2012 年 1 月,安徽怀宁县高河镇新山社区检测出 228 名儿童血铅超标。3 月,浙江台州市路桥区峰江街道上陶村检测出 172 人血铅超标,其中儿童 53 人。浙江湖州市德清新市的海久电池股份有限公司被暴造成 332 人血铅超标,其中儿童 99 人。5 月,广东省紫金县的三威电池有限公司被暴造成 136 人血铅超标,其中达到铅中毒判定标准的 59 人。9 月,上海康桥地区 25 名儿童被测出血铅超标。导致上述血铅超标的污染源几乎全是蓄电池企业。

淮河及其支流被沿岸的大小工厂污染,水质越来越差。无奈之下,村民们的水井越打越深。但淮河水污染对于附近村民的影响不仅仅是失去了干净的水源,还有生命的威胁。伴随着淮河流域水质污染的是淮河流域内个各地频现癌症村,甚至个别区域癌死亡率高于离河较远区四五倍。

2010 年统计的数据显示,安徽宿州埇桥区恶性肿瘤死亡 2150 人,河南沈丘死亡 1724 人。而在沈丘县一年癌症死亡 2000 人,安徽一个不到 1000 人的小村子里,甚至有将近 200 名村民被检查出胃癌、肝癌、食管癌、肺癌、乳腺癌,陆续去世。而这一切的根源都是淮河水污染。调查发现,离淮河越近的地方癌症发作的规模越大。2013 年 6 月 25 日,《淮河流域水环境与消化道肿瘤死亡图集》数字版出版,这是中国疾控中心专家团队长期研究的成果,首次证实了癌症高发与水污染的直接关系。

问题

以上案例显示上述地区社会生活环境状况怎样?其产生的主要原因以及与健康的关系是什么?

案例 7-3 分析

该案例触目惊心地暴露了上述地区环境污染严重,人们生活环境卫生状况差,令人堪忧。其产生这种状况的原因主要是当地在抓经济发展时,忽视了环境保护,忽视了环境卫生的考量。上述地区因一些厂、矿排出未加处理的废水、废渣、废气,污染了当地的水、土壤、空气,导致生态环境恶化,人们的健康严重受损。因此,生活环境是否良好、卫生直接影响人群的健康。

一、社会阶层与健康

(一) 社会阶层的概念

社会阶层(social class)是社会学中的一个重要概念。所谓阶层主要是指社会经济阶层,由个人受教育程度、职业和收入等因素决定的。收入决定了人的消费能力、营养、住房和医疗保健状况。职业决定了人的社会地位、责任感、体力活动和与工作相关的健康风险。教育决定了获取社会、经济资源和心理保健的能力。因此,社会阶层主要指在社会结构中由财富、权力和威望的差别造成社会地位、生活方式等方面不同的社会层次的社会群体。

(二) 社会阶层与健康

社会阶层与人群健康密切相关。社会阶层即蕴含了该阶层群体的社会经济、地位、财富、职业、教育等层次,也就决定其所能拥有的卫生资源和卫生服务的能力。一般来说,社会阶层较低的人群收入低,生活贫困,营养食品卫生、居住条件、卫生条件和环境安全均较差,他们比高阶层的人群更易遭受较多的健康危险,同时由于收入低,使其较少地接受医疗保健服务,其健康和疾病的结局易于不良。社会阶层较低的人群教育水平普遍较低于高阶层人群,使他们较少得到医疗卫生保健知识,也更易缺乏科学的健康观,缺乏自我保健意识。社会阶层较低的人群所从事的职业更易暴露于有害健康的职业环境以及工作压力。同时社会阶层较低的人群易于遭遇诸多的负性社会生活事件,也缺乏有效合理的应对方式,缺乏处理负性生活事件的能力,因此,也易发生心理疾病。当然在现代竞争激烈的社会,较高阶层人群也承受来自职业、学业、婚恋等方面的较大压力,心理疾病的发生率也日益增高,不容忽视。

二、社会关系与健康

人在社会中与家庭、邻里、朋友、工作团体等个体或团体、组织形成一个社会关系网络。在这个社会关系网络中,人们相互作用,相互影响,不仅影响关系的性质、紧密度,也影响关系中人们的健康。

(一) 社会支持的概念

社会支持(social support)是人在社会网络中获得的情感、物质和生活上的帮助。一般认为,社会支持从内涵上包括四个维度。第一个维度为物质支持(material support)或工具性支持(instrumental support),是个人从社会网络中获得的实际的、具体的帮助,既包括物质的帮助如金钱、食物,也包括其他形式的具体帮助,如帮助做家务、在生病时获得照顾等。第二个维度为情感支持(emotional support),是个人从社会网络中获得友谊、爱、关心、温暖等非物质的支持和体验。许多学者认为,情感支持是社会支持中最重要的部分。第三个维度为信息支持(informational support),指个体从社会网络中获得知识和个人需要的信息。如艾滋病防治的知识和相关政策信息。第四个维度为评价性支持(appraisal support)或肯定性支持(affirmative support),指个人从社会网络中获得对自己的价值观、信念、选择、行为等肯定性的看法和反馈。如他人、社会或组织对个人见义勇为的赞扬、表彰;对个人的慈善扶贫救助的赞赏等。

有些学者认为,从对个人的影响角度社会支持也可分为客观支持(objective support)和主观感知支持(perceived support)以及对支持的利用三个方面。客观支持是社会网络提供的实际支持,包括物质、情感、信息以及评价性支持。主观感知的支持则是个人体验到的来自社会网络中的支持。只有感知、体验到的支持才能对个体产生积极的影响,使其感受到温暖、肯定和帮助。对支持的利用是个体对提供的客观支持的利用程度。是主动积极地利用,还是被动地接受,甚至是拒绝,则反映个体对支持态度和行动。

社会支持主要来源于家庭成员、朋友、同事、同学等,也有来自于各种社会组织和团体的支持,如宗教团体、职业团体等。

(二) 社会支持的影响因素

人际关系、社会网络以及社会凝聚力是社会支持的影响因素。人际关系是社会人群中因交往而构成的人与人相互依存和相互联系的社会关系。良好的人际关系不仅可获得情感上的支持,而且是获得其他社会支持的基础。社会网络是社会个体成员之间因为互动而形成的相对稳定的关系体系。它反映个体社会网络的亲疏程度,即相互了解和影响的程度;社会网络上人数的多少;社会网络成员的年龄、社会阶层和宗教信仰等特征;以及中心人物与社会网络成员接近的难易程度等。社会网络结构的健全或合理性可以提供人们稳定而持续的社会支持。社会凝聚力是人们思想道德观念、社会责任感及对社会的信心的综合反映。在社会生活中,它是社会支持发生与否的重要决定因素。

(三) 社会支持与健康

大多数研究都证实社会支持有益于健康。研究显示与社会保持密切接触和联系,获得社会支持较多的人死亡率低于那些孤独的、社会接触少、社会支持低的人。社会支持较多的人在罹患躯体疾病后,症状的严重程度、功能受损的程度比社会支持少的人低,而且恢复得较快。社会支持也有益于心理健康,社会支持缺乏是许多精神障碍发生的危险因素。

社会支持对健康的保护作用主要有两种理论假说。一种是直接效应假说(direct effect hypothesis),即社会支持直接、独立作用于人的健康。社会支持本身可以提供个体归属感和社会认同,维持个体良好的情绪、个人价值感和自尊,进而促进人的健康。另一种假说为缓冲效应假说(buffering effect hypothesis),该假说认为当存在较强心理社会应激时,社会支持才表现出明显的保护作用,而没有应激的时候,作用可能不明显。社会支持通过提高个体对现实刺激的应对能力和顺应性达到减缓生活事件对健康的损害。

三、家庭与健康

家庭是以婚姻和血缘关系为基础建立起的社会基本单位。人的成长和身心健康都与家庭息息相关。家庭的结构、功能和家庭关系以及家庭的社会经济条件影响人们的健康。

(一) 家庭结构与健康

家庭结构主要指家庭的人口构成情况。家庭类型主要有核心家庭(由父母和未成年子女所组成的)和扩大家庭(由三代以上或两个以上的核心家庭构成的)。当家庭结构破坏及缺陷,如离婚、丧偶、子女或同胞死亡等,则家庭成员的健康遭受重大损害。例如,美国精神病学家托马斯·赫姆斯和理查德·瑞在编制社会再适应量表(social readjustment rating scale)时发现,配偶亡故、离婚和分居被人们普遍认为是对个人健康造成损害最严重的生活事件。

(二)家庭功能与健康

家庭的功能主要表现在生育和性、生产和消费、养育和赡养、休息和娱乐等四个方面。家庭功能与健康密切相关。家庭在生育方面的优生、优育,有利于提高人口质量,控制人口数量;在性方面的稳定和谐,增进夫妻身心健康,保障家庭和睦稳定。家庭经济状况良好,消费合理,可保障家庭成员身体健康,儿童生长发育良好,有利于防止营养不良、传染病及慢性病,能充分利用卫生保健资源。家庭对儿童的抚养和教育,保障其生长发育良好,促进其社会化顺利发展;对老人的关怀和照料,是其身心健康的保障。休息和娱乐是家庭提供给家庭成员紧张工作和学习之后的休养生息的港湾。反之,家庭功能失调则会造成家庭成员的心理功能紊乱,身体健康受损,导致疾病发生。

(三)家庭关系与健康

家庭关系是以婚姻为基础并由血缘关系或收养关系所构成的各亲属之间的关系,其中夫妻关系是最基本的,还包括父母与子女、祖父母与孙子女、外祖父母与外孙子女以及兄弟姐妹等其他家庭成员之间的关系等。家庭中各种关系协调,家庭气氛和谐,有利于家庭成员身心健康。而家庭关系失调将对家庭每一个成员的身心造成不良影响,如夫妻关系紧张、经常吵架,甚至暴力相向、分居等,不仅影响夫妻身心健康,也影响未成年子女的心理正常发展。

(四)家庭物质条件与健康

家庭的物质生活条件,包括住房及生活设施(如冰箱、洗衣机、空调、暖气等)、消费能力(如购买健康的食品、保暖的衣物、休闲及卫生保健水平)、所处的社区环境等。家庭物质条件的好坏,直接影响到家庭成员的饮食营养、生活卫生及舒适度等生活质量,因而影响人们生活的身心健康。

四、医疗卫生系统与健康

医疗卫生是健康的一个重要影响因素,医疗卫生系统通过其服务、组织管理、资源配置等与人群健康密切相关。

(一)医疗卫生系统的概念与功能

世界卫生组织将卫生系统定义为所有致力于产生卫生行动的组织、机构和资源的总和。其主要的功能表现为:

1. 卫生服务提供(provision) 医疗卫生系统首要功能是提供高质量的个人卫生服务及公共卫生服务。个人卫生服务包括预防疾病、诊断疾病、治疗疾病和康复;公共卫生服务,包括人群健康教育、营养与食品卫生、环境卫生、职业与劳动卫生、妇幼与儿少卫生、公共卫生事件的防控等。

2. 监督管理(stewardship) 医疗卫生系统对自身的服务质量、资源配置、人力资源的水平等进行监控和管理,以提高服务效率和质量。

3. 资源筹措(resource generation) 即筹集系统所需要的医务人员、设备、药品、医疗卫生技术和知识等。

4. 筹资(financing) 即筹集经费、建立统筹以及分配资金。卫生服务的资金如何筹集、支付,主要是通过保险、政府补贴、救助、家庭资源、慈善资源或者这些渠道的组合。适宜的筹资方式可以促进卫生系统的持续发展。

(二)医疗卫生系统与健康的关系

1. 医疗卫生系统通过提供卫生服务以调节疾病结局,提高生活质量 医疗卫生系统可以提供人们预防保健、诊断、治疗、康复以及健康教育等个人卫生服务,也可以提供人群的健康教育以及对公共卫生事件的防控等公共卫生服务,以消除症状、防止病情进展,降低伤残和死亡,维护个人和人群健康。尽管医疗卫生服务也可能带来健康问题,但它能及时解决健康最大的威胁。如非典期间对患者的激素治疗虽然导致了后遗症,但治疗的确挽救了患者的生命。因此,医疗卫生服务能降低人群疾病的发病率、死亡率、伤残率,提高人群生命质量,保障人群健康。

2. 医疗卫生系统通过相关卫生政策保障人群健康 医疗卫生系统直接面对社会个体和群体的健康问题,清楚地了解目前和预测未来社会个体和群体的健康问题,因此,它们制定的卫生政策能符合社会大众的健康需要。如我国儿童计划免疫、妇女疾病普查、农村合作医疗、医疗保险政策,对艾滋病患者以及感染者四免一关怀政策等极大地保障人群健康,并促进人群充分享受医疗卫生服务,提升人群卫生公平性。

3. 医疗卫生系统通过卫生管理增进人群健康 医疗卫生系统可以通过对自身的人力、物力优化配置,通过完善卫生服务,提高医疗卫生技术,以提高卫生服务的可及性、便利性、高质量、高效率,从而满足人们的健康需求,促进和保障人群健康。

思 考 题

1. 什么是社会阶层? 社会阶层与健康的关系怎样?
2. 举例说明社会关系与健康的关系。
3. 你的家庭成员存在哪些健康问题? 并从家庭角度来分析这些健康问题产生的原因。
4. 运用案例分析说明医疗卫生系统与健康的关系。

第四节 社会心理行为因素与健康

人的健康不仅是身体没有疾病,还应是心理和社会适应处于完好的状态。而社会因素在引起人的心理和行为反应时,也可能影响其心理生理的健康。许多研究显示,现代慢性病如高血压、冠心病、糖尿病的发生和发展等均与社会心理因素密切相关。

> **案例 7-4**
>
> 某公司高管,男性,38 岁,从事 IT 行业,工作经常加班、出差,应酬多,喜欢熬夜,经常长时间的使用电脑。半年前他因工作上问题与公司董事长发生了激烈冲突,事后他又不愿主动与董事长进行沟通,以改善关系,以致与老板关系日益紧张,工作更加不顺利。在家庭中,他常常急躁、易怒、郁闷、不善表达,招致其夫妻关系、亲子关系也日趋紧张。半年后公司一次例行体检,发现其血糖、血脂异常,医院诊断他有糖尿病、脂肪肝等健康问题。
>
> **问题**
>
> 该案例中这位公司高管健康出现问题的主要原因是什么?

> **案例 7-4 分析**
>
> 这位公司高管健康问题的发生有其社会和自身心理行为因素的致病原因。他是 IT 行业高层管理者,行业竞争激烈,工作压力大,任务重,表现为他经常加班出差。除了这些慢性应激事件,半年前与董事长的矛盾冲突是急性应激事件,造成其内心的紧张、焦虑、抑郁。加之其个性缺陷急躁、易怒、被动、偏执、不善言语表达与沟通,也造成其在家庭中与妻子、孩子的关系紧张,由于缺乏有效沟通,他也因此缺失了来自家庭妻子和孩子的关心、理解和支持。至此他处于繁重的工作压力,多种人际关系紧张,社会支持缺乏,心绪焦躁、抑郁,内外交困的境地。同时由于其不良的生活方式,如生活不规律、喜欢熬夜久坐,肥胖,久之导致身体健康受损。

一、社会心理因素与健康

社会心理因素(psychosocial factors)或称心理社会因素,是与健康和疾病相关的心理现象,这些心理现象直接或间接地与个体所处的社会环境和社会生活联系在一起。而人的心理是人脑对客观现实的主观反映。一般心理现象包括心理过程和人格。心理过程是人的心理活动发生发展的过程,又可分为认识过程(包括感觉、知觉、记忆、思维、想象等)、情绪情感过程及意志过程。人格是一个人整体的精神面貌,是具有一定倾向性和比较稳定的心理特征的总和,包括人格倾向性、人格特征和自我意识。人的心理现象各个组成部分不同程度地与健康相关联。

(一) 心理过程与健康

1. 注意与健康 注意(attention)是个体心理活动对一定对象的指向和集中。注意的基本作用在于选择信息,使之处于心理活动或意识的中心。而当注意出现缺陷和问题时,则会出现工作差错,甚至事故,影响健康。如儿童多动症又称为注意缺陷多动障碍,其表现为注意缺陷、多动和冲动症状。并伴有学业成绩低下,情绪和行为问题。其发病原因多认为是由于多种生物因素、社会心理因素所导致的。

2. 记忆与健康 记忆(memory)是人脑对过去经历过的事物的反映,包括识记、保持、再认和回忆等基本环节。记忆是人们学习、工作和生活的基本技能。人们凭借记忆,才能获得知识和技能,不断增长自己的才干;人们凭借记忆,才能将过去和现在联系起来,人生才能延续;人们凭借记忆记住社会的规范和制度,社会才能运转并发展。人的某种能力的出现、习惯的养成、行为方式和人格特征的培养,也都是以记忆活动为前提。离开了记忆,对于事物人们都得重新认识,无从建立经验和知识,人们的行为只能由本能来决定。所以,记忆对个体的正常心理发生发展有着重要的意义。如某人因生活应激事件刺激而发生失忆,失忆后不知自己是谁,不认识家人,影响正常的生活。

3. 思维与健康 思维(thinking)是人脑对客观现实间接的、概括的主观反映。思维能反映事物的本质和规律性。当思维不能反映客观现实,则易导致行为出现偏差,产生不适宜情绪反应。如焦虑症、抑郁症患者往往有负性自动化思维。负性自动化思维中两极化思维,即非黑即白、非此即彼的思维方式,影响人正确客观的自我评价,情绪往往波动于绝望、得意、愤怒、狂喜和恐惧之间。常对突发事件所致的挫折缺乏一定的承受能力。以偏概全式思维方式会根据单个事件或者一个迹象就作出宽泛的结论,如一次考试不好,便认为自己的学习不好。无意识自我贬低,即使自己成功也认为自己不行。夸大自己的缺点或不顺利,缩小自己的优点或优势,这些负性思维方式易毒害人的心理,导致人心理疾病的发生。

4. 情绪与健康 情绪(emotion)是人对客观事物的态度的体验,是人的需要是否获得满足的反映。情绪具有三个基本特征:①情绪不是固有的,是由客观现实的刺激引起的;②情绪是主观体验;③情绪的产生是以客观事物是否满足人的需要为中介。

情绪除具有传递信息,激发动机,社会适应以及组织其他心理活动的功能外,还具有影响健康的功能。我国传统医学古籍《黄帝内经》中早就指出:"喜伤心、怒伤肝、思伤脾、忧伤肺、恐伤肾"。积极、愉快的情绪可促使人思维活动更加活跃,人的反应更为迅速,行动更加有效率,通过调动人的体力和精力,提高人的活动能力,激发人的潜在能力,有利于人体健康。消极、不愉快的情绪可使人思维凝滞,降低反应的速度,易使行为活动失常,导致心理失衡;反复出现或强度过高或持续时间过长的消极情绪还会导致人神经系统功能紊乱和机体病变。现代医学心理学研究表明,情绪的产生是丘脑、网状结构、边缘系统和大脑皮质共同活动的结果,因而,它必然影响神经、内分泌和免疫系统的功能,进而对全身系统功能产生影响。临床上常见的高血压、冠心病、恶性肿瘤、糖尿病、消化性溃疡、哮喘和偏头痛等多种疾病,都与不良情绪有关。如急剧的情绪变化被认为是心肌梗死、脑出血、精神病等发作的重要诱发因素。因此,适度调节好情绪,对维护人身心健康尤为重要。

(二) 个性心理特征与健康

1. 气质与健康 气质(temperament)是人出生所具有的典型的、稳定的心理特征,主要表现为个人心理活动过程的速度和稳定性(如知觉速度、思维的灵活度、注意集中时间的长短等)、心理过程的强度(如情绪的强弱、意志努力的程度等)以及心理活动的指向性(倾向于外部事物或倾向于内部体验)。气质是高级神经活动类型在后天行为活动中的表现,主要由遗传因素决定。通常将气质分为胆汁质、多血质、黏液质、抑郁质四种类型。胆汁质气质类型的人情感和行为反应迅速、强烈、持久,但常冲动、过激,理解问题有粗枝大叶、不求甚解的倾向。多血质气质类型的人是情感和动作反应迅速、热情、活泼、适应能力强,善于交际,但情绪外露,易变化。黏液质气质类型的人情感和动作反应缓慢、平稳、有自制力、耐心、喜沉思多思考,但行为常较刻板,反应缓慢。而抑郁质气质类型的人则是情感体验深而持久、动作迟缓,但性格孤僻,适应环境慢。可见气质主要表现了心理活动的动力和方式,并无好坏之分。

不同的气质类型对人的心身健康有不同影响,许多疾病有明显的气质分布,例如,有研究对确诊为精神分裂患者的前期心理特征进行调查,结果显示抑郁型气质者占40%。

2. 性格与健康　性格(character)是人对现实的稳定的态度和习惯化了的行为方式中所表现出来的个性心理特征。性格是人在长期生活环境和社会实践中逐渐形成的,具有相对的稳定性,同时也具有一定的可塑性,客观环境的变化能使人的性格发生改变。

性格与健康密切相关。一些研究显示不同类型的性格与一些疾病相关联。如大量研究表明 A 型性格者冠心病发病率、复发率、死亡率均较高,是 B 型性格者的 2 倍以上。Friedman 和 Rosenmao 等指出 A 型性格特征是:雄心勃勃,喜欢竞争,性情急躁,缺乏耐心,容易激动;有时间紧迫感,行动快捷;对人有敌意。而 B 型性格特征与此相反,表现为不争强好胜,做事不慌不忙,把生活当作一种享受,时间观念不强,易迟到等。研究者们还发现,在不同类型癌症人群中出现类似的人格特征,大多表现为过分耐心、回避冲突、过分合作、屈从让步、负性情绪控制力强、追求完美、生活单调等,研究者们将上述人格特征称为 C 型人格特征。这种长期压抑自己的失望、愤懑和委屈,处于抑郁状态,会破坏体内免疫系统功能、生理稳态,易导致内环境失衡,诱发癌细胞的生长、繁殖。

（三）心理社会应激与健康

人类社会个体每时每刻都存在或经历着应激。应激既给人带来积极地促进作用,也会给人们的健康带来负面影响。

1. 应激的含义　应激(stress)究其内涵来说可有三层含义:

(1) 应激是一种刺激物。如物理刺激(如高温、寒冷)、化学刺激(如强酸、强碱)、生物刺激(如细菌感染)、心理刺激(如内心冲突)、社会刺激(如社交隔离)等。

(2) 应激是一种反应。加拿大生理学家塞里(Hane Selye,1936)认为应激是机体对环境需求的反应,是机体固有的,具有保护性和适应性功能的防卫反应,包含三个反应阶段:警戒期、阻抗期、衰竭期。

(3) 应激是一种察觉到的威胁。应激发生于个体处在无法应对或调节的需求之时。

目前,应激一般认为是机体在受到各种内外环境因素刺激时所出现的非特异性的全身性反应。引起应激反应的刺激物称为应激源。应激源在人们的生活中是普遍存在的。

2. 应激源分类　应激源依据不同的分类标准有不同的分类。

(1) 按事件属性分类,可分为生物性应激源(如患病、残疾等)、社会性应激源(如战争、社会制度的变化、日常生活矛盾冲突等)、心理应激源(如焦虑、抑郁、恐惧等)、环境应激源(如空气、水污染、地震、洪水等)。

(2) 按事件对个人的影响分类,分为正性应激源(如获奖、晋升、结婚等对个人具有积极作用的事件)和负性应激源(如离婚、失业、下岗等对个人不利的事件)。

3. 心理社会应激和健康　应激是个体对环境威胁和挑战的一种反应和应对过程,其结果可以是适应的也可以是不适应的。

适应的应激反应是机体对环境刺激的积极应对,是机体正常功能活动的必要条件。如人面临突发事件时,所表现出来的灵机一动,思维活跃,行动迅速,是对突发事件的有效应对。

不适应的应激反应是机体对环境刺激的消极应对,则会损害个体的健康。应激通过神经系统、内分泌系统、免疫系统对机体健康产生影响。当个体遭遇心理社会应激引起体内的生理应激反应,表现为下丘脑—垂体—肾上腺轴活动增强,激素水平变化,心跳加快、血压升高、血糖分泌增多,同时出现胃肠功能、消化道、泌尿与排尿功能、生殖系统功能改变和睡眠节律变化。当这种应激反应是不适应反应,持续时间长、强度严重,则会形成心理生理障碍,如进食障碍、睡眠障碍、性功能障碍、躯体不适感等。应激过强或持续存在,合并其他致病因素,则可导致机体器质性改变,出现心身疾病。心理社会应激也可引起机体的免疫系统改变,当应激反应过强或持续时间过长,则易导致免疫系统功能下降,增加了个体患感染性疾病、恶性肿瘤等疾病的危险。应激超过个体的应对能力时,除导致生理反应异常,也可出现心理行为的紊乱或障碍,如抑郁症、各类神经症、急性应激障碍、酒与物质滥用、人格障碍、社会适应不良行为等。

二、行为及生活方式与健康

行为(behavior)是指人在主客观因素影响下产生的外部活动。生活方式是指人们在衣、食、住、行、工作、休闲娱乐等所形成的生活模式。生活方式(life styles)可以说是一种长期稳定的行为模式。

人的行为既是健康状态的反映,同时又对人的健康产生重要的影响。环境中许多有害因素以及卫生保健服务常常都需要通过人自身的行为作为中介来作用于人体。行为可以加强、减弱或避免对环境有害因素的接触。有研究发现在现代疾病谱中生活方式、行为、生物、环境以及卫生保健服务等致病因素中,以生活方式和行为因素作为主要病因的疾病占50%。WHO专家指出由于不良饮食习惯、精神紧张、吸烟酗酒及缺乏运动等不健康生活方式造成的疾病(如高血压、心脏病、脑卒中、癌症等)所致死亡人数占发达国家总死亡人数的70%~80%。美国加州一项对6928名成年人进行5年半追踪观察研究,发现遵守下列6~7项健康行为的人比仅遵守0~3项健康行为的人群期望寿命延长11年(减少夜生活;每天吃早餐;每天睡眠7~8小时;一日三餐间不吃零食;保持标准体重;有规律的体育锻炼;不喝酒或少量饮酒)。

人类的行为及生活方式与健康密切相关。健康相关行为(health-related behavior)是行为学科的一个分支,指个体或团体与健康和疾病有关的行为。健康相关行为涉及人们生活、工作的各个方面。按照行为对行为者自身和他人健康状况的影响,健康相关行为可分为促进健康行为和危害健康行为两大类。

(一)促进健康行为

促进健康行为是指人们为了增进体质和维持身心健康而进行的各种活动,即一切有利于健康的行为。常见的促进健康行为可分为以下几类:

1. 基本健康行为 指日常生活中一系列有益于健康的基本行为。如饮食营养充分和平衡,睡眠安稳和适量,锻炼积极和规律,人际交往主动而和谐等。

2. 预警行为 指预防事故发生以及事故发生后的合理处置行为。如骑自行车戴头盔,驾车系安全带,地震、火灾、车祸等发生后的自救行为等。

3. 医疗保健行为 是及时合理利用医疗卫生保健服务的行为。如定期体检,预防接种,生病求医、遵医嘱、康复行为等。

4. 戒除不良嗜好行为 指戒除日常生活中危害健康的个人偏好的行为或模式。如戒烟、戒酒、戒物质滥用、戒网瘾、戒熬夜久坐等。

(二)危害健康行为

危害健康行为是指个体或群体在偏离个人、他人及社会的健康期望方面,表现出不利于健康的行为。常见的危害健康行为可分为以下几类:

1. 不健康生活方式 指对健康造成直接或潜在危害的生活习惯或模式。如吸烟、酗酒、生吃毛蚶及河豚等、熬夜久坐、缺乏运动、高盐高脂饮食习惯等。

2. 致病行为模式 指导致特异性疾病发生的行为模式。如A型行为模式激进、竞争、急躁、敌意等与冠心病的发生密切相关。C型行为模式过分压抑、自我克制、爱生闷气,抑郁者易患乳腺癌、宫颈癌、胃癌、结肠癌等癌症。

3. 不良医疗卫生保健行为 指不科学不合理对待疾病和利用卫生服务的行为。如疑病、生病不及时就医、不遵医嘱行为等。

4. 违反社会道德法律的危害健康行为 指直接危害个人健康,且严重影响社会健康和社会正常秩序的行为。如吸毒、性乱、嗜赌等。

思 考 题

1. 什么是思维?举例说明思维与健康的关系。
2. 试以自我为例分析性格与健康的关系。
3. 举例阐述心理应激的概念以及应激与健康的关系。
4. 分析你所生活的环境中哪些生活方式不利于健康,哪些有利于健康?

(韩 娟)

主要参考资料

蔡东联.2006.营养师必读.北京:人民军医出版社

蔡宏道.1995.现代环境卫生学.北京:人民卫生出版社

常桂秋,潘小川,谢学琴等.2012.高温热浪对人类健康影响的研究进展.环境与健康杂志,29(7):662-664

尘肺病诊断标准(GBZ 70—2009)

陈学敏,杨克敌.2008.现代环境卫生学.第2版.北京:人民卫生出版社

陈学敏.2004.环境卫生学(七年制).北京:人民卫生出版社

陈学敏.2011.环境卫生学.第6版.北京:人民卫生出版社

第一次全国污染源普查公报.2010.中华人民共和国环境保护部、中华人民共和国国家统计局、中华人民共和国农业部

段广才.2012.卫生学概论.北京:人民卫生出版社

傅华.2008.预防医学.第5版.北京:人民卫生出版社

高永清,吴小南,蔡美琴.2008.营养与食品卫生学.北京:科学出版社

葛可佑.2004.中国营养科学全书.北京:人民卫生出版社

葛可佑.2005.中国营养师培训教材.北京:人民卫生出版社

工作场所有害因素职业接触限值-化学有害因素(GBZ 2.1-2007)

龚幼龙,严非.2005.社会医学.第2版.上海:复旦大学出版社

顾景范,杜寿玢,关桂梧.2009.现代临床营养学.第2版.北京:科学出版社

郭红卫.2005.营养与食品安全.上海:复旦大学出版社

郭继志,赵拥军,徐凌中.2010.社会医学.济南:山东人民出版社

郝利平,聂乾忠,陈永泉等.2009.食品添加剂.第2版.北京:中国农业大学出版社

何计国,甄润英.2009.食品卫生学.北京:中国农业大学出版社

何志谦.2008.人类营养学.北京:人民卫生出版社

胡宁.2011.解读《食用盐碘含量》(GB26878-2011)新标准,中国井矿盐,42(6):37-40

黄彦,唐振柱,李秀桂等.2013.我国食物中毒副溶血性弧菌流行株血清型及分子分型现况,职业与健康,29:998-1003

姜润生,初炜.2010.社会医学.第2版.北京:科学出版社

焦广宇,蒋卓勤.2010.临床营养学.第3版.北京:人民卫生出版社

金泰廙,王生,邬堂春,等.2011.现代职业卫生与职业医学.北京:人民卫生出版社

李立明.2005.中国居民2002年营养与健康状况调查.中华流行病学杂志,26(7):480-481

李咏梅.2007.食源性疾病分类系统的建立及题目成都市食源性疾病现状研究[D].成都:四川大学公共卫生学院

梁友信.2002.劳动卫生与职业病学.第4版.北京:人民卫生出版社

彭开良,杨磊.2006.物理因素危害与控制.北京:化学工业出版社

彭亚拉,靳敏,杨昌举.2000.二噁英对环境的污染及对人类的危害.环境与健康,1:42-44

朴建华.2005.中国居民贫血状况研究.营养学报,27(4):268-275

全球环境展望4——旨在发展的环境.2007.联合国环境规划署

全球环境展望5——我们想要的环境.2012.联合国环境规划署

施榕.2009.预防医学.北京:高等教育出版社

孙长颢.2012.营养与食品卫生学.第7版.北京:人民卫生出版社

孙贵范.2010.预防医学.第2版.北京.人民卫生出版社

孙贵范.2012.职业卫生与职业医学.第7版.北京.人民卫生出版社

孙秀发.2009.临床营养学.第2版.北京:科学出版社

唐军.2007.预防医学(案例版).北京:科学出版社

王建华,王子元,袁聚祥.2009.预防医学.第2版.北京:北京人民大学医学出版社

王茂起,刘秀梅,王竹天.2006.中国食品污染监测体系的研究,中国食品卫生杂志,18:491-49

王敏珍,郑山,王式功等.2003.北京市大气污染与城区居民死亡率关系的时间序列分析.卫生研究,32(6):565-568

吴国豪.2006.实用临床营养学.上海:复旦大学出版社

吴汉荣.2009.医学心理学.武汉:华中科技大学出版社

徐建玲.2009.现代环境卫生学.北京:北京大学出版社

杨克敌.2012.环境卫生学.第7版.北京:人民卫生出版社

杨月欣.2008.营养配餐和膳食评价实用指导.北京:人民卫生出版社

叶葶葶.2000.预防医学.第3版.北京:人民卫生出版社

张爱红. 2013. 临床营养学. 第2版. 同济大学出版社

张拓红. 2010. 社会医学. 第2版. 北京:北京大学医学出版社

郑旭东,孟宪生. 2000. 克山病猝死1例,中国法医学杂志,15(4):236

郑玉建,王家骥. 2007. 预防医学. 北京:科学出版社

职工工伤与职业病致残程度鉴定(GB/T 16180—1996)

职业性急性氨基甲酸酯杀虫剂中毒诊断标准(GBZ52—2002)

职业性急性拟除虫菊酯中毒诊断标准(GBZ43—2002)

职业性急性有机磷杀虫剂中毒诊断标准(GBZ 8-2002)

中国荒漠化和沙化状况公报. 2011. 国家林业局

中国营养学会. 2000. 中国居民膳食营养素参考摄入量. 北京:中国轻工业出版社

中国营养学会. 2008. 中国居民膳食指南. 西藏:西藏人民出版社

仲来福. 2008. 卫生学. 第7版. 北京:人民卫生出版社,

邹宇华,邓冰. 2008. 社会医学(案例版). 北京:科学出版社

2012 中国环境状况公报. 2013. 中华人民共和国环境保护部

Amanda LW, David M. 2013. Perinatal sulfur dioxide exposure alters brainstem parasympathetic control of heart rate. Cardiovascular Research, 99 (1):16-23

Bhaskaran K, Hajat S, Haines A, et al. 2009. Effects of air pollution on the incidence of myocardial infarction. Heart, 95:1746-1759

Calderón-Garcidueñas L, Kavanaugh M, Block M, et al. 2012. Diffuse Amyloid Plaques, and Down-Regulation of the Cellular Prion Protein in Air Pollution Exposed Children and Young Adults. Journal of Alzheimer's Disease, 28:93-107

Carl HB, Timothy N, Matthew WG, et al. 2013. Early life exposure to air pollution: How bad is it? Toxicology Letters, 216: 47-53

Ebba M, Kristina J, Haka T, et al. 2013. Gestational Diabetes and Preeclampsia in Association with Air Pollution at Levels below Current Air Quality Guidelines. Environmental Health Perspective, 121(4): 488-493

Elder A, Gelein R, Silva V, et al. 2006. Translocation of inhaled ultrafine manganese oxide particles to the central nervous system. Environmental Health Perspectives, 114 (8):1172-1178

Ellie W, Sharon RR. 2008. Understanding Nutrition. 11th ed. United States of America: Thomson Wadsworth publishing company

Henshaw DL, Eatough JP, Richardson RB. 1990. Radon as a causative factor in induction of myeloid leukaemia and other cancers. Lancet, 335 (8696): 1008-1012

http://www. esafety. cn/Article/index. html

http://www. moh. gov. cn/mohbgt/s10329/201203/54347. shtml

Ken D, Rodger D, Jeremy PL, et al. 2013. Nanoparticles and the cardiovascular system: a critical review. Nanomedicine, 8(3), 403-423

Lei W, Kent E. Pinkerton. 2007. Air Pollutant Effects on Fetal and Early Postnatal Development. Birth Defects Research (Part C), 81:144-154

Marilena K, Elias C. 2008. Human health effects of air pollution. Environmental Pollution, 151: 362-367

Michelle LB, Alison E, Richard LA, et al. 2012. The outdoor air pollution and brain health workshop. NeuroToxicology, 33: 972-984

Michelle LB, Devra LD, Tony F. 2004. A Retrospective Assessment of Mortality from the London Smog Episode of 1952: The Role of Influenza and Pollution. Environmental Health Perspectives, 112(1): 6-8

Sam DC, Nicolas van L. 2012. Endocrine-Disrupting Chemicals: Associated Disorders and Mechanisms of Action. Journal of Environmental and Public Health, 2012:1-52

Shahnaz B, Amanda H, Finance D. 2012. Inhalation Nanoparticles: a review of particle toxicology following inhalation exposure. Toxicology, 24(2): 125-135

Tunnicliffe WS, Harrison RM, Kelly FJ, et al. 2003. The effect of sulphurous air pollutant exposures on symptoms, lung function, exhaled nitric oxide, and nasal epithelial lining fluid antioxidant concentrations in normal and asthmatic adults. Occup Environ Med, 60(15):1-7

中英文名词对照

A

埃希菌属　Escherichia
氨　ammonia, NH₃
氨基甲酸酯类　carbamates
氨基酸模式　amino acid pattern
氨基酸评分模式　amino acid scoring pattern
暗适应能力　dark adaptation

B

白果内酯　bilobalide
白藜芦醇　resveratrol
百草枯　paraquat
半必需氨基酸　semi-essential amino acid
半胱氨酸蛋白酶　caspase
半流质　semi-liquid diet
半乳糖　galactose
饱和脂肪酸　saturated fatty acid, SFA
保护性抗原　protective antigen
暴发　outbreak
暴露评价　exposure assessment
爆震性耳聋　explosive deafness
贝克　Becquerel, Bq
背景值　background level
苯　benzene, C₆H₆
苯丙氨酸　Phenylalanine
苯并(a)芘　benzo(a)pyrene, B(a)P
比值　odds
比值比　odds ratio, OR
必需氨基酸　essential amino acid, EAA
必需脂肪酸　essential fatty acid, EFA
变量　variable
变应性接触性皮炎　allergic contact dermatitis, ACD
标点地图　spot map
表观消化率　apparent digestibility
病毒　virus
布氏菌病　brucellosis

C

肠产毒性大肠埃希菌　Enterotoxigenic E. coli, ETEC
肠出血性大肠埃希菌　Enterohemorrhagic E. coli, EHEC
肠内营养　enteral nutrition, EN
肠侵袭性大肠埃希菌　Enteroinvasive E. coli, EIEC
肠外营养　parenteral nutrition, PN
肠致病性大肠埃希菌　Enteropathogenic E. coli, EPEC
常量元素　macroelements
超声波　ultrasonic wave
超细颗粒物　ultrafine particulate matter, PM0.1
尘肺　pneumoconiosis
尘螨　dust mites
沉淀　precipitation
成人脚气病　Adult beriberi

A (右栏)

痴呆　dementia
迟发性神经病变　organophosphate-induced delayed polyneural-patho, OPIDP
迟发性中毒　delayed poisoning
持久性有机污染物　persistent organic pollutants, POPs
赤潮　red tide
筹资　financing
初级卫生保健　primary health care, PHC
初始级预防　primordial prevention
除草剂　herbicides
除虫菊素　pyrethrin
储存库　storage depot
触杀剂　contact poison
次级代谢　secondary metabolism
次氯酸　hypochlorous acid
次生环境　secondary environment
次声波　infrasonic wave
刺激性接触性皮炎　irritants contact dermatitis, ICD
刺激性气体　irritant gases

D

大气圈　atmosphere
单不饱和脂肪酸　monounsaturated fatty acid, MUFA
单纯性肥胖　simple obesity
单甲基砷酸　monomethylarsonate acid
单糖　monosaccharide
胆钙化醇　cholecalciferol
胆碱酯酶　cholinesterase, ChE
蛋氨酸　Methionine
蛋白质　protein
蛋白质功效比值　protein efficiency ratio, PER
蛋白质净利用率　net protein utilization, NPU
氮氧化物　nitrogen oxides, NOₓ
低出生体重　low birth weight, LBW
地表水　surface water
地方病　endemic disease
地方病学　endemiology
地方性　endemic
地方性氟中毒　endemic fluorosis
地方性甲状腺肿　endemic goiter
地方性克汀病　endemic cretinism
地方性钼中毒　endemic molybdenum poisoning
地方性砷中毒　endemic arsenic poisoning
地方性硒中毒　endemic selenium poisoning
地理信息系统　geographical information system, GIS
地下水　underground water
碘　iodine, I
碘化物放射性对比介质　iodinated radiocontrast media
碘缺乏病　iodine deficiency disorders, IDD
电磁场　electromagnetic fields, EMF

电磁辐射　electromagnetic radiation

电离辐射　ionizing radiation

电子计算机仿真　computer simulation

淀粉　starch

调查表又称为问卷　questionaire

定期健康检查　periodical health examination

定脂　fixed fat

氡　radon

动脂　variable fat

豆固醇　stigasterol

毒棉酚　gossypol

毒物　poison

毒蕈碱　muscarine

短时间接触容许浓度　permissible concentration-short term exposure limit, PC-STEL

对流层　troposphere

对氧磷酶　paraoxonase

多不饱和脂肪酸　polyunsaturated fatty acid, PUFA

多环芳烃　polycyclic aromatic hydrocarbon, PAH

多环芳族化合物　polycyclic aromatic compounds

多氯联苯　polychlorinated biphenyls, PCBs

多糖　polysaccharides

E

恶性黑色素瘤　Malignant melanoma

二次供水　secondary water supply

二次污染物　secondary pollutant

二甲基砷酸　dimethylarsinic acid

二硫化碳　carbon disulfide, CS_2

二十二碳六烯酸　docosahexaenoic acid, DHA

二十碳五烯酸　eicosapentaenoic acid, EPA

二氧化硫　sulfur dioxide, SO_2

二噁英　dioxins

F

法定职业病　reportable occupational disease

番茄红素　lycopene

反应停　Thalidomide

方　phon

芳香族氨基和硝基化合物　aromatic amino-and nitro-compounds

防学龄前儿童　pre-school children

放射性活度　radioactivity

非必需氨基酸　nonessential amino acid, NEAA

非电离辐射　nonionizing radiation

非挥发性卤代乙酸　haloacetic acids, HAAs

非可吸入性纤维　non-respirable fibers

非营养素生物活性成分　non-nutriment bioactive substances

非致热效应　non-thermal effect

肥胖症　obesity

分贝　decibel, dB

酚酸　phenolic acid

粉尘　dust

风压　air dynamic pressure

服务提供　provision

氟化氢　hydrogen fluoride, HF

符合率又称准确度　agreement rate or accuracy

腐剂　preservative

腐殖质　humus

副溶血性弧菌　V. parahaemolyticus

腹泻　diarrhea

G

改进的相对剂量反应试验　modified relative dose response test, MRDR

干性脚气病　Dry beriberi

干燥综合征　Sjogren syndrome

甘露醇　mannitol

甘油三酯　triglycerides

感染率　infection rate

高尿酸血症　hyperuricemia

高频电磁场　high-frequency electromagnetic field

高山病　mountain sickness

高温作业　work in hot environment

高血钙症　hypercalcemia

隔热　heat isolation

镉　cadmium, Cd

个体危险因素　host risk factor

铬　chromium, Cr

工具性支持　instrumental support

工业毒物　industrial poison

工作有关疾病　work-related disease

公共卫生监测　public health surveillance

公害　public nuisance

公害病　public nuisance disease

功能蓄积　functional accumulation

汞　mercury, Hg

共振频率　resonant frequency

估计平均需要量　Estimated Average Requirement, EAR

谷仓气体中毒　silo-gas poisoning

谷固醇　sitosterol

谷胱甘肽过氧化物酶　glutathione peroxidase, GPX

骨钙素　osteocalcin, BGP

骨质疏松症　osteoporosis, OP

固醇类　sterols

固有频率　natural frequency

寡糖　oligosaccharides

观察终点　end-point

光变应性接触性皮炎　photoallergic contact dermatitis, PCD

光毒性皮炎　phototoxic dermatitic

光化学烟雾　Photochemical smog

光化学氧化剂　Photochemical oxidants

光气　phosgene, COCl2

硅酸盐　silicates

硅酸盐肺　silicatosis

果糖　fructose

过滤　filtration

过氧酰基硝酸酯　peroxyacyl nitrates, PANs

H

含铁小体　ferruginous bodies

含铁血黄素　hemosiderin

含氧　oxygen-containing

航空病　air disease

合理营养　rational nutrition

河豚毒素　tetrodotoxin, TTX

河豚鱼　puffer fish

核黄素　riboflavin

赫恩氏小体　Heinz body

红斑作用　erythema effect

红外线　infrared rays
红细胞溶血试验　red blood cell hemolytic test
红细胞生成缺铁期　iron deficiency erythropoiesis, IDE
红细胞转酮醇酶活力系数　erythrocyte transketolase activity coefficient, ETK-AC
宏量营养素　macronutrient
呼吸末正压通气　positive end expiratory pressure, PEEP
呼吸性粉尘　respirable dust
槲皮素　quercetin
互补作用　complementary action
化学评分　chemical score
化学消毒剂　chemical disnifectant
化妆品　cosmetic
环境　environment
环境的自净　environmental self-purification
环境毒理学　environmental toxicology
环境流行病学　environmental epidemiology
环境内分泌干扰物　environmental endocrine disrupting chemicals, EEDs
环境污染　environmental pollution
环境污染物　environmental pollutant
环境应答基因　environmental response gene
缓冲效应假设　buffering effect hypothesis
黄尿酸指数　xantharenic index, XI
黄曲霉毒素　aflatoxin, AF
黄酮类化合物　flavanoids
挥发性三卤甲烷　trihalomethanes, THMs
挥发性有机物　volatile organic compounds, VOCs
回忆偏倚　recall bias
混合性尘肺　mixed dust pneumoconiosis
混合性粉尘　mixed dust
混溶钙池　miscible calcium pool

J

机体过热　hyperthermia
机械通风　mechanical ventilation
基础代谢　Basal metabolism, BM
基础代谢率　basal metabolic rate, BMR
急性呼吸窘迫综合征　acute respiratory distress syndrome, ARDS
急性热致疾病　acute heat-induced illness
急性中毒　acute poisoning
疾病负担　burden of disease
疾病监测　surveillance of diseases
记忆　memory
季节性　seasonal variation
剂量-反应关系　dose-response relationship
剂量-效应关系　dose-effect relationship
剂量当量　dose equivalent, H
剂量反应关系评价　dose-response relationship evaluation
剂量阈值　dose threshold
继发性肥胖　secondary obesity
加速度　acceleration
甲胺磷　methamidophos
甲苯胺蓝　toluidine blue
甲基汞　methylmercury
甲萘醌　menaquinone-n
甲醛　formaldehyde
监督管理　stewardship
减压病　decompression sickness

碱中毒　alkalosis
健康　health
健康促进　health promotion
健康的社会决定因素　social determinations of Health, SDH
健康教育　health education
健康社会决定因素委员会　Commission of social determinations of Health CSDH
健康危险度评价　health risk assessment, HRA
降水　fall water
焦耳　Joule
焦磷酸硫胺素　thiamine pyrophodphate, TPP
接触水平　exposure level
接触水平-效应关系　exposure-response relationship
节约蛋白质作用　sparing protein action
介水传染病　water-borne communicable disease
金属尘肺　metallic pneumoconiosis
金属硫蛋白　metallothionein, MT
进行性块状纤维化　progressive massive fibrosis, PMF
静息代谢率　resting metabolism rate, RMR
就业前健康检查　pre-employment examination
局部振动　segmental vibration
巨幼红细胞贫血　megaloblastic anemia
聚苯乙烯　polystyrene, PS
聚氯乙烯　polyvinylchloride, PVC
聚乙烯　polyethylene, PE
军团菌病　legionnaires' disease
军团菌属　legionella

K

卡　calorie
抗佝偻病作用　anti-rachitic effect
抗坏血酸　ascorbic acid
抗凝血剂类　anticoagulants
抗生酮的作用　antiketogenesis
抗雄激素　antiandrogen
抗氧化剂　antioxidant
可见光　visible light
可接受的摄入量范围　Acceptable Macronutrient Distribution Range, AMDR
可耐受最高摄入量　Tolerable Upper Intake Level, UL
可吸入颗粒物　inhalable particulates, IP
可吸入性粉尘　inhalable dust
可吸入性纤维　respirable fibers
克山病　Keshan disease
克汀病　cretinism
客观支持　objective support
肯定性支持　affirmative support
空气动力学直径　aerodynamic equivalent diameter, AED
空气离子　air ions
空气污染　air pollution
控制　control
口腔-生殖综合征　orogenital syndrome
口腔牙龈炎　stomato-gingivitis
矿物质　mineral

L

赖氨酸　Lysine
癞皮病　pellagra
蓝藻　blue-green algae

雷姆　　rem
雷诺现象　　Raynaud′s phenomenon
类胡萝卜素　　carotenoids
类试验　　quasi-experiment or semi-experiment
类脂　　lipoids
粒级　　soil particle classification
亮氨酸　　Leucine
亮氨酰基氨肽酶　　leucylaminopeotidase
磷脂　　phospholipids
领先时间　　lead time
流行　　epidemic
流质　　liquid diet
硫胺素　　thiamin
硫化氢　　hydrogen sulfide, H_2S
硫堇　　thionine
硫氧还蛋白还原酶　　thioredoxin reductase, TR
氯　　chlorine, Cl_2
氯化消毒　　chlorination
伦琴　　Roentgen, R

M

麦角钙化醇　　ergocalciferol
麦芽糖　　maltose
慢性非传染性疾病　　chronic noncommunicable diaseases, NCD
慢性中毒　　chronic poisoning
慢性阻塞性肺部疾患　　chronic obstructive pulmonary diseases, COPD
煤肺　　anthracosis
煤工尘肺　　coal worker pneumoconiosis, CWP
煤矽肺　　anthracosilicosis
霉菌　　mold
霉菌毒素　　mycotoxin
锰　　manganese, Mn
绵羊附睾种　　b. ovis
棉尘症　　byssinosis
棉子糖　　raffinose
母乳喂养　　breast feeding
木酚素　　lignan
木糖醇　　xylitol

N

耐热大肠菌群　　thermotolerant coliforms
内吸毒剂　　systematic poison
内转　　internalization
能量总消耗　　total energy expenditure, TEE
尼克酸　　niacin, nicotinic acid
尼克酸当量　　niacin equivalent, NE
拟除虫菊酯类农药　　pyrethroids
逆温　　temperature inversion
牛种　　b. abortus
农药　　pesticides

P

配比过度　　over-matching
蓬发状心　　shaggy heart
皮炎　　dermatitis
皮褶厚度　　skin fold thickness
蜱传脑炎　　tick-bone encephalitis, TBE
蜱传脑炎　　tick-bone encephalitis, TBE
匹配或配比　　matching
偏倚　　bias

漂白剂　　bleaching agents
飘尘　　suspended dusts
频率　　frequency
平流层　　stratosphere
评价　　evaluation
评价性支持　　appraisal support
葡萄糖　　glucose
葡萄糖耐量因子　　glucose tolerance factor, GTF
普通膳食　　general diets

Q

其他职业病　　other occupational disease
气溶胶　　aerosol
气象因素　　meteorological factor
气质　　temperament
铅　　lead, Pb
铅线　　Burton′s blue line
青春发育期　　adolescence
情感支持　　emotional support
情绪　　emotion
氰化氢　　hydrogen cyanide, HCN
氰化物　　cyanide
全球土地退化和改善评估　　global assessment of and degradation
全身振动　　whole body vibration
全血谷胱甘肽还原酶活力系数　　glutathione reductase activity coefficient, GR-AC
泉水　　spring water
犬种　　B. canis
缺铁性贫血　　iron deficiency anemia, IDA
确定效应　　deterministic effect

R

热层　　thermosphere
热痉挛　　heat cramp
热射病　　heat stroke
热适应　　heat acclimatization
热衰竭　　heat exhaustion
热休克蛋白　　heat shock proteins, HSPs
热压　　heat pressure
人工喂养　　bottle feeding
人类幸福发展指数　　indicators of human well-being and development
人群健康效应谱　　spectrum of health effect
人群筛检　　mass screening
日射病　　sun strok
溶血性贫血　　hemolytic anemia
肉毒杆菌　　Clostridium botulinum
乳糖　　lactose
软食　　soft diet

S

三硝基甲苯　　trinitrotoluene, TNT
散发　　sporadic
色氨酸　　Tryptophan
色素沉着作用　　pigmentation
森林脑炎　　forest encephalitis
森林脑炎病毒　　forest encephalitis virus
森林鼠种　　b. neotomae
杀虫剂　　insecticides
杀菌剂　　fungicides
杀菌作用　　germicidal effect

杀卵剂	ovicides	时点患病率	point prevalence
杀螺剂	molluscide	时间加权平均容许浓度	permissible concentration-time weighted average, PC-TWA
杀螨剂	miticide or acaricide		
杀鼠剂	rodenticides	识别	recognition
杀线虫剂	nematocides	食物链	food chain
沙蚕毒素类	nereistoxin derivatives	食物热效应	thermic effect of food, TEF
沙尘暴	sandstorm	食物特殊动力作用	specific dynamic action, SDA
沙漠化	desertification	食物中毒	food poisoning
山梨醇	sorbitol	食源性疾病	foodborne diseases
膳食调查	dietary survey	视黄醇	retinol
膳食纤维	dietary fiber	视黄醇当量	retinol equivalent, RE
膳食叶酸当量	dietary folate equivalence, DFE	视屏显示终端	video display terminal, VDT
膳食营养素参考摄入量	dietary reference intakes, DRIs	适宜摄入量	Adequate Intake, AI
膳食营养素摄入量	recommended dietary allowance, RDA	适应性生热作用	adaptive therogenesis
少年期	juvenile	室内小气候	indoor microclimate
社会关系	social relationship	手臂振动	hand-arm vibration
社会环境	social environment	手臂振动病	hand-arm vibration disease
社会阶层	social class	手传振动	hand-transmitted vibration
社会联系	social connection	瘦体质量	lean body mass
社会纽带	social ties	数理性研究	mathematical theory study
社会网络	social network	数学模型	modelling
社会心理因素	psychosocial factors	双硫磷	temephos
社会因素	social factors	双糖	disaccharide
社会再适应量表	social readjustment rating scale	双向性队列研究	ambispective cohort study
社会整合	social integration	水华	algal bloom
社会支持	social support	水溶性维生素	Water-soluble vitamins
社区试验	community trial	水苏糖	stachyose
社区卫生服务	community health service	水体富营养化	eutrophication
射病	radiation sickness	水体污染	water pollution
射频辐射	radiofrequency radiation	水俣病	minamata disease
砷	arsenic, As	水肿因子	edema factor, EF
神奈川试验	kanagawa test	水资源	water resources
肾功能障碍	renaldysfunction	思维	thinking
生产性毒物	productive toxicant	死亡率	motality rate
生产性粉尘	productive dust, productive poison	四氢叶酸	tetrahydrofolic acid
生长调节剂	growth regulators	苏氨酸	Threonine
生活污水	domestic sewage/domestic waste water	速度	velocity
生态平衡	ecological equilibrium	速发性矽肺	acute silicosis
生态系统	ecosystem	蒜氨酸	alliin
生态学谬误	ecological fallacy	蒜素	allicin
生态学研究	ecological study	随机效应	stochastic effect
生物标志	biomarker of exposure	羧酸酯酶	carboxylesterase
生物地球化学性疾病	biogeochemical disease		
生物富集作用	bioconcentration	**T**	
生物活性的食物成分	bioactive food components	铊	thallium TI
生物价	biological value, BV	太阳辐射	solar radiation
生物学发病期	biologic onset	炭尘肺	carbon pneumoconiosis
生物因素所致职业病	biological agent-induced occupational diseases	炭疽	anthrax
		炭疽杆菌	bacillus anthracis
声波	sound wave	碳水化合物	carbohydrate
声强	sound intensity	碳氧血红蛋白	carboxyhaemoglobin, COHb
声音	sound	糖尿病	diabetes mellitus
湿性脚气病	Wet beriberi	糖原	glycogen
石房蛤毒素	saxitoxin	糖原异生作用	gluconeogenesis
石棉	asbestos	特定建议值	Specified Proposed Levels, SPL
石棉肺	asbestosis	体质指数	body mass index, BMI
石棉小体	asbestos bodies	甜味剂	sweetener
石英	silica	条件必需氨基酸	conditionally essential amino acid, CEAA

萜类化合物　terpenoids
铁　iron
铁蛋白　ferritin
铁减少期　iron deficiency store, ID
铁缺乏　iron deficiency, ID
听觉疲劳　auditory fatigue
听觉适应　auditory adaptation
听力损伤　hearing impairment
听力损失　hearing loss
听阈　threshold of hearing
同型半胱氨酸血症　hyperhomocysteinemia
酮血症　ketosis
痛风　gout
痛痛病　Itai-itai disease
痛阈　threshold of pain
涂料　paint
土壤的颗粒　soil particle
土壤的吸附性　soil adsorption
土壤空气　soil air
土壤水分　soil water
土壤污染　soil pollution
土壤质地　soil texture
推荐摄入量　Recommended Nutrient Intake, RNI
脱烷基反应　dealkylation
晚发性矽肺　delayed silicosis

W

危害鉴定　hazard identification
危害评价　hazard assessment
危险度评价　risk assessment
危险度特征分析　risk characterization
微波　microwave
微量营养素　micronutrient
微量元素　microelement
微囊藻毒素　microcystin, MC
为声压　sound pressure
维生素 A 原　pro-vitamin A
维生素　vitamins
未观察到有害效应的剂量水平　no observed adverse effect level, NOAEL
位移　displacement
味觉素　Gustin
胃毒剂　stomach poison
温室气体　green house gas, GHG
温室效应　greenhouse effect
无机粉尘　inorganic dust
无氧　oxygen-free
物理因素所致职业病　physical agent-induced occupational diseases
物质蓄积　material accumulation
物质支持　material support

X

吸收剂量　absorbed dose, D
希沃特　Sievert, Sv
矽肺　silicosis
矽结节　silicotic nodule
硒　selenium, Se
硒半胱氨酸　selenocysteine, Sec
硒蛋氨酸　selenomethionine, SeMet
硒酸盐　selenate, SeO_4^{2-}

烯丙基硫醚　diallyl sulfide
洗涤剂　detergent
系统抽样又称为机械抽样或等距抽样　systematic sampling
系统误差　systematic error
细菌　bacteria
细菌总数　total bacteria
细颗粒物　fine particulate matter, PM2.5
先天性水俣病　congenital minamata disease
现场试验　field trial
限制氨基酸　limiting amino acid
响度级　loudness level
消毒　disinfection
消耗臭氧层的物质　ozone depleting substance, ODS
消化率　digestibility
消化率校正的氨基酸评分　protein digestibility corrected amino acid score, PDCAAS
小于胎龄儿　small for grstational age, SGA
效应生物标志　biomarker of effect
缬氨酸　Valine
锌　zinc
新生儿出血病　hemorrhagic disease of the newborn, HDN
信息支持　informational support
行为　behavior
性格　character
胸膜斑　plaque
需补偿的疾病　compensational disease
续发率　secondary attack rate, SAR
蓄积　accumulation
学龄儿童　school children
雪卡毒素　ciguatoxin
血-眼房水/视网膜　blood-aqueous humor/retina
血糖指数　Glycemic index, GI
熏蒸剂毒剂　fumigant poison
循证保健　evidence-based healthcare
循证医学　evidence-based medicine

Y

亚急性中毒　subacute poisoning
亚甲蓝　methylene blue
亚临床期　subclinical stage
亚麻苦苷　linamarin
亚硒酸盐　selenite, SeO_3^{2-}
亚油酸　linoleic acid
羊种　brucella melitensis
腰臀比　waist to hip ratio, WHR
叶绿醌　phylloquinone
叶酸　folic acid
夜盲症　night blindness
一次污染物　primary pollutant
一氧化碳　carbonmonoxide, CO
医学模式　medicine model
医院膳食　hospital patient diet
移民流行病学　migrant epidemiology
遗传性肥胖　genetic obesity
乙酰胆碱　acetylcholine, Ach
乙酰甲胺磷　acephate
已形成的维生素 A　preformed vitamin A
异亮氨酸　Isoleucine
异硫氰酸盐　isothiocyanates, ITC

异戊二烯　isoperene
易感人群　vulnerable group
易感性生物标志　biomarker of susceptibility
易兴奋症　erethism
银杏内酯　ginkgolide
应激　stress
婴儿神经管畸形　neural tube defect
婴幼儿脚气病　Infantile beriberi
营养　nutrition
营养价值　nutritional value
营养平衡　nutrition balance
营养素　nutrient
营养支持　nutritional support
影响层次理论　layered influence
永久性听阈位移　permanant threshold shift, PTS
油菜甾醇　campesterol
有机粉尘　organic dust
有机磷酸酯类　organophosphates
有机磷酸酯类　organophosphates
有机磷酸酯类农药　organophosphorus pesticides
有机硫类　organosulfur
有机氯类　organochlorines
有机溶剂　organic solvent
有机砷(胂)类　organic arsenates
余氯　residual chlorine
预防慢性非传染性疾病而建议的营养素摄入量　Proposed Intakes for Preventing NCD, PI-NCD
预防医学　preventive medicine
预后　prognosis
原发性高血压　primary hypertension
原生环境　primitive environment
运动病　motion sickness

Z

杂环胺类化合物　heterocyclic amines, HCA
暂时性听阈位移　temporary threshold shift, TTS
早产儿　premature
皂甙类　saponins
噪声　noise
噪声聋　noise-induced deafness
增味剂　flavor enhancers
粘合剂　adhesive
照射量　exposure, X
蔗糖　sucrose
诊断试验　diagnostic test
真消化率　true digestibility
振动　vibration
振动性白指　vibration-induced white finger, VWF
振幅　amplitude
震颤　tremor
正己烷　n-hexane, C_6H_{14}
政策医学　police medicine
脂溶性维生素　Fat-soluble vitamins
脂溶性维生素　lipid-soluble vitamins
直接效应假说　direct effect hypothesis
职业病　occupational disease
职业健康监护　occupational health surveillance
职业接触限值　occupational exposure limit, OEL
职业禁忌证　occupational contraindication

职业生命质量　quality of working life
职业特征　occupational stigma
职业卫生　occupational health
职业性变态反应性肺泡炎　occupational allergic alveolitis
职业性毒物　occupational toxicant
职业性耳鼻喉口腔疾病　occupational ear, nose and throat diseases
职业性放射性疾病　ionizing radiation-induced occupational illness
职业性工伤　occupational trauma
职业性皮肤病　occupational dermatomes
职业性损害　occupational injury
职业性眼病　occupational eye disease
职业性有害因素　occupational hazards
职业性噪声聋　occupational noise-induced deafness
职业性肿瘤　occupational tumor
职业中毒　occupational poisoning
植物多酚　plant polyphenols
植物化学物　phytochemicals
植物甾醇　phytosterol
治疗膳食　therapeutic diets
治螟磷　sulfotep
致癌作用　carcinogenesis
致畸作用　teratogenesis
致死因子　lethal factor, LF
致突变作用　mutagenesis
窒息性气体　asphyxiating gases
窒息性气体　suffocating gas
中毒　poisoning
中毒性肺水肿　toxic pulmonary edema
中间层　mesosphere
中间肌无力综合征　intermediate myasthenia syndrome, IMS
周期性　cyclic change, periodicity
猪种　b. suis
主观感知支持　perceived support
注意　attention
转锰素　transmanganin
着色剂　colour
资源筹措　resource generation
紫外线　ultraviolet radiation, UV
自然环境　natural environment
纵横径比　aspect ritio
总大肠菌群　total coliforms
总挥发性有机物　total VOCs, TVOCs
总悬浮颗粒物　total suspended particulates, TSP
综合危险度信息库　integrated risk information system, IRIS
组氨酸　Histidine
最高容许浓度　maximum allowable concentration, MAC
最优分配　optimum allocation

其他

1,2-二苯乙烯类化合物　1,2-chrysopheninoids
2000年人人享有卫生保健　Health for All by year 2000
2-硫代噻唑烷-4-羧酸　2-thiothiazolidine-4-carboxylic acid, TTCA
5′-磷酸吡哆胺　pyridoxamine 5′-phaosphate, PLM
5′-磷酸吡哆醛　pyridoxal 5′-phaosphate, PLP
N-亚硝胺　N-nitrosamine
N-亚硝基化合物　N-nitroso compounds
N-亚硝酰胺　N-nitrosamide
α-生育酚当量　α-Tocopherol equivalence, TE